AF537968

Trautmann-Voigt ■ Voigt

Mut zur Gruppentherapie!

Mit Beiträgen von
Dr. Sabine Trautmann-Voigt
Dr. med. Bernd Voigt
Dipl.-Päd. Dipl.-Psych. Monika Moll
Dipl.-Päd. Tanja Unterberg
Dipl.-Psych. Daniela Schulze
Dr. med. Martin Sachs

Trautmann-Voigt ■ Voigt

Mut zur Gruppentherapie!

Das Praxisbuch für gruppenaffine Psychotherapeuten

Leitfäden – Interventionstipps – Antragsbeispiele nach der neuen PT-Richtlinie

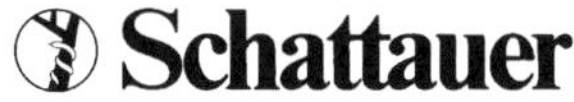

Die digitalen Zusatzmaterialien haben wir zum Download auf www.klett-cotta.de bereitgestellt. Geben Sie im Suchfeld auf unserer Homepage den folgenden Such-Code ein: OM40028

Bibliografische Information der Deutschen Nationalbibliothek
Die Deutsche Nationalbibliothek verzeichnet diese Publikation in der Deutschen Nationalbibliografie; detaillierte bibliografische Daten sind im Internet über http://dnb.d-nb.de abrufbar.

Besonderer Hinweis

Die Medizin unterliegt einem fortwährenden Entwicklungsprozess, sodass alle Angaben, insbesondere zu diagnostischen und therapeutischen Verfahren, immer nur dem Wissensstand zum Zeitpunkt der Drucklegung des Buches entsprechen können. Hinsichtlich der angegebenen Empfehlungen zur Therapie und der Auswahl sowie Dosierung von Medikamenten wurde die größtmögliche Sorgfalt beachtet. Gleichwohl werden die Benutzer aufgefordert, die Beipackzettel und Fachinformationen der Hersteller zur Kontrolle heranzuziehen und im Zweifelsfall einen Spezialisten zu konsultieren. Fragliche Unstimmigkeiten sollten bitte im allgemeinen Interesse dem Verlag mitgeteilt werden. Der Benutzer selbst bleibt verantwortlich für jede diagnostische oder therapeutische Applikation, Medikation und Dosierung.
In diesem Buch sind eingetragene Warenzeichen (geschützte Warennamen) nicht besonders kenntlich gemacht. Es kann also aus dem Fehlen eines entsprechenden Hinweises nicht geschlossen werden, dass es sich um einen freien Warennamen handelt.

Schattauer
www.schattauer.de

Printed in Germany
Cover: Jutta Herden, Stuttgart
unter Verwendung eines Fotos von © Adobe Stock/seafarer81
Gesetzt von Kösel Media, Krugzell
Gedruckt und gebunden von Friedrich Pustet GmbH & Co. KG, Regensburg
Lektorat: Marion Drachsel, Berlin
Projektmanagement: Dr. Nadja Urbani
ISBN 978-3-608-40028-1

Auch als E-Book erhältlich

Einleitung

Sabine Trautmann-Voigt und Bernd Voigt

Warum haben wir dieses Praxisbuch für Gruppenpsychotherapeuten[1] geschrieben?

Wissenschaftliche Publikationen zur Gruppenbehandlung zeigen fast durchgängig Folgendes: Gruppen, die vor allem im stationären Kontext erforscht wurden, sind effektiv, aber bei Praktikern vor Ort in der ambulanten Niederlassung unbeliebt (Strauß, 2017, S. 179 ff.). Trotz attraktiver Bezahlung, zumindest seit der Einführung der neuen Psychotherapie-Richtlinie am 01. 04. 2017, werden in der ambulanten Praxis wenige Gruppen- und noch viel weniger Kombinationsbehandlungen angeboten; dies trotz der über mehr als zehn Jahre mühsam erstrittenen Möglichkeit – unterstützt durch die Aktivitäten der Deutschen Fachgesellschaft für tiefenpsychologisch fundierte Psychotherapie/Psychodynamische Psychotherapie (DFT; www.dft-online.de) –, auch im Rahmen der psychodynamischen Antragspsychotherapie Einzel- und Gruppenbehandlungen frei zu kombinieren und sogar durch zwei Therapeuten im Team durchzuführen (s. auch Semmler, 2016).

Eigene Befragungen von Patienten zeigen, wie sehr von Gruppentherapie, vor allem von der Kombination Einzel-und Gruppenpsychotherapie, profitiert wird[2], jedoch gibt es hierzu kein flächendeckendes Angebot und schon gar keine dem aktuellen wissenschaftlichen Standard angemessene Forschungsliteratur. Zu diesem Dilemma äußert sich Bernhard Strauß wie folgt:

> *»Nicht alles, was klinisch gedacht wird und sich möglicherweise auch in der Praxis bewährt hat, kann nach heutigen Maßstäben als evidenzbasiert bezeichnet werden (vielleicht sollte dann eher von Eminenzbasierung die Rede sein). Umgekehrt sind Befunde der Forschung in jedem Fall auf ihre ›Praxistauglichkeit‹ hin zu überprüfen. Schließlich: Nicht alles, was mit empirischer Forschung bislang* nicht *belegt wurde, ist notwendigerweise falsch.«*
>
> *(Strauß, 2017, S. 181)*

1 Die männliche Form wurde lediglich aus Gründen der flüssigeren Lesbarkeit gewählt und schließt alle Menschen mit ein.

2 Die in diesem Buch erstmals veröffentlichte Patientenbefragung (s. Kap. 5) stammt aus einer Zeit, als es noch keine Kombinationsbehandlungen gab, die über die Krankenkassen abgerechnet werden konnten; sie lag dem Gemeinsamen Bundesausschuss bei der entscheidenden Anhörung vor, in welcher es um die Etablierung der neuen Psychotherapie-Richtlinie ging (Trautmann-Voigt, 2013).

Was kann dann dieses Buch überhaupt leisten?

Wir möchten vor allem anderen *Anregungen zur selbstbewussten Durchführung von Gruppentherapien in der ambulanten Kassenpraxis* geben und wir möchten den niedergelassenen psychodynamisch arbeitenden Kollegen und Kolleginnen *Mut machen*, sich durch erfahrene Gruppentherapeuten anregen zu lassen, gerade durch die hier dargestellten *unterschiedlichen Möglichkeiten*, wie eine ambulante Gruppe auf der Basis der Psychodynamischen Psychotherapie und mithilfe integrierbarer Techniken (auch aus anderen Bereichen) geleitet werden kann.

Wir möchten Sie also gern auffordern:

Überlegen Sie sich ein individuell passendes Konzept für eine Psychotherapie-Gruppe in der eigenen Praxis und nutzen Sie gern die hier zusammengestellten Erfahrungen des Autorenteams, das Konzeptionsentwürfe, Praxishandreichungen, Leitfäden, Beispiele aus der Praxis für die Praxis sowie hilfreiche Arbeitsmaterialien und genehmigte Anträge zusammengestellt hat.

Alle Mit-Autoren, die jeweils eigene Arbeitsschwerpunkte entwickelt und sich in ihrer Praxis auf dem Land oder in der Stadt mit einer jeweils besonderen Klientel eingehend beschäftigt haben, wollen Ihnen, den interessierten Praktikern und Praktikerinnen, verdeutlichen, welch kreative Möglichkeiten sich für Erwachsene, Jugendliche und Kinder in einer Therapiegruppe ergeben können!

Dabei beinhaltet jedes Kapitel Anregungen, die auch für andere Altersgruppen oder Patienten mit verschiedenen Störungsbildern genutzt werden können.

Mit dem vorliegenden Buch werden also bewusst *unterschiedlich akzentuierte, tiefenpsychologisch fundierte Rahmenkonzepte für Gruppenbehandlungen im ambulanten Psychotherapie-Setting* vorgelegt, welche niedergelassene Psychotherapeuten als Begründungshilfen für ihre eigenen Antragsstellungen und als praktische Leitfäden für eigene Interventionsentwicklungen nach der neuen Psychotherapie-Richtlinie nutzen können.

Auf welche Publikationen zur Praxis der Gruppenpsychotherapie konnten wir zurückgreifen?

In zwanzig Jahren seit Inkrafttreten des Psychotherapeutengesetzes gibt es im deutschsprachigen Raum kaum nennenswerte wissenschaftliche Veröffentlichungen zur psychodynamischen Gruppenpsychotherapie im ambulanten Setting (s. Strauß, 2017). Nur vereinzelt finden sich Theoriehandreichungen für Erwachsene (s. Übersichten in Janssen & Sachs, 2018, S. 96 ff., S. 206, S. 222 f., S. 226 ff.; Mattke, 2017, S. 95 ff.).

Und *nichts dergleichen* existiert für den Bereich der Kinder- und Jugendlichenpsychotherapie!

In älteren Lehrbüchern finden sich hauptsächlich allgemeine Hinweise auf stationäre, störungsspezifische und psychoedukative Gruppen sowie auf Milieugruppen (z. B. Steinhausen, 2000, S. 158, S. 242, S. 268). Es fehlen ganz und gar Erfahrungsberichte über Gruppenbehandlungen von Kindern und Jugendlichen von niedergelassenen Kollegen und Kolleginnen oder Praxishandbücher aus dem ambulanten Bereich zur psychodynamischen Gruppentherapie: nichts bei Heinemann & Hopf (2008), nichts bei Poser (2010), nichts bei Warnke & Lehmkuhl (2011) und nichts bei Buchartz (2015). In keinem dieser vier Werke findet sich im Schlagwortverzeichnis überhaupt der Begriff Gruppentherapie. Im bekannten Gutachter-Leitfaden für Kinder- und Jugendlichenpsychotherapeuten von Boesmann (2005) geht es auch nur um Individualanträge. Im integrativen Praxislehrbuch von Remschmidt et al. (2008) wird wenigstens auf störungsspezifische Gruppen im stationären Bereich bei Essstörungen, sexuellem Missbrauch, Sozialverhaltensstörungen und Schizophrenie kurz hingewiesen, auch ein Gruppentherapiemanual, von denen es zahlreiche im Bereich der Verhaltenstherapie gibt, wird skizziert.

Aber wo ist die psychodynamische Gruppentherapie ausführlich und praxisbezogen beschrieben?

Zwar liegt seit Kurzem das ausgezeichnete Überblickswerk »Psychodynamische Gruppenpsychotherapie – Theorie, Setting und Praxis« (Janssen & Sachs, 2018) vor, jedoch beziehen sich Beispiele und Forschungsergebnisse fast ausschließlich auf stationäres Arbeiten mit Erwachsenen, was die Bedingungen in der ambulanten Praxis des niedergelassenen Psychotherapeuten und noch weniger die des Kinder- und Jugendlichenpsychotherapeuten abbildet.

Auch in dem 2009 erstmals und 2017 in dritter, überarbeiteter Auflage erschienenen Praxisleitfaden »Keine Angst vor Gruppen« von Mattke et al. (2017) finden sich lediglich ein einziger Unterpunkt zur »Effektivität von ambulanten Gruppen« und nur ausschnittweise Beschreibungen von Verläufen und Dynamiken. Auf das mühsame Prozedere der Zusammenstellung einer ambulanten Gruppe wird ebenfalls nur am Rande hingewiesen. Einige Anmerkungen zur Erarbeitung von Gruppenregeln oder zur Formulierung von Vereinbarungen sind vorhanden, aber keine Handreichung, etwa zum nicht immer einfach zu formulierenden Antrag an den Gutachter zur Kostenübernahme für die Krankenkasse.

Auch in der klassischen psychoanalytischen Literatur findet sich wenig. Zu nennen wäre beispielhaft der in mehreren Auflagen erschienene Sammelband »Die Gruppe als Container« (Hirsch, 2010), der eher ein umfangreiches Theoriewerk mit erläuternden Praxisvignetten ist, die sich allerdings – bis auf zwei (s. Pedrina, 2010, S. 168–192; Trautmann-Voigt & Voigt, 2010, S. 194–232) – im Rahmen der traditionellen psychoanalytischen Gruppenpsychotherapie bewegen.

Schauen wir – last, but not least – einmal in Irvin Yaloms Bestseller »Im Hier und Jetzt. Richtlinien der Gruppenpsychotherapie« (Yalom, 2005), so werden dort die wichtigsten Unterschiede zwischen stationären und ambulanten Gruppen benannt, ohne dass allerdings nachfolgend eingehender auf die Spezifika ambulanter Gruppenkonstellationen eingegangen würde. Diese Unterschiede können so zusammengefasst werden:

1. kurze Therapiedauer in der Klinik versus Langzeittherapiemöglichkeiten im ambulanten Setting
2. häufiger Wechsel der Gruppenmitglieder auf Station versus lange Gruppenzugehörigkeit der Mitglieder in einer ambulanten Praxis

3. breites Spektrum der Psychopathologie oder sehr störungsspezifische Klientel in Kliniken versus »individuelle Auswahl« der Gruppenmitglieder nach eigenen Kriterien durch den ambulanten Gruppentherapeuten
4. Gruppe als Teil eines umfassenden Behandlungsplans in der stationären Arbeit versus unabhängige Therapieeinheit in der ambulanten Praxis
5. Vertraulichkeit in der stationären Gruppe unterliegt anderen Regeln als in der ambulanten Praxis, wo Patienten untereinander meist keinen Kontakt außerhalb der Gruppensitzungen haben
6. Therapeuten im stationären Setting verfügen über mehr Informationen als Therapeuten im ambulanten Setting (zumindest zu Beginn der Behandlung, gegen Ende ist es eher umgekehrt)
7. stationäre Therapeuten haben meist mehrere Rollen inne, z.B. auch als Oberarzt, ambulante Therapeuten treten nur in ihrer Rolle als Psychotherapeuten auf
8. der Grad der Störung bei Klinikpatienten ist meist höher, sie sind verzweifelter, mutloser, vom eigenen Umfeld getrennt, was sich auf die Gruppe auswirkt; ambulant behandelte Gruppenpatienten leben im eigenen Kontext bei Erhalt der wichtigsten Ich-Funktonen zur Regelung ihres Alltags

Wie ist das vorliegende Buch entstanden, was ist darin enthalten und was nicht?

Viele Diskussionen haben uns dazu geführt, kein neues Lehrbuch zur Gruppenpsychotherapie zu konzipieren oder ein psychodynamisches Manual zu entwickeln, was den Anschein erwecken könnte, es gäbe störungsspezifische oder altersspezifische »Rezepte«, wie »man« Gruppen »macht« – auch wenn darauf hingewiesen wird, dass *nicht* manualisierte und *nicht* störungsspezifische Konzepte für die Forschung *nicht mehr* interessant seien (Strauß, 2017, S. 182 f.). So müssen wir also konstatieren, dass dieses Buch – leider – für die Wissenschaftler unter Ihnen uninteressant ist.

Im Rahmen der Weiterbildungen in Gruppenpsychotherapie an der Köln-Bonner Akademie für Psychotherapie (KBAP) wurden auf der Basis wissenschaftlicher Überlegungen aber immer wieder praxiserprobte psychodynamisch fundierte Konzepte entwickelt. So konnten wir im Laufe der Jahre zahlreiche Kollegen mit der Qualifikation zur Abrechnung einzel- und gruppentherapeutischer Leistungen in ihre eigenständige Arbeit entlassen. Einige von ihnen sind nun seit Jahren als Dozenten am Institut tätig und stellten dankenswerterweise ihr fundiertes Erfahrungswissen für dieses Buch zur Verfügung.

Um ein ambitionierter Praktiker und psychodynamisch arbeitender Gruppenleiter zu werden, ist es bekanntermaßen wichtig, gute Gruppenerfahrungen genossen und z.B. die Wirkung von Interaktion, Handlungsdialog, Übungen zu spezifischen Themen, von komplexen Assoziationsketten in Gruppen am eigenen Leibe erfahren zu haben. Natürlich gibt es zur Fokussierung auf die gruppenspezifische Herangehensweise sodann die Notwendigkeit, eine entsprechende

Zusatzqualifikation mit Gruppenleitung unter Supervision und Theorieaneignung zu erwerben. All dies regeln die Auflagen der Kassenärztlichen Bundesvereinigung. Zum Erwerb solch einer Zusatzqualifikation für die sozialrechtliche Abrechnungsgenehmigung in Gruppenpsychotherapie gibt es zahlreiche Curricula an anerkannten Aus- und Weiterbildungsstätten und diverse theoretische Literaturhinweise.

Ja, was ist denn nun bitte drin in diesem Buch, werden Sie fragen? Die Antwort lautet: Unsere Auswahl der hier zusammengestellten Artikel richtet sich nach folgenden drei Kriterien:

- Jedes Kapitel soll in sich geschlossen sein und die Arbeit mit einer anderen Alters- bzw. Personengruppe zeigen, um zu verdeutlichen, dass z. B. die interaktionelle Gruppentherapie auch eine Möglichkeit für ihren Einsatz im Kinder- und Jugendbereich darstellt, was unserer Kenntnis nach bisher so noch nicht konzipiert wurde (s. Kap. 1).
- Jedes Kapitel soll einen eigenen Anreiz schaffen, einzelne Interventionstechniken oder Methoden selbst auszuprobieren oder in das eigene psychodynamisch ausgerichtete Arbeitsfeld zu integrieren (z. B. durch umfassende Antragsmaterialien (s. Kap. 2 und Kap. 4).
- Jedes Kapitel soll im Vergleich zu den anderen Kapiteln die Andersartigkeit des Umgangs mit speziellen Individuen in einer jeweils speziellen Gruppenkonstellation zeigen, was die Grenzen evidenzbasierter Forschung in diesem Bereich einmal mehr aufweist und deutlich werden lässt, wie wichtig die Phänomenologie, also die möglichst genaue Beschreibung und selbstkritische Auswertung von Therapieprozessen, ist (s. Kap. 3).

So entstand vorliegendes *vierblättriges Kleeblatt von Möglichkeitsräumen*, sprich von unterschiedlichen gruppentherapeutischen Zugangsweisen, die eines jedoch miteinander verbindet: eine psychodynamische Grundperspektive, eine Anerkennung und Wertschätzung jeder Gruppe als einer komplexen und gleichzeitig einzigartigen Matrix und eine Bereitschaft, komplizierte Interaktionszusammenhänge auf der Basis theoretischer psychodynamisch-integrativer Konzepte wahrzunehmen, um diese (therapeutisch reflektierten) Wahrnehmungen dann wiederum im Dienste der Patientengruppe auch praktisch und selbstbewusst zur Intervention zu nutzen.

- Das fünfte und abschließende Kapitel enthält ein *Plädoyer für Kombinationsbehandlungen*. Eigene Patientenbefragungen zeigen, wie sehr diese nun in der Richtlinie erlaubte psychotherapeutische Behandlungsmöglichkeit geschätzt wird! Wussten Sie, dass vier Jahre nach Inkrafttreten der Psychotherapie-Richtlinie, also schon 2021(!), überprüft werden soll, ob diese Form der Behandlung in der Praxis angenommen wurde und sich bewährt hat? – Wenig Zeit, die neuen Chancen zu nutzen!

Warum dieses Buch für Sie von Interesse sein könnte und wir uns in der ambulanten Praxis neu orientieren sollten

Vielleicht entdecken Sie durch die Lektüre eines oder mehrerer Kapitel in diesem Buch etwas Neues, vielleicht finden Sie Anregungen für die Erweiterung Ihres Behandlungsspektrums – zumindest was die Umsetzung der Psychotherapie-Richtlinie seit April 2017 betrifft, die sich, wie erwähnt, ja leider »bewähren« muss – und dafür müssten sich ambulante Behandler etwas mehr auf Gruppen konzentrieren.

Im Allgemeinen hängt das vergleichsweise geringe Interesse an der tiefenpsychologisch fundierten (Richtlinien-)Psychotherapie in der Gruppe natürlich mit der Komplexität von Gruppenprozessen zusammen, im Besonderen aber mit der bis vor Kurzem bestehenden Schwierigkeit bei der Kassenabrechnung von Gruppen.

Es spielen jedoch unseres Erachtens noch die folgenden Faktoren eine Rolle:

- **Die Geschichte der psychodynamischen Gruppenbehandlung ist im ambulanten Bereich extrem kurz, vor allem im Rahmen der Kinder- und Jugendlichenpsychotherapie!**
  Historisch betrachtet gibt es tiefenpsychologisch fundierte Behandlungen von Kindern und Jugendlichen in Gruppen überhaupt erst seit Inkrafttreten des Psychotherapeutengesetzes, also seit 1998/99. Im ambulanten Setting existierte vorher lediglich die »analytische Kindertherapie«, die im extrem dyadisch angelegten Einzelsetting stattfand – das hat die Profession der Therapeuten in der Kinder- und Jugendlichenpsychotherapie geprägt.
  Sodann gab es freie »spieltherapeutische« bzw. »psychagogische« oder ergotherapeutische oder psychomotorische Gruppenangebote, die aber alle nicht als Psychotherapie im engeren Sinne, nämlich als (von den Krankenkassen bezahlte) Behandlungen von psychischen Erkrankungen, galten. Erst nach 1998/99 wurde also die tiefenpsychologisch fundierte Psychotherapie als modernes, eigenständiges, fokusorientiertes Verfahren an den neu entstandenen staatlich anerkannten Ausbildungsstätten, vor allem für die ambulante Behandlung von Kindern und Jugendlichen und deren Familien – und Bezugssystemen, teilweise neu konzipiert bzw. für bestimmte Zielgruppen weiterentwickelt (s. www.dft.de; die DFT versammelt derzeit 27 anerkannte Institute unter ihrem Dach) (Poser, 2010; Trautmann-Voigt & Moll, 2011). Diese überaus kurze Entwicklungslinie wird häufig vergessen, ist aber die Hauptursache dafür, dass kaum Literatur zu diesem Themenkomplex vorliegt und nur wenige tiefenpsychologisch arbeitende Kollegen Gruppen anbieten. Im Rahmen der Erlangung der neu entstandenen Fachkunde »tiefenpsychologisch fundierte Psychotherapie« gibt es auch erst seit zwanzig Jahren die für diesen Bereich neue »Ergänzungsqualifikation Gruppenpsychotherapie« für Kinder- und Jugendlichenpsychotherapeuten. Plötzlich war dadurch eine neue Form von Gruppenpsychotherapie mit Kindern und Jugendlichen sozialrechtlich anerkannt und wurde von den Krankenkassen bezahlt; es existieren aber bis heute

immer noch vergleichsweise wenige ausgebildete Kinder- und Jugendlichenpsychotherapeuten, die als Gruppenpsychotherapeuten weitergebildet sind! Man muss dies anno 2019 in Erinnerung rufen, da sowohl die tiefenpsychologische Kinder- und Jugendlichenpsychotherapie als auch dieselbe eigenständige tiefenpsychologisch fundierte Gruppenpsychotherapie gerade einmal volljährig geworden ist. Und erst seit dem 01.04.2017 gilt diese neue Psychotherapie-Richtlinie, die unter anderem Kleingruppen (ab drei bis vier Kindern) sowie Kombinationsbehandlungen bei Kindern und Jugendlichen durch zwei Therapeuten mit einem gemeinsamen Antragsverfahren bei den Krankenkassen möglich macht. Kein Wunder also, dass wir in gewisser Weise mit diesem Buch Neuland betreten, wenn wir zu tiefenpsychologischen Gruppenbehandlungen aus der ambulanten Praxis Beispiele und Leitlinien vorlegen!

- **Universitäres Desinteresse verfehlt aktuelle Praxis von Psychodynamikern!** Ein weiterer Grund, warum es kaum Veröffentlichungen zu psychodynamisch fundierten Gruppenbehandlungen mit Kindern und Jugendlichen gibt und nur wenige Überblicke in Standardwerken der Tiefenpsychologie zur Behandlung von Gruppen im Erwachsenenalter zu finden sind (z.B. in Wöller & Kruse, 2015), liegt in der universitären Situation in Deutschland. Die Lehrstühle in klinischer Psychologie sind seit Jahren von Verhaltenstherapeuten besetzt, deren Interesse in keiner Weise auf die ambulante Versorgungspraxis, schon gar nicht in einem anderen als dem eigenen Richtlinienverfahren, gerichtet ist, noch dazu in Settings, die sich schwer mit den Mitteln des modernen, rein naturwissenschaftlich ausgerichteten, evidenzbasierten Forschungsparadigmas kontrollieren lassen. Und die psychosomatischen Mediziner, die zwar größtenteils als Psychodynamiker universitäre Lehrstühle besetzen, arbeiten eben fast ausschließlich in stationären Settings, nicht in der ambulanten Versorgung und schon gar nicht mit Kindern und Jugendlichen in Gruppen! Fazit: Das Thema, dem wir uns mit diesem Buch widmen, kommt in der universitären Forschung derzeit nicht vor.

- **Was die meisten Praktiker kennen, ist eine gruppenfeindliche Psychotherapie-Richtlinie, die quasi alle derzeit Niedergelassenen geprägt hat!** Die Psychotherapie-Richtlinien sahen bis 2017 tiefenpsychologisch fundierte Psychotherapie in der Gruppe vor, »*sofern die Interaktion zwischen mehreren Kranken therapeutisch erforderlich ist und die gruppendynamischen Prozesse entsprechend genutzt werden*« (Psychotherapie-Richtlinie 2009, § 19, Satz 2, B II.2, G-BA, 2009). In den Richtlinien war auch die Gruppengröße von sechs bis neun Teilnehmern geregelt bzw. vorgeschrieben (Psychotherapie-Richtlinie 2009, § 19, B II.5, G-BA, 2009). Anders als in der Verhaltenstherapie war bis dahin eine Kombination von Einzel- und Gruppentherapie sowohl für Erwachsene als auch für Kinder und Jugendliche immer noch ausgeschlossen. Allerdings konnte solch eine Kombination mit einem Trick beantragt werden: als »*niederfrequente Therapie in einer längerfristigen, Halt gewährenden therapeutischen Beziehung*« (Psychotherapie-Richtlinie 2009, § 19, B I.1.1.1.4, G-BA,

2009), *»auf der Basis eines besonders begründeten Erstantrags«* (Psychotherapie-Richtlinie 2009, § 19, B II.6, G-BA, 2009). Der Leistungsumfang lag normalerweise bei 40–60 Doppelstunden, in besonderen Fällen sogar bei 80 Doppelstunden. Maximal nach jeder zehnten Gruppensitzung durfte eine Einzelsitzung stattfinden – und das Ganze musste im Erstantrag schon beantragt werden – ob es genutzt werden würde oder nicht. Die Patientenvertreter im Gemeinsamen Bundesausschuss (G-BA) gaben ab etwa 2012 den Anstoß zur Änderung dieser Richtlinie. Die praxisorientierten Stellungnahmen aus der DFT sowie Expertenbefragungen und Forschungsbefunde, die vom international veröffentlichenden Gruppentherapeuten und Wissenschaftler Prof. Bernhard Strauß zusammengetragen wurden, haben dann zur Änderung der Richtlinie für die psychodynamische Psychotherapie geführt: Sie ist nun flexibler, offener, mit der Verhaltenstherapie auf Augenhöhe und somit auch vergleichbar mit anderen Verfahren (s. Kap. 5).
Für die Behandlung von Kindern und Jugendlichen in der Gruppe gab es übrigens in der alten Psychotherapie-Richtlinie gar keine besonderen Ausführungen – sie fand demnach in der Praxis so gut wie überhaupt nicht statt! Beginnend mit dem Jahr 2013 hatte der Gemeinsame Bundesausschuss zwar eine erste Anpassung der tiefenpsychologisch fundierten Gruppenpsychotherapie bei Kindern und Jugendlichen an die Verhaltenstherapie in der Gruppe vorgesehen und es durften ab 2013 auch Kleingruppen mit drei bis vier Kindern eingerichtet werden (G-BA 2013), aber wirklich ändern sollten sich die sozialrechtliche Praxis und damit die Möglichkeit, auch für Kinder und Jugendliche Gruppen flexibel wie bei den Erwachsenen abzurechnen, eben erst ab dem zweiten Quartal 2017!
Aktuell stellt sich als neue Herausforderung, sinnvolle Verbindungen von Einzel- und Gruppenpsychotherapie auch im ambulanten tiefenpsychologisch fundierten Setting zu konzipieren und zu beantragen, denn es wird innerhalb von nur vier Jahren überprüft werden, ob diese Richtlinien-Reform in der Praxis angenommen wird. Es besteht die Sorge, dass bis dahin zu wenige Gruppentherapien und Kombinationsbehandlungen beantragt werden (s. Semmler, 2016, S. 149).

- **Die moderne Gesellschaft ist individualistisch geprägt und anders sozial vernetzt als früher.**
  Ein vierter Grund für wenige ambulante Gruppenbehandlungen, vor allem bei Kindern und Jugendlichen, scheint auch eine abnehmende gesellschaftliche Akzeptanz von »ambulanter Gruppentherapie« zu sein – zumindest ist dies als gewisse klinische Evidenz im ambulanten Wirkungsbereich der Autoren und nach einer (nicht veröffentlichten) Befragung der DFT-Ausbildungsinstitute von 2017 anzunehmen. Dieser Tatbestand ist ein bedauerliches Manko, da die gesellschaftlichen Herausforderungen, in heterogen zusammengesetzten Gruppen agieren zu müssen, weiter zunehmen werden. Jedoch ist das steigende Interesse an internetbasierter Kommunikation durchaus auch für ein anderes Gruppenverhalten in der Freizeit verantwortlich und Umgangsformen, die

eine Gruppentherapie kennzeichnen, sind für manchen Patienten schlicht und einfach fremd. Es bedarf also neuer Motivationsstrategien, wenn man sich auf das Abenteuer einer Gruppe in der ambulanten Praxis einlassen will.

Was erwartet Sie in diesem Buch im Einzelnen?

Im **ersten Kapitel** stellen Sabine Trautmann-Voigt und Bernd Voigt unter Mitarbeit von Elvira Chevally und Barbara Kunz in ihrem einführenden Beitrag **»Gruppenpsychotherapie – ein psychodynamisch-integrativer Konzeptentwurf – auch für die ambulante Psychotherapie mit Kindern und Jugendlichen«** einen Ansatz der Gruppenpsychotherapie vor, der sich seit über zwanzig Jahren als Basis für die praxisnahe gruppenpsychotherapeutische Weiterbildung an der Köln-Bonner Akademie für Psychotherapie bewährt hat. Hier wird vor allem auf die interaktionelle Methode nach dem Göttinger Modell und mögliche Varianten unter Einschluss allgemeiner Überlegungen zur Gruppendynamik und allgemeiner Wirkfaktoren abgezielt. Eine Übertragung dieses Konzepts auf den Kinder- und Jugendbereich wird hier erstmals systematisch vorgenommen. Die Praxisbeispiele aus der Gruppentherapie stammen daher aus diesem Bereich und zu großen Teilen aus der ambulanten Zusammenarbeit von Elvira Chevally und Barbara Kunz. Die diagnostisch einordnenden Leitlinien und Antragsbeispiele gründen auf operationalisierbaren, psychodynamischen Ausbildungsleitlinien der Köln-Bonner Akademie für Psychotherapie, was Konflikt- und Strukturdynamik sowie interaktionsanalytische Aspekte, wie reziproke Beziehungsanalysen, umfasst. Der Umgang mit unterschiedlichen psychodynamisch begründeten Interventionstechniken – wie z. B. Spiegeln, Klarifizieren, Deuten – wird an Praxisbeispielen veranschaulicht und lädt zur Erprobung ein. Die Beschreibung eines Gruppenverlaufs hebt besonders die Phasenstruktur in dieser Gruppe hervor und verweist auf die integrative Perspektive des Konzepts, beispielsweise durch den gezielten Einbezug eines Manuals aus der Verhaltenstherapie im Rahmen dieser psychodynamisch geführten Gruppe mit Mädchen. Viele dieser Beispiele sind auf Gruppen im Erwachsenenbereich übertragbar.

Im **zweiten Kapitel** stellt Daniela Schulze in ihrem Beitrag **»Gruppenpsychotherapie – ein psychodynamisch-integrativer Konzeptentwurf und Leitlinie für die ambulante Psychotherapie mit Erwachsen«** Aufbau, Organisation und Verlauf einer gruppentherapeutischen Behandlung von neun Erwachsenen in einer gemischtgeschlechtlichen Gruppe im Rahmen einer ländlichen ambulanten Praxis vor. Settingfragen, die Auswahl der Mitglieder, genaue Interventionsbeschreibungen z. B. zum Beginn eines Gruppenprozesses oder gut nachvollziehbare Überlegungen zu Verlaufsinterventionen lassen die einzelnen Charaktere und ihre Interaktionsgewohnheiten lebendig werden. Schwerpunkt dieses Kapitels ist die Beantwortung der Frage: Wie haben sich die (unbewussten Konflikt-) Themen der einzelnen Mitglieder, bezogen auf die elf Wirkfaktoren nach Irvin Yalom, entfaltet? Auch dieser individuelle Konzeptentwurf nimmt für sich eine psychodynamisch-integrative Perspektive in Anspruch. Es kommt darauf an, dass man das, was man integrieren will, reflektierend fokussiert und dabei die psychodynamische Grundorientierung aufrechterhält (s. Trautmann-Voigt & Voigt, 2017). Möglichkeiten und Grenzen der neuen Psychotherapie-Richtlinie hinsichtlich gruppentherapeutischer Behandlungen werden in diesem Kapitel ausgiebig diskutiert. Systematisch erfolgt zudem eine epikritische Würdigung der ursprünglichen Zielsetzung. Reichhaltiges Material für die Nutzung in der eigenen Praxis wird in Form von Analogiemustern bzw. Kopiervorlagen beigefügt.

Das **dritte Kapitel** beschäftigt sich mit jungen Männern bzw. pubertierenden Jugendlichen, die in drei Gruppen über einen Zeitraum von ungefähr eineinhalb Jahren therapeutisch begleitet wurden. In »**Tiefenpsychologisch fundierte Gruppentherapie mit männlichen Adoleszenten**« bezieht sich Martin Sachs auf drei unterschiedliche Gruppenkonstellationen (die der 13- bis 15-Jährigen, die der 16- bis 18-Jährigen und die der 18- bis 25-Jährigen). Dabei wird deutlich, wie anders diese Gruppenkonstellationen im Vergleich untereinander sind, aber auch hinsichtlich einer Mädchengruppe (s. Kap. 1) oder einer gemischten Erwachsenengruppe (s. Kap. 2): Genderaspekte, die in der Jugend und im jungen Erwachsenenalter unterschiedlich virulent sind; Probleme, solche Gruppen von jungen Männern heutzutage überhaupt zustande zu bekommen, und eine Reihe (selbst-) kritischer Anmerkungen verweisen auf real oft auftretende Schwierigkeiten bei der Konzeptualisierung von ambulanten Gruppen. Drei Beispiele für Musteranträge an den Gutachter und drei ausgearbeitete Leitlinien zur Diagnostik hingegen machen wieder Mut, sich auch einmal auf eine Gruppe mit männlichen Probanden einzulassen.

Im **vierten Kapitel** greifen Monika Moll und Sabine Trautmann-Voigt unter Mitarbeit von Tanja Unterberg auf bereits bewährte Leitlinien für eine psychodynamische und interaktionsorientierte Eltern-Säuglings-Kleinkind-Psychotherapie zurück (Trautmann-Voigt & Moll, 2011). In ihrem Beitrag »**Gruppenpsychotherapie mit Müttern**« wird auf das Bonner Modell der Interaktionsanalyse von Trautmann-Voigt & Voigt (2012) fokussiert und die Umsetzung der Arbeit mit angeborenen Systemzuständen (States) und mit angeborenen Motivationssystemen auf diese Zielgruppe übertragen. Auch hier werden der Aufbau der Gruppe, die spezielle Auswahl von körperpsychotherapeutischen und interaktionsanalytischen Elementen, die in die psychodynamische Gruppentherapie integriert werden, sowie ein überaus stark strukturierter Aufbau der Gruppensitzungen reflektiert und möglichst realitätsnah beschrieben. Die Materialsammlung, die diesem Kapitel beigefügt ist, ist für fast jede Gruppe einsetz- bzw. adaptierbar. Sie umfasst Arbeitsblätter zum Kennenlernen, zur Kontaktaufnahme, zu Gruppenregeln, zu den Grunddeterminanten des Seins: Raum, Kraft, Zeit, zu Motivationssystemen und States, zu Bindung und Exploration, zu Basisaffekten und Mentalisierung, zu Angst und Trauer, Aggression und Konflikt, Stress und Stressbewältigung, Selbstwert und Selbstfürsorge sowie Genießen und Genuss.

Das **fünfte Kapitel** von Sabine Trautmann-Voigt und Bernd Voigt »**Zur Kombination von Einzel- und Gruppentherapie im tiefenpsychologischen Setting**« zeigt die bisher im Rahmen der Deutschen Fachgesellschaft für tiefenpsychologisch fundierte Psychotherapie/Psychodynamische Psychotherapie (DFT) und des Gemeinsamen Bundesausschusses (G-BA) im Vorfeld der Reform der Psychotherapie-Richtlinie dargebotenen Ergebnisse einer Befragung von eigenen Patienten über ihre Einschätzung der Wirksamkeit einer Kombination von Einzel- und Gruppenbehandlung im ambulanten Setting in Bonn. Gerade diese Einschätzung durch Betroffene kann besonders Mut machen, die Chancen, welche die neue Richtlinie für »gruppenaffine« Psychodynamiker eröffnet hat, zu nutzen.

Wir danken an dieser Stelle allen Mit-Autoren und allen Kollegen herzlich für ihr Engagement sowie allen Menschen, die uns angeregt und ermutigt haben, dieses Buch überhaupt in Angriff zu nehmen. Unser besonderer Dank geht an Wulf Bertram, der uns einmal mehr, nun im neuen Verlag bei Klett-Cotta, wie immer zuverlässig und fachkompetent begleitet hat, und an Marion Drachsel für das sorgfältige Lektorat. Zudem danken wir Catharina Obernolte für die Hilfe bei Formatierungs- und Korrekturarbeiten.

Wir wünschen Ihnen nun eine anregende Lektüre und hoffen, durch die Zurverfügungstellung von reichlich Praxisanleitungen und Anschauungsmaterial möglichst viele Kolleginnen und Kollegen in der ambulanten Praxis ermutigen zu können, sich mit Freude auf das »Abenteuer Gruppentherapie« einzulassen.

Bonn, im Frühjahr 2019
Für das gesamte Autorenteam
Sabine Trautmann-Voigt und Bernd Voigt

Literatur

Boesmann, U. (2005). Psychoanalytisch und tiefenpsychologisch fundierte Berichte an den Gutachter schnell und sicher schreiben – Mit Berücksichtigung der ICD-10 und OPD sowie Anträgen zur Kurzzeittherapie und Anträgen bei Kinder und Jugendlichen. Berlin: Deutscher Psychologen Verlag.

Buchartz, A. (2015). Psychodynamische Psychotherapie bei Kindern und Jugendlichen. 2. akt. Aufl. Stuttgart: Kohlhammer.

Gemeinsamer Bundesausschuss (G-BA) (Hrsg) (2009). Richtlinie des Gemeinsamen Bundesausschusses über die Durchführung der Psychotherapie (Psychotherapie-Richtlinie). Fassung vom 19. 02. 2009. Veröffentlicht im Bundesanzeiger Nr. 58 (S. 1399) vom 17. 04. 2009. www.g-ba.de/informationen/richtlinien/20/ (letzter Zugriff: 19. 02. 2019).

Gemeinsamer Bundesausschuss (G-BA) (Hrsg) (2013). Angebot von Gruppentherapie bei Kindern und Jugendlichen wird künftig erleichtert. Pressemitteilung Nr. 15. Berlin: Gemeinsamer Bundeausschuss 2013. www.g-ba.de/institution/presse/pressemitteilungen/484/ (letzter Zugriff: 19. 02. 2019).

Heinemann, E., Hopf, H. (2008). Psychische Störungen in Kindheit und Jugend: Symptome – Psychodynamik – Fallbeispiele – psychoanalytische Therapie. 3. überarb. Aufl. Kohlhammer.

Hirsch, M. (2010). Die Gruppe als Container. Mentalisierung und Symbolisierung in der analytischen Gruppenpsychotherapie. 2. Aufl. Göttingen: Vandenhoeck & Ruprecht.

Janssen, P. L. & Sachs, G. (2018). Psychodynamische Gruppenpsychotherapie. Stuttgart: Schattauer.
Mattke, D. (2017). Durchführung einer psychodynamischen Gruppenpsychotherapie. In: Mattke, D., Reddemann, L. & Strauß, B. (Hrsg). Keine Angst vor Gruppen! Gruppenpsychotherapie in Praxis und Forschung. Leben Lernen 217. 3. Aufl. Stuttgart: Klett-Cotta.
Mattke, D., Reddemann, L. & Strauß, B. (Hrsg) (2017). Keine Angst vor Gruppen! Gruppenpsychotherapie in Praxis und Forschung. Leben Lernen 217. 3. Aufl. Stuttgart: Klett-Cotta; 179–277.
Pedrina, F. (2010). Konflikte der frühen Elternschaft – Verarbeitungsprozesse in einer Mutter-Säuglings-Gruppe. In: Hirsch, M. (Hrsg). Die Gruppe als Container. Mentalisierung und Symbolisierung in der analytischen Gruppenpsychotherapie. 2. Aufl. Göttingen: Vandenhoeck & Ruprecht.
Poser, M. (2010). Tiefenpsychologisch fundierte Psychotherapie mit Kindern und Jugendlichen. Stuttgart: Schattauer.
Remschmidt, H., Matteja, F. & Warnke, A. (2008). Therapie psychischer Störungen bei Kindern und Jugendlichen. Ein integratives Lehrbuch für die Praxis. Stuttgart: Thieme.
Semmler, K. (2016). Kombinierte Einzel- und Gruppenpsychotherapie im Spannungsfeld zwischen Arbeitsbündnis und Übertragungsagieren. In: Kombination Einzel- und Gruppenpsychotherapie. Themenheft. PDP Psychodyn Psychother 3: 140–149.
Steinhausen, H. C. (2000). Psychische Störungen bei Kindern und Jugendlichen. Lehrbuch der Kinder- und Jugendpsychiatrie. 4. neu bearb. Aufl. München, Jena: Urban & Fischer.
Strauß, B. (2017). Evidenzbasierte Gruppenpsychotherapie: Ergebnisse der Gruppenpsychotherapieforschung. In: Mattke, D., Reddemann, L. & Strauß, B. (Hrsg). Keine Angst vor Gruppen! Gruppenpsychotherapie in Praxis und Forschung. Leben Lernen 217. 3. Aufl. Stuttgart: Klett-Cotta.
Trautmann-Voigt, S. (2013). DFT-Entwurf, vorgelegt zur Diskussion anlässlich der Expertenbefragung im G-BA, 08. 10. 2013. Tiefenpsychologisch fundierte Gruppenpsychotherapie in der ambulanten Psychotherapie (mündliche Darstellung und Folien.
Trautmann-Voigt, S. & Moll, M. (2011). Bindung in Bewegung. Gießen: Psychosozial-Verlag.
Trautmann-Voigt, S. & Voigt, B. (2010). Gruppenpsychotherapie im Rhythmisch-Dynamischen Handlungsdialog. Mentalisierung im Spiegel der Bewegung. In: Hirsch, M. (Hrsg). Die Gruppe als Container. Mentalisierung und Symbolisierung in der analytischen Gruppenpsychotherapie. Göttingen: Vandenhoeck & Ruprecht.
Trautmann-Voigt, S. & Voigt, B. (Hrsg) (2017). Embodiment – verkörpertes Selbst und Affektregulation. In: Psychodynamische Psychotherapie und Verhaltenstherapie. Ein integratives Praxishandbuch. Stuttgart: Schattauer.
Warnke, A. & Lehmkuhl, G. (2011). Kinder- und Jugendpsychiatrie und Psychotherapie in Deutschland. 4. Aufl. Stuttgart: Schattauer.
Wöller, W. & Kruse, J. (2015). Tiefenpsychologisch fundierte Psychotherapie. Basisbuch und Praxisleitfaden. 4. Aufl. Stuttgart: Schattauer.
Yalom, I. D. (2005). Im Hier und Jetzt. Richtlinien der Gruppenpsychotherapie. 2. Aufl. München: Btb Verlagsgruppe Random House.

Anschriften der Autoren

Dr. Sabine Trautmann-Voigt
Köln Bonner Akademien für Psychotherapie und Verhaltenstherapie
Wenzelgasse 35
53111 Bonn
s.trautmann-voigt@kbap.de

Dr. med. Bernd Voigt
Medizinisches Versorgungszentrum für Psychotherapie, Psychosomatik und Psychiatrie Bonn GmbH
Bertha-von-Suttner-Platz 6
53111 Bonn
b.voigt@kbap.de

Dipl.-Päd. Dipl.-Psych. Monika Moll
Überwasserstraße 9b
48268 Greven – Gimbte
monimoll@t-online.de

Dipl.-Päd. Tanja Unterberg
Kinder- und Jugendlichenpsychotherapeutin
Lungengasse 26–30
50676 Köln
tanja.unterberg@gmail.com

Dipl.-Psych. Daniela Schulze
Psychotherapeutische Praxis
Kaiserstraße 45
51454 Waldbröl
daniela.schulze@online.de

Dr. med. Martin Sachs
Im Wiesengrund 15
53489 Sinzig

Inhalt

1 Gruppenpsychotherapie mit Kindern und Jugendlichen

Sabine Trautmann-Voigt, Bernd Voigt unter Mitarbeit von Elvira Chevally und Barbara Kunz

1.1 Einordnung gruppentherapeutischen Vorgehens

Kennzeichen gruppentherapeutischer Verfahren ist, dass *viele Andere* präsent sind, die entweder wie Geschwister als Rivalen oder wie Verbündete, je nach Konflikt und Reifegrad des Patienten, erlebt werden. Die singuläre Eins-zu-Eins-Beziehung in der Einzeltherapie wird dabei zugunsten einer Mehrpersonenperspektive aufgegeben. Schon bei Moreno (1959) galt – und gilt bis heute in psychoanalytischen und tiefenpsychologischen Gruppen – die Regel der freien Interaktion, die besagt, jeder solle so freimütig wie irgend möglich sprachlich mit den anderen Teilnehmern in Verbindung treten. Während entgegen dieser Regel Arbeitsgruppen durch die Bewältigung einer gemeinsamen Aufgabe mit einer klaren Zielvorgabe gekennzeichnet sind, ist die Therapiegruppe nach dem Prinzip der *Minimalstrukturierung* gekennzeichnet. Das Verhalten des Therapeuten richtet sich mehr oder weniger nach den ursprünglich psychoanalytisch definierten Prinzipien der Anonymität und Abstinenz. Diese beinhalten:

- keine oder wenige Informationen über das Leben und die Person des Therapeuten
- Verzicht auf narzisstische, libidinöse oder aggressive Bedürfnisse
- frei schwebende Aufmerksamkeit
- Unparteilichkeit allen Patienten gegenüber

Allerdings stellen sich heutzutage darüber hinaus zwei grundsätzliche Fragen:

1. Wie wird dem Phänomen der Pluralität Rechnung getragen?
2. Wie wird versucht, unterschiedlichen Krankheitsgruppen und Störungsbildern gerecht zu werden?

Wir kommen darauf zurück.

Gruppen finden sich in den verschiedensten Settings – nicht alle sind psychotherapeutisch in einem engeren Sinne definiert, z. B.:

- natürliche Gruppen
- Familientherapiegruppen
- Teams
- Institutionsberatungsgruppen
- Selbsthilfegruppen
- Therapiegruppen im stationären Setting, auch als Musiktherapie, Gestaltungs-

therapie, Tanztherapie, Psychoedukation oder Dialektisch-Behaviorale Therapie
- ambulante Therapiegruppen
- Kinder- und Erwachsenengruppen in der Beratung
- Coaching-Gruppen
- offene, halboffene oder geschlossen Gruppen

Ende des 18. Jahrhunderts wurden in Paris erstmals Theateraufführungen zu psychischen Themen inszeniert: Philippe Pinel versuchte in einem sogenannten psychodramatischen Prozess einen Menschen von der Zwangsvorstellung zu befreien, er müsse durch die Guillotine sterben. Anfang des 19. Jahrhunderts wurden in einigen süditalienischen Psychiatrien, z. B. in Palermo und Neapel, eigene Theater für die Patienten gebaut und Ende des 19. Jahrhunderts regte Pierre Janet zur Wiederholung traumatischer Ereignisse durch szenische Inszenierungen an, um kathartische/befreiende Prozesse bei Patienten auszulösen. Im Schweizer Sanatorium Bellevue, das 1857 von Ludwig Binswanger (d. Ä.) gegründet wurde, findet sich der Ursprung der sogenannten *therapeutischen Gemeinschaft*. Bekannt wurde in der Medizin der Arzt Joseph H. Pratt, der ab 1905 im Massachusetts General Hospital in Boston seine Tuberkulose-Patienten in Gruppen zusammenführte und sie über Hygienevorschriften unterrichtete. Ab den 1920er- und 1930er-Jahren stand die *therapeutische Gruppe* im Fokus seines psychiatrischen Wirkens. Pratt verstand bereits die Bedeutung von Emotionen für psychiatrische Erkrankungen und er diskutierte über deren Bedeutung in der Gruppe. Jakob L. Moreno, der Begründer des *Psychodramas*, spielte Anfang des 20. Jahrhunderts mit Tiroler Flüchtlingskindern in Wien Stegreiftheater und bildete dann Diskussionsgruppen, in denen die Kinder ihre Erlebnisse darlegen konnten. Aber erst Samuel Slavson prägte 1934 den Begriff »*Group Psychotherapy*« in seiner Kinderabteilung einer psychiatrischen Klinik. Bei der Begründung einiger Therapiemethoden, wie der Gruppentanztherapie durch Marian Chace in den 1940er-Jahren in den USA, spielte das St. Elizabeth's Hospital in Washington DC eine besondere Rolle (s. Trautmann-Voigt, 2015). Hier arbeitete unter anderem ab den 1920er-Jahren Edward W. Lazell mit Weltkriegsveteranen gruppentherapeutisch. Aber auch in der deutschen Psychoanalyse gab es Entwicklungen in Richtung Gruppentherapie: Alfred Adler entwickelte mit Kollegen in Wien sogenannte Fallkonferenzen, in denen sich Kinder mit ihren Eltern und Lehrern über ihre Probleme gemeinsam austauschen konnten.

Seit den 1950er-Jahren existiert Balints modifizierte Supervisionsgruppe im Weiterbildungscurriculum der Ärzte (Balint, 1998 [1987]). Seit den 1960er-Jahren haben Heigl-Evers und andere im *Göttinger Modell* die Gruppenpsychotherapie weiterentwickelt (s. Abschn. 1.3).

Historisch betrachtet beginnt die Gruppentherapie in den 1920er-Jahren. Hintergrund sind die großen *Bewegungen*: Frauenbewegung, Jugendbewegung, Kommunistische Bewegung. Die wissenschaftliche Aufarbeitung dieser Vorgänge gehört in den Fachbereich der Soziologie und der Geschichte. Man spricht auch von *Massen*, wenn es sich um größere Gruppen handelt. Die existenzialistische Philosophie stellte übrigens eine einsame Gegenbewegung zu diesen frühen Gruppenbewegungen dar, in denen das Individuum eher an Bedeutung verloren hatte. Mitscherlichs »Auf dem Weg zur Vaterlosen Gesellschaft« (1983 [1963]) oder Marcuses »Der eindimensionale Mensch« (1989 [1964]) beklagten den fehlenden Dritten nach dem Zweiten Weltkrieg. Die Wichtigkeit der Erforschung des Menschen in der Gruppe auch für die Psychotherapie wurde aber erst allmählich nach dem Zweiten Weltkrieg gesehen. Für die Theoriebildung der Gruppentherapien entstanden ab den 1960er-Jahren zentrale Marker: Das Verhältnis des Einzelnen zur Gruppe wurde gesellschaftlich und zunehmend auch psychotherapeutisch in den 1970er-Jahren durch das vermehrte Auftreten des Narzissmus als Pathologie interessant.

Grundsätzlich gibt es verschiedene Möglichkeiten, Gruppentherapie zu gestalten. Neben der Psychoedukation, der Stabilisierung durch die Erarbeitung von Lösungen zur Veränderung von Zuständen oder Verhalten, der Arbeit mit Kreativität in Gestaltungsgruppen usw. möchten wir uns im Folgenden auf unsere Arbeit, die aus der Rezeption psychodynamischer Modelle erwachsen ist, konzentrieren. Es kann hier, unabhängig z. B. vom Einbezug kreativer Medien, nach dem Prinzip der *Einzelarbeit in der Gruppe* oder der *Analyse der Gruppe und ihrer Interaktionsthemen* gearbeitet werden. Heute verbinden wir beides meist miteinander.

Wenn die unbewusste Dynamik des Einzelnen und die Erforschung der intrapsychischen Prozesse eines im Mittelpunkt stehenden Patienten im Fokus stehen, dann wird der Therapeut eher das spontane Interagieren der Gruppenmitglieder verhindern. Das Geschehen bleibt mehr dyadisch, viele Einzelne beschäftigen sich mit Einem. Querverbindungen zwischen den vielen Einzelnen untereinander werden nicht gefördert und nicht genutzt.

1961 entwickelte Bion in London hingegen ein Konzept, in dem der Therapeut die Gruppe wie eine Person behandelte (Bion, 1961). Argelander (1963) und Ohlmeier (1973) haben diese Methodik im deutschsprachigen Raum übernommen. Argelander richtete die Aufmerksamkeit dabei mehr auf Homogenisierungsphänomene, Ohlmeier meinte, die Gruppe bilde eher ursprüngliche Familiensettings ab. Die Familienkonflikte könne man daher in der Gruppe eher als im Einzelsetting durcharbeiten.

Foulkes Modell der psychoanalytischen Gruppentherapie ist neben dem »Göttinger Modell« heute eines der bekanntesten Modelle in psychodynamischen Fachkreisen: Er richtet seine Aufmerksamkeit auf das Ganze und auf den Einzelnen. Zentral ist das Denken im Konzept der *Matrix* (Foulkes, 1948, 2007). Die neurotische Störung des Einzelnen wird als Kommunikationsstörung verstanden, die als Niederschlag verinnerlichter frühkindlicher Beziehungskonflikte mit den Eltern aufgefasst wird. Aus dem Muster dieser Störung bildet sich in Verbindung mit den Beziehungsnetzen der anderen Gruppenmitglieder ein latentes Netzwerk, eben die Matrix. Aus dieser unterliegenden Netzwerkstruktur bilden sich neue, aktuelle Beziehungen unter den Gruppenmitgliedern heraus. Der Therapeut legt den Fokus seiner Aufmerksamkeit und seine Interpretationsbemühungen auf die ständig alternierenden interindividuellen und intraindividuellen

Ebenen. Aus der Matrix, aus der eine vorsprachliche Verständigung der Gruppenteilnehmer resultiert, drängen ständig andere Erlebnisinhalte an die Oberfläche und führen zur Artikulation von Konflikten in der Gruppe. Die Klarifizierungs- und Deutungsarbeit des Therapeuten ist darauf gerichtet, aus der vorsprachlichen Wirkungsweise zu bewusst artikulierbarer Sprache zu führen.

Dieses Matrixmodell ist dem »Schichtmodell« des Göttinger Modells gegenüberzustellen! Dort geht es um ein primär soziales Gebilde, hier vor allem um ein zu deutendes Gebilde. Wir kommen später darauf zurück.

1.2 Gesellschaftliche Erfordernisse für die gruppentherapeutische Arbeit mit Kindern und Jugendlichen

Martin Dornes arbeitete bereits vor mehr als zehn Jahren einen besonderen Aspekt des gesellschaftlichen Wandels heraus, der sich in Eltern-Kind-Beziehungen im westlichen Kulturraum vollzogen hat (Dornes, 2006, S. 350 ff.; s. auch Dornes, 2011). Ein Kind ist heute nicht mehr in erster Linie als materieller Versorger der nächsten Generation wichtig, sondern wird als emotionale Stütze für das eigene Wohlbefinden erlebt. Dies führt dazu, dass zwischenmenschliche Beziehungen, besonders zwischen den direkt aufeinanderfolgenden Generationen, zunehmend stärker psychologisiert wurden. Gleichzeitig, und eng damit verbunden, werden kindliche Anerkennungsbedürfnisse übermäßig stark befriedigt, was pathologische Entwicklungen – vor allem hinsichtlich narzisstischer Entgleisungen – fördert. Bedürfnisse der Kinder hierzulande werden mehr als kultiviert, bis dahin, dass sich Eltern physisch und psychisch verausgaben, da täglich Termine für den Nachwuchs zu organisieren sind und die natürliche Auseinandersetzung in der Familie und in der Kleingruppe zugunsten von Musikstunden, Trainings, Förderveranstaltungen usw. ausfällt.

Die gegenteilige Entwicklung zeigt misshandelte, vernachlässigte und bis hin zu Tötungsdelikten gequälte Kinder – teilweise schon ab dem Säuglingsalter (Barth, 1999; Möhler, 2013; Trautmann-Voigt, 2016).

Was ist die Ursache dieser tiefen Spaltung im Umgang mit Kindern und Jugendlichen in den reichen Industriegesellschaften? Es fehlen heute klare, tradierte, gesellschaftlich abgesicherte Formen des Umgangs mit Kindern und Jugendlichen. Stattdessen entstehen neue gesellschaftlich kontrollierte Systeme: Eltern-Säuglings-Beratungsstellen, Fütter- und Stillgruppen, Säuglingsambulanzen, Ernährungsberatungsprogramme für übergewichtige Kinder, Programme zur Entwicklung gesunder Aggression usw. Dornes (2006) betonte schon damals, dass dadurch eine Entbettung der Familie aus ursprünglich tragenden gesellschaftlichen Kontexten stattfindet. Die intuitive Elternschaft lässt nach, Verunsicherungen angesichts globaler, unübersichtlicher Entwicklungen nehmen zu. Gruppenzugehörigkeiten werden unklarer, »Schichten« im ursprünglichen Sinne verschwinden, dafür gibt es sogenannte Globalisierungsgewinner und -verlierer, die wenig reflektiert das gesellschaftliche System, in dem sie leben und in dem sie sich benachteiligt fühlen, für ihr Scheitern verantwortlich machen (Albert et al.,

2010, 2015). Die Angst, in einer globalisierten Welt bedeutungslos zu werden und den eigenen Lebenssinn zu verfehlen, führt zu Verwirrung und kulturellem Normenverlust (Strenger, 2016).

Die Familie wird in unserem Kulturkreis zunehmend reduziert auf eine einzige Kernfunktion, die der Persönlichkeitsentwicklung hin zu maximaler Autonomie. Dabei werden traditionelle (westlich kultivierte) Erziehungsnormen und -ziele wie Pünktlichkeit, Gehorsam einer (erwachsenen) Autorität gegenüber, Ordnung und Zuverlässigkeit sowie Leistungsbereitschaft ohne direkten Gegenwert weitgehend durch das Ziel einer Erziehung zu größtmöglicher Unabhängigkeit ersetzt. Das Ziel, dem Kind größtmögliche Freiheit und Autonomie zu verschaffen, galt nach Dornes (2006) für zwei Drittel der Familien aus höheren sozialen Schichten. Aus klinischer Erfahrung können wir dies nur bestätigen und würden den Prozentsatz weit höher ansetzen.

Das vermehrte Engagement der (deutschen) Eltern führt aber zu einem Paradoxon: Einerseits sollen Selbstständigkeit und Autonomie gefördert werden, gleichzeitig können sich Kinder immer weniger selbst beschäftigen, weil quasi von Geburt an jemand zu ihrer Verfügung steht und/oder Reize durch Computer, Internet, Fernsehen zu bewältigen und (konsumierend) zu verarbeiten sind.

Ein weiteres Paradoxon ergibt sich aus der Stellung und Funktion des Kindes innerhalb der Familie: Das Kind in der (deutschen) Familie dient der emotionalen Bedürfnisbefriedigung, stiftet Lebenssinn, macht Freude, soll die Fortsetzung des Lebens der Eltern sein. So werden schon Säuglinge mit der Verantwortung belastet, einen Lebensinhalt für ihre Eltern zu stiften. Weil die Eltern abhängig sind von der Anerkennung ihrer Erziehungsmaßnahmen schon durch ihre Kleinen, erhalten die Kinder eine Funktion, die ihrer Selbstständigkeit gerade zuwider läuft. Dadurch entstehen schon frühe Parentifizierungstendenzen und viele Stresssituationen, wenn Kinder sich nicht so entwickeln oder nicht so funktionieren, wie sie – aus Sicht ihrer anerkennungshungrigen Eltern – sollen.

Es ist also zu vermuten, dass selbst bei einigermaßen gelungener Selbstständigkeitserziehung Probleme auftauchen: Kinder werden zwar freier im Ausdruck ihrer Bedürfnisse, aber auch unwilliger, unangenehme und anstrengende Verpflichtungen zu erfüllen. Die spätmoderne (westliche) Subjektivität ist daher durch eine erhöhte Labilität, weniger Anstrengungsbereitschaft und eine größere hedonistische Bedürfnisbefriedigung bei hoher Wertung für die »Eigen-Art« gekennzeichnet. Genau im Gegensatz dazu steht das Bedürfnis vieler Migranten, die Zugehörigkeit zu ihrer Gruppe, ihrer Religionsgemeinschaft und ihren Familiengewohnheiten gegen das »Muss«, im westlichen Sinne autonom zu werden, zu verteidigen: Es geht nicht um unser deutsches (westliches) »Selbst-Verständnis« und nicht um das Wünschen und Wollen der Kinder, es geht um völlig andere Werte wie Unterordnungsbereitschaft unter das große Ganze, Schutz und Heimat in einer eigenen, von unseren Normen abgeschotteten Gemeinschaft in der Familie, um das Akzeptieren eines größeren Systems, das sich der von uns hochgeschätzten »Wahrnehmung« des »Hier und Jetzt« eher entzieht, einem Glaubensgebäude, in das sich der Einzelne einzupassen hat – weil das immer schon so war und weil das Bewahren der Tradition den allerhöchsten Wert darstellt.

So entstehen – durchaus auch unbewusst – »Gruppenkämpfe« und Konkurrenzverhalten zwischen Jugendlichen um die »bessere« Zugehörigkeit, was sich in der Kleidung, in Ess- und anderen Konsumgewohnheiten, in Beziehungsvorstellungen zwischen den Geschlechtern, in unterschiedlichen Gruppenbildungen, in gegenseitigen Abwertungen und Beschimpfungen bis hin zu Gewalttätigkeiten ausdrückt – was natürlich die gewohnten »deutschen« Gruppennormen in jedem Fall auch angreift, zumindest infrage stellt.

Solche dringend notwendigen, hier nur knapp skizzierten kultursensiblen Auseinandersetzungen mit den Kindern und Jugendlichen sowie ihren Eltern finden in der üblichen Einzeltherapie in der Praxis oder in der Klinik kaum statt, sind aber extrem wichtig, wenn man bedenkt, dass zunehmend mehr Kinder aus den unterschiedlichsten Kulturen in Deutschland leben, zusammen in Gruppen ausgebildet werden und später zusammen arbeiten werden – und mit psychischen Erkrankungen in Beratungsstellen und Praxen geschickt werden. Hinzu kommt, dass früh erworbene strukturelle Defizite bei Kindern und Jugendlichen, egal welcher Kultur, besonders dann aufbrechen, wenn externe Leistungen wie in der Schule oder während der Berufsausbildung gefordert werden, sei dies Anpassungsfähigkeit an unbekannte Normen, Einordnung in Mannschaftsgefüge oder Konkurrenz in Lerngruppen.

Es scheint plausibel, wenn nicht notwendig, das eigene Normengebäude korrigierende interaktionelle Erfahrungen aktiv anzubieten, um in der Familie erworbene Defizite, gleich welcher Art, auszugleichen. Es handelt sich bei Kindern und Jugendlichen ja gerade darum, aus dem primären Schutz der frühen Bindungsbeziehungen hinauszutreten in eine pluralisierte Gesellschaft voller unklarer Gruppenanforderungen. Das Unbewusste von (interkulturell auszuhandelnden) Gruppennormen kann und sollte in die psychotherapeutische Arbeit mit Kindern und Jugendlichen vermehrt integriert werden, zumal wir eben nicht mehr von eindeutigen Normen in Gruppen oder in unserer Gesellschaft ausgehen können, sondern immer mehr darauf angewiesen sein werden, ständig neu auszuhandeln, was geht und was nicht geht!

Hierzu bedarf es einer integrativen übergeordneten Konzeption, die sowohl die eingeführten Theorien aus der psychoanalytischen Entwicklungstheorie, der Säuglingsforschung und der Bindungstheorie berücksichtigt, aber auch neuere Konzeptionen aus der Systemtheorie und Sozialisationsforschung integriert (die nicht mehr nur dyadisch orientiert sind, wie dies in der ursprünglichen Psychoanalyse der Fall war) und das Lernen von neuem Verhalten, wie es in der Verhaltenstherapie kultiviert wurde, als eine Ressource versteht.

1.3 Das Göttinger Modell der Interpersonellen Psychotherapie in unserer Rezeption

Mit der Interpersonellen Psychotherapie wird die seit 1973 von Annelise Heigl-Evers und Franz Heigl in Göttingen an der Klinik Tiefenbrunn konzipierte »psychoanalytisch-interaktionelle Methode« beschrieben (Heigl-Evers & Ott, 1994).

Sie wurde entwickelt, weil die klassische Behandlung im Einzelsetting der sich verändernden Patientenpopulation ab den 1970er-Jahren nicht mehr entsprach. Vor allem in den psychosomatischen Kliniken gab es vermehrt (erwachsene) Patienten, die durch Deutungen in Bezug auf die Familiengenese im Einzelsetting nicht erreicht werden konnten. Später wurden diese Patienten als Patienten mit *Ich-strukturellen Störungen* bzw. mit *Frühstörungen* bezeichnet, heute gehört die strukturbezogene Psychotherapie nach Rudolf (2009) in jeden Lehrplan einer psychodynamisch orientierten psychotherapeutischen Ausbildung. In der Interpersonellen Psychotherapie wurden Ansätze von Ferenczi (1921 [1919]); Balint (1998 [1987]); Winnicott (1994), aber auch aus der Sozialpsychologie und der Entwicklungstheorie zusammengefügt. Vor allem wurde das Abstinenzprinzip verändert und aktivere Aspekte des Haltens, Spiegels und Antwortens wurden konzeptionalisiert. Bewährt hat sich die Methode im stationären klinischen Setting, bei alkoholabhängigen Patienten, im Rahmen psychotischer Erkrankungen und bei Ich-strukturellen Störungen. Reddemann (2012 [2001]) und Sachsse (2004) haben einige Modifikationen für traumatisierte Patienten vorgeschlagen. Da tiefe Regression ausgeschlossen wird, ist die Interpersonelle Psychotherapie auch im ambulanten Gruppensetting gut einsetzbar und mit anderen Techniken (z. B. mit Körperarbeit und Verhaltenstherapie-Techniken) sehr gut kombinierbar (s. Abschn. 1.8).

Anfangs unterschieden Heigl-Evers et al. (1997) folgende drei Vorgehensweisen:

- die eigentliche analytische Arbeit mit dem Unbewussten
- die tiefenpsychologisch-fokusorientierte Arbeit mit dem Vorbewussten
- die entwicklungsfördernde Auseinandersetzung mit Normen und Regeln auf der bewussten Ebene

Es handelt sich um ein *Schichtmodell* mit der Möglichkeit, je nach Indikationsbereich und Strukturniveau der Patienten psychoanalytisch-deutend, tiefenpsychologisch-fokusorientiert oder antwortend-interaktionell vorzugehen.

Die Gruppe gilt dabei als ein primär *soziales Gebilde*, das als therapeutisches Medium für eine Mehrzahl von Patienten wirksam werden kann. Das Prinzip der *Minimalstrukturierung* führe, so die Idee, zu einem *inneren Notstand* der Teilnehmer (sie sind weder über eine Aufgabe noch über ein Thema oder über strukturierende Regeln zunächst miteinander verbunden). Dadurch werden Gruppenleistungen stimuliert. Diese zeigen sich auf allen drei Ebenen (dem Unbewussten, dem Vorbewussten, dem Bewussten). Allerdings manifestieren sich diese Leistungen auf einem bestimmten Niveau, je nach psychischem Reifegrad der Teilnehmer. Mit Rückgriff auf den sozialpsychologischen Begriff der *Norm* wird die Gruppenleistung folgendermaßen konzeptualisiert:

- Bei überwiegend frühgestörten Patienten mit Über-Ich-Defekten werden sich schnell *verhaltensregulierende Regeln* herausbilden.
- Bei Patienten auf mittlerem Strukturniveau werden *psychosoziale Kompromissbildungen* stattfinden. Das heißt, die Gruppenleistung betrifft die Umschaltstelle intrapsychischer und interpersonaler Konflikte, soziodynamische Phänome-

ne, z. B. Untergruppenbildungen, Kollusionen und Vorgänge zur Homöostase des Individuums und der ganzen Gruppe, werden stattfinden.
- Sind viele Patienten mit klassischen Neurosen anwesend, so wird sich die Gruppenleistung überwiegend auf der unbewussten Ebene manifestieren: Es kommt zu *gemeinsamen Tagträumen* und Ideen, die als Ich-modifizierte Abkömmlinge unbewusster Fantasien zu verstehen sind. Dann kann auf diesem Regressionsniveau gedeutet werden.

Die Einzelnen werden dabei in ihrer Wirkung auf die Gruppenleistung berücksichtigt. Daraus resultiert folgende Fragestellung: Welche Ebene der Manifestationsdominanz entwickelt sich z. B. durch welche Beiträge einzelner Gruppenmitglieder?

Nach und nach wurden fünf Konzepte als Basis anerkannt, die in ihrer Gesamtheit die Interpersonelle Psychotherapie ausmachen.

Die fünf grundlegenden Konzepte der Interpersonellen Psychotherapie

1. Das **topische Modell** Freuds. Es gibt drei Erlebensbereiche: bewusstes, vorbewusstes und unbewusstes Erleben, wobei man nicht immer getrennt an den Erlebensbereichen arbeiten kann.
2. Die **Analyse handlungsleitender Regeln und Normen** zur Bearbeitung von Über-Ich-Pathologien.
3. **Interpersonelles Lernen**. Therapeut bzw. Gruppe übernimmt Hilfs-Ich-Funktionen, um mangelhaft ausgebildete Affektwahrnehmung und Affektdifferenzierungsfähigkeit zu fördern. Der Patient kann sich durch Übernahme von Hilfs-Ich-Funktionen weiterentwickeln.
4. **Prinzip »Antwort«.** Gilt als Sonderform einer Hilfs-Ich-Funktion und beinhaltet reale Erklärungen, Hilfen und das »Lernen am Modell«.
5. **Erleben von »Alterität«.** Antwortende Interventionen im Ich-Du-Dialog erleichtern den Übergang von dyadischen zu triadischen Beziehungsmustern.

Es gab inzwischen verschiedene Entwicklungsphasen in der interaktionellen Methode, die zeigen, dass Einflüsse aus unterschiedlichen Richtungen integriert werden können.

1.3.1 Betonung bewusster Konflikte

Ich-strukturell gestörte Patienten geraten schon an Grenzen ihrer Belastbarkeit durch bewusste Konflikte. Es geht nicht selten um reale Bewältigungsmöglichkeiten (existenzielle Fragen rund ums Geld, Kindererziehung etc.). Hier gibt es Verbindungen zu sozialpsychologischen und anderen psychoanalytischen Gruppenmodellen. Es ging vorrangig um manifeste Normen, die das Verhalten der Gruppenteilnehmer erkennen und akzeptieren lernen sollten (Pünktlichkeit, Zuverlässigkeit, Kontinuität, Verantwortlichkeiten, Hierarchieaspekte usw.). Pathologien im Bereich des Ich-Ideals und des Über-Ichs standen im Vordergrund.

Über-Ich-Übertragungen galt es zu bearbeiten, z. B.: Wie kann ein Patient konfrontiert werden, der bei seinem Therapeuten wütend wird und sich über eine Krankenschwester beschwert, die ihn tags zuvor aufgefordert hatte, ein Bild von Adolf Hitler von der Wand zu entfernen?

Heute halten wir sowohl in der Arbeit mit Erwachsenen als auch mit Kindern und Jugendlichen eine klare und Grenzen verteidigende Konfliktauseinandersetzung in der Gruppenpsychotherapie für unerlässlich.

1.3.2 Auseinandersetzung mit Themenzentrierter Interaktion und Verhaltenstherapie

Ruth Cohn beschrieb ihr Verfahren der Themenzentrierten Interaktion als eine Weiterentwicklung der Psychoanalyse (Cohn, 1975). Das sog. Themenzentrierte Lernen (TZI) wurde mit »Lebendigem Lernen« verknüpft und fokussiert immer auf eine ausgeglichene Balance zwischen »Ich«, »Es« (hier im Sinne des Themas!) und »Wir«. Es wurden sieben Leitsätze entwickelt, die moderne Gruppentherapien stark beeinflussten. Besonders bekannt wurde folgender Leitsatz: »Störungen haben Vorrang.«

Es gab auch Einflüsse verhaltenstherapeutischer Vorgehensweisen. Der Aspekt des Lernens wurde vor dem Hintergrund der Ich-Psychologie integriert: Patienten sollten ihre Ich-Funktionen verbessern und ihre »Entwicklungsdefizite« auffüllen lernen. Die Ich-Funktionen der Wahrnehmung und der Differenzierung von Affekten standen dabei im Vordergrund. Therapeuten wurden »selektiv-authentisch«, also auch aktiver. Das direkte Ansprechen von Auswirkungen des Patientenverhaltens wurde zunehmend wichtiger und die Funktionen von Handlungen oder Verhaltensweisen für den Alltag wurden in der Gruppe thematisiert, z. B. durch Intervention: »Wenn Sie das so sagen, könnte das auch die und die Folge haben …«, »Bemerken Sie eigentlich, wie Frau … jetzt dasitzt? Was meinen Sie, wie sie sich nach Ihrer Aussage jetzt fühlen könnte?«, »Was, glauben Sie, würde Ihre Frau dazu sagen?«

Diese und ähnliche Interventionen sind eher im Sinne von Antworten oder von Antizipationen der Antworten anderer zu verstehen, nicht als Deutungen. Heute spricht man davon, Affekte zu klarifizieren, Verhaltensweisen zu benennen und auf deren Folgen aufmerksam zu machen durch »modifizierend antwortende Angebote« an den Patienten.

1.3.3 Auswirkungen entwicklungspsychologischer Erkenntnisse

Vor allem Anna Freuds Beobachtungen an gestörten Jugendlichen wurden in die Interpersonelle Psychotherapie integriert und dann erst für die Gruppenpsychotherapie mit Erwachsenen konzipiert: Die Interpersonelle Psychotherapie steht als ein Modell für den professionellen Umgang mit einer Entwicklungsstörung. Zur Erinnerung: Basis ist die Idee, dass es drei Arten der *Störungsgenese* gibt: die *Konfliktgenese*, die *Entwicklungsdefizit- oder Entwicklungsstörungsgenese* und die *Traumagenese*. Entwicklungsgestörte Menschen (z. B. Borderline-Patienten, narzisstisch gestörte Persönlichkeiten) können sich nicht in eine Beobachtungsposition bezüglich ihrer eigenen Interaktion versetzen. Dies ist aber nötig, wenn man die Deutung als Prinzip anwenden möchte. Deutung funktioniert jedoch nur, wenn eine gewisse Triangulierungsfähigkeit (also die Wahrnehmung und Anerkennung von einem Ich, einem Anderen und einem Dritten als eine Art Beobachter von uns beiden) vorhanden ist. Das Dritte als verinnerlichte Größe, als Ausgleich oder als Gegensatz zum Zweiten, ist aber psychisch nicht eingeführt bei einer Entwicklungsstörung!

Aus dieser Erkenntnis heraus wurde der Begriff der **Alterität** entwickelt (von Alter Ego, der Andere, das Gegenüber). Der Andere ist eben zunächst für früh gestörte Patienten nicht immer als andersartig wahrnehmbar – in Analogie zur Unfähigkeit des ganz kleinen Kindes, Gefühle, Handlungen und Wünsche eines Gegenübers zu verstehen (Fonagy et al., 2015). In Form früher Begegnungen, die eher einem mütterlichen Prinzip ähneln, muss zunächst in der Therapie eine Art »Nachreifung« erfolgen. Dies passiert in der Gruppe so, dass immer wieder auf Ich-Du-Kontakte klarifizierend eingewirkt wird, d.h., dass die aufmerksame Präsenz des Therapeuten, das Akzeptieren des Patienten und der Respekt vor ihm und seiner Lebensgeschichte unbedingt hervorgehoben werden. Die Interventionen ähneln dem Verhalten einer Mutter gegenüber ihrem kleinen Kind, das noch nicht versteht, was z.B. ein Fremder, der andere Worte benutzt als die Mutter, eigentlich meint. Das Kind muss insofern in seiner Entwicklung gefördert werden, als dass es sich hineinversetzen können muss in »das Gemeinte«, das hinter bisher unbekannten Sätzen steckt. Die neuere State-of-Mind-Forschung hat unter dem Stichwort »Mentalisierung« hierzu Prägnantes weiterentwickelt (Schulz-Venrath, 2015). Wichtig wurde schon ab den frühen 1990er-Jahren das Aufnehmen der Befunde aus der Säuglingsforschung: Affekte werden als frühe Interaktionsmuster implizit gelernt; diese Interaktionsmuster werden reproduziert und lösen wiederum Affektantworten im Gegenüber aus, die »alten« affektiv aufgeladenen Interaktionsepisoden ähneln können.

1.3.4 Zusammenfassung

Charakteristisch für die interaktionelle Methode ist bis dato Folgendes:

- Präsenz, Akzeptanz und Respekt sowie selektive Aktivität des Therapeuten
- besonders hervorzuheben ist, dass antwortende Interventionen bzw. Anregungen dazu in der Gruppe gemacht werden
- »mütterliches« Verhalten, d.h. zunächst stützen, verstehen, nicht deuten, was eine Distanz schaffen würde
- das Ziel, vor allem Ich-strukturell gestörten Patienten konkrete therapeutische Hilfen zu geben und die Gruppe als ein Konglomerat aus vielen unterschiedlichen Hilfs-Ichs zu nutzen

Es entsteht wenig zusätzliche Regression in der Interpersonellen Psychotherapie, vor allem durch ein aktives, Normen schützendes Therapeutenverhalten. Übertragungsbedingte Verzerrungen des Therapeuten werden nicht als Zuschreibungen angenommen, die auf Erinnerungen und Konflikte bezogen werden, sondern in der aktuellen Interaktion direkt bearbeitet: Der Therapeut ist ein reales und wohlwollendes *Beziehungsobjekt*, was manchmal sehr anstrengend sein kann und was die ursprüngliche psychoanalytische Lehrmeinung modifiziert. Als besondere Schwierigkeit ergibt sich hier: Bei geringer innerer Konfliktfähigkeit und bei Impulsdurchbrüchen der Patienten gibt es meistens auch heftige interpersonelle Konflikte. So kommen Idealisierungen oder Entwertungen, Spaltungen und projektive Identifikation häufig vor, überstrenge Über-Ich-Anforderungen wechseln sich mit Impulsdurchbrüchen ab. Eine Bearbeitung der oft unerreichbaren Normen der Patienten und eine realistische Normendiskussion hinsichtlich aktueller Bedürfnisse führen dabei meist zu einer Entlastung.

Strukturschwache Patienten können häufig nicht die Perspektive des die Interaktion beobachtenden Dritten einnehmen, daher müssen Therapeuten über ein gesichertes theoretisches und Erlebens-Wissen über die primitiven Abwehrmechanismen (Spaltung, primitive Idealisierung und Entwertung, projektive Identifikation) verfügen, da sie »gesunde« Ich-Funktionen übernehmen und gleichzeitig die primitiven Abwehrmechanismen erst einmal aushalten müssen. Zuwendung *und* das Setzen klarer Grenzen müssen gleichzeitig erfolgen! Man muss die Perspektive des Opfers (der Patient früher) einnehmen, obwohl der Patient einen häufig so behandelt, wie es der Täter früher mit ihm getan hat, und man gerne mit den eigenen »gesunden« (vielleicht eher aggressiven) Anteilen antworten möchte. Der Patient würde dadurch jedoch retraumatisiert.

Starke Belastbarkeit und die ausgeglichene Persönlichkeit des Therapeuten spielen in der Interpersonellen Psychotherapie eine sehr große Rolle. In der Gruppe, gleich welchen Alters, ist dieses Verfahren deshalb so gut einsetzbar, weil die eigene Präsenz und die beobachtende, reflektierende Haltung abwechseln können. Die Gruppe selbst ist ein Anreiz, dyadisch fixierte Interaktionsmuster zu überwinden.

1.4 Indikationsstellung für eine Gruppenpsychotherapie bei Kindern und Jugendlichen

Aufseiten des Patienten Strukturniveau, Differenziertheit der Ich-Funktionen einschließlich Abwehrfunktionen, bevorzugte Modi der Affektregulierung und die psychosexuelle Färbung der inneren und äußeren Konflikte sollten berücksichtigt werden.

- *Wenigstens mäßige Fähigkeit zur Frustrations- und Unlusttoleranz:* Bei Kränkungsgefühlen durch die Präsenz anderer beim Therapeuten sollte zunächst einzeltherapeutisch gearbeitet werden.
- *Wenigstens mäßige Fähigkeit zur Regression und therapeutischen Ich-Spaltung:* Bei der Beurteilung dieser Ich-Funktionen geht es darum, ob sich jemand in einer unstrukturierten Situation eigenen Fantasien überlassen kann oder Angstzustände bekommt und ob er in der Lage ist, frühes von jetzigem Erleben zu unterscheiden. Ist dies nicht der Fall, wird von Gruppentherapie abgeraten.

- *Wenigstens mäßige Fähigkeit zur Wahrnehmung, Differenzierung und Steuerung von Affekten:* Reduktion von Impulshaftigkeit und einigermaßen ausgeprägte Steuerungsfähigkeit sollten vorhanden sein.

Aufseiten der bestehenden Gruppe Nicht jeder Patient passt in jede Gruppe. Es kommt auf die Art der Gruppe an.

- *Homogenität der Gruppe:* Solche Gruppen werden z. B. als Essgestörten-Gruppen, Psychosomatische Gruppen, Gruppen für Krebs-Patienten, Suchtgruppen, nach sozialer Schicht oder nach Strukturniveau eingerichtet.
- *Heterogenität der Gruppe:* Alltagserfahrungen und Alltagskonflikte stellen sich eher ein. Solche Gruppen kommen dem Leben näher, sie sind häufiger im ambulanten Bereich anzutreffen.

Aufseiten des Therapeuten Hinsichtlich seiner Fähigkeiten sollte der Therapeut in der Lage sein, die bevorzugten Schutz- bzw. Abwehrmechanismen des Patienten einschätzen zu können:

- Unstrukturierte Situationen führen zu einer Beunruhigung eines jeden Menschen.
  - Wird alles als *normal* angesehen? (Verleugnung)
  - Werden *vernünftige* Erklärungen gesucht, um sich die Situation plausibel zu machen? (Rationalisierung, Intellektualisierung)
  - Wird der Therapeut oder die Klinik für die schwer aushaltbare Situation verantwortlich gemacht? (Externalisierung)
  - Geschieht eine Verbündung gegen den Therapeuten mit anderen Teilnehmern? (psychosoziale Kompromissbildung)
- *Klassisch psychodynamisch geführte Gruppen* sind geeignet für Patienten mit Neurosen und Persönlichkeitsstörungen, die auf hohem Strukturniveau organisiert sind. Der Therapeut muss mit Deutungen arbeiten können.
  - *Ziel:* Unbewusste Wünsche aufspüren. Auflösung innerer Konflikte durch Deutung; Symptome sind Kompromissbildungen zwischen unbewussten Wünschen und ihrer Abwehr. Vernetzungen unbewusster Wünsche werden im Erleben in der Gruppe deutlich.
- *Tiefenpsychologisch-fokusorientiert geführte Gruppen* sind geeignet für Patienten mit psychosomatischen Störungen, Phobien, Angstzuständen und Persönlichkeitsstörungen auf einem mittleren Strukturniveau.
  - *Ziel:* Psychosoziale Kompromissbildungen finden. Aufzeigen, mit welchen Möglichkeiten sich Gruppenteilnehmer vor unangenehmen Gefühlen schützen, z. B. in Kollusionen, durch Untergruppenbildungen. Über-Ich- und Ich-Funktionen sind konflikthaft eingeschränkt. Eine vorhandene seelische Struktur soll verfestigt werden. Konflikthaft eingeschränkte Funktionsdefizite sollen durch Bearbeitung der Konflikte aufgehoben werden.
- *Interaktionelle Gruppenpsychotherapie* ist für Borderline-Patienten, Patienten mit Narzisstischen und anderen Persönlichkeitsstörungen, präpsychotische Persönlichkeiten, Patienten mit Suchterkrankungen und für Kinder und Jugendliche mit psychischen Störungen geeignet.

  - *Ziel:* Antwortende Interventionen und selektive Authentizität. Es geht darum, dem Patienten zu verdeutlichen, wie er andere Menschen als Teilobjekte nutzt, seelische Strukturbildung soll angestoßen werden. Konflikte können nicht innerseelisch abgebildet werden, daher werden innere Unverträglichkeiten nicht in psychosozialen Kompromissbildungen gebannt, sondern als interaktionale Beziehungsstörungen in die Realität getragen. Es geht um die Mitteilung von Affekten in Interaktionen, sodass Fremd- und Selbstwahrnehmung gefördert werden und sich Über-Ich-Strukturen als verhaltensregulierende seelische Instanzen entwickeln können sowie um eine deutlichere Selbstabgrenzung und bessere Differenzierung der Selbst- und Objektrepräsentanzen.
- *Psychoedukative und übungszentrierte Gruppen* eignen sich zur Verhaltensmodifikation, zum Stressmanagement, zur Problembewältigung und zur fokussierten Reduktion von Ängsten und Zwängen, auch unter Verwendung von Hilfs-Ich-Funktionen.

1.5 Theorie-Bausteine für eine integrative Gruppenpsychotherapie mit Kindern und Jugendlichen

1.5.1 Interventionsmodi

Aus der Interpersonellen Psychotherapie entlehnt und in der Praxis implizit häufig enthalten sind folgende vier Interventionsmodi in der Gruppentherapie:
- Normenhinterfragung
- spiegelndes Antworten
- Übernahme von Hilfs-Ich-Funktionen
- selektive Zurverfügungstellung von Gegenübertragungen

Hinterfragen von Normen (Modifikation von Über-Ich-Antworten) Ein Patient verurteilt z. B. stark die Haltung oder die Meinung eines anderen oder entwertet einen anderen Gruppenteilnehmer. Der Therapeut nimmt dies zur Kenntnis, spiegelt ggf. sein Affekterleben darauf und präsentiert dann respektvoll, aber klar eine andere Einstellung bzw. regt die Meinungsentfaltung der anderen in der Gruppe dazu an. Notwendig ist dabei die Eingrenzung abwertenden oder normenüberschreitenden Verhaltens durch Einhaltung klarer Regeln, ggf. durch Ziehung von Konsequenzen.

Spiegelndes Antworten Ein bei einem Patienten wahrgenommener Affekt wird differenziert und verbalisiert, z. B.: »Auf mich wirken Sie jetzt …«, »Das scheint sich für Sie … anzufühlen«. Die Gruppe wird dazu angeregt, auszudrücken, was die Gefühlsäußerung eines Mit-Patienten spontan auslöst, z. B.: »Wie wirkt diese Aussage auf Sie/Dich jetzt?«, »Was kommen für Gefühle von Herrn …/von Matthias bei Ihnen/Dir an?« Durch solche Rückmeldungen aus der Gruppe, die immer auch Teile abgespaltenen Affekterlebens des Patienten spiegeln, kann das eigene Verhalten klarer beurteilt und ggf. besser kontrolliert werden.

Die Übernahme von Hilfs-Ich-Funktionen Wenn der Patient z.B. über spiegelnde Interventionen feststellen konnte, dass in seiner Schilderung einer Situation wichtige Aspekte fehlten, dann kann »Hilfs-Ich-mäßig« eingegriffen werden: »Wenn ich mir vorstelle, was Sie da meinen, dann ... könnte ich ja Angst bekommen ...«, »... kriege ich ja einen richtigen Schreck ...«, »... wäre ich an der Stelle von ... vielleicht enttäuscht/unglücklich ...«, »... käme bei mir das Gefühl auf, dass ...«, »... könnte ich mir als Reaktion vorstellen, dass ...« In der Gruppe sähe das z.B. so aus: »Stellen Sie sich vor, was diese Aussage bei Ihnen auslösen würde ...«, »Welche Gefühle erleben Sie, wenn Sie das, was Herr ... sagt, hören und sich die geschilderte Situation mit ... vorstellen?« Wenn im Anschluss an solch eine Intervention der Ansatz einer anderen Affektreaktion beim Patienten sichtbar wird, kann man daran anknüpfen und ggf. einsichtsorientiert weiterarbeiten.

Selektiv-authentische Verbalisierung von Gegenübertragungsgefühlen »Wenn Sie das so darstellen, dann fühle ich mich auch ein bisschen ...« Die Wahrnehmung als Gegenüber ist wichtig, die selektive Darstellung, was das Gesagte des Patienten im Therapeuten auslöst, wird mit dem Begriff *Alterität* zusammengefasst. Die Dosierung und der richtige Moment der Verbalisierung von Gegenübertragungsgefühlen sind wichtig. Zunächst sollte man immer den positiven Aspekt einer Gefühlsäußerung verbalisieren: »Ich glaube, es tut Ihnen gut, dass Sie zunächst Ihren Hass auf ... ausdrücken. Sie trauen sich also, solch ein starkes Gefühl auszudrücken. Aber wenn ich höre, wie streng Sie mit ... hier in der Gruppe sind, dann überrollt mich das etwas ...«

1.5.2 Risiken

Risiken bei diesem Vorgehen gibt es natürlich auch:

- Wenn man Normen infrage stellt, die für den Patienten als einzig richtig gelten, nimmt man in Kauf, abgestraft und/oder nicht ernst genommen zu werden.
- Das Aufnehmen einer *mütterlichen* Beziehung kann dazu führen, dass *gute* und *böse* Mutterintrojekte gespalten werden.
- Die Übernahme zu vieler Hilfs-Ich-Funktionen kann zur Passivität des Patienten führen.
- Das ständige Aushandeln von affektivem Erleben und normativen Ansprüchen gerät möglicherweise aus dem Gleichgewicht und überfordert den Patienten in seinen schwachen Ich-Funktionen, nimmt daher stereotype Züge an. Dies lässt sich durch die Haltung eines überlegten therapeutischen Rollenverhaltens vermeiden.
- Die regelmäßige Verbalisierung eigener Affekte (auch wenn dies vorsichtig und selektiv erfolgt) kann unnatürlich wirken, noch dazu, wenn das Ausdrucksverhalten unecht ist (Hormonausschüttung ohne passende Skelettmuskelenervation im Sinne einer Handlungsbereitschaft, weil die Intervention eben »ohne Gefühl« erfolgt). Achtung: Beim *Reden über ein Gefühl ohne Ge-*

fühl wird kontraproduktiv zur Intention der Interaktionellen Psychotherapie vorgegangen!
- Die starke affektive Präsenz, die an frühe Eltern-Kind-Interaktionen erinnert, kann eine Infantilisierung des Patienten zur Folge haben.

1.5.3 Indikationen und Kontraindikationen

Indikationen und Kontraindikationen bei der Arbeit, die an die Interpersonelle Psychotherapie angelehnt ist, können folgendermaßen beschrieben werden:
- Die Interpersonelle Psychotherapie ist als eine ursprüngliche Modifikation psychoanalytischen Vorgehens für Patienten mit ursprünglich als »präödipal« bezeichneten Störungen vor allem in der Gruppe im klinischen Setting erfolgreich. Die Methode wurde für Erkrankungen mit einer dyadischen Beziehungspathologie (sog. frühe Störungen oder Strukturpathologie) entwickelt. Interpersonale Konflikte stehen im Vordergrund, nicht so sehr ödipale oder triadische Störungen, für die intrapsychische Konflikte charakteristisch sind. Insofern ist die Interpersonelle Psychotherapie auch in anderen als »frühgestörten« oder »psychosomatischen« Gruppen einsetzbar, da interpersonale Konflikte immer auch bei ödipalen Problematiken auftreten.
- Besonders indiziert ist die Interpersonelle Psychotherapie für viele Abhängigkeitserkrankungen und Persönlichkeitsstörungen, da dort chronifizierte Symptome als Ich-synton erlebt werden und Deutungen zunächst nicht weiterhelfen.
- Bei eingeschränkten Ich-Funktionen fehlt die Fähigkeit zur Antizipation und zum differenzierten Wahrnehmen von Affekten. Es fehlt die Fähigkeit, ein Bild eines anderen Menschen in sich zu tragen bzw. ängstigende Situationen auszuhalten, sodass auch der Therapeut ständig damit konfrontiert ist, dass diese Patienten eine sehr geringe Frustrationstoleranz haben. Sie reagieren schnell mit selbstschädigendem und/oder aggressivem Verhalten. Die Interpersonelle Psychotherapie ist geeignet, diese Einschränkungen der Ich-Funktionen in den sozialen Bezugnahmen in einer Gruppe zu begreifen, taktvoll zu ergänzen oder aufzufangen und den Patienten so anzuregen, von den anderen zu lernen.
- Bei vorwiegend unbewusster Konfliktdynamik wird die interaktionelle Methode, jedenfalls in ihrer »Reinform«, eher nicht eingesetzt, weil sie zwar nicht schadet, aber auch nichts nutzt (z. B. in Selbsterfahrungsgruppen). Eine wirkliche Kontraindikation im klassischen Sinne ist allerdings nicht bekannt.

1.5.4 Zusammenfassung

Nach unserer persönlichen Erfahrung, beruhend auf dreißigjähriger klinischer Praxis, kann man Aspekte beider Modelle, des Matrix-Modells nach Foulkes und des Schichtmodells nach Heigl-Evers, sinnvoll miteinander verknüpfen. Nach systemischer Auffassung ist die Idee der Matrix etwas Essenzielles und kann problemlos in der psychodynamischen Gruppentherapie, die z. B. am Konzept des

Handlungsdialogs (Trautmann-Voigt & Voigt, 2008) ausgerichtet ist, angewandt werden. Das Göttinger Modell differenziert nach Strukturniveau und ist hilfreich bei der Entscheidung, wie viel Antwort oder wie viel Deutung für Einzelne in der Gruppe angebracht sind. All dies sind ebenfalls Aspekte, die in der modernen Verhaltenstherapie thematisiert werden.

Besonders hervorzuheben sind für unseren Zusammenhang die Berücksichtigung der Theorien von Daniel Stern (2010, 2011a, b) sowie die Neubewertung der Entwicklung der Affektregulation in der Mentalisierungstheorie von Fonagy & Target (2002; s. auch Schulz-Venrath, 2015). Die Theorie von Daniel Stern besagt im Kern, dass Menschen Handlungsmuster und nicht einzelne Eigenschaften ihrer frühesten Bezugspersonen verinnerlichen und als innere Repräsentationen von erlebten Beziehungen abspeichern. Diese »Representations of interactions being generalized« (RIGs) sind dem »Schema« von Piaget (1975 [1936]) oder dem »inneren Arbeitsmodell« von Bowlby (1975 [1969]) verwandt. Es handelt sich dabei nicht nur um dyadische Erfahrungen (z. B. zwischen Mutter und Kind), sondern um komplexe, atmosphärisch verdichtete, in Familienkonstellationen erlebte Handlungsmuster – also um Interaktionserfahrungen in einer Gruppe. Das Kind hat verschiedene Muster von Beziehungserfahrungen mit unterschiedlichen Bezugspersonen abgespeichert, es verfügt sozusagen über verinnerlichte Gruppenerfahrungen, die natürlich auch Konflikte enthalten. Solche Grundkonflikte werden für therapeutische Zusammenhänge z. B. in der Strukturbezogenen Therapie und der Operationalisierten Psychodynamischen Diagnostik oder in der Schematherapie (im verhaltenstherapeutischen Kontext) systematisiert. Wir selbst haben, von solchen Überlegungen ausgehend, einen Leitfaden für die ambulante klinische Praxis entwickelt, der für Diagnostik und Handlungsplanung in der Einzel-, aber auch in der Gruppentherapie eingesetzt werden kann (s. Kap. 5; s. auch Anhang hier, Klinische Leitlinien zur interaktionsorientierten psychodynamischen Diagnostik und Interventionsplanung).

Kinder reagieren von Anfang an auf andere Menschen, indem sie Erlebtes reinszenieren. Das sogenannte Prozessgedächtnis wird in Handlungssequenzen mit anderen immer wieder aktiviert und zeigt sich im gesamten Ausdrucksverhalten in Handlungssequenzen und Handlungsdialogen (Trautmann-Voigt & Voigt, 2015): Stimme, Haltung, Gebärden, Bewegungen, Worte, Sätze, Spielgewohnheiten usw. verweisen zurück auf viele unterschiedliche Handlungserfahrungen und stellen eine Mischung aus Bewusstem und Unbewusstem dar. Die Fähigkeit zur Regulierung der eigenen Gefühle entsteht durch regulierte Handlungsgewohnheiten, durch das Einüben von Aktionen und Reaktionen, die in einer Gesellschaft akzeptabel sind. Diese Handlungsgewohnheiten beeinflussen die Entwicklung der Struktur des Selbst. Wichtigster Aspekt für die Gruppenfähigkeit im späteren Lebensalter ist, ob eine ausreichende Fähigkeit des Selbst entstanden ist, sich z. B. in andere hineinzuversetzen, den Sinn fremder Handlungen zu antizipieren, sich selbst vorzustellen, in der einen oder anderen Art und Weise auf andere einzugehen, sowie eigene und fremde Wünsche und Überzeugungen abgleichen zu können. Das wird als *Mentalisierungsfähigkeit* bezeichnet. Die Mentalisierung läuft als ständiger Prozess von Antizipation, Einfühlung und Entscheidung über das, was ich tue oder unterlasse, sowohl bewusst als auch unbewusst ab. Mentalisierungen umfassen körperliche, sprachliche und reflexive Komponenten und zunehmend die Fähigkeit zur Selbststeuerung und zur Organisation komplexer Verhaltensstrategien. Wie Mentalisierung in der Gruppentherapie abläuft, findet sich ausführlich beschrieben und mit vielen Beispielen belegt in Hirsch (2008).

Frühe Erlebnisspuren, die sich zu einer bestimmten Fähigkeit oder zur Unfähigkeit zum Mentalisieren verdichtet haben, können nur verändert werden, wenn es genügend neue Erlebnismöglichkeiten oder Experimente und Übungen gibt, die erlebbar machen, dass andere Verhaltensweisen als die bisher benutzten überhaupt möglich sind. Kontinuität, Feinfühligkeit und Verlässlichkeit, Spiegelungen und Schutzmaßnahmen sowie Konfrontationen mit den Folgen des eigenen Umgangs mit anderen Menschen sind notwendig, um Mentalisierung anzuregen. Besonders wichtig sind dabei *Als-ob-Spiele*, die deutlich machen können, was wäre, wenn … Als-ob-Spiele sind ein aktives Einwirken auf die Realität, ein Aufzeigen alternativer Möglichkeiten.

Gerd Rudolf kommt das Verdienst zu, die Fähigkeiten zur Affektregulation und zur Mentalisierung um die folgenden vier zentralen Entwicklungsthemen der Kindheit und Jugend herum gruppiert zu haben:
1. Nähe und Beziehungsaufbau
2. Bindung an ein Objekt
3. Autonomie und Selbstbehauptung
4. Identität

Diese Themen greifen ineinander und bauen aufeinander auf.

Im Folgenden soll auf der Basis eines entwicklungspsychologischen Grundgerüsts (s. Anhang, Tab. 1-1) und mit Bezug auf der OPD-2 (Arbeitskreis OPD, 2006, 2013; Trautmann-Voigt & Moll, 2011) das Modell unseres in der klinischen Praxis verwendeten integrativen gruppenpsychotherapeutischen Konzepts skizziert werden.

1.6 Allgemeine Wirkfaktoren der Gruppenpsychotherapie und das »Besondere« einer psychodynamisch-integrativen Gruppe mit Kindern und Jugendlichen

Es können allgemeine Wirkfaktoren einer Gruppenpsychotherapie von spezifischen Wirkfaktoren einer tiefenpsychologisch fundierten Gruppenpsychotherapie bei Erwachsenen und im Besonderen bei Kindern und Jugendlichen unterschieden werden.

Ursprünglich beschrieb Yalom (1996) die folgenden elf Wirkfaktoren in der Gruppenpsychotherapie:
1. Hoffnung auf Heilung
2. Universalität des Leidens
3. Mitteilung von Informationen

4. Altruismus
5. die korrigierende Rekapitulation der Primärfamilie
6. Techniken des mitmenschlichen Umgangs
7. nachahmendes Verhalten
8. interpersonales Lernen
9. die Gruppenkohäsion
10. Katharsis
11. die existenziellen Erfahrungen

Diese elf Wirkfaktoren wurden später zu vier Faktoren zusammengefasst (MacKenzie et al., 2002). Die Differenzierungen, die sich auf die Erwachsenenpsychotherapie in der Gruppe beziehen, finden sich ausführlich in Mattke & Wöller (2010, S. 443 ff.). Nachfolgend wird auf diese Ausführungen, die um wichtige Aspekte bezüglich der gruppenpsychotherapeutischen Arbeit mit Kindern und Jugendlichen ergänzt wurden, verwiesen. Folgende vier Wirkfaktoren spielen in der integrativen, aber auf psychodynamischen Prinzipien fußenden Gruppentherapie mit Kindern und Jugendlichen eine besondere Rolle:

Support Dieser Faktor meint eine generelle Unterstützung, die in der Gruppe und durch den (erwachsenen) Therapeuten über die tiefenpsychologische Definition der Besonderheiten der therapeutischen Beziehung (Übertragungs-Gegenübertragungs-Szenerie) erfolgt. Support umfasst die Zugehörigkeit zu einer entwicklungsbezogen (und ggf. auch störungsspezifisch) relativ homogenen Gruppe; ein allgemeines Gemeinschaftsgefühl (»Wir-Gefühl«); Akzeptanz, Altruismus und die Hoffnung auf einen gemeinsamen Lösungsweg, der aus persönlichen Problemlagen herausführen kann; Gruppenkohäsion und die Entwicklung einer gewissen Solidarität und Stärkung in der und durch die Gruppe; die Entdeckung von Ressourcen und Entwicklungsmöglichkeiten in der Zukunft; die Antizipation eines (anderen) Lebensentwurfs.

Selbstöffnung und Katharsis Dieser Faktor meint die Fähigkeit zur Darstellung der eigenen Lebenswirklichkeit vor anderen Menschen und umfasst die Mitteilung belastender emotionaler und kognitiv erfassbarer Fakten; das »Sharing« als Mit-Teilen auf verschiedenen Ebenen – im Tun und Handeln, im Spiel, in der Fantasie und in der Verbalisierung; den Ausdruck von Affekten durch eigene multimodale Mitteilungen, die je nach Alter und tiefenpsychologischer Methodik nicht nur verbal erfolgen, sondern auch durch spezielle Explorationsaufgaben angeregt und gemeinsam erforscht werden; das Zulassen von Gefühlsausdruck in einem geschützten Rahmen und das Erleben von Schutz, Trost und Beruhigung durch Andere.

Interpersonelles Lernen Dieser Faktor (s. Abschn. 1.3) meint die Möglichkeiten, verschiedene Beziehungsstile und Bindungsoptionen zu erleben und zunehmend die Varianz zwischen unterschiedlichen Beziehungsangeboten und Bindungsmöglichkeiten zu verstehen, »Klarifizierungen« im tiefenpsychologischen Sinne

(s. Abschn. 1.7.1) zuzulassen und selbst anzustreben. Er umfasst die wechselseitigen Erfahrungen im Wahrnehmen, Erkennen, Beurteilen und Handeln in körperlicher, affektiver und mentaler Hinsicht; das Feststellen von ähnlichem oder kontrastierendem Erleben bei Anderen; das Erfassen der Modellfunktion von Anderen; das kontrollierte Ausleben von bewussten und unbewussten Konflikten mit Anderen; den Umgang mit Möglichkeiten und Grenzen in einem offenen und zugleich haltenden »Spielraum«; den Umgang mit den jeweils aktivierten inneren Bedürfnissen/Motivationen hinsichtlich ihrer Wirkung auf andere; die Wahrnehmung, dass eigene Bedürfnisbefriedigung an persönliche und soziale Möglichkeiten und Grenzen gebunden ist.

Psychodynamische Arbeit im engeren Sinne Dieser Faktor meint zwei weitere tiefenpsychologische Basiskategorien und umfasst das eigentliche »Deuten« und »Durcharbeiten« im tiefenpsychologischen Sinne (s. Abschn. 1.7.3); die Verknüpfung von interpersonellen Erfahrungen und eigener Einsicht; die Entwicklung von differenzierterer Selbstwahrnehmung und Selbsteinschätzung; das Entstehen eines anderen/neuen Selbstverständnisses hinsichtlich körperlicher, affektiver und mentaler Aspekte; insofern eine Unterstützung bei der Bewältigung der je nach Entwicklungsstufe zu leistenden Entwicklungsaufgabe.

Im mittleren Schulalter (sechs bis zwölf Jahre), in dem sich z. B. die Mädchen aus unserer Psychotherapiegruppe befanden, sind folgende **zentrale Entwicklungsaufgaben** zu benennen:

- Erlernen körperlicher Geschicklichkeit
- Aufbau einer positiven Einstellung zu sich selbst
- lernen, mit Altersgenossen zurechtzukommen
- Erlernen geschlechtsangemessenen Rollenverhaltens
- Erlernen von Schreiben, Lesen und Rechnen
- Erwerb von konkret-operanten Denkfähigkeiten
- Entwicklung von moralischen Urteilen und Werten
- Erreichen von persönlicher Unabhängigkeit
- Entwicklung von Einstellungen gegenüber sozialen Gruppen und Institutionen

Die Entwicklungsaufgaben nach Havighurst (1953; s. auch Oerter & Montada, 2008) ergeben sich aus den Quellen physische Reife, kultureller Druck/Erwartungen der Gesellschaft sowie individuelle Zielsetzungen und Werte, betrachtet unter einem sich wechselseitig beeinflussenden Individuum-Umwelt-System.

1.6.1 Phasen und Wirkfaktoren im Gruppentherapieprozess

In den verschiedenen Phasen eines psychodynamischen Psychotherapieprozesses bei Kindern und Jugendlichen sind die oben beschriebenen vier Faktoren mit ihren Unteraspekten unterschiedlich wichtig.

In der **Anfangsphase** geht es zunächst um die Förderung des Gruppenaufbaus und des Gruppenzusammenhalts, der Selbstöffnung der einzelnen Mitglieder sowie um die Festlegung von Regeln und Zielen für die gemeinsame Arbeit.

In der **mittleren Phase**, der längsten Phase im Gruppenprozess, wenn die wichtigsten Gruppennormen etabliert und akzeptiert sind, geht es um die Entwicklung und Wahrung der Gruppennorm(en), um die Erarbeitung von und Fokussierung auf Themen, die die gesamte Gruppe aufgrund ihres Entwicklungsalters interessieren dürften, und um das Durcharbeiten von Problemen, die einzelne Gruppenmitglieder einbringen. Einmal steht die Fokussierung auf die sich entfaltende und verändernde Gruppendynamik zeitweise im Vordergrund, ein anderes Mal ist es die Beschäftigung mit speziellen Themen Einzelner. Ein prozessorientierter Leitungsstil ist im Rahmen einer psychodynamisch sich entfaltenden Gruppenarbeit notwendig. Dieser schließt den Einbezug von Übungen, das aktive Anregen von Experimenten und Verhaltensweisen im Kontakt sowie die Festigung bestimmter Beziehungsstrategien durch Wiederholungen durch den Gruppentherapeuten ausdrücklich ein.

In der **Endphase** einer Gruppe geht es um die Auflösung der Gruppenformation, um das Bilanzieren des Erreichten und die Benennung von offen gebliebenen Themen.

Vier besondere **Wirkfaktoren** möchten wir betonen:

1. Die Nutzung von *Übertragungsphänomenen* in der Gruppe führt zur Aktualisierung früherer funktionaler wie dysfunktionaler Interaktionsmuster, die häufig die Interaktionsgewohnheiten in der Familie bzw. dem Umfeld der Kinder und Jugendlichen spiegeln. Diese (evozierten) Beziehungserfahrungen können durch kontrastierende und/oder korrigierende Beziehungserfahrungen relativiert werden. Themenfokussierende Experimente, Übungen und Spiele dienen in einem weiteren Sinn einer vorsichtigen *Übertragungsanalyse*, die sich immer an der Wahrnehmungskapazität des Kindes/Jugendlichen orientiert.
2. Spezifische durch den Kinder- und Jugendlichenpsychotherapeuten zu begleitende und kindgerecht zu unterstützende *Prozesse der Imitation* (Modell-Lernen), der *Identifikation* (mit dem »guten« Eltern- oder Geschwisteranteil) und der *Internalisierung* (Verinnerlichung durch Übung neuer Beziehungsregulationen und je nach Altersstufe begrenzter Einsicht) führen zur *Erprobung* neuer Beziehungsvarianten.
3. Die *begleitende Elternarbeit*, in der in Einzelgesprächen mit den Bezugspersonen die interaktionellen Gewohnheiten, Muster und Veränderungsimpulse des einzelnen Kindes oder Jugendlichen in ihrer Wirkung auf das Familiensystem bzw. die soziale Umgebung (Schule, Heimgruppe, Sportgruppe etc.) reflektiert werden, sind ein besonderer, die eigentliche Gruppentherapie begleitender Faktor. Sie tragen dem Tatbestand Rechnung, dass Kinder und Jugendliche, psychodynamisch betrachtet, nicht ohne Berücksichtigung des Systems, in dem sie leben, behandelt werden können.
4. Ein theoriegeleitetes und auf das Alter bezogenes *Themenverständnis* für Aktualisierungstendenzen, die sich im Gruppenprozess bzw. bei einzelnen Gruppenmitgliedern zeigen, ist unabdingbar, um als Gruppentherapeut mit Kin-

dern und Jugendlichen einen »roten Faden« erkennen und beibehalten zu können: Das induktive, am Prozess ausgerichtete und erlebniszentrierte psychodynamische Vorgehen, das impliziert, dass sich Bedürfnisse, Interaktionsmodi und (Konflikt-)Themen zunächst relativ frei entfalten dürfen, beinhaltet in der Arbeit mit Kindern und Jugendlichen zwangsläufig, dass der Therapeut jederzeit wie eine »Good enough mother/father« (nach Winnicott, 1994) eingreifen und strukturieren können muss, um z. B. Grenzüberschreitungen zu unterbinden oder Ungleichgewichte in der Erlebnisdarstellung auszugleichen.

Veränderungswirksame Besonderheiten der psychodynamischen Gruppenpsychotherapie mit Kindern und Jugendlichen sind also, neben der gezielten Beachtung der ersten beiden Faktoren, eine ausgesprochen differenzierte Berücksichtigung des oben beschriebenen dritten und vierten Faktors (als zweier hier definierter Unterschiede zur Erwachsenenpsychotherapie in der Gruppe):

- In der *begleitenden Elternarbeit* müssen immer auch die Auswirkungen der Interaktionen, die sich in der Gruppe zeigen, benannt und auf mögliche Auswirkungen im Familiensystem hin überprüft werden. Kultursensibilität gehört ebenso dazu wie ein Verständnis für sozio-kulturelle Hintergründe.
- Ein spezieller Umgang mit dem *Entwicklungsalter* und damit den emotionalen, sozialen und sprachlichen Fähigkeiten der Gruppenmitglieder ist durch multimodale Empathie, entsprechende Interventionsangebote des Therapeuten und ggf. die Bereitschaft zu therapeutischer Regression im Dienste des Kindes zu berücksichtigen.
- Verschiedene, für eine bestimmte Lebensspanne wichtige *Themen bzw. Motivationsbündel* treten sowohl in der Aktualisierung bei einzelnen Gruppenteilnehmern als auch als Themen im gruppendynamischen Prozess in den Vordergrund, je nachdem, ob es sich um kleinere oder größere Kinder, um reine Mädchen- oder Jungengruppen, um störungsspezifische oder um gemischte Gruppen handelt.

Im Anhang werden diese Entwicklungsaspekte noch einmal in den Tabellen 1-1 und 1-2 zusammengefasst. Tabelle 1-1 gibt einen Überblick über Stufen bzw. sich überlappende Phasen der Entwicklung von der Geburt bis ins Erwachsenenalter und fasst die wichtigsten Entwicklungsaspekte unter Einbeziehung entwicklungspsychologischer, kognitionspsychologischer, biologischer, linguistischer und soziologischer Theorien zusammen (s. Trautmann-Voigt & Moll, 2011, S. 405–411). In Tabelle 1-2 sind wichtige Themen bzw. Motivationsbündel dargestellt, die im Vordergrund des gruppendynamischen Prozesses, aber auch eines Einzelnen in der Gruppe stehen können. Es handelt sich um eine Systematisierung nach den fünf angeborenen motivationalen Strebungen des Selbst (nach Lichtenberg et al., 2000), erweitert um das wichtige Thema der »Anerkennung« durch die Autoren, das besonders in der Gruppe eine Rolle spielt.

1.6.2 Supportives Klima und das »Aufwärmen« für die Selbstöffnung

Wie erzeugt man für Kinder und Jugendliche verschiedener Altersstufen und mit den unterschiedlichsten Interaktionsgewohnheiten ein annehmbares Klima, das einen intensiven Austausch fördert?

Es geht um die Grundkategorien von Aufmerksamkeit, Respekt, Interesse, Toleranz und Unterstützungsbereitschaft. Gerade bei Kindern ist es wichtig, allgemeine Gruppenregeln zu formulieren und ggf. aufzuschreiben sowie auf deren Einhaltung zu dringen. Es geht auch um die sogenannten Sekundärtugenden wie Pünktlichkeit, Zuverlässigkeit oder die Einhaltung einer gewisse Gruppenordnung. Hier mischen sich quasi »erzieherische« Anliegen mit therapeutischen Aufgaben in einem engeren Sinne. Wichtigste Aufgaben zu Beginn sind das »Holding« und »Containing« der einzelnen Gruppenmitglieder, das Eingehen auf jeden Einzelnen, damit sie sich so angenommen fühlen können wie sie sind. Auf diesem Drahtseil zwischen dem Pol der »Nacherziehung« und dem Pol des »Gewährens« befindet sich der Gruppentherapeut zu Beginn seiner Arbeit mit Kindern und Jugendlichen.

Dabei spielt die *Modellfunktion des Therapeuten* eine besonders wichtige Rolle, gerade in der Anfangsphase, in der Orientierung und Anlehnung an eine »Leitfigur« vermehrt gesucht werden.

Aufwärmungen im engeren Sinne sollten jede Stunde einleiten, seien dies bestimmte Rituale in wiederkehrenden Spielen, Gesprächskreise mit Blitzlichtrunden oder andere Formen eines (allwöchentlichen) allmählichen Ankommens. Bekannte Therapieverfahren wie die Spieltherapie, die Kunst- und Musiktherapie oder die Tanz- und Bewegungstherapie haben hierzu zahlreiche Ideen entwickelt, die bereits in die tiefenpsychologisch fundierte Psychotherapie, auch mit Kindern und Jugendlichen, eingegangen sind (s. Beispiele wie Ressourcium und Spiegelübung in Abschn. 1.8.5).

Besonders wichtige Faktoren, die ein erstes Gefühl für eine Zusammengehörigkeit in der Gruppe bewirken, sind nach Mattke und Wöller (2010) Hoffnung und Altruismus.

Hoffnung kann vermittelt werden durch Ressourcen aufspürende und stützende Interventionen, durch positive Verstärkungen von förderlichem Verhalten in der Gruppe, durch freundliche Unterstützungshandlungen zur Etablierung eines guten Kennenlernens. Hoffnung entsteht, wenn schnell eine gute Arbeitsfähigkeit etabliert werden kann. Das ist eine aktive Aufgabe für den Kinder- und Jugendlichenpsychotherapeuten, der die Bereitschaft, sich zu öffnen, nicht in die alleinige Verantwortung der Kinder und Jugendlichen geben kann. Dazu ein Beispiel.

> Raphaela ist zehn Jahre alt und eine mustergültige Schülerin, die keine Freundin hat. Sie isst in letzter Zeit sehr wenig und zieht sich immer weiter zurück. In der zweiten Gruppenstunde setzt sie sich zaghaft neben die Therapeutin und fragt mit vorgehaltener Hand: »Ist Orlina auch schon zehn Jahre alt?« Bevor die Therapeutin reagieren kann, dreht sich

Franziska zu ihr hin und sagt: »Du hast das erste Mal hier was gesagt, was war das?« »Stimmt!«, fügt Orlina hinzu, »was hast Du da gesagt?« Über Raphaelas Gesicht huscht ein Lächeln: »Kann ich mich neben Dich setzen?« Orlina nickt. Die Therapeutin greift das Thema auf: »Es scheint so zu sein, dass ihr Euch erst einmal ›beschnuppert‹. Raphaela will sich zu Orlina setzen, Franziska ist daran interessiert, was Raphaela zu sagen hat. Es ist schön, dass ihr Euch miteinander beschäftigt. So, und jetzt machen wir eine Runde …« Nun soll in der Runde jedes der sechs Mädchen sagen, wie es ihr hier und jetzt geht und ob sie etwas aus der ersten Stunde behalten hat.

Altruismus meint die Bereitschaft, ohne auf einen eigenen Vorteil bedacht zu sein, gern und freiwillig etwas Positives oder »Gutes« an andere weiterzugeben, ohne auf einen eigenen Vorteil bedacht zu sein. Dies kann sich in einer freundlichen, zugewandten Haltung und positiver Resonanz ebenso ausdrücken, wie in einer Handlung, die einem anderen zugutekommt: z. B. eine Decke um die Schultern eines Kindes legen, die man gerade eben – eigentlich für sich selbst – aus dem Schrank genommen hatte. Altruismus bezeichnet hier nicht die vermeintlich selbstlose Aufopferung, die häufig als Abwehrmechanismus bei depressiven Menschen beschrieben wird.

1.6.3 Lernen in der Gruppe

Lernprozesse gehören ebenso zum Kindes- und Jugendalter wie die Erfahrung, dass in Gruppen effektiver als allein gelernt wird. Therapeutische Gruppen funktionieren allerdings anders als übliche Lerngruppen.

Es werden nicht nur Fragen beantwortet, die ein »Lehrer« stellt, sondern es geht um Mitteilungen von Gedanken, (Körper- und Spür-)Empfindungen und vor allem von Gefühlen, die erst den »Stoff« für die Stunde bilden (zur Differenzierung von Empfindungsdialog, Handlungsdialog und kognitivem Dialog sowie zu den folgenden Fallbeispielen s. auch Abschn. 1.8; s. auch Trautmann-Voigt & Voigt, 2017).

Vera, ein achtjähriges schüchternes Mädchen mit Schwierigkeiten, im Gruppengeschehen in Kontakt zu treten, berichtet beim Anfangsspiel »Ressourcium« mit der Fragestellung »Welches Tier gefällt Dir besonders?«, dass sie besonders Pinguine mag: »Pinguine sind immer so lustig und neugierig. Auch sind die immer mit mehreren zusammen.« Stephanie, elf Jahre, möchte sogleich wissen, ob sich dies gut für Vera anfühlen würde, wenn sie daran denke. Dies bejaht Vera und berichtet, sich immer so »leicht, entspannt und locker« zu fühlen, wenn sie die Pinguine sehen würde. »Dann habe ich auch keine Nackenschmerzen«, ergänzt Vera. Sich selbst würde sie dieses Gefühl auch öfter wünschen, z. B. wenn sie wie jetzt etwas in der Gruppe sagen wolle.

Gegenseitiges aktives Zuhören, Mit-Empfinden und auch Ratschläge »aus dem Bauch« sind willkommen und werden nicht vom Gruppenleiter bewertet, vielmehr zunächst als eine subjektive Äußerung bzw. Ausdruckshandlung angenommen.

Eine Modellfunktion kann jeder für jeden übernehmen, Identifikationen mit anderen sind möglich, Rollenübernahmen können erprobt werden. In dieser Weise ist jeder in der Gruppe gleich wichtig.

> Als Anne, neun Jahre, in der Gruppe davon berichtet, dass sie sich manchmal am liebsten vor Traurigkeit im Bett verkriechen möchte, entgegnet ihr die zehnjährige Kerstin: »Das kenne ich auch, Anne. Ich habe dafür eine ›Schöne-Aktionen-Schachtel‹. In der Schachtel habe ich viele Ideen gesammelt, was ich tun kann, wenn ich traurig bin und was mir dann guttut, damit ich nicht so lange traurig bleibe.« Anne und die anderen Mädchen zeigen sich interessiert und lassen sich von Kerstin die Gestaltung der Schachtel genauestens erklären.

Übungen von Ausdrucksformen, die zunächst vielleicht ungewohnt erscheinen, sind möglich. Neues Verhalten kann erprobt und ebenfalls geübt werden.

Statt Beobachtung und Zurückhaltung wird aktives Mitteilen von Gedanken, Überzeugungen und Ideen ermöglicht – dies sowohl verbal als auch nonverbal, z. B. durch Gesten, Gestaltungen in Bewegungen, Improvisationsübungen.

> In der Einführungsrunde spielen wir gemeinsam »Ressourcium«. Bei der Fragestellung »Wer hat Dir schon einmal geholfen?« beginnt Nadine, neun Jahre, mit dem Beispiel, wie ihre Lehrerin ihr und ihrer Mutter geholfen hat, die Anträge für das Jugendamt auszufüllen, sodass Nadine mit auf Klassenfahrt konnte. Aus diesem Beispiel entstand ein lebendiges Gespräch unter den Kindern über Helfer und Unterstützer aus dem Alltag. Kerstin begann ergänzend Körpergesten vorzumachen, welche sie mit Dank verbindet, z. B. Hände schütteln, leichtes Zunicken, eine Umarmung.

Eigene Erfahrungen, die durch andere Gruppenmitglieder verstärkt werden, verfestigen sich und helfen dabei, sich mit »neuen Gewohnheiten« nicht allein zu fühlen.

Das folgende Fallbeispiel schildert einen Dialog aus der 26. Gruppentherapiestunde mit sechs Mädchen zwischen acht und elf Jahren (s. Abschn. 1.8).

> Aicha: »Ich wäre gerne weniger verpeilt und verträumt … Ich würde mir gerne weniger Sorgen machen.«
> Stephanie: »Das mit den Sorgen ist bei mir auch so und es macht mich oft viel zu fertig, sodass ich mich manchmal kaum konzentrieren kann und manchmal auch verpeilt bin.«
> Vera: »Aber voll gut, dass Du jetzt weißt, wo das herkommt. Eigentlich machen wir uns hier ja alle zu viele Sorgen, ist ja klar, wegen Deiner Mutter und so … aber ich glaube, es wird doch gerade schon besser oder ich finde, Du wirkst viel lockerer. Und Aicha, Du hast lange nichts mehr verpeilt. Und ich habe noch nie so viel gesprochen vor einer Gruppe.«
> Alle Mädchen lachen.

1.6.4 Umgang mit Übertragungen in der Gruppe

Intrapsychisch verankerte Erfahrungen steuern das Hier und Jetzt von Interaktionen – so lautet eine Grundannahme der psychodynamischen (Gruppen-)Psychotherapie. Die im Gruppenprozess aktualisierten Beziehungsangebote können bestätigt, negiert oder kontrastiert werden, je nachdem, was sie bei anderen Teilnehmern auslösen, die auch auf der Basis ihrer eigenen Beziehungserfahren fühlen, denken und handeln. Übertragungen unbewusster Wünsche, Ängste oder Fantasien können sich auf einzelne Mitglieder der Gruppe richten oder sogar auf die Gruppe als Ganzes. Wie im Einzelsetting auch, können bestimmte Handlungs- und Redemuster anderer zur Regression einladen oder zu progressivem oder konkurrierendem Handeln Anlass bieten. »Fremde« Gruppenmitglieder machen einen wütend, ängstlich oder traurig, der Therapeut »rutscht« in die Rolle eines bösen Lehrers, der strafenden Mutter o. Ä. Der Therapeut versucht durch so wenig Strukturierung wie möglich solche und viele andere Übertragungsprozesse zuzulassen und so den psychodynamischen Prozess überhaupt erst auf den Weg zu bringen. Schnell entwickeln sich dann in Spielsequenzen regressive und progressive Prozesse oder Stereotypen, die aus der eigenen Familie bekannt sind. Grundlegende Themen wie Sicherheit, Autonomie, Selbstbehauptung, Zugehörigkeit oder Abgrenzung zeigen sich; sie werden vom Therapeuten entsprechend seiner Entscheidung, der eigenen »stärksten« Gegenübertragung zu folgen, aufgegriffen und durch Klarifizierung, Konfrontation oder Deutung in der Gruppe bearbeitet.

In einer fortgeschrittenen Therapiesitzung berichtet Stephanie: »Am Anfang war ich auf Dich [Therapeutin] sauer, weil Du immer so fröhlich bist.« Auf Nachfrage, ob sie eine solche Situation kenne, berichtete Stephanie: »Ja, das war bei meiner Freundin Lisa auch so, der ging es meistens gut und die war nur ganz selten traurig.« Auf die konfrontierende Nachfrage, ob dies auch etwas mit ihr zu tun haben könnte, antwortete Stephanie: »Ich glaube ja, wir haben doch mal das mit den Gefühlen und Wünschen besprochen und ich wünsche mir ganz oft, dass ich nicht mehr so traurig bin und glücklich sein kann.«

1.6.5 Veränderungsdynamiken: Imitation, Identifikation und Internalisierung

Die Fähigkeit zur **Imitation** bildet eine Basis des menschlichen Lernens. Schon Babys imitieren den Gesichtsausdruck der engsten Bezugspersonen und können so schrittweise erfassen, dass der andere das fühlt, was das Baby selbst fühlt (Brazelton & Cramer, 1991). Empfindungen, Affekte und zunehmend auch mehr Verständnis in einem kognitiven Sinne entwickeln sich durch früheste Imitationsleistungen. Gerade in der Gruppe gibt es viele verschiedene Anregungen zur Imitation. Anfangs ist der Gruppenleiter vor allen Dingen ein Vorbild und wird gern, gerade von kleineren Kindern, imitiert. Genaue Beobachtungen von anderen sind für eine gelingende Imitation notwendig: Mit dem anderen so handeln, wie er es tut, und sich so in neuen Verhaltensweisen ausprobieren, entspricht einer Art natürlichen »Probehandelns«. Dieses Probehandeln kann in einer Gruppe strukturiert und gewissermaßen kultiviert werden.

Aicha, zehn Jahre, erzählt: »Ich habe so eine CD mit Übungen [PMR] jetzt auch zu Hause, weil ihr [die Therapeutinnen] ja gesagt habt, dass das helfen kann, wenn man Angst hat.« Anne zu Kerstin, erwartungsvoll, als sie von einem Ferienparkausflug mit ihrer Mutter berichtet: »Total cool! Frau K. würde jetzt fragen: ›Und, wie hast Du Dich dabei gefühlt?‹«

Auch der Umgang mit starken Gefühlen wie *Wut* kann zunächst durch die Beobachtung anderer Kinder oder Jugendlicher, die mit Batakas in einem Scheinkampf aufeinander losgehen, in der Anschauung und durch eigene Fantasien untermauert und ausgelebt werden. Die Imitation eines solchen Spiels verhilft dann in einem zweiten Schritt dazu, den starken Affekt der Wut in der eigenen Ausdruckshandlung, als Nachahmung, zu spüren, aber keine zerstörerischen Handlungen zu erleben bzw. keine Angst davor zu haben, selbst zerstörerisch oder verletzend zu handeln.

Die **Identifikation** ist das unbewusste Übernehmen von Erlebnisweisen oder Verhaltensmustern einer anderen Person. In der Art und Weise des Austauschs werden Meinungen, Haltungen und Einstellungen voneinander abgeschaut und teilweise auch übernommen. Durch Identifikationen mit »bewunderten« anderen Teilnehmern der Gruppe oder mit dem Gruppenleiter können sich neue Bindungsmuster etablieren und ggf. tolerantere Haltungen anderen gegenüber entwickeln.

Die **Internalisierung** ist ein recht komplexer Vorgang. In der analytischen Tradition meint dieser Begriff die Verinnerlichung von Normen, Werten und grundsätzlichen Einstellungen, die durch Interaktionen mit wichtigen Anderen erworben wurden. Sobald in der Gruppe eine hohe Authentizität und Toleranz sowie ein affektiv intensives Klima der Nähe und des Einlassens entstehen, ist die Möglichkeit zur intrapsychischen und interpersonellen Veränderung von Strukturanteilen bzw. zum »Auffüllen« struktureller oder entwicklungsmäßig entstandener Defizite im Sinne von Internalisierungen gegeben.

1.6.6 Aufgabe der Strukturierung im Verständnis von »Good enough mother/father«

Im Unterschied zur psychodynamisch geführten Psychotherapiegruppe mit Erwachsenen muss der Kinder- und Jugendlichenpsychotherapeut teilweise strukturierend, ordnend und in einem positiven Sinne »autoritär« eingreifen. Diese Haltung bezieht sich auf die Etablierung und Einhaltung von Gruppenregeln und auf das Setzen klarer Grenzen. Gerade in einer Zeit des *World Wide Web*, in der »alles möglich« erscheint, ist die Akzeptanz, dass alles endlich ist, dass andere da anfangen, wo ich aufhöre, und dass nicht alles, was ich denke und fühle, auch das ist, was andere denken und fühlen müssen, für Kinder und Jugendliche manchmal schwer nachvollziehbar. Hier sind zur Klärung von äußeren und inneren Rahmenbedingungen z. B. Regelspiele in der Gruppe oft hilfreich. Kinder- und Jugendlichenpsychotherapeuten müssen bereit sein, auch einmal die unangenehme Rolle der verbietenden Instanz einzunehmen, die dennoch wohlwollend und verständnisvoll ist, aber durch Forderung auch Förderung veranlasst: Nachreifung, Erziehung und das *Holding environment* gehören eben in der therapeutischen Arbeit mit Kindern und Jugendlichen zusammen.

1.7 Behandlungstechniken

Die drei aus der tiefenpsychologisch fundierten Psychotherapie bekannten Behandlungstechniken

- Klarifizierung,
- Konfrontation,
- Deutung

müssen für die Arbeit mit Kindern und Jugendlichen ergänzt und im Hinblick auf das bereits Formulierte erläutert werden.

1.7.1 Klarifizierung

Klarifizierung beinhaltet Phänomene der *Klärung* und wird über multimodale Empathie und Interventionen auf mehreren Ebenen hergestellt. Klären heißt im allgemeinen Sprachgebrauch, einen Sachverhalt genauer erkennen und erklären zu können oder ein Problem zu erfassen und Einsichten zu ermöglichen, die zur Lösung des Problems beitragen können. Im Bereich der Kinder- und Jugendlichenpsychotherapie in der Gruppe beinhaltet ein klärendes und dadurch Einsicht förderndes Vorgehen Folgendes (s. Anhang, Tab. 1-2):

- aktives und genaues Zuhören und Erfassen der verbalen und nonverbalen Signale der Kinder und Jugendlichen, bezogen auf ihre jeweilige Entwicklungsstufe
- Verstehen der jeweils subjektiven Problemlage aus einer altersangemessenen Sicht, d. h. bezogen auf die Perspektive, die ein bestimmtes Kind in einem bestimmten Alter einnehmen kann bzw. in der Gruppe einnimmt
- Nachvollziehen der Gedankengänge, Körpersensationen, Gefühle, bezogen auf das Entwicklungsalter und die damit verbundene Ausdrucksfähigkeit bzw. auf (sichtbare) Ausdrucksgewohnheiten des jeweiligen Kindes oder Jugendlichen
- Erfassen des zentralen motivationalen Themas, um welches es dem Kind oder Jugendlichen gerade geht

Das Besondere in der therapeutischen Arbeit mit Kindern und Jugendlichen ist bekanntermaßen, dass sie sich häufig einer unklaren Sprache bedienen, wenig oder gar nicht intellektuell »mitarbeiten« oder schlicht ihre Befürchtungen, Wünsche, Ängste oder Kontrollüberzeugungen nicht in Worte fassen können. Ihre nonverbalen Kodierungen zu entschlüsseln, die symbolischen Ausdrucksphänomene richtig zu deuten und die Interaktionen angemessen, d. h. verständlich zu verbalisieren, ist eine Aufgabe, die eine besonders geschulte mehrmodale Empathie und ein besonderes Interventionsrepertoire des Kinder- und Jugendlichenpsychotherapeuten erfordern. Die *multimodale Empathie* in der Kinder- und Jugendlichenpsychotherapie umfasst immer eine möglichst multimodale Perspektivübernahme des Kindes oder Jugendlichen. Das gemeinsame Sitzen am Boden, das gemeinsame Ballspielen, das Bauen im Puppenhaus, das Halten im direkten Körperkontakt oder das Sandspiel weisen z. B. auf Konfliktthemen, Wünsche oder Ängste hin, die sich meist durch eine szenische Gegenübertragungsanalyse erschließen (s. Anhang, Klinische Leitlinien der sechs Mädchen aus Abschn. 1.8). Die visuelle, auditive, haptische, taktile und die kinästhetische Wahrnehmungsfähigkeit sind neben der mentalen bzw. kognitiven Präsenz in der Kinder- und Jugendlichenpsychotherapie daher besonders gefragt.

Die Voraussetzungen seitens des Therapeuten, zur Klarifizierung in der Gruppe mit Kindern und Jugendlichen beizutragen, beinhalten die folgenden vier Aspekte:

1. *Wahrnehmung der stärksten Gegenübertragung.* Die Wahrnehmung kann sich auf ein einzelnes Kind (z. B. einen Außenseiter oder den Gruppenclown) konzentrieren oder auf das Gruppenthema (z. B. Buhlen um Aufmerksamkeit und Anerkennung, was bei mehreren Kindern oder Jugendlichen gleichzeitig auffällt).
2. *Erkennen des vorrangigen motivationalen Themas.* Worum geht es in diesem Moment in der Gruppe oder bei einem Einzelnen, die das Gruppengeschehen steuern? Um Bindungswünsche? Um Selbstbehauptung? Um Anerkennung?
3. *Differenzierung* verschiedener Erlebniszustände und aktivierter, aber nicht ausgedrückter motivationaler Strebungen und Systemzustände der einzelnen Gruppenmitglieder und ggf. der sichtbaren Abwehrhandlungen/-vorgänge/-äußerungen.
4. *Entscheidung* zur Führung des Gruppenprozesses hinsichtlich der Herbeiführung einer Klärung bzw. Einleitung eines Klarifizierungsprozesses unter Berücksichtigung der Punkte 1–3.

Der eigentliche Klarifizierungsprozess beginnt, indem in einem ständigen Wechselspiel zwischen der Berücksichtigung Einzelner und der Berücksichtigung des Gruppengeschehens folgende Techniken in einer vom Gruppenprozess abhängigen Art und Weise angewandt werden können:

- *Ordnen von (verbalem und anderem) Ausdrucksverhalten*, das durch Spielen, in Bildern, in Körperaktionen und Handlungsdialogen oder durch begleitende Verbalisierung als Material erscheint. Die Bemühung um eine »Ordnung« des Materials ist dabei auf das kindliche bzw. jugendliche Sprachniveau bezogen und greift die aktualisierten motivationalen Themen in der Gruppe oder bei Einzelnen auf.
- *Verstehen der eigenen Ordnungsraster*, nach denen das kindliche bzw. jugendliche Ausdrucksverhalten in einen neuen Zusammenhang gebracht wird. Das heißt, die subjektive Realität des Therapeuten, aus welcher im Hier und Jetzt der Begegnungen mit dem Kind bzw. dem Jugendlichen in der Gruppe etwas geordnet oder in einen Zusammenhang gebracht werden soll, ist ständig zu reflektieren, ohne dass der biografische Zusammenhang jedes einzelnen Gruppenmitglieds immerzu für Erklärungszwecke bemüht wird. Vielmehr werden die Beziehungen in der aktuellen Situation mit den begleitenden Affekten, den passenden oder unpassenden Verhaltensweisen, den vermutlich dahintersteckenden Kontrollüberzeugungen, Ressourcen oder Abwehrvorgängen und

Coping-Strategien in Verbindung gebracht und in ihrer Wirkung auf den Gruppenprozess bzw. auf einzelne Gruppenmitglieder benannt. Die Formen der »Benennung« können verbal, symbolisch oder in Form von aktiven Handlungsbeispielen verlaufen.

Die Klarifizierung besteht aus der Beschreibung der Beziehungen zwischen einzelnen Mitgliedern in der Gruppe und zum Gruppentherapeuten. Dabei kommen jeweils auf das Sprachniveau des Kindes oder Jugendlichen bezogene Verbalisierungen, Erklärungen und Deutungen der Übertragungs-Gegenübertragungs-Szenerie zum Tragen. Die Deutung von Widerstandsphänomenen kann, muss aber nicht erfolgen.

Die folgenden *Klarifizierungstechniken* können in der psychodynamischen Gruppenpsychotherapie mit Kindern und Jugendlichen unterschieden werden:

- Die Aufforderung zur Präzision des Ausgedrückten
  - »Kannst Du das nochmal mit anderen Worten sagen, damit wir alle Dich verstehen?«
  - »Kannst Du uns noch mehr dazu sagen, z. B. was Deine Geschwister darüber denken?«
  - »Könntest Du das, was Du da gemalt hast, den anderen in einer Bewegung mit einer deutlichen Geste zeigen?«
  - »Ist das, was Du da mit Xaver gemacht hast, etwas, das Du immer machst, wenn Du so wütend bist wie gerade eben?«
- Die Nachfrage, die neben der Sachebene auch die Beziehungsebene bzw. die affektive Tönung verdeutlicht
  - »Du bist bei dem lauten Trommeln von Yvonne gerade zusammengezuckt, stimmt's? Hat Dir diese Lautstärke auch Angst gemacht?«
  - »Als Du eben vom Tod Deiner Oma gesprochen hast, ist Deine Stimme ganz leise geworden, als ob Du immer noch ganz traurig bist, obwohl das jetzt schon über zwei Jahre her ist. Vermisst Du sie immer noch so sehr?«
- Die Zusammenfassung von etwas, um das allgemeine Verständnis herzustellen
  - »Habe ich Dich richtig verstanden, dass Du jetzt nicht mehr so bockig sein möchtest? Haben das die anderen auch so verstanden?«
  - »Haben alle mitbekommen, dass Zaphira uns gerade aufgefordert hat, ihr ganz genau zuzuhören?«
  - »Ich glaube, das war jetzt gerade ganz wichtig: Anna hat uns von ihren Problemen in der Schule erzählt, könnt ihr das Hauptproblem mal genau wiederholen? Vielleicht kennt Ihr das ja auch aus Eurem Schulalltag.«
- Die Anregung zusätzlicher Gefühle, Fantasien, Handlungsimpulse, die erfragt werden können oder zu deren Ausdruck in der Gruppe angeregt werden kann
  - »Wie ging es den anderen dabei?«
  - »Was würdet Ihr am liebsten tun, wenn Ihr das hört? Steht mal auf und macht es, ohne jemand anderen dabei anzufassen!«
  - »Habt Ihr eine Idee, was Cecilie am liebsten tun würde, statt immer zu Hause zu sitzen und Hausaufgaben machen zu müssen?«

  - »Werner wird immer ganz zappelig, wenn Costa etwas sagt. Habt Ihr das auch schon mal bemerkt? Habt Ihr vielleicht eine Idee, warum das bei Werner so ist und wie er sich fühlt, wenn er so zappelig wird?«
  - »Fällt Euch zu der Geschichte, die Gwendolyn erzählt hat, auch etwas aus Eurer Familie ein?«
  - »Karla, Du will immer dann rauslaufen, wenn wir uns in den Kreis zusammensetzen wollen. Magst Du mal versuchen, zu sagen, warum Du dann immer raus möchtest?«
- Es ist in der Arbeit mit Kindern und Jugendlichen besonders wichtig, den Prozess der Klarifizierung ausführlich und auf mehreren Ebenen der Wahrnehmung durchzuführen, damit alle die Chance des Nacherlebens erhalten
  - »Könntest Du das Gleiche nochmal mit einem anderen Partner machen? Wie fühlt es sich jetzt an?«
  - »Ich denke, Lilly hat das noch nicht verstanden. Könntest du das mit anderen Worten noch einmal sagen?«
  - »Könnten Harald und Ivo den Ball auch mal so stark auf den Boden prallen lassen? Sieht das genauso aus wie bei Otto?«
- Um Verständnis für das Fühlen und Erleben einzelner Gruppenmitglieder ersuchen, da es in einem bestimmten Zusammenhang steht, der durch den Klarifizierungsprozess erst deutlich geworden ist
  - »Ich hätte mir wohl auch die Ohren zugehalten, wenn mir mein Bruder immer extra laut ins Ohr geschrien hätte. Könnt Ihr das auch verstehen?«
  - »Miriam fühlt sich hier immerzu missverstanden, geht das noch jemandem so? Ist hier noch jemand, der auch so wenig zu Hause gelobt wurde wie Miriam?«
  - »Ich könnte mir vorstellen, dass Lukas in Dir das ausgelöst hat, was Du immer von Deinem Vater gehört hast. Da bist Du nun genauso wütend wie auf Deinen alten Herrn. Nur: Der Lukas ist natürlich nicht Dein Vater! Kannst Du uns mal einen Unterschied zwischen Deinem Vater und Lukas nennen?«
  - »Meint Ihr, dass das, was Julia gesagt hat, auch eine andere Bedeutung haben könnte?«

Klärende Interventionen helfen, die Mentalisierungsfähigkeit zu verbessern. Mentalisierung bedeutet, über eigene und fremde Gefühlszustände nicht nur nachzudenken, sondern sie im besten Fall zu antizipieren, um die eigenen Handlungen und Worte zukünftig darauf abzustimmen.

1.7.2 Konfrontation

Was bedeutet »Konfrontieren« in der psychodynamischen Gruppenpsychotherapie mit Kindern und Jugendlichen? Zum einen geht es, wie auch in der Therapie mit Erwachsenen, darum, das Kind oder den Jugendlichen auf widersprüchliche Aspekte hinsichtlich der von ihm eingebrachten Themen bzw. Erlebnisse, Erfahrungen usw. hinzuweisen. Zum anderen sollen Konfrontationen auf unbewusste

Aspekte des Erlebens, Denkens und Verhaltens aufmerksam machen. Häufig stehen verbale, bewusst getätigte Äußerungen im Widerspruch zu Handlungen oder Interaktionsweisen oder zu Wirkungen auf andere Gruppenteilnehmer, was zur Konfrontation, d.h. zur *Auseinandersetzung* mit eben dieser Widersprüchlichkeit durch den Therapeuten führen kann.

Die Konfrontation zielt auf vorbewusste Anteile des Erlebens, wohingegen die Deutung auf unbewusste Zusammenhänge zwischen Erleben, Verhalten und Handeln zielt (s. Abschn. 1.7.3). Konfrontationen können grundsätzlich auf gegenwärtige und auf vergangene Beziehungen gerichtet sein. Für den hier behandelten Zusammenhang ist es ratsam, sich zunächst den gegenwärtig sichtbaren, in der Gruppe überprüfbaren Widersprüchlichkeiten zu widmen, da Kinder und Jugendliche, je nach Altersstufe, mit einer direkten Transferleistung in ihren Alltag durchaus überfordert sein könnten.

Die Voraussetzung seitens des Therapeuten, Konfrontationen in der Gruppe mit Kindern und Jugendlichen einzusetzen, umfasst die folgenden miteinander interagierenden Aspekte:

- Entscheidend ist, dass das Kind bzw. der Jugendliche *Akzeptanz* und *Respekt* gegenüber dem Therapeuten entwickelt hat, da eine konkurrierende oder abwertende Beziehungsgestaltung (z.B. eine negative Übertragung auf eine als demütigend fantasierte Mutterfigur) ein konfrontierendes Vorgehen beeinträchtigen oder unmöglich machen würde. In solchen Fällen sollte zunächst die Methodik der Klarifizierung von interpersonellen Beziehungen beibehalten werden.
- Da aus »guten Gründen« (jedenfalls aus der Sicht des Unbewussten des Kindes bzw. Jugendlichen) unangenehme oder angstmachende Anteile des eigenen Erlebens, Verhaltens und Handelns aus dem Aufmerksamkeitsfokus des Kindes oder Jugendlichen gerückt sind, sind Gefühle wie *Scham, Angst oder Wut* darüber, »entdeckt zu werden«, anzunehmen und vom Therapeuten vorher in Betracht zu ziehen. Je nach individueller Psychodynamik und biografischer Besonderheit ist daher eine Wiederholung negativer Gefühle aus der Ursprungskonstellation, die durch eine Konfrontation vor der Gruppe ausgelöst werden könnten, unbedingt zu vermeiden!
- Der *Zeitpunkt*, an dem Konfrontationen sinnvoll sind, ist jeweils sehr individuell zu bestimmen. Konfrontationen können belasten und müssen erst einmal als etwas Neues anerkannt werden. Das Konfrontieren sollte daher vorsichtig und einfühlsam vorbereitet werden und erst dann erfolgen, wenn sich das Kind oder der Jugendliche in der Gruppe ausreichend geschützt fühlt.
- Konfrontationen sollten nur aus einer reflektierten und grundlegend *wohlwollenden Gegenübertragungshaltung* heraus getätigt werden. Falls unreflektierte Konfrontationen von eigenen (nonverbalen negativen und dem Therapeuten selbst unbewussten) Ausdruckskodierungen begleitet sind, werden sie als unstimmig und als negative Bewertung aufgefasst werden und wirkungslos bleiben bzw. eine verstärkte Abwehrhaltung produzieren.
- Der *Stil der Konfrontation* muss auf die Persönlichkeit und die Aufnahmekapazität des Kindes bzw. Jugendlichen abgestimmt werden. Einmal ist mehr

Vorsicht geboten, ein anderes Mal können klare, deutliche Worte vorteilhaft sein. In jedem Fall sollte die Konfliktgewohnheit der Familie bzw. des sozialen Umfeldes, die das Kind bzw. der Jugendliche gewohnt ist, berücksichtig werden. Nicht jeder hört die leisen Töne, nicht jeder kann mit der burschikosen Art einer kumpelhaften Anforderung seines Therapeuten umgehen!

Konfrontationen können auf verschiedene Widersprüchlichkeiten zielen und sich folgendermaßen gestalten:

- Nonverbale Ausdrucksphänomene
  - »Ich habe gesehen, dass Du häufig, wenn Du auf jemanden zugehst, zur Seite Richtung Boden schaust. Als ob Du Deinem Gegenüber nicht ins Gesicht schauen wolltest. Merkst Du das gerade?«
  - »Wenn Ihr beide, Jürgen und Carlos, eine Bewegungsübung miteinander macht, dann spannt sich Jürgen immer sehr stark im Schulterbereich an und schnauft ganz laut.« [Drei Kinder lachen und nicken.] »Jürgen, Du hast gerade wieder einmal gesagt, das sei ja ›alles easy hier und ein bisschen öde‹. Wie passt das dann zu Deiner Anstrengung? Magst Du auch mal hören, was die anderen dazu sagen?«
- Häufig auftretende Verhaltensweisen, die etwas Spezielles bewirken und wahrscheinlich auf Widerstandsphänomene hindeuten
  - »Ist Dir klar, dass Du schon wieder aufstehst, Deine Sachen zusammensuchst und dadurch die Aufmerksamkeit der anderen auf Dich lenkst, obwohl wir gerade mit Franz über seine Probleme zu Hause sprechen wollten? Vielleicht möchtest Du lieber über Dich sprechen. Ist das so oder ist etwas anderes gerade los?«
- Ansprechen von körperlichen Sensationen bzw. der (inneren) Empfindungsebene bei vermuteten unbewussten Konfliktthemen
  - »Vielleicht hängen ja Deine Bauchschmerzen, die Du immer Montagmorgen hast, gar nicht mit der Pizza zusammen, die es immer Sonntagsabend bei Deinem Papa gibt, sondern mit einem mulmigen Gefühl im Bauch, wie Du es auch schon mal hier beschrieben hast? Erinnerst Du Dich noch an die Situation beim letzten Mal hier in der Gruppe, als Du plötzlich rausliefst und sagtest, Du müsstest ganz schnell zur Toilette, weil Du Bauchkrämpfe bekommst?«
- Benennen von Widersprüchen zwischen geäußertem Erleben und gelebtem Verhalten
  - »Du hast uns gesagt, dass Du jetzt regelmäßig dreimal am Tag isst. Wie kann das sein, dass Du dann doch wieder abgenommen hast, wie Du uns eben erzählt hast? Ich finde es toll, dass Du uns das erzählt hast, aber der Widerspruch ist mir nicht erklärlich. Magst Du hören, was die anderen darüber denken?«
- Unbedingt die Gefahr (richtig) einschätzen und möglichst vermeiden, dass eine Konfrontation als Kritik aufgefasst bzw. als Vorwurf gemeint sein könnte! In diesen Fällen ist es geschickt, die möglicherweise auftretenden negativen Affekte zu antizipieren und die Konfrontation dadurch zu mildern

  - »Es könnte sein, dass Du mich jetzt erlebst wie Deinen Vater: Der schimpft ja immer mit Dir und lässt Dich nicht zu Wort kommen. Ich möchte Dich nicht beschimpfen, aber auf etwas aufmerksam machen: Mir ist aufgefallen, dass Du selbst die anderen, z. B. Larissa und Georgina, eben gerade in dem Dreierspiel ziemlich heftig angefahren hast. Als ob Du selbst manchmal so mit anderen redest, wie Dein Vater mit Dir redet. Sollen wir die beiden einmal fragen, wie sie sich eben gefühlt haben, als Du sie so laut und – aus meiner Sicht – sehr bestimmend behandelt hast?«
- In der Gruppentherapie mit Kindern und Jugendlichen ist es häufig notwendig, Konfrontationen mit konkreten Handlungsanweisungen und Übungsempfehlungen zu verknüpfen, da weder die kognitive Verarbeitung der Konfrontation noch eine passende Transferleistung in den eignen sozialen Handlungsalltag geleistet werden können
  - »Habt Ihr gemerkt, dass Elias jetzt schon wieder auf den Stuhl geklettert ist, obwohl wir ausgemacht haben, dass das nicht mehr passieren soll? Ich schlage vor, dass jeder jetzt auf einen Zettel schreibt, worauf Elias achten soll, wenn er wieder den Impuls kriegt, irgendwo draufsteigen zu müssen. Danach lesen wir alles vor und Du, Elias, sagst uns, welchen Ratschlag Du bis nächste Woche auf jeden Fall ausprobieren wirst!«
  - »Janina, Du beteiligst Dich an unserer Anfangsrunde noch immer nicht. Was hältst Du davon, wenn wir Dich ab jetzt immer als Dritte ansprechen? Denn wenn Du Dich auch hier immer weiter zurückziehst, wird Deine Angst vor anderen Jugendlichen auch nicht besser werden.«

> Die interpersonellen Probleme im Kindes- und Jugendalter müssen irgendwann einmal – auch wenn die Kinder noch kleiner sind, aber aufgrund ihrer Störung auffälliges Gruppenverhalten zeigen – zum Gegenstand der psychodynamischen gruppentherapeutischen Arbeit gemacht werden. Denn nur eine wirksame Konfrontation zeigt die Grenzen auf, an denen Kinder und Jugendliche sich entlanghangeln, die sie erfassen und an denen sie sich auch abarbeiten müssen.

Takt und Wohlwollen leiten jede Form der Konfrontation, die in ihrer Auswirkung auf andere Gruppenmitglieder auch immer bedacht sein will: Löst die Konfrontation des einen vielleicht die Häme eines anderen aus? Wenn ja, wie ist diese wiederum gezielt und wohlwollend zu konfrontieren? Auch das Gefühl der Gekränktheit oder der Verletztheit kann weiteres Material zur vertieften Exploration von problematischem interaktionellem Verhalten bei Kindern und Jugendlichen hervorbringen und sollte immer vor dem Hintergrund der Toleranz und Konfliktfähigkeit des Therapeuten bzw. seiner eigenen Fähigkeit, mit Verletzung, Kränkung, Angst und Scham umzugehen, eingeschätzt werden.

1.7.3 Deutung

Deutungen sind nichts anderes als *Hypothesenbildungen*, die der Therapeut in passender Form und zu einem passenden Zeitpunkt äußert. Es handelt sich dabei in der psychodynamischen Psychotherapie, im Gegensatz zur Verhaltenstherapie, um Hypothesen, die (vermutete) unbewusste Determinanten des Ausdrucksverhaltens und der verbalen Äußerungen eines Kindes oder Jugendlichen umfassen. Deutungen können sich zudem auf das unbewusste Gruppenthema beziehen, das sich in der Art und Weise, wie Interaktionen zwischen den Gruppenteilnehmern gestaltet werden, zeigt. Deutungen können Abwehrvorgänge betreffen, den Zusammenhang zwischen Gegenwart und Vergangenheit in den Blick nehmen, Widerstandsphänomene thematisieren und/oder Übertragungsaspekte in Bezug auf den Therapeuten oder andere Gruppenmitglieder beleuchten.

Die Arbeit in der Gruppe, vor allem mit Kindern und Jugendlichen, fokussiert besonders auf das »*Gegenwartsunbewusste*« (Sandler & Sandler, 1985), das sowohl im sichtbaren Ausdrucksverhalten, in den Interaktionen mit den anderen Teilnehmern und mit dem Therapeuten deutlich wird, als auch in der Art und Weise der Verbalisierung eigener Gefühle bzw. Fakten. Diese Anzeichen werden sozusagen »gescannt« und lassen in ihrer Zusammenschau vermuten, welche aus einer früheren Zeit oder aus einem aktuellen, aber unbewussten Konflikterleben datierenden Wünsche, Bedürfnisse, Ängste usw. gerade jetzt aktiviert werden. Den Pfad ins Unbewusste des Kindes und Jugendlichen, über den die Hypothese für eine Deutung erreicht wird, bilden also multimodale Wahrnehmungen des Therapeuten bezüglich der Handlungsimpulse oder Handlungsantworten, der Sprechweise, der Körpersprache und der Art und Weise, wie etwas erzählt oder kommentiert wird. In den gegenwärtigen Konflikten in der Gruppe zeigen sich, so die tiefenpsychologische Theoriebildung, die unbewussten Konflikte, die aus den Interaktionen mit bedeutenden Familienmitgliedern entstanden sind und zu bedrohlich sind, als dass sie bewusst (formuliert) werden könnten. In gleicher Weise zeigen sich auch strukturelle Defizite, die allerdings nicht gedeutet, sondern im Sinne der Nachbeelterung eher im Prozess der Therapie ausgeglichen werden.

Was beinhaltet die »Deutung« in der Arbeit mit Kindern und Jugendlichen in einer psychodynamisch-integrativen Gruppe?

Nicht umsonst wird diese Technik als letzte der drei hier genannten behandelt. Sie wird mit Kindern und Jugendlichen in der Gruppe erst angewandt, wenn klarifizierende und konfrontierende Interventionen bereits in einem gewissen Umfang stattgefunden haben und der Boden für das Verständnis von komplexeren Zusammenhängen bereitet ist.

Das Besondere an der Deutungsarbeit mit Kindern und Jugendlichen liegt darin, dass ein Erwachsener (der Therapeut) abstrakte und Theorie geleitete Hypothesen über vermutlich psychodynamisch relevante Determinanten des Erlebens und Verhaltens eines Kindes oder Jugendlichen so »formulieren« muss, dass das Kind bzw. der Jugendliche einen Zusammenhang zwischen den aktuellen Interaktionsthemen in der Gruppe und relevanten Objektbeziehungen bzw. familiären Interaktionsthemen herstellen kann.

Das »*Einsichts-Dreieck*«, welches ursprünglich von Menninger & Holzmann (1977; s. auch Wöller et al., 2010, S. 182) beschrieben wurde, verbindet

- die aktuelle Beziehungskonstellation
- mit Beziehungen zu früheren Bezugspersonen
- mit der Übertragungsbeziehung zum Therapeuten.

In der Gruppe mit Kindern und Jugendlichen handelt es sich aber im Normalfall *nicht* um »frühere Bezugspersonen«, sondern um die Eltern oder Pflegepersonen, die den aktuellen Entwicklungsprozess gegenwärtig stark beeinflussen! Insofern kommt der Deutung im Sinne der Herstellung von Einsicht in Interaktionszusammenhänge, denen das Kind ausgeliefert ist, ein hoher Stellenwert zu. Bei den Eltern muss über eine gezielte Deutungsarbeit wenigstens ein Minimum an Verständnis für die vermeintlich »gestörten« Interaktionsformen des Kindes oder Jugendlichen hergestellt werden, da eben noch eine enge Verflochtenheit und Abhängigkeit von den jeweiligen Bezugspersonen besteht, die ja selbst Mitverursacher des Problemverhaltens ihrer Kinder sein können bzw. häufig sind.

An dieser Stelle wird einmal mehr deutlich, welch komplexe Anforderungen Kinder- und Jugendlichenpsychotherapeuten in ihrer Arbeit zu bewältigen haben, da sie im Regelfall mit einem recht kleinen Kontingent von Elternstunden auskommen müssen, die Eltern in vielen Fällen aber »erreichen müssen«, damit das Kind neu erlernte Interaktionsformen auch außerhalb der Gruppe erproben kann!

Deutungen können folgendermaßen durchgeführt werden:

- Eine *Abwehrdeutung* verbindet ein geäußertes oder ein wahrgenommenes Gefühl mit dem (tiefenpsychologisch benennbaren) Mechanismus, der unbewusst eingesetzt wird, um eben dieses Gefühl zurückzuhalten.
  - »Könnte es sein, dass Du deswegen so häufig morgens verschläfst, weil Du eigentlich Angst hast, in die Schule zu gehen? Geht das anderen manchmal auch so?«
- Statt des üblichen Begriffs »*genetische Deutung*« möchten wir, vor allem wenn es sich um Kinder und Jugendliche handelt, die noch in familiären oder vergleichbaren Bezügen leben, lieber von einer »*umfeldbezogenen Deutung*« sprechen. Der Hintergrund für aktuelles, z. B. maladaptives Verhalten liegt bei Kindern und Jugendlichen nicht unbedingt in der Vergangenheit, sondern in gegenwärtigen Beziehungskonstellationen begründet. Diese können allerdings nicht in allen Fällen so deutlich benannt werden wie im Beispiel unten – jedenfalls dann nicht, wenn eine sehr starke und eventuell noch sehr abhängige Beziehung zu einer Bezugsperson besteht!
  - »Wäre es möglich, dass Du Deinen Freund so erlebst wie Deinen Vater, der sich nie um Dich gekümmert hat und der auch jetzt ständig Affären mit anderen Frauen hat? Hast Du vielleicht das Gefühl, Dein Freund lässt Dich extra viel allein, obwohl er nachvollziehbar in der Lehre ist? Hast Du möglicherweise sogar Angst, er könnte sich mit anderen Mädchen abgeben, obwohl er Dir immer wieder seine Treue versichert hat?«

- *Widerstandsdeutungen* beziehen sich auf die Abwehrformation dem Therapeuten oder anderen Gruppenmitgliedern gegenüber.
  - »Gehst Du vielleicht deshalb so häufig während der Stunde auf die Toilette, weil Dir hier einiges, was angesprochen wird, unangenehm ist?«
  - »Redest Du vielleicht so undeutlich und schaust so extrem auf den Boden, damit wir Deine Traurigkeit nicht mitkriegen?«
- *Übertragungsdeutungen* beziehen sich auf das Erleben anderer Gruppenmitglieder oder auf das Erleben des Therapeuten. Sie kommen am Ehesten in der Arbeit mit Kindern und Jugendlichen in Betracht, weil sie sofort im Hier und Jetzt überprüfbar sind.
  - »Heiner hat eben gesagt, dass Du deshalb nie mit ihm spielen willst, weil Du ihn für einen ›blöden Typ‹, so ähnlich wie Deinen Bruder, hältst. Stimmt das?«
  - »Kann es sein, dass Du Örim nicht antworten willst, weil Du meinst, dass Du sowieso nichts zu sagen hast, und weil Du glaubst, dass es hier wie bei Euch zu Hause ist, wenn Deine größeren Geschwister was Spannendes erzählen?«

Die Deutung im hier dargelegten Kontext zielt darauf ab, bewusste Anteile des Erlebens, Verhaltens, Denkens und Fühlens aus der Gruppe für Kinder und Jugendliche sowie deren Bezugspersonen in einen nachvollziehbaren Zusammenhang mit unbewussten Wünschen, Ängsten usw. zu bringen, die in der aktuellen Familie bzw. der sozialen Dynamik mitbegründet sind. Die Betonung liegt auf der Nachvollziehbarkeit! Denn was einem Erwachsenen (Elternteil oder Heimerzieher) möglicherweise schnell gelingt, nämlich komplexe Sachverhalte aufzunehmen und gedanklich einordnen zu können, das gelingt einem Kind oder Jugendlichen nicht immer auf der Ebene der intellektuellen Einsicht und manchmal auch nicht auf Anhieb auf der Ebene des emotionalen Erfassens.

Gerade im Kleinkindalter und in der Pubertät gibt es reifungsbedingt sensible Phasen, in denen es auch bei »normaler Entwicklung« zu Gefühlsverwirrungen kommt, die z. B. durch strukturierende Angebote, in konkreten und an Themen orientierten Übungen, durch nonverbale Handlungsdialoge, durch (Rollen-)Spiele oder über den Einsatz von Hilfsmaterialien (Bälle, Stäbe, Tücher) erst allmählich nachvollziehbar (»deutbar«) gemacht werden müssen. Es handelt sich gerade bei Therapeuten, die mit Kindern und Jugendlichen arbeiten, um ein multimodales Einlassen auf die verschiedenen Ebenen des Wahrnehmens, Erlebens und der Gedächtnisbildung: auf die Ebene des prozeduralen Verarbeitens, auf die Ebene der Symbolik bzw. verschiedener möglicher Bedeutungszuschreibungen und auf die Ebene der intellektuellen Einsicht in die Komplexität von Beziehungen.

Der »nonverbalen Deutung«, d. h. der Übersetzung der Deutungshypothese in einen Handlungsdialog mit dem Kind oder Jugendlichen, kommt in der psychodynamischen Gruppenpsychotherapie mit Kindern und Jugendlichen eine besondere Bedeutung zu (Trautmann-Voigt & Voigt, 2010, S. 193 ff.).

1.8 Der Therapieprozess

Im folgenden Praxisbeispiel wird der Verlauf einer Gruppenpsychotherapie mit sechs Mädchen beispielhaft die dargestellte integrative Konzeption veranschaulichen. Da sich im Bereich der psychodynamischen Kinder- und Jugendlichenpsychotherapie keine Konzeption für Gruppen findet, legen wir den Fokus auf diese Zielgruppe. Allerdings soll betont werden, dass sich die Konzeption ebenfalls in der Praxis mit jungen Erwachsenen und erwachsenen Patienten bewährt hat. Die Darstellung stammt von Elvira Chevally und Barbara Kunz, welche die Gruppenpsychotherapie über einen Zeitraum von eineinhalb Jahren durchführten.

1.8.1 Allgemeine Rahmenbedingungen

Die Gruppe fand einmal wöchentlich für einhundert Minuten statt. Die Gruppengröße umfasste sechs Mädchen zwischen acht und elf Jahren, wobei wir im Vorfeld neben dem Lebensalter das Entwicklungsalter betrachteten sowie die zentralen Entwicklungsaufgaben der jeweiligen Teilnehmerinnen. Das therapeutische Team setzte sich aus zwei tiefenpsychologisch fundierten Kinder- und Jugendlichenpsychotherapeutinnen mit jeweils weiteren Zusatzausbildungen (Traumtherapie, Gestalttherapie, Anti-Aggressionstraining) zusammen. Durch das Co-Therapeuten-Prinzip kam es in verschiedenen Phasen und Prozessen der Behandlung dazu, dass meist eine Therapeutin eine aktivere Rolle einnahm (z. B. beim Anleiten von Übungen), während die andere mehr beobachtete und so die gruppentherapeutischen Prozesse während der Übung besonders intensiv im Blick behielt. Durch zwei Therapeutinnen innerhalb des Settings konnten wichtige therapeutische Momente, die zu »kippen« drohten, besser gehalten (contained) werden. Die teilnehmenden Mädchen konnten spielerisch Bindungen zu zwei unterschiedlichen Therapeutenpersönlichkeiten sowie in einer Triade (einer Dreier-Beziehung) erproben. Nicht zuletzt war es für die Prozesse hilfreich, dass die beiden Therapeutinnen viele Methoden, Übungen, Techniken usw. aus unterschiedlichen Vorerfahrungen und Weiterbildungen einsetzen konnten, was die Gruppe vielfältiger und lebendiger machte.

Voraussetzungen für die Aufnahme in die Gruppe waren eine vierstündige ausführliche Psychodiagnostik (drei Stunden mit dem Kind, eine Stunde ein Elterngespräch) und die grundsätzliche Fähigkeit, positive Beziehungen aufzubauen (s. Anhang, »Klinische Leitlinien«).

Aufgrund der häufigen Anfrage nach Gruppentherapieplätzen für Mädchen im mittleren Schulalter, bei denen ein Familienmitglied an einer psychischen Erkrankung litt und die selbst in wichtigen Entwicklungsaufgaben blockiert waren, entschieden wir uns für die gruppentherapeutische Behandlung mit sechs Mädchen in diesem Alter und mit einem ähnlichen familiären Hintergrund bzw. Leidensdruck. Jedes Mädchen hatte in der Psychodiagnostik benannt, wie »peinlich« ihm die jeweilige Erkrankung der Mutter bzw. des Vaters sei. Es wurde schnell deutlich, dass das Arbeiten in einer Gruppe mit Menschen in sehr ähnlichen Situationen eine große Entlastung darstellen könnte. Da aufgrund der psychischen Erkrankungen eines Elternteils die Vorbehalte und Ängste (v. a. vor Stigmatisierung) vor einer Psychotherapie bei einigen der Mädchen teilweise sehr stark waren, zeigte sich für alle sechs Mädchen von Beginn an ein Gruppensetting als ein niedrigschwelliges Angebot, das mit weniger Scham und Sorge besetzt war als eine Einzelpsychotherapie.

Außerdem war allen Mädchen gemein, dass sie in »Zweier-Beziehungen« mit einem Erwachsenen schnell eine parentifizierende, sehr umsorgende Rolle einnahmen. Wir erhofften uns von einem Gruppensetting, Autonomieimpulse und die sehnlichsten Wünsche jedes Mädchens »nach mehr Kontakt zu Gleichaltrigen«, »nach einer Freundin, die mich versteht, ich bin aber oft so unsicher wegen meiner Familie« (von allen Mädchen in ähnlicher Form geäußert) schneller evozieren und fördern zu können.

1.8.2 Die Teilnehmer – Fallbeschreibungen

Kerstin, 10 Jahre
Lebt beim alleinerziehenden Vater mit einem zwei Jahre älteren Bruder und einer drei Jahre jüngeren Schwester. Bei der Mutter, zu der ein unregelmäßiger Kontakt besteht, wurde eine Borderline-Persönlichkeitsstörung diagnostiziert.
Kerstin selbst zeigt eine Störung mit sozialer Überempfindlichkeit (F93.2).
Zu erwartende Dynamik in der Gruppe: Vermutlich zunächst sehr vorsichtig/ängstlich im Kontakt.
Ziel: Selbstvertrauen stärken, Ängstlichkeit abbauen, lernen, sich besser abzugrenzen.

Vera, 8 Jahre
Lebt bei ihren Eltern. Beim Vater wurde eine Dysthymie diagnostiziert.
Vera selbst zeigt eine Anpassungsstörung, Angst und depressive Reaktion (F43.22).
Zu erwartende Dynamik in der Gruppe: Zunächst sehr angepasstes, altruistisches Muster.
Ziel: Mehr Autonomie erwerben, eigne Bedürfnisse wahrzunehmen und umzusetzen, die sie im geschützten Rahmen der Gruppe üben kann.

Aicha, 10 Jahre
Lebt beim alleinerziehenden Vater mit einem zwei Jahre jüngeren Bruder. Bei der Mutter wurde eine Histrionische Persönlichkeitsstörung diagnostiziert.
Aicha selbst zeigt eine emotionale Störung mit Trennungsangst (F93.0).
Zu erwartende Dynamik in der Gruppe: Besonders starker Bedürftigkeit, Suche nach viel Nähe und Anerkennung, evtl. immer wieder regressives Verhalten.
Ziel: Angstabbau, mehr Autonomie, mehr Zutrauen in eigene Fähigkeiten, mehr Konfliktbereitschaft.

Nadine, 9 Jahre
Lebt bei ihrer Mutter mit regelmäßigem Vaterkontakt jede Woche. Bei der Mutter wurde eine Generalisierte Angststörung diagnostiziert.
Nadine selbst zeigt eine Anpassungsstörung, Angst und depressive Reaktion (F43.22).
Zu erwartende Dynamik in der Gruppe: Zunächst sehr angepasstes, altruistisches Muster.

Ziel: Deutlich mehr Autonomie erwerben, eigne Bedürfnisse wahrzunehmen und umzusetzen, die sie im geschützten Rahmen der Gruppe üben kann. Weniger Hemmung durch Ängste.

Anne, 9 Jahre
Lebt bei ihrer Mutter mit regelmäßigem Vaterkontakt alle zwei Wochen. Bei der Mutter wurden wiederholende depressive Phasen diagnostiziert.
Anne selbst zeigt eine Anpassungsstörung, längere depressive Reaktion (F43.21).
Zu erwartende Dynamik in der Gruppe: Wahrscheinlich zunächst sehr angepasst, danach sehr bedürftig und viel Nähe suchend.
Ziel: Mehr Erkennen eigener Bedürfnisse, gesündere Nähe-Distanz-Regulation, mehr Lebensfreude.

Stephanie, 11 Jahre
Lebt bei ihrer alleinerziehenden Mutter mit einer zwei Jahre jüngeren Schwester. Bei der Mutter wurde eine Borderline-Persönlichkeitsstörung diagnostiziert.
Stephanie selbst zeigt eine Anpassungsstörung, Angst und depressive Reaktion (F43.22).
Zu erwartende Dynamik in der Gruppe: Wahrscheinlich zunächst sehr angepasst. Vermutlich noch mehr Suche nach Nähe und noch bedürftiger.
Ziel: Angstabbau, mehr Autonomie, mehr Zutrauen in eigene Fähigkeiten, mehr Konfliktbereitschaft.

Zur diagnostischen Einordnung wird zu jedem der Mädchen eine diagnostische Leitlinie ausgefüllt (s. Anhang zu diesem Kapitel).

1.8.3 Behandlungsplanung

Für die Behandlungsplanung war es von besonderer Bedeutung, Hypothesen aufzustellen, wie die Mädchen aufgrund ihrer Biografien bzw. ihres Bindungsmusters vermutlich in Kontakt zu den anderen Teilnehmerinnen der Gruppe bzw. zu den Therapeutinnen treten würden. Dabei war ein psychodynamisches Verständnis ihrer teilweise gegensätzlichen inneren Konflikte ebenso wichtig wie das Wissen um die jeweilige aktuelle Lebenssituation bzw. hinsichtlich der Verhaltensmuster der einzelnen Teilnehmerinnen. Allen gemein waren ihre Bindungsunsicherheit, eine zu Beginn deutlich wahrnehmbare altruistische Neurosenstruktur, starkes Leistungsdenken bzw. Leistungsdruck und eine verminderte Affektwahrnehmung bzw. -differenziertheit, bezogen auf eigene Wutgefühle.

Wir erwarteten, dass ein Großteil der Patientinnen zu Beginn wenig eigene Impulse einbringen würde, und gingen infolgedessen davon aus, dass zunächst viel Struktur nötig sein würde. In diesem Zusammenhang wurde gleich am Anfang des therapeutischen Angebots deutlich, wie interessant und hilfreich eine Kombination von verschiedenen Therapieverfahren für ein solches Setting bzw. diese Patientengruppe sein kann. Während unsere tiefenpsychologischen Handwerkszeuge – wie das Arbeiten mit Gegenübertragung, szenischem Verstehen, Wissen um die Psychodynamik der Patientinnen und entsprechendes therapeutisches Handeln, wie etwa Spiegeln und Containen der Affekte – bereits zu Beginn sehr hilfreich für die Planung und den Beziehungsaufbau waren, ergänzten verhaltenstherapeutische Techniken (zu Beginn v. a. Kontingenzverträge, altersgemäße Belohnungssysteme, euthyme Techniken und Rollenspiele) diese wertvoll und gaben den Gruppenteilnehmerinnen zunächst viel Halt und Orientierung.

Nach der Probatorik folgten vier Stunden, in denen die Mädchen, erwartet höflich und freundlich, beide Therapeutinnen stark idealisierend agierten und es tatsächlich keinem der Mädchen möglich war, eigene Impulse und Ideen einzubringen. Besonders eine klare, verhaltenstherapeutisch geprägte Struktur, ein vorerst enger Rahmen mit konkreten Aufgaben, schien die Mädchen anfangs zu entlasten. Einen offenen Aufbau mit mehr Raum für Assoziationen bzw. mit mehr Gestaltungsraum für jede Einzelne hielten wir zunächst für emotional zu »bedrohlich« und zu schwer aushaltbar. Daher legten wir einen vorhersehbaren Verlauf fest, der wenige Redepausen zuließ, die zu diesem Zeitpunkt offenbar beängstigend wirken konnten, und gaben den Mädchen auf diese Weise die Möglichkeit, sich an ein sich vorübergehend immer wiederholendes Setting zu gewöhnen. Aussagen der Mädchen bestätigten unseren Behandlungsplan (Kerstin: »Wenn etwas nicht klar angekündigt und wenn es plötzlich so still ist, werde ich sehr nervös und bekomme Angst. Ich mag lieber Ordnung«; Anne: »Vielleicht können Sie lieber genauer fragen, ich weiß sonst nicht, was ich sagen soll«). Dieser Behandlungsplan führte bei allen zu mehr Vertrauen und Beruhigung. Die feste Struktur ermöglichte es den Mädchen, im Sinne einer ersten Ressourcenaktivierung zunächst auf der Verhaltensebene Kompetenzen zu zeigen.

Wir gaben anfangs folgende stark ritualisierte *Struktur für die Stunden* vor:

- als Eingangsrunde »Eine schöne und eine negative Situation der letzten Woche«, z. T. mit Skalierungsübungen bezüglich des aktuellen Empfindens
- eine Bewegungsübung
- zu Beginn eine »Kennenlernübung« bzw. im Verlauf themenzentrierte Besprechungen, teilweise mit anschließenden Übungen, z. B. gruppendynamisches Spiel, meist mit verschiedenen Medien
- eine Entspannungs-/Fokussingübung
- eine Enderzählrunde mit Raum für mögliche Deutungen

Folgende *Gruppenregeln* sollten eingehalten werden:

- Jeder darf aussprechen und wird nicht unterbrochen
- Schweigepflicht
- Festhalten der therapeutischen, kreativen Prozesse in einer Therapiemappe, einer Art »Skill-Box«

1.8.4 Die praktische Umsetzung anhand einer Beispielstunde aus der Anfangszeit

Fünf Mädchen sind pünktlich erschienen und kommen schüchtern mit in den Therapieraum. Sie sind alle unentschlossen, wo sie sich hinsetzen sollen, und es sind schon in dieser Anfangssequenz Hilfestellungen durch die Therapeutinnen bei der Sitzplatzwahl notwendig. Nachdem sich nun alle gesetzt haben, sagt Kerstin: »Ich bin immer so unsicher, wo ich mich hinsetzen soll, denn ich finde ja alle sympathisch und möchte niemanden verletzen.« Höflich fragt daraufhin Nadine, wie es den Therapeutinnen gehe, woraufhin Stephanie an die übliche (bisher in zwei Terminen erarbeitete) Struktur erinnert, was eine spürbare Erleichterung der zuvor leicht angespannten Atmosphäre zur Folge hat. Bevor eine weitere höfliche Diskussion beginnt, wer zu erzählen beginnen darf, platzt Anne ins Zimmer und entschuldigt sich vielmals dafür, dass sie den Bus verpasst habe und zu spät ist. Aicha schlägt vor, dass Anne gleich anfangen darf zu erzählen, woraufhin die anderen zustimmen.

Anne berichtet (als Negatives aus der Woche) von ihrem derzeit starken Alltagsstress, einem viel zu großen Termindruck, dass sie zu viel für die Schule lernen müsse und dass ihre Mutter zurzeit meist zu müde sei, um für sie zu kochen. Positiv dagegen sei, dass sie als Klassensprecherin gewählt worden sei und am kommenden Tag ins Kino gehen würde. Nadine wirkt beim Zuhören sehr angespannt und fragt schließlich, ob Annes Mutter auch krank sei. Das wiederum scheint Anne deutlich anzustrengen und zu verunsichern, sodass sie Blickkontakt mit einer der Therapeutinnen sucht. Sie läuft rot an und wirkt beschämt (aus Einzelkontakten wissen wir, dass sie von ihrer Familie ausdrücklich aufgefordert ist, nichts über die psychische Erkrankung innerhalb der Familie zu erzählen). Die mit Blicken um Hilfe gebetene Therapeutin geht nochmals auf grundsätzliche Regeln in der Gruppe bzw. im therapeutischen Setting ein, vor allem die Bedeutung der Schweigepflicht und dass jedes Mädchen nur so viel und in seinem jeweiligen Tempo von sich erzählt, wie es sich dabei wohlfühle. Anne wirkt dabei deutlich entlastet und fragt, wie sie nun antworten könne, dass sie nicht darüber reden wolle, weil sie Angst habe, Ärger zu bekommen. Im Sinne einer Hilfs-Ich-Funktion bzw. in Form von Modell-Lernen bekommt sie Impulse durch die Therapeutinnen, die sie aufgreift und zunehmend beruhigter wirkt.

Nadine knüpft an und erzählt, dass ihre Mutter derzeit auch sehr müde wirke und sie ihren Vater oftmals vermisse, sich aber nicht traue, dies der Mutter zu sagen. Sie schließt mit einem »aber egal« ab und lässt kein weiteres Eingehen auf das Gesagte zu, sondern berichtet stolz von ihrer Eins in Mathematik.

Kerstin gibt an, ihre Mutter, die eine »psychische Erkrankung oder so« habe und meistens viel weine, am Wochenende besucht zu haben. Kerstin fragt, ob sie im Verlauf der Gruppe mehr »über diese Krankheit« erfahren könne, sicher würden wir uns damit auskennen und sie habe noch viele Fragen dazu. Der Besuch bei der Mutter sei gleichzeitig das Negative und Positive der letzten Woche. Es war schön, sie wiederzusehen, sie sei danach aber auch sehr traurig gewesen.

Aicha erzählt davon, dass ihre Mutter am Wochenende mit ihr lange telefoniert und sich sehr über Aichas Erfolg bei einem Kunstturnturnier gefreut habe, bei dem sie den dritten Platz belegte. Negativ sei, dass sie derzeit wenig schlafe und viel weine, vor allem wenn sie alleine sei.

Vera berichtet kurz und knapp, bei ihr habe es in der Woche »nur zwei mittelgute Dinge« gegeben: Sie habe eine Zwei in Deutsch gehabt und eine neue Kette.

Stephanie dagegen ist kaum zu stoppen bei dem Thema, dass sie einen Welpen von ihrer Oma geschenkt bekommen habe; sie zeigt Fotos und Videos ihres Hundes, bekommt dabei viel Resonanz der Gruppe und scheint diese »Bühne« sichtlich zu genießen. Etwas Negatives sei nur, dass dieser Welpe von seiner Hundemutter verstoßen worden sei. Der Gedanke daran mache sie sehr traurig.

Nach dieser Eingangsrunde entwickelt sich ein Kennenlernspiel, kombiniert mit Bewegung. Mit von den Mädchen mitgebrachter Musik, die sie sich gegenseitig vorstellen möchten, wird ein Stopp-Tanz-Spiel gespielt. Bei jedem »Stopp« haben die Mädchen die Möglichkeit, sich gegenseitig etwas zu fragen: Meist sind es Fragen nach Vorlieben, Hobbies usw., aber auch Fragen nach Geschwistern und weiteren Familienstrukturen werden gestellt. Nachdem die Mädchen im Spiel immer agiler bzw. vom Rhythmus schneller und stärker im Krafteinsatz werden, entwickelt sich eine merklich aufgeheiterte Stimmung. Alle sechs Mädchen kommen immer mehr aus sich heraus, wirken jedoch zunehmend zwischen erschöpft und überdreht, sodass wir eine kurze Entspannungsübung in Kombination mit Imaginationen anbieten. Nach der Imaginationsübung stellen wir Stifte und Blätter bereit, mit denen die Mädchen ihre inneren Fantasiebilder ausdrücken können. Nach dem Zeichnen kommen alle Mädchen nochmals zusammen und es gibt die Möglichkeit, die Bilder zu zeigen und zu besprechen, eigene Bedürfnisse und Wünsche oder Kritik auszudrücken usw. Alle Mädchen beschreiben deutlich idealisierend, dass »einfach alles toll« sei in der Gruppe und dass sie beim nächsten Termin alles »genau wie immer« machen möchten.

Dies war zu erwarten, da sich die Mädchen zu diesem Zeitpunkt noch sehr selbstunsicher zeigten und ihnen eine vorgegebene Struktur offenbar viel Halt gab.

1.8.5 Der weitere Verlauf

Die zu Beginn entwickelte grundsätzliche Struktur wurde weiter aufrechterhalten. Wie aus *psychodynamischer Sicht* zu erwarten, kam es jedoch im Verlauf bei zunehmender Sicherheit und wachsendem Vertrauen zu einer flexibleren »Auflockerung« der Vorgaben innerhalb des Settings. Aus *tiefenpsychologischer Sicht* weicht nun nach einer immer sicherer gewordenen Übertragungsbeziehung die Abwehr (immer lieb und brav sein, Rationalisierung, Verschieben, Reaktionsbildung usw.) immer mehr auf, sodass sich jedes einzelne Mädchen auf seine Weise zunehmend traut, andere Facetten von sich zu zeigen, auch vermeintliche Schwächen und verletzlichere Seiten. *Verhaltenstherapeutisch* ausgedrückt haben die Mädchen zu diesem Zeitpunkt eine bestimmte Erzählkultur gelernt und immer weiter geübt, sodass vorgegebene Strukturen und Regeln eingehalten werden und sich alle gerecht behandelt fühlen.

Innerhalb dieses klaren Rahmens reinszenierten sich immer deutlicher die Grundkonflikte der einzelnen Mädchen. Um dies zu verstehen und zu bearbeiten, war einerseits das tiefenpsychologische »Handwerkszeug« Containen, Deuten, Arbeiten mit Gegenübertragung usw. erneut wichtig (s. Abschn. 1.6). Gleichzeitig zeigte sich im Verlauf immer deutlicher, wie sich das Verstärken bzw. das

Lernen am Modell »gewünschter« Verhaltensweisen (Kerstin: »Ich würde mich gerne mehr trauen«, Aicha: »Ich wäre gerne weniger verpeilt und verträumt ... Ich würde mir gerne weniger Sorgen machen«) positiv auf die psychische Entwicklung bzw. die Genesung der Mädchen auswirkte.

Zunehmend wurden eigene Wünsche der Mädchen ausgedrückt und dann auch umgesetzt, was immer wieder zu (äußeren) Konflikten führte, sodass jede einzelne Stunde immer dynamischer wurde und nun wenig an die stillen, passiven, in der Gegenübertragung beinahe ohnmächtig machenden probatorischen Einheiten erinnerte. So wünschte sich in diesem Abschnitt der Therapie Aicha nahezu immer eine Tanz-Spielsituation, während Stephanie gerne kreative Basteleien bzw. zeichnerische Übungen machen wollte. Gleichzeitig wurde die Bindung der Patientinnen an die Therapeutinnen und auch an die Gruppe zu diesem Zeitpunkt immer stabiler (therapeutische Beziehung). Indem immer wieder auf ihre Wünsche eingegangen wurde, die sich zu Beginn sehr darauf bezogen, Übungen bzw. Spiele zu machen, in denen sie ihre Stärken zeigen konnten, ging nun eine ständige Ressourcenaktivierung in jede Stunde mit ein. Vera und Kerstin versuchten zu dem Zeitpunkt der Therapie den beginnenden Erzählkreis immer weiter auszuweiten und Anne wünschte sich Woche für Woche theaterpädagogische Übungen. Gemeinsam war nun allen, dass sie sich meist, nachdem sie sich emotional tiefer auf die therapeutischen Angebote einlassen konnten, immer wieder leistungsorientierte, »sachlichere« Impulse wünschten, wie z. B. Ecken-Rechnen oder »Galgenmännchen«. Wir interpretierten diese Wünsche als Ausdruck einer altersentsprechenden Lernaufgabe und somit als seelisch stabilere Entwicklung (während die Patientinnen zuvor aufgrund der z. T. chronifizierten Parentifizierung viel zu sehr mit Aufgaben beschäftigt waren, die nicht ihren Entwicklungsaufgaben entsprachen, im Gegenteil, sie an diesen z. T. hinderten).

Auf der projektiven Ebene bzw. im Kontakt wurden bei allen Patientinnen im Verlauf immer deutlicher Versorgungs- und Schutzthemen inszeniert, welche eine starke emotionale Bedürftigkeit vermuten ließen: In einer Stunde berichtete Nadine davon, dass sie immer noch ein Kuscheltier habe, und beschrieb detailliert, wie sehr sie es seit frühster Kindheit genieße, mit diesem zu kuscheln. Auf ihre Idee hin brachten alle Mädchen zum nächsten Termin ein Kuscheltier mit, das ihnen einmal viel bedeutet habe oder immer noch bedeute. Dabei »interviewten« wir jedes einzelne Stofftier und fragten es unter anderem, wann es zu dem jeweiligen Mädchen »gekommen« sei und in welchen Situationen es das Mädchen schon beschützt habe bzw. was es dem Mädchen wünsche. In diesen eher regressiven Szenen suchten die Patientinnen viel Nähe zu den Therapeutinnen, den anderen Patientinnen und den mitgebrachten Tieren. Aicha sagte daraufhin, dass sie am liebsten jeden Tag in dieser Gruppe verbringen würde.

Im gemeinsamen Spiel wurden im Verlauf auch aggressive Anteile auf Symbolebene, bei Ballspielen oder beim deutlich affektbeladenen Einschlagen auf Ton bzw. einen Boxsack ausagiert, wobei immer wieder eine deutliche Begrenzung von außen durch die Therapeutinnen notwendig war, damit sich die Mädchen nicht (gegenseitig) verletzten. Dies passierte scheinbar »nebenbei« (»Huch, ich wollte gar nicht so fest werfen«), passte jedoch deutlich zu der Psychodynamik, die in vollem Gang war. Es war wichtig für die Mädchen, auch mit (jahrelang unterdrückten) Wutgefühlen ohne Schuldgefühle in Kontakt zu kommen, diese Affekte kennen und regulieren zu lernen.

Neben dem Eingehen auf die im Verlauf immer stärker von den Mädchen gesetzten Impulse gab es weiterhin einen ritualisierten Bestandteil der Stunden, wie das Vorlesen von Entspannungsgeschichten bzw. Übungen zur Körperwahrnehmung, wobei sie sich immer wieder deutlich regressiv zeigten und sich dabei z. B. in Decken kuschelten. Oftmals kamen in diesen Szenen auch merklich traurige Impulse bzw. eine starke Erschöpfung einzelner Teilnehmerinnen zum Vorschein. Dabei suchten die Mädchen dann weniger die körperliche Nähe der Therapeutinnen (hier schien vor allem das permanente Hören der Stimme in eine entsprechende Passung wichtig) als vielmehr Körperkontakt zu anderen Patientinnen (in Form von »Anschmiegen/Näherrücken« usw.). Auf diese Weise ergaben sich immer wieder Nähe-Distanz-Regulations-Übungen. Nach solchen Situationen war der Wunsch nach Versorgung durch die Therapeutinnen meist ein zentrales Thema (»Können wir jetzt nicht alle zusammen zu McDonalds gehen?«).

Zum Beispiel schmiegte sich Nadine während der Entspannungsgeschichte »Am Meer« immer mehr an Kerstin, die sich kurzzeitig erschreckte, dann aber ihren Kopf auf Nadines Schulter legte. Als diese einschlief, blickte Kerstin Hilfe suchend zu einer der Therapeutinnen und flüsterte leise, dass ihr das nun zu nah sei, woraufhin die Therapeutin verständnisvoll nickte. Nadine schien die Situation deutlich unangenehm und sie wirkte kurz darauf gereizt. Offenbar hatte sie die Situation als kränkend und zurückweisend erlebt, woraufhin sich nach der Entspannungs-Sequenz eine Erzähl-Runde ergab, in der jedes Mädchen Beispiele aus Situationen berichtete, in denen es sich zurückgewiesen gefühlt habe, oder aber auch umgekehrt, jemandem ein Bedürfnis nach etwas mehr Distanz mitgeteilt hatte. Allen Mädchen war vor allem Letzteres meist schwergefallen. Dass jede Teilnehmerin beide Situationen kannte (sich zurückgewiesen fühlen und Grenzen setzen zu wollen), ermöglichte einen Perspektivwechsel, der Nadine offenbar entlastete. Nach dieser Sequenz war eine deutlich angestrengte Stimmung zu spüren (Aicha: »Das ist echt anstrengend, wenn man so in die Tiefe geht«), die von Anne durch einen Witz aufgelockert wurde, über den alle dankbar lachten.

Innerhalb der Behandlung änderte sich die anfänglich z. T. aufgesetzt erscheinende, sehr unsichere, immer wieder auch affektarme Kontaktaufnahme der Mädchen, in einer differenzierteren, deutlich schwingungsfähigeren Weise zu interagieren. Mit stetig wachsender Sicherheit und Üben im therapeutischen Setting war es für alle Teilnehmerinnen der Gruppe merklich leichter möglich, Gefühle und Sorgen auszudrücken. Dabei wurden die starke Selbstunsicherheit und der daraus resultierende große Wunsch nach Anerkennung und Aufmerksamkeit der einzelnen Mädchen nochmals besonders deutlich.

Die Beendigung der Stunden konnten die Mädchen zwischenzeitlich schwer aushalten: Hier war sowohl eine konsequente als auch wertschätzende und stark

Halt gebende therapeutische Haltung gefragt, bei immer wieder auch deutlich provokanter Verhaltensweise einzelner Patientinnen (Problemaktualisierung).

Es schien, als würden die Patientinnen es geradezu zu genießen, sich regressiv ihren eigenen Bedürfnissen zu widmen, Autonomiebestrebungen auszuprobieren und den therapeutischen Raum immer mehr als Entlastung nutzen zu können, in dem sie sich nicht (mehr) für alles und jeden verantwortlich fühlen mussten. In dieser Phase war es wichtig, sie bei der Regulierung und Dosierung, bezogen auf ihre »Jetzt-bin-ich-mal-dran-Inszenierungen«, zu unterstützen.

Wussten sie zu Beginn der Therapie meist nicht, wo sie sich hinsetzen sollten, ließen sie sich gegenseitig in der Eingangsrunde höflich vor und ordneten ihre Bedürfnisse immer unter, waren sie nun oftmals nur schwer im Redefluss zu stoppen. Meist sprudelten sie nun geradezu über und es gab immer wieder konkurrenzbehaftete Konflikte, z. B. bei der Sitzplatzwahl (um den bequemsten usw.). Hier hatte man oftmals das Gefühl, es handele sich um zweijährige Mädchen in einer Trotzphase.

Es wurde erneut deutlich, wie wichtig es war, dass wir die Gruppe mit zwei Therapeutinnen anboten, da es sehr viel Konfliktpotenzial gab und zeitweise alle Patientinnen wie im Schrei-State um die Aufmerksamkeit eines anderen Mädchens, der Therapeutinnen oder der ganzen Gruppe buhlten. Wir konnten dabei zu zweit intensiv jedes einzelne Mädchen spiegeln, seine Gefühle containen und dabei die gesamte Gruppe im Blick behalten, die vieles selbst regulierte und ein ständiges Übungsfeld, gerade auch bezogen auf Triangulierung, für die Mädchen bot. Frustrationserleben konnten alle Mädchen dadurch im Verlauf durch wiederholtes Üben bzw. das Erlernen, das an gemeinsam Erlebtes immer wieder angeschlossen wurde, zunehmend besser aushalten. Es war auch dadurch immer differenzierter möglich, erste Deutungen einzubringen sowie Sorgen und Ängste der Mädchen im Gespräch anteilig zu bearbeiten (motivationale Klärung, Problembewältigung).

Gegen Ende der Therapie forderten die Patientinnen, wie erwartet, immer wieder deutlich Rituale und auch zwei aufsuchende In-vivo-Übungen ein. Nach einer zuvor emotional sehr intensiven Phase wurden die Themen wieder oberflächlicher und alltagsnäher. Wenn es jedoch um emotional belastende Themen ging, zeigten sich die Mädchen jetzt offener und gegenseitig als sehr einfühlsame, kompetente Zuhörerinnen, die sich auch abgrenzen konnten (»So, können wir jetzt nach diesem schweren Thema wieder tanzen?«).

Arbeit mit dem Manual »ECHT STARK!«

Die Verfasser selbst beschreiben das Manual als »Leitfaden für die Durchführung eines ressourcenorientierten Gruppenangebots« (Schulze et al., 2014). Das Manual enthält neben konkreten Handlungsvorgaben auch ansprechende Materialien sowie Links.

Beispielhaft haben wir unsererseits die Module 3 »Psychoedukation« und 8 »Stärken und Ressourcen« in unsere Arbeit integriert.

Modul 3 »Psychoedukation« – 5. Therapiestunde Inhaltlich orientierten wir uns in der C-Phase am Modul 3, wobei wir über eigene erlebte körperliche Erkrankungen in einem strukturierten Gespräch zu psychischen Erkrankungen kamen. Alle Kinder konnten die Erkrankungen ihres Elternteils benennen. Psychoedukativ mithilfe von Büchern konnten wir die Krankheitsbilder der Eltern ansprechen, benennen und über typische Symptome (allgemein) informieren.

Innerhalb der Gruppe war eine Erleichterung bei zeitgleicher Themenschwere zu erkennen und die ersten Mädchen begannen beispielhaft von ihren Eltern, vorsichtig-dosiert, zu berichten.

Als Hausaufgabe wurden die Mädchen aufgefordert, bis zur nächsten Stunde zu überlegen, mit welcher Person aus der Familie, dem Freundes- oder Bekanntenkreis sie über die Erkrankung sprechen könnten.

Modul 8 »Stärken und Ressourcen« – 12. Therapiestunde Über den Einstieg einer Fantasiereise »Taucher« von Stefan Adams in der C-Phase näherten wir uns dem Thema »Stärken und Ressourcen«, um in einem nächsten Schritt gemeinsam zu überlegen und in einem weiteren Schritt mit Ton darzustellen, welches für uns wertvolle Dinge sind, welche Stärken und Eigenschaften uns ausmachen und welche Kraft- und Energiequellen uns wichtig sind.

Kontextarbeit (Bezugspersonengespräche)

Im Zuge der Therapie fanden in regelmäßigen Abständen Gespräche mit den Bezugspersonen statt. Diese wurden erst geführt, nachdem ein sicheres therapeutisches Arbeitsbündnis zwischen den Patientinnen und den Therapeutinnen entstanden war und mit den jeweiligen Patientinnen Details (bezüglich Schweigepflicht) abgeklärt worden waren.

Sowohl die Gespräche mit den Eltern als auch die mit den Lehrern (oder anderen Hilfesystemen, z. B. der Sozialpädagogischen Familienhilfe [SPFH]) waren sehr hilfreich, um die Inszenierungen aus den Stunden besser zu verstehen und ein deutlicheres Gesamtbild zu erhalten:

So zeigte sich Kerstin in einigen Stunden immer wieder aggressiv, z. T. sexualisiert, und sie präsentierte gewaltverherrlichende Gedichte. Im Elterngespräch berichtete die Mutter, dass Kerstin in den vorherigen Ferien viel Zeit mit einer psychisch labilen Cousine verbracht habe, die Kerstin seit ihrer Kindheit bewunderte. Seitdem diese einen Suizidversuch unternommen habe, versuche Kerstin die Identität der Cousine (die sich meist sexualisiert und aggressiv verhalten habe) nachzuahmen. Im Elterngespräch konnte mit der Mutter ein Zusammenhang zwischen Kerstins derzeitigem Verhalten und ähnlichen Situationen in der Vergangenheit, als die Mutter Suizidversuche begangen hatte, im Sinne von Re-Inszenierungen hergestellt werden. Somit war es für sie leichter, einen Perspektivwechsel einzunehmen und aus dem negativen Kommunikationskreislauf mit ihrer Tochter auszusteigen. Auf ihren Wunsch hin übten wir in einem Rollenspiel gelungenere Kommunikationsmöglichkeiten.

Verwendete Übungen und Verfahren

Viele der folgenden Übungen entstammen systemischen, theaterpädagogischen bzw. gestalt-, tanz- oder kunsttherapeutischen Fortbildungen. Sie können nicht immer einer einzigen »Autorin« oder »Erfinderin« zugeordnet werden. Impulse gaben Sabine Trautmann-Voigt, Bernd Voigt, Gabriele Meyer-Enders, Stefan Reichelt sowie Michaela Huber. Anregungen für die Praxis finden sich z. B. in »Spiel und Aktion« (Finkel & Decker-Voigt, 1980), »Grammatik der Körpersprache« (Trautmann-Voigt &Voigt, 2012), »Therapeutische Metaphern für Kinder und das Kind in uns« (Mills & Crowley, 2011), »Bewegt sein« (Hausmann & Neddermeyer, 2003) oder in »Die kleine Psychotherapeutische Schatzkiste« (Teile 1 und 2; Caby & Caby, 2009, 2013).

Ressourcenübungen

Ressourcium (Fragekärtchen)

Es handelt sich um ein Kartenspiel, das aus gezielt ressourcenorientierten, lebensfreudigen Fragen besteht, die wir in der Mädchengruppe altersbezogen teilweise leicht abwandelten.
Beispiele: »Wenn Du 1 Mio. Euro gewinnen würdest, was würdest Du damit tun?«, »Wer oder was hat Dich einmal positiv überrascht?«, »Wer hat Dir schon einmal geholfen?«, »Wie sieht ein perfekter Tag für Dich aus?«, »Was ist Dein Lieblingsessen?«

Entspannungstraining

Die progressive Muskelentspannung (PME) nach Edmund Jacobson umfasst ein Verfahren, bei dem durch die willentliche und bewusste An- und Entspannung bestimmter Muskelgruppen ein Zustand tiefer Entspannung des ganzen Körpers erreicht werden soll. Dabei werden nacheinander die einzelnen Muskelpartien in einer bestimmten Reihenfolge zunächst angespannt, die Muskelspannung wird kurz gehalten und anschließend wird die Spannung gelöst. Die Konzentration der Person wird dabei auf den Wechsel zwischen An- und Entspannung gerichtet und auf die Empfindungen, die mit diesen unterschiedlichen Zuständen einhergehen. Ziel des Verfahrens ist eine Senkung der Muskelspannung unter das normale Niveau aufgrund einer verbesserten Körperwahrnehmung.

Imaginationsverfahren und -übungen

Fantasiereisen sind imaginative Verfahren, welche, von einem Sprecher erzählt, als Entspannungstechnik therapeutische Wirkung erzielen können. Bei entspannt sitzender oder liegender Körperposition kann ein tiefer Ruhe- und Erholungszustand erreicht werden, bei dem ein Sprecher den Patienten auf eine »Reise« durch angenehm erlebte Fantasiebilder führt.

»Der Innere Garten«

In dieser Übung stellen sich Patienten imaginär einen Garten vor und gestalten ihn so, dass sie sich wohl und geborgen fühlen. Ziele sind hierbei die Erfahrung eines Gefühls von Geborgenheit, Wohlfühlen und Ruhe, die Möglichkeit zur Selbsttröstung sowie das Auftanken innerer Kraftreserven.
Diese Übung geht auf Michaela Huber zurück. Letztlich kann aber das gesamte Repertoire aus der Katathym Imaginativen Psychotherapie (Leuner, 2012) verwendet werden.

Kreative Übungen

Wappen

Die Patientinnen zeichneten Wappen mit verschiedenen Kraftsymbolen und schnitzten diese später aus Holz.

Arbeit mit Ton/Skulpturarbeit

Mit geschlossenen Augen und ohne ein bestimmtes Thema arbeiteten die Patientinnen mit Ton und forderten später ein, sich zu bestimmtem Themen mit diesem Material auszudrücken.

Spiegelübung

Die Mädchen arbeiteten in Paaren zusammen. Nacheinander sollte jeweils eine Partnerin die andere spiegeln und jede Bewegung, Mimik usw. genau nachmachen. Im nächsten Schritt erzählte ein Mädchen eine Situation aus der Woche, in der sie sich einmal »gut«, einmal »nicht so gut« gefühlt hat. Ihr Gegenüber sollte das Erzählte in einer Ausdrucksweise seiner Wahl zusammenfassen (verbal, pantomimisch, zeichnerisch, tanztherapeutische Übungen).

Arbeiten mit Kunstwerken

(z. B. »Das blaue Haus« nach einer kunsttherapeutischen Übung von Stefan Reichelt [1996])
Den Mädchen wurde ein Ausdruck des Kunstwerks »Das blaue Haus« von Marc Chagall gezeigt, woraufhin sie nach einer kurzen Einleitung mögliche Innenräume dieses Gebäudes zeichneten. Außerdem malten sie in den folgenden Stunden ihr tatsächliches Zuhause und ihr jeweiliges Traumhaus. Auf diese Weise erfuhren wir viele Details und relevante Themen aus dem Alltag und zu ihrem seelischen Erleben. Beim Zeichnen kam es zu einigen sehr ruhigen und besonders konzentrierten Phasen in der Gruppentherapie. Im Anschluss daran entstanden meist recht lebendige Dialoge und weitere Ideen, bei denen die Mädchen z. B. verschiedene Straßen und Dörfer mit ihren eigenen Bildern als Gesamtkunstwerk zusammenlegten.

Geschichten zu Ende erzählen und zum Teil zeichnen

(Idee unter anderem nach Stefan Reichelt [1996])
Geschichten – meist mit bindungsrelevanten Themen – sollten zu Ende erzählt und teilweise auch gezeichnet werden. Dabei kamen die Mädchen auf sehr kreative, konstruktive Ideen.

Die Gruppe als Tiere oder als Märchenfiguren/Superhelden

Die Mädchen sollten sich gegenseitig symbolisch Tieren, Märchenfiguren oder Superhelden zuordnen und drei positive Eigenschaften dieser benennen.

Auswertung

Von den vereinbarten Zielen sind folgende erreicht worden:

- Alle Patientinnen zeigen zum Ende der Therapie keine depressive Stimmungslage mehr, nur noch selten Kopf- und Bauchschmerzen in Leistungsdrucksituationen.
- Die Angst von Vera und Stephanie vor Versagen hat deutlich abgenommen.
- Alle Mädchen haben nun intensive und stabile Kontakte zu Gleichaltrigen.
- Sie können jetzt recht differenziert ihre Bedürfnisse wahrnehmen und ausdrücken. So ist es besser möglich, die familiären Beziehungen angemessen in der Nähe-Distanz-Regulation zu steuern.
- Es ist gelungen, ein Bewusstsein für Zusammenhänge zwischen frühen Erfahrungen, konfliktreichen Beziehungen und der späteren Symptomatik zu entwickeln.
- Die Mädchen zeigen sich nun als Kinder mit Zuversicht und altersentsprechenden Autonomiebestrebungen, die nicht mehr neurotisch gehemmt werden.

Erreichte Ziele

Aus psychodynamischer Sicht

Die Selbstwahrnehmung konnte bei allen Mädchen deutlich gestärkt werden. Die ausführlichen Körper- und Affektwahrnehmungsübungen, die anfängliche Gesprächsrunde sowie das Herausarbeiten der einzelnen Stärken und Schwächen verdeutlichten die vielen Facetten der einzelnen Mädchen. An der Wahrnehmung anderer (Objekte) und der Selbst-Objekt-Differenzierung wurde sowohl in den Eingangsrunden als auch mittels der Kontakt- und Nähe-Distanz-Regulationsübungen aus »Bindung in Bewegung« (Trautmann-Voigt & Moll, 2011) zum Thema »Rhythmus, Krafteinsatz und Tempo« des Gegenübers therapeutisch intensiv gearbeitet. Emotionales Kommunikationsvermögen (Kontaktaufnahme, Empathie und Antizipation der Reaktionen anderer) waren grundsätzlich schon zu Beginn der Therapie Stärken der einzelnen Patientinnen. Nach der zunächst jedoch enorm angepassten Phase trauten die Mädchen sich zunehmend, eigene

Wünsche und auch negative Affekte auszudrücken. Bezogen auf die Affekt- und Impulssteuerung sind vor allem Vera, Aicha, Stephanie, Kerstin und Anne am Ende gut der Lage, auch negative und ambivalente Affekte wahrzunehmen. Aicha wünscht sich z. B. eine Auszeit, weil ihr das ganze »Bewegungsmäßige« zu viel ist, sie aber »dafür Schiedsrichter sein möchte«. Stephanie beeindruckt durch ihre Äußerungen bezogen auf ihren Abschiedsschmerz aufgrund des Endes der Gruppe. Alle können nun am Ende auch unter konflikthaften Belastungen (z. B. in der Schule) ein positives Selbstwert- und Identitätsgefühl aufrechterhalten oder wiederherstellen. Außerdem war es allen beschrieben Patientinnen möglich, im Verlauf eine sichere Bindung mit den Therapeutinnen und den anderen Teilnehmerinnen einzugehen und Hilfe von diesen anzunehmen. Die Gruppenteilnehmerinnen waren meist darauf bedacht, dass alle Patientinnen anwesend waren, machten sich Sorgen, wenn jemand fehlte, bzw. erinnerten sich z. T. gegenseitig an Vereinbarungen. Bei der Trauerarbeit, bezogen auf das Lösen der Bindungen, hatten alle originelle, gestalterische Ideen, um sich gegenseitig diesbezüglich Halt zu geben (Kerstin: »Stell Dir einfach Frau Chevally's Lachen vor, wenn Du sie vermisst, oder wir malen etwas Türkises als Symbol für Frau Kunz«). Es war ihnen möglich, Symbole für innere Objekte zu finden.

Die Therapie konnte bei allen Mädchen positiv auf das Strukturniveau einwirken.

Aus verhaltenstherapeutischer Sicht

Es war möglich, die Patientinnen in ihrem Selbstbewusstsein und ihren sozialen Kompetenzen zu stärken. Sie zeigten am Ende der Therapie ein ausgeglichenes Maß bezogen auf das Wahrnehmen, Ausdrücken und Aushandeln eigener Bedürfnisse und auf die Wünsche anderer. Fähigkeiten wie Selbstorganisation, Strukturierung der Tagesabläufe, Selbstregulation und das Kommunikationsverhalten veränderten sich ebenfalls positiv. Vor allem verringerten sich Ängste.

Zu Beginn der Therapie wurden ihre persönlichen Ziele der Therapie aufgeschrieben und skaliert und mit der eigenen Einschätzung am Ende verglichen. Hier zeigt sich bei allen eine Verbesserung von drei bis vier Skala-Punkten.

1.8.6 Zusammenfassung

Eine Kombination verschiedener kreativer, verhaltenstherapeutischer und tiefenpsychologischer Techniken innerhalb der Gruppe hat sich als äußerst hilfreich und wirkungsvoll erwiesen.

Alle Mädchen ließen sich auf eine enge Bindung im Übertragungsgeschehen ein, indem sie sich trauten, »sich etwas zuzumuten« und sich emotional einzulassen. So konnten sie ihre Angst vor Entwertung – einhergehend mit der Angst vor Verlust – in einer korrigierenden Beziehungserfahrung ausdrücken und bearbeiten. Nachdem die Mädchen eine therapeutische Beziehung zu den Therapeutinnen und der gesamtem Gruppe eingegangen waren, konnten sie in ihrem Selbsterleben bzw. ihrer Selbstwirksamkeit anteilig gestärkt werden, worauf sie diese direkt im therapeutischen Übungsfeld der Gruppe erleben und erweitern konnten (und gleichzeitig ähnliche »Erfolge« bei anderen Mädchen beobachteten). Mit dieser neu erworbenen und wachsenden Sicherheit wurde es möglich, ihre aktuellen Probleme und inneren Konflikte zu bearbeiten (bzw. den Umgang damit immer besser zu üben).

Sie nutzten die Gruppe als einen Schutzraum, in dem sie sich zunehmend freier ausprobieren konnten. Im Übertragungsgeschehen wurden immer wieder Re-Inszenierungen der Grundkonflikte deutlich, die in der therapeutischen Arbeit aufgefangen und bearbeitet wurden. Die Mädchen konnten lernen, dass ihre Wut unsere therapeutische Bindung nicht gefährdete. Stattdessen erlebten sie die Therapeuten als spiegelnde, wertschätzende, authentische Gegenüber, genauso wie auch die anderen Patientinnen in der Gruppe als Partnerinnen erhalten blieben. Mit einem in der Therapie aufgebauten und danach sich stabilisierenden Selbstwertgefühl konnten die Mädchen neue Möglichkeiten entwickeln, Ängste und Aggressionen auch außerhalb der Therapie zu kanalisieren und sie in angemessenem Rahmen zu zeigen, zu verarbeiten und zu integrieren. Dass diese sich verändernden Muster wiederum entlang verhaltenstherapeutischer Techniken in Rollenspielen (die ursprünglich aus dem Psychodrama kommen), durch Verstärkerpläne und konkrete Übungen (aus der Tanz-, Kunst- und Gestaltungstherapie) weiter vertieft und erlernt werden konnten, stellte sich als praktische, alltagsnahe therapeutische Erweiterung dar und wirkte sich positiv aus. Die Erfahrung, die Therapeutinnen als ihnen den Rücken stärkende, feinfühlige Objekte zu erleben und im Verlauf zu internalisieren, machte es den Patientinnen immer mehr möglich, die Defizite, die sich in den Grundkonflikten zeigten, aufzuarbeiten. So ist es immer weiter gelungen, ein Bewusstsein für Zusammenhänge zwischen den frühen familiären Erfahrungen und der späteren Symptomatik zu entwickeln. Zusätzlich konnten sie die Erfahrung machen, dass Veränderung möglich und erlernbar ist. Die alltagsnahen, in ihre Lebenswelten gut integrierbaren Übungen, die sie auch als »Notfallhilfe« in ihren Therapiemappen wiederfinden, erlebten alle Mädchen als hilfreich.

Literatur

Albert, M., Hurrelmann, M. & Quenzel, G. (2010). 16. Shell Jugendstudie. Jugend 2010. Frankfurt a. M.: Fischer Taschenbuch.

Albert, M., Hurrelmann, M. & Quenzel, G. (2015). 17. Shell Jugendstudie. Jugend 2015. Frankfurt a. M.: Fischer Taschenbuch.

Arbeitskreis OPD (Hrsg) (2006). Operationalisierte Psychodynamische Diagnostik. OPD-2: Das Manual für Diagnostik und Therapieplanung. Bern: Huber.

Arbeitskreis OPD-KJ 2 (Hrsg) (2013). Operationalisierte Psychodynamische Diagnostik im Kindes- und Jugendalter OPD-KJ 2. Bern: Huber.

Argelander, H. (1963). Die Analyse psychischer Prozesse in der Gruppe: Psyche 17: 450–470, 481–515.

Balint, M. (1998 [1987]). Regression. Therapeutische Aspekte und die Theorie der Grundstörung. 3. Aufl. Stuttgart: Klett- Cotta.

Barth, R. (1999): Ein Beratungsangebot für Eltern mit Säuglingen und Kleinkindern – Konzeption und erste Erfahrungen der Beratungsstelle »Menschenskind«. Praxis Kinderpsychol Kinderpsychiatrie 48: 178–191.

Bion, W. R. (1961): Experiences in groups and other papers. London: Travistock Publications.
Bowlby, J. (1975 [1969]). Bindung. Eine Analyse der Mutter-Kind-Beziehung. München: Kindler.
Brazelton, B. & Cramer, B. (1991). Die frühe Bindung. Die erste Beziehung zwischen dem Baby und seinen Eltern. Stuttgart: Klett-Cotta.
Caby, F. & Caby, A. (2009). Die kleine Psychotherapeutische Schatzkiste. Tipps und Tricks für kleine und große Probleme vom Kindes- bis zum Erwachsenenalter. Dortmund: Borgmann Media.
Caby, F. & Caby, A. (2013). Die kleine Psychotherapeutische Schatzkiste. Teil 2. Weitere systemisch-lösungsorientierte Interventionen für die Arbeit mit Kindern, Jugendlichen, Erwachsenen und Familien. Dortmund: Borgmann Media.
Cohn, R. (1975). Von der Psychoanalyse zur Themenzentrierten Interaktion. Stuttgart: Klett-Cotta.
Dornes, M. (2006). Die Seele des Kindes. Frankfurt a. M.: Fischer.
Dornes, M. (2011 [1993]). Der kompetente Säugling: Die präverbale Entwicklung des Menschen. 13. Aufl. Frankfurt a. M.: Fischer.
Ferenczi, S. (1921 [1919]). Weiterer Ausbau der aktiven Technik in der Psychoanalyse. Int Z Psychoanal 7: 33–251.
Finkel, K. & Decker-Voigt, H. H. (1980). Spiel und Aktion. Gestaltungsprozesse in der pädagogischen und therapeutischen Praxis. Düsseldorf: Pädagogischer Verlag Schwann.
Fonagy, F. & Target, M. (2002). Neubewertung der Entwicklung der Affektregulation. Berlin: Springer.
Fonagy, F., Gegerly, G., Jurist, E. L. & Target, M. (2015). Affektregulierung, Mentalisierung und die Entwicklung des Selbst. Stuttgart: Klett-Cotta.
Foulkes, S. H. (1948). Introduction to Group-Analytic Psychotherapy. London: Heinemann.
Foulkes, S. H. (2007). Gruppenanalytische Psychotherapie. Eschborn: Dietmar Klotz.
Grawe, K. (1999). Gründe und Vorschläge für eine Allgemeine Psychotherapie. Psychotherapeut 44: 350–359.
Grawe, K., Donati, R. & Bernauer, F. (1994). Psychotherapie im Wandel. Von der Konfession zur Profession. Göttingen: Hogrefe.
Hausmann, B. & Neddermeyer, R. (2003). Bewegt sein. Integrative Bewegungs- und Leibtherapie in der Praxis. Paderborn: Junfermann.
Havighurst, R. J. (1953). Human Development and Education. New York: David McKay.
Heigl-Evers, A. & Ott, J. (1994). Die Psychoanalytisch-interaktionelle Methode. Göttingen: Vandenhoeck & Ruprecht.
Heigl-Evers, A., Heigl, F., Ott, J. & Rüger, U. (1997). Lehrbuch der Psychotherapie. Lübeck: Gustav Fischer.
Hirsch, M. (2008). Die Gruppe als Container. Mentalisierung und Symbolisierung in der analytischen Gruppenpsychotherapie. Göttingen: Vandenhoeck & Ruprecht.
Leuner, H. (2012). Katathym Imaginative Psychotherapie. Göttingen: Hogrefe.
Lichtenberg, J., Lachmann, F. & Fosshage, J. (2000). Das Selbst und die motivationalen Systeme. Frankfurt a. M.: Brandes & Apsel.
MacKenzie, K. R., Burlingham, G. & Strauss, B. (2002). Zum aktuellen Stand der Gruppenpsychotherapieforschung: III. Gruppenpsychotherapieprozessforschung. Gruppenpsychother Gruppendyn 38: 111–131.
Mattke, D. & Wöller, W. (2010). Psychodynamische Gruppentherapie. In: Wöller, W. & Kruse, J. (Hrsg). Tiefenpsychologisch fundierte Psychotherapie. 3. Aufl. Stuttgart: Schattauer.
Marcuse, H. (Hrsg) (1989 [1964]). Der eindimensionale Mensch. In: Schriften, Band 7. Frankfurt a. M.: Suhrkamp.
Menninger, K. A. & Holzmann, P. S. (1977). Theorie der psychoanalytischen Technik. Stuttgart (Bad Cannstatt): frommann-holzboog.

Mills, J. C. & Crowley, R. J. (2011). Therapeutische Metaphern für Kinder und das Kind in uns. Heidelberg: Carl Auer.

Mitscherlich, A. (Hrsg) (1983 [1963]). Auf dem Wege zur vaterlosen Gesellschaft. In: Gesammelte Schriften. Frankfurt a. M.: Suhrkamp.

Moreno, J. L. (1959). Gruppenpsychotherapie und Psychodrama. Stuttgart: Thieme.

Möhler, E. (2013). Eltern-Säuglings-Psychotherapie. München: Ernst Reinhardt.

Oerter, R. & Montada, L. (Hrsg) (2008). Entwicklungspsychologie. 6. vollst. überarb. Aufl. Weinheim: Beltz PVU.

Ohlmeier, D. (1973). Gruppenpsychotherapie und psychoanalytische Theorie. In: Uchtenhagen, A., Battegay, R. & Friedemann, A. (Hrsg). Gruppentherapie und soziale Umwelt. Bern: Huber; 548–557.

Piaget, J. (1975 [1936]): Das Erwachen der Intelligenz beim Kinde. Gesammelte Werke, Band 1. Studienausgabe. Stuttgart: Klett-Cotta.

Reddemann, L. (2012 [2001]). Imagination als heilsame Kraft. 16. Aufl. Stuttgart: Klett-Cotta.

Reichelt, S. (1996). Verstehen, was Kinder malen. Sorgen und Ängste der Kinder in ihren Bildern erkennen. Zürich: Kreuz.

Rudolf, G. (2009). Strukturbezogene Psychotherapie. Stuttgart, New York: Schattauer.

Sachsse, U. (2004). Traumazentrierte Psychotherapie. Theorie, Klinik und Praxis. Stuttgart, New York: Schattauer.

Sandler, J., & Sandler, A. M. (1985). Vergangenheits-Unbewusstes, Gegenwarts-Unbewusstes und die Deutungen in der Übertragung. Psyche 39: 800–829.

Schulz-Ventrath, U. (2015). Lehrbuch Mentalisieren: Psychotherapien wirksam gestalten. Stuttgart: Klett-Cotta.

Schulze, U. M. E., Kliegl, K., Mauser, C., Rapp, M., Allroggen, M. & Fegert, J. M. (2014). ECHT STARK! Ein Manual für die Arbeit mit Kindern psychisch kranker und suchtkranker Eltern. Berlin, Heidelberg: Springer.

Stern, D. (2010). Der Gegenwartsmoment: Veränderungsprozesse in Psychoanalyse, Psychotherapie und Alltag. Frankfurt a. M.: Brandes & Apsel.

Stern, D. (2011a). Tagebuch eines Babys. Was ein Kind sieht, spürt, fühlt und denkt. München: Piper.

Stern, D. (2011b). Die Lebenserfahrung des Säuglings. Stuttgart: Klett Cotta.

Strenger, C. (2016). Die Angst vor der Bedeutungslosigkeit. Das Leben in der globalisierten Welt. Gießen: Psychosozial-Verlag.

Trautmann-Voigt, S. (2015). Tanztherapie. In: Marlock, G. & Weiss, H. (Hrsg). Handbuch der Körperpsychotherapie. Stuttgart: Schattauer; 885–896.

Trautmann-Voigt, S. (2016). Das Bonner Modell der Interaktionsanalyse (BMIA) – Konzept und Leitfaden einer psychodynamisch fundierten Eltern-Säuglings- Kleinkind-Psychotherapie. In: Harms, T. (Hrsg). Körperpsychotherapie mit Säuglingen und Eltern. Grundlagen und Praxis. Gießen: Psychosozial-Verlag.

Trautmann-Voigt, S. & Moll, M. (2011). Bindung in Bewegung. Gießen: Psychosozial-Verlag.

Trautmann-Voigt, S. & Voigt, B. (2008). Gruppenpsychotherapie im Rhythmisch-Dynamischen Handlungsdialog. Mentalisierung im Spiegel der Bewegung. In: Hirsch, M. (Hrsg). Die Gruppe als Container. Mentalisierung und Symbolisierung in der analytischen Gruppenpsychotherapie. Göttingen: Vandenhoeck & Ruprecht; 193–232.

Trautmann-Voigt, S. & Voigt, B. (2010). Gruppenpsychotherapie im Rhythmisch-Dynamischen Handlungsdialog. Mentalisierung im Spiegel der Bewegung. In: Hirsch, M. (Hrsg). Die Gruppe als Container. Mentalisierung und Symbolisierung in der analytischen Gruppenpsychotherapie. Göttingen: Vandenhoeck & Ruprecht.

Trautmann-Voigt, S. & Voigt, B. (2012). Grammatik der Körpersprache. Ein integratives Lehr- und Arbeitsbuch zum Embodiment. Stuttgart: Schattauer.

Trautmann-Voigt, S. & Voigt, B. (2015). Entwicklung – Abstimmung – Regulation. Tiefenpsychologisch fundierte Psychotherapie im rhythmisch-dynamischen Handlungsdialog. In: Wöller, W. & Kruse, J (Hrsg). Tiefenpsychologisch fundierte Psychotherapie. Basisbuch und Praxisleitfaden. Stuttgart: Schattauer; 276–289.

Trautmann-Voigt, S. & Voigt, B. (Hrsg) (2017). Embodiment – verkörpertes Selbst und Affektregulation. In: Psychodynamische Psychotherapie und Verhaltenstherapie. Ein integratives Praxishandbuch. Stuttgart: Schattauer; 53–76.

Winnicott, D. W.(1994). Kinder. Gespräche mit Eltern. Stuttgart: Klett-Cotta.

Wöller, W., Kruse, J. & Albus, C (2010). Von der Klärung zur Deutung. In: Wöller, W. & Kruse, J. (Hrsg). Tiefenpsychologisch fundierte Psychotherapie. Basisbuch und Praxisleitfaden. 3. Aufl. Stuttgart: Schattauer; 175–189.

Yalom, I. D. (1996). Theorie und Praxis der Gruppentherapie. Ein Lehrbuch. 4. Aufl. München: Pfeiffer.

Anhang Kapitel 1

Tab. 1-1 Stufen bzw. sich überlappende Phasen der Entwicklung* von der Geburt bis ins Erwachsenenalter unter Einschluss entwicklungspsychologischer, kognitionspsychologischer, biologischer, linguistischer und sozialer Theorien – Überblick

Altersstufe 0 = Geburt bis 18 Monate					
Dimension	**Bis 1 Monat**	**Bis 2 Monate**	**Bis 3 Monate**	**Bis 4 Monate**	**Bis 5 Monate**
Körper	eigenständige Atmung Kreislauf- und Verdauungsregulation Stabilisierung der Körperwärme Reflexbewegungen und unwillkürliche Motorik	wie im 1. Monat manchmal etwas verlängerte Wachzeiten	im Alter ab 3 Monaten entwickelt der Säugling wichtige Funktionen im Zentralnervensystem und bildet einen eigenen Tag- und Nachtrhythmus aus dank wachsender Kraft im Oberkörper beginnt er, den Kopf aufrecht zu halten	wie 3 Monate zusätzlich »Schwimmen«	wie 3–4 Monate zusätzlich erste Dreh- und Stützbewegungen
Geist	erkennt bereits nach wenigen Stunden Stimme und Geruch der Mutter »intuitive Mathematik«: kann zwischen zwei und drei gleichen Objekten unterscheiden	unterscheidet das Gesicht der Mutter von anderen gewinnt Vorstellungen durch Tastsinn: erkennt seinen im Mund gefühlten Schnuller optisch wieder	verfolgt zunehmend Details und Bewegungen versteht Objektpermanenz: weiß, dass Objekte nicht verschwinden, wenn sie verdeckt werden	merkt sich Gelerntes eine Woche erkundet die Umgebung mit den Augen nutzt verstärkt die Hand zur Wahrnehmung	zeigt vermehrt Interesse an seinem Spiegelbild hat dasselbe Farbspektrum wie ein Erwachsener

Tab. 1-1 Fortsetzung

Altersstufe 0 = Geburt bis 18 Monate					
Dimension	**Bis 1 Monat**	**Bis 2 Monate**	**Bis 3 Monate**	**Bis 4 Monate**	**Bis 5 Monate**
Sprache	kommuniziert durch Schreien zieht Laute der Muttersprache denen anderer Sprachen vor	beginnt zu gurren erster Austausch: reagiert mit Lauten auf Ansprache	artikuliert Bedürfnisse durch verschiedenartige Schreie Beginn des Lippenlächelns: bringt Lippenbewegung mit Vokalen in Zusammenhang	reagiert unterschiedlich auf freundliche und ärgerliche Stimmen kann lächeln, ahmt lallend vorgesprochene Vokale nach	Laute nehmen muttersprachliche Färbung an
Sozialverhalten	zeigt Interesse an Gesichtern imitiert Augenblinzeln und Zunge herausstrecken beruhigt sich auf dem Arm	entwickelt soziales Lächeln: reagiert auf menschliche Stimmen und Gesichter	sucht oder meidet den Blick des Gegenübers erwartet Interaktion: kommuniziert über Mimik, Gestik und Laute	kann durch Mimik Entzücken, Traurigkeit und Überraschung zeigen	begrüßt Betreuer durch Strampeln und Zappeln drückt Freude durch lautes Lachen und Quietschen aus
Dimension	**Bis 6 Monate**	**Bis 7 Monate**	**Bis 8 Monate**	**Bis 9 Monate**	**Bis 10 Monate**
Körper	mit 6 Monaten lernt das Baby, ohne fremde Hilfe zu sitzen beginnende Kooperation der beiden Gehirnhälften ermöglicht ihm u. a. das beidhändige Greifen	sitzen, evtl. robben sonst wie mit 6 Monaten	sitzen, evtl. robben sonst wie mit 6 Monaten	um den 9. Lebensmonat erprobt das Kind erste Formen der Fortbewegung, um sich einem Gegenstand zu nähern es rutscht im Sitzen, rollt sich über den Boden und krabbelt	krabbeln, evtl. erstes Hochziehen sonst wie mit 9 Monaten

Geist	untersucht gezielt Gegenstände mit beiden Händen versteht einfache Rechenaufgaben mit wenigen Objekten: reagiert erstaunt auf falsche Ergebnisse	beginnt, der Blickrichtung eines Erwachsenen zu folgen	erste Anzeichen für Nachdenken über Ursache und Wirkung	sucht jetzt aktiv nach verstecktem Spielzeug beginnt Funktionen von Gegenständen zu begreifen: versucht, sie »richtig« zu nutzen	kann noch nach 24 Stunden einfache, bei Erwachsenen beobachteten Handlungen nachahmen
Sprache	experimentiert mit verschiedenen Betonungen und Tonhöhen unterscheide Laute fremder Sprachen besser als Erwachsene	beginnt zu lallen verdoppelt Silben zu »dada« oder »baba« reagiert auf seinen Namen	begreift einfache grammatikalische Regeln: zieht Sätze mit sinnvollen Pausen vor	Brabbeln beginnt sprachliche Züge anzunehmen Laute ähneln denen der Muttersprache versteht »Nein«	reagiert auf einfache Anforderungen kann »Mama« und »Papa« sagen
Sozialverhalten	beginnt, fröhliche oder ärgerliche Stimmen dem entsprechenden Gesichtsausdruck zuzuordnen	emotionale Bindungen zu einer oder mehreren Personen beginnen sich zu verstärken	fremdelt: verhält sich unterschiedlich gegenüber vertrauten und unbekannten Menschen	Affektverstärkungen: blickt in ungewohnten Situationen zur Vertrauensperson, um in deren Mimik zu lesen, wie es reagieren soll	liebt Versteckspiele erkennt, worauf eine Person emotional reagiert zeigt Zuneigung

Tab. 1-1 Fortsetzung

Altersstufe 0 = Geburt bis 18 Monate			
Dimension	**Bis 11 Monate**	**Bis 12 Monate**	**Bis 18 Monate**
Körper	Krabbelt zieht sich zum Stand hoch	etwa im Alter von 12 Monaten verfügt das Kind über die nötige Gelenkigkeit, Muskelkraft und Balance für einen wichtigen Entwicklungsschritt: es erlernt das selbstständige Laufen	Weiterentwicklung des aufrechten Gangs
Geist	schaut Bilder an und weist mit dem Finger auf Gegenstände	Sehqualität entspricht der eines Erwachsenen kann einen Gegenstand identifizieren, wenn dessen Name genannt wird	entwickelt Symbolspiel: deutet Gegenstände und Personen zu Spielfiguren um
Sprache	beginnt, vorgesprochene Wörter nachzuahmen	beginnt, erste klare Wörter zu sprechen	Vokabular: bis zu 30 Wörter
Sozial-verhalten	reagiert mit lebhaftem Protest, wenn ihm ein Lieblingsspielzeug weggenommen wird	lernt durch Nachahmung neue Verhaltensweisen wie Klatschen und Winken	begrüßt und umarmt vertraute Personen erste Anteilnahme, aber auch Verstellung Beginn des Trotzverhaltens

* Entwicklung ist unter bio-psycho-sozialer Perspektive als komplexes Interaktionsgeschehen unter Berücksichtigung der Dimensionen Körper/Geist/Sprache/Sozialverhalten einzuordnen (nach Trautmann-Voigt & Moll, 2011, S. 405 ff.).

Tab. 1-2 Motivationale Systeme und Themen, die psychisch relevant werden können, sowie ihre Auswirkungen, erweitert um das Anerkennungssystem (nach Lichtenberg et al., 2000; s. auch Trautmann-Voigt & Voigt, 2012, S. 125)

System **Angeborenes Motivationssystem, das je nach Anforderung aktiviert werden kann und reguliert werden muss**	Kontext **Biologisch und sozial determinierter Kontext der Aktivierung**	Thema **Zweck der Aktivierung**	Energie **Energierichtung zur Bedürfnisbefriedigung**	Frühe Gewohnheiten **Aktivitäten, die nonverbal von der frühen Bezugsorganisation reguliert werden müssen**	Interventionen **Spätere Gewohnheiten, die sich auf die (gespeicherte) Regulation der Motivationssysteme durch die frühe Bezugsorganisation zurückführen lassen**	Bewegungsthemen **Beispiele für körpersprachliche Themen, die sich in der Formung des Körpers in Raum und Intensität/Kraft in einer best. Zeiteinheit u. in einem gegebenen Kontext zeigen**
1 **physiologisches System** zur Regulation natürlicher Grundbedürfnisse	• Nahrungsaufnahme, Reinigung • Temperaturregulation • Wickeln/Stillen	• Regulation der physiologischen Bedürfnisse • Inkorporation • Überleben des Individuums	• nach innen gerichtet	• atmen • saugen • lecken • greifen • Kopf seitwärts drehen	• Ess- und Trinkgewohnheiten • Pflegeverhalten anderen gegenüber • vereinnahmen oder verausgaben • Selbstfürsorge	• heben und senken • öffnen und schließen • geben und nehmen • innen und außen • zupacken, greifen • saugen/beißen/grimassieren
2 **Explorationssystem** zur Regulation zunehmender Autonomiebedürfnisse	• Spielen • Orientierung • bewegen, Kraft entwickeln	• Erkundung der Umwelt • Expansion mit Neugier und Interesse	• nach außen gerichtet	• greifen • tasten • schaukeln • krabbeln • blicken • heben/rollen	• Spiel- und Freizeitgewohnheiten • Initiative, Interessen • Kreativität/Lernverhalten • Lebenslust • Vitalität	• aufrichten und fallen lassen • suchen und finden • ertasten/ergreifen • schwingen/schaukeln • mediale Stimulation/kreative Improvisationen • Kräfte messen/balancieren

Tab. 1-2 Fortsetzung

System **Angeborenes Motivationssystem, das je nach Anforderung aktiviert werden kann und reguliert werden muss**	Kontext **Biologisch und sozial determinierter Kontext der Aktivierung**	Thema **Zweck der Aktivierung**	Energie **Energierichtung zur Bedürfnisbefriedigung**	Frühe Gewohnheiten **Aktivitäten, die nonverbal von der frühen Bezugsorganisation reguliert werden müssen**	Interventionen **Spätere Gewohnheiten, die sich auf die (gespeicherte) Regulation der Motivationssysteme durch die frühe Bezugsorganisation zurückführen lassen**	Bewegungsthemen **Beispiele für körpersprachliche Themen, die sich in der Formung des Körpers in Raum und Intensität/Kraft in einer best. Zeiteinheit u. in einem gegebenen Kontext zeigen**
3 **Bindungssystem** zur Regulation von Ängsten vor dem Außen	• Sicherheit • Schutz • Geborgenheit	• Definition von Clan- und Gruppenzugehörigkeit	• zwischen Innen und Außen oszillierend	• tragen • halten • Hautkontakt • streicheln	• Nähe-Distanz-Regulation • Beziehungsgestaltung • zulassen von menschlichen Kontakten • Einschätzung von Gefahren	• festhalten und loslassen • Körperkontakt • nah und fern regulieren • geben und nehmen • öffnen und schließen • führen und folgen/Handkontakte
4 **aversives System** zur Regulation von Selbstschutzmechanismen (passiv und aktiv)	• Rückzug (Schlaf) oder • Angriff/Widerstand oder • »Totstellreflex«	• Schutz vor Reizüberflutung oder Gefahr • Selbstbehauptung oder • Ruhe/Rückzug	• nach innen oder nach außen gerichtet	• abstemmen • schreien • schlafen • träumen • treten • hauen	• allein sein können • sich lösen können • sich wehren können • sich schützen können	• zurückziehen und voranstreben • zuwenden und abwenden • allein oder mit anderen

				• spucken • wegdrehen	• kämpfen können • Stopp sagen können • zur Ruhe kommen können	• ziehen und schieben • drücken/treten • aktiv und passiv • Kraft/Spannung einsetzen können • entspannen können
5 **sensuelles/sexuelles System** zur Regulation der Generationenfolge	• Zärtlichkeit • Liebe	• Vereinigung • Fortpflanzung der Art	• nach innen und außen gerichtet	• taktile Stimulation • Sinne anregen • berühren	• körperliche Lust erleben können • sinnlicher Genuss • Sexualität genießen können	• zuwenden versus isolieren • berühren/streicheln versus schlagen/stoßen • Umgang mit Körperlichkeit • hart und weich/umarmen • zart und kraftvoll sein/halten
6 **Anerkennungssystem**	• Respekt • Wertschätzung • Achtung	• Leistung • Rangordnung • Verantwortung	• nach außen gerichtet	• freies Expandieren • Expression • Grenzen austesten, • konkurrieren testen, • messen	• Zielfokussierung • Selbstwirksamkeit erleben können • Leistungsbereitschaft • Altruismus im positiven Sinne • respektvoll sein können	• Groß versus Klein • maximieren – minimieren • Kraft – Schnelligkeit und Präzision in Kombination gerichtet einsetzten können

Klinische Leitlinien zur interaktionsorientierten psychodynamischen Diagnostik und Interventionsplanung

Patientin 1

Name des Kindes: Kerstin **Datum:** Sommer 2014
Alter: 10 Jahre
Vorstellungsgrund: extreme Schüchternheit, Ängste, psychische Erkrankung der Mutter und deren Auswirkungen in der Mutter-Kind-Beziehung
ICD-10-Diagnose: Störung mit sozialer Überempfindlichkeit (F93.2)

Fragekategorie	Baby/Kind	Mutter	Vater/Partner
Symptome	• ich bin immer ganz vorsichtig und schüchtern • ich kann mich nicht so gut entscheiden • ich muss immer so viel weinen	• Borderline-Persönlichkeitsstörung	• keine
Geäußerte Ängste	• ich möchte keinem weh tun • ich habe Angst, dass Mama nicht mehr gesund wird		• Angst, Kerstin nicht zu genügen; fehlende Mutterbeziehung • Angst, dass Kerstin sich nicht frei entwickeln kann
Geäußerte Wünsche/ Erwartungen	• nicht mehr so viel Angst haben • ich wünsche mir, mit jemandem reden zu können • ich wäre gerne mutiger • ich möchte wissen, was mit Mama los ist		• Ängstlichkeit abbauen • Selbstvertrauen stärken • Umgang mit Gefühlen lernen • Hilfe annehmen
Beziehungsangebote			
Von Mutter zu Baby/Kind	←	• kaum vorhanden	
Von Baby/Kind zu Mutter	• wenig differenziert	→	

Fragekategorie	Baby/Kind	Mutter	Vater/Partner
Zwischen Mutter und Vater/Partner		• kaum vorhanden ↔	
Von Vater/Partner zu Baby/Kind		←	• auffordernd
Von Baby/Kind zu Vater/Partner	• unsicher	→	
An den Therapeuten (Baby/Kind, Mutter, Vater/Partner)	• unsicher		• auffordernd
Dyadische/triadische/ chaotische Beziehungsgestaltung?	• überwiegend dyadisch, in Ansätzen triadisch		• überwiegend triadisch
GÜ: Atmosphärischer Gesamteindruck	• Kerstin: unsicher, kontrollierend, aktivierend • Vater: aktivierend, ruhig, freundlich, warmherzig • Gesamteindruck: Überforderung, erschöpft		
Interaktionsanalyse und bindungsorientierte Diagnostik	• vgl. Interaktionsanalyse bzw. Manual A, C (s. Trautmann-Voigt & Moll, 2011)		
Vermuteter Bindungsstil	• unsicher-vermeidend		• unsicher-ambivalent
(Präformiertes) Abwehrverhalten/ Abwehrmechanismen	• Regression • Vermeidung		• Vermeidung • Verdrängung • Reaktionsbildung
Aktivierte Systemzustände	• wache Aufmerksamkeit		• wache Aufmerksamkeit
Aktivierte motivationale Systeme	• Bindung • Exploration		• Bindung
Unbewusste Angst	• ein wichtiges Objekt zu verlieren • Zustimmung des Objekts zu verlieren • abgelehnt zu werden		• ein wichtiges Objekt zu verlieren • Selbstwirksamkeit zu verlieren
Abgewehrter negativer Affekt	• Verwirrung		• Wut gegen versagendes Objekt • Verwirrung

Fragekategorie	Baby/Kind	Mutter	Vater/Partner
Hypothesen über Strukturthemen	• fehlende positive Beziehungserfahrungen • mangelnde Affektdifferenzierung • mangelnde Impulssteuerung • mangelnde Fähigkeit, Hilfe anzunehmen		• fehlende positive Beziehungserfahrungen • mangelnde Affektdifferenzierung
Hypothesen über (sich entwickelnde) Konfliktthemen	• Bindungskonflikt		• Bindungskonflikt
Hypothese über Traumagenese	• nein		• nein
Ressourcen	a) im Familiensystem:		
	• Bruder +2 Lj. • Schwester –3 Lj.		• Bruder und Familie • kann Hilfe annehmen
	b) im Umfeld:		
	• Schule • Tanzen		• Job • Freundeskreis
Besondere Kontextvariablen/äußere Rahmenbedingungen	• alleinerziehender Vater • unregelmäßiger Mutterkontakt		
Dominantes Thema der Beziehungsregulation in der Familie	• Ambivalenz • Enttäuschung		
Behandlungsfokus/Themen	• kurzfristig: Selbstwahrnehmung, Aufbau positiver Beziehungserfahrungen • mittelfristig: Selbstwahrnehmung, Selbst-Objekt-Differenzierung, Kontaktaufnahme • langfristig: Selbst-Objekt-Differenzierung, Aufbau flexibler positiver Beziehungserfahrungen, Hilfe annehmen		
Interventionsthemen/Themen in der Körpersprache	• halten – loslassen		

Patientin 2

Name des Kindes: Vera **Datum:** Sommer 2014
Alter: 8 Jahre
Vorstellungsgrund: Rückzug, Traurigkeit, Angst sowie gesteigerte Sorge nach psychiatrischer Klinikeinweisung des Vaters mit Notfalleinsatz
ICD-10-Diagnose: Anpassungsstörung, Angst und depressive Reaktion (F43.22)

Fragekategorie	Baby/Kind	Mutter	Vater/Partner
Symptome	• ich bin viel traurig und bin am liebsten in meinem Bett	• Verunsicherung • Migräne	• diagnostizierte Dysthymie
Geäußerte Ängste	• ich habe Angst, dass Papa was passiert	• Angst, dass Vera dieselbe Erkrankung wie ihr Vater hat • Angst, das alles nicht alleine zu schaffen	• Angst, dass Vera sich in der Traurigkeit verliert
Geäußerte Wünsche/ Erwartungen	• ich wünsche mir, dass ich nicht mehr so viel traurig bin	• dass Vera wieder fröhlich und entlasteter ihren Alltag leben kann	• dass Vera lernt, mit ihren Gefühlen und der Familiensituation umzugehen
Beziehungsangebote			
Von Mutter zu Baby/Kind	←	• steuernd	
Von Baby/Kind zu Mutter	• unsicher • auffordernd	→	
Zwischen Mutter und Vater/Partner		• stressig ↔	
Von Vater/Partner zu Baby/Kind		←	• wenig differenziert
Von Baby/Kind zu Vater/Partner	• angstvoll	→	
An den Therapeuten (Baby/Kind, Mutter, Vater/Partner)	• auffordernd	• auffordernd	

Fragekategorie	Baby/Kind	Mutter	Vater/Partner
Dyadische/triadische/ chaotische Beziehungsgestaltung?	• dyadisch	• überwiegend dyadisch, in Ansätzen triadisch	
GÜ: Atmosphärischer Gesamteindruck	• Vera: aktivierend, erfreulich, irritierend • Mutter: aktivierend, abstoßend, anstrengend • Gesamteindruck: Überforderung, ermüdet, gerädert		
Interaktionsanalyse und bindungsorientierte Diagnostik	• vgl. Interaktionsanalyse bzw. Manual A, C (s. Trautmann-Voigt & Moll, 2011)		
Vermuteter Bindungsstil	• unsicher-vermeidend	• unsicher-ambivalent	
(Präformiertes) Abwehrverhalten/ Abwehrmechanismen	• Wendung gegen das Selbst • Regression	• Somatisierung • Projektion	
Aktivierte Systemzustände	• wache Aufmerksamkeit	• wache Aufmerksamkeit	
Aktivierte motivationale Systeme	• Bindung • Exploration • Sensualität	• Bindung • Aversion	
Unbewusste Angst	• ein wichtiges Objekt zu verlieren • Zustimmung des Objekts zu verlieren • abgelehnt zu werden	• ein wichtiges Objekt zu verlieren • Selbstwirksamkeit zu verlieren	
Abgewehrter negativer Affekt	• Verwirrung	• Wut gegen versagendes Objekt • Verwirrung	
Hypothesen über Strukturthemen	• fehlende positive Beziehungserfahrungen • mangelnde Affektdifferenzierung • mangelnde Impulssteuerung	• fehlende positive Beziehungserfahrungen • mangelnde Affektdifferenzierung • mangelnde Fähigkeit, Hilfe anzunehmen	

Anhang Kapitel 1

Fragekategorie	Baby/Kind	Mutter	Vater/Partner
Hypothesen über (sich entwickelnde) Konfliktthemen	• Bindungskonflikt	• Bindungskonflikt • Autonomie-konflikt	
Hypothese über Traumagenese	• nein	• nein	
Ressourcen	a) im Familiensystem:		
	• Patentante • Vera kann Hilfe annehmen	• Schwester • Intelligenz • Begeisterungs-fähigkeit	
	b) im Umfeld:		
	• Schule • Reiten	• engste Freundin • Job	
Besondere Kontext-variablen/äußere Rahmenbedingungen	• Vater wiederholende Klinikaufenthalte/Kuraufenthalt/ alleinige Urlaube (Energie tanken) • Vera ist häufig alleine zu Hause, besonders in Zeiten väterlicher Abwesenheit		
Dominantes Thema der Beziehungsregulation in der Familie	• Ambivalenz		
Behandlungsfokus/ Themen	• kurzfristig: Selbst-Objekt- Differenzierung, Aufbau positiver Beziehungserfahrungen • Mutter: Anbindung der Mutter in Beratung/Therapie • mittelfristig: Autonomieförderung von Vera, Einbindung des Vaters (Triangulierung) • langfristig: Selbst-Objekt-Differenzierung, Aufbau flexibler positiver Beziehungserfahrungen		
Interventionsthemen/ Themen in der Körpersprache	• führen – folgen • halten – loslassen		

Patientin 3

Name des Kindes: Aicha **Datum:** Sommer 2014
Alter: 10 Jahre
Vorstellungsgrund: Schlafschwierigkeiten, weint aktuell viel, Angst vor Trennungen (Mutter/Vater), häufig Kopfschmerzen (wiederholte Vorstellung in der Migräneambulanz)
ICD-10-Diagnose: emotionale Störung mit Trennungsangst (F93.0)

Fragekategorie	Baby/Kind	Mutter	Vater/Partner
Symptome	• wenn ich alleine bin, dann muss ich viel weinen • ich kann immer nur kurz schlafen • Trennungsangst • Kopfschmerzen (ohne körperlichen Befund)	• diagnostizierte Histrionische Persönlichkeitsstörung	• keine
Geäußerte Ängste	• Angst, dass die Kopfschmerzen immer bleiben • Angst, keine Freundin zu finden • Angst, dass die Tränen nicht aufhören	• Angst, dass Aicha nicht geholfen werden kann	• Sorge, dass es Aicha nicht gut geht • Unsicherheit, wie er Aicha am besten unterstützen kann
Geäußerte Wünsche/ Erwartungen	• Wunsch, eine Freundin zu finden • Wunsch, dass die Kopfschmerzen aufhören • Wunsch, besser schlafen zu können	• Wunsch, dass es Aicha gut geht	• Wunsch, dass es Aicha gut geht • Wunsch, dass Aicha weniger Kopfschmerzen hat und nicht mehr so viel weinen muss • Wunsch nach Entlastung
Beziehungsangebote			
Von Mutter zu Baby/ Kind	←	• unsicher • ambivalent	
Von Baby/Kind zu Mutter	• unsicher • vermeidend	→	

Fragekategorie	Baby/Kind	Mutter	Vater/Partner
Zwischen Mutter und Vater/Partner		• unsicher • ambivalent ↔	• sicher
Von Vater/Partner zu Baby/Kind		←	• sicher
Von Baby/Kind zu Vater/Partner	• sicher • unsicher-ambivalent	→	
An den Therapeuten (Baby/Kind, Mutter, Vater/Partner)	• auffordernd • unsicher	• unsicher • kontrollierend • auffordernd • ambivalent	• auffordernd • sicher
Dyadische/triadische/ chaotische Beziehungsgestaltung?	• dyadisch	• dyadisch	• überwiegend triadisch
GÜ: Atmosphärischer Gesamteindruck	• Aicha: unsicher, interessiert, scheu, beobachtend-kontrollierend, erleichtert, frohgemut • Mutter: überdreht, kontrollierend, stressig, ermüdend • Gesamteindruck: Überforderung, unsicher, hektisch, überdreht		
Interaktionsanalyse und bindungsorientierte Diagnostik	• vgl. Interaktionsanalyse bzw. Manual A, C (s. Trautmann-Voigt & Moll, 2011)		
Vermuteter Bindungsstil	• unsicher-vermeidend	• unsicher-ambivalent	• sicher
(Präformiertes) Abwehrverhalten/ Abwehrmechanismen	• Regression • Vermeidung • Reaktionsbildung • Somatisierung	• Vermeidung • Spaltung • Projektion • Somatisierung	• Vermeidung • Reaktionsbildung
Aktivierte Systemzustände	• wache Aufmerksamkeit	• wache Aufmerksamkeit	• wache Aufmerksamkeit • ruhige Aufmerksamkeit
Aktivierte motivationale Systeme	• Bindung	• Bindung • Aversion	• Bindung • Sensualität

Fragekategorie	Baby/Kind	Mutter	Vater/Partner
Unbewusste Angst	• ein wichtiges Objekt zu verlieren • abgelehnt zu werden	• ein wichtiges Objekt zu verlieren • Zustimmung des Objekts zu verlieren • abgelehnt zu werden	• ein wichtiges Objekt zu verlieren
Abgewehrter negativer Affekt	• Verwirrung • Beschämung	• Nähe-Aversion • Verwirrung	• Wut gegen (versagendes) Objekt • Verwirrung
Hypothesen über Strukturthemen	• fehlende positive weibliche Beziehungserfahrungen • mangelnde Affekt-differenzierung	• fehlende positive Beziehungserfahrungen • mangelnde Affekt-differenzierung • mangelnde Fähigkeit, Hilfe anzunehmen (passive Hilfe-einforderung)	• bislang mangelnde Fähigkeit, Hilfe anzunehmen
Hypothesen über (sich entwickelnde) Konfliktthemen	• Bindungskonflikt	• früher Bindungskonflikt	• Bindungskonflikt
Hypothese über Traumagenese	• Verkehrsunfall im 6. Lebensjahr	• Verkehrsunfall • körperliche Gewalterfahrung in der Ursprungsfamilie	• nein
Ressourcen	a) im Familiensystem:		
	• Bruder – 2 Lj.	• Ursprungsfamilie • Kontaktfreudigkeit • Offenheit	• Schwester • Offenheit
	b) im Umfeld:		
	• Schule • Kunstturnen	• Hilfe einfordern	• Job • Anbindung an Jugendamt, Sozialpädagogische Familienhilfe

Fragekategorie	Baby/Kind	Mutter	Vater/Partner
Besondere Kontextvariablen/äußere Rahmenbedingungen	• lebt bei ihrem Vater mit unregelmäßigem Mutterkontakt		
Dominantes Thema der Beziehungsregulation in der Familie	• Ambivalenz • Beschämung • Enttäuschung		
Behandlungsfokus/Themen	• kurzfristig: Selbstwahrnehmung, Selbst-Objekt-Differenzierung, Hilfe annehmen • mittelfristig: Angstabbau, Selbstwahrnehmung, Selbst-Objekt-Differenzierung, Autonomieförderung, Ausbau der Konfliktbereitschaft • langfristig: Selbst-Objekt-Differenzierung, emotionales Kommunikationsvermögen, Autonomieförderung, Zutrauen in die eigenen Fähigkeiten		
Interventionsthemen/Themen in der Körpersprache	• halten – loslassen		

Patientin 4

Name des Kindes: Nadine **Datum:** Sommer 2014
Alter: 9 Jahre
Vorstellungsgrund: Einschlafschwierigkeiten, Traurigkeit, Rückzug
ICD-10-Diagnose: Anpassungsstörung, Angst und depressive Reaktion (F43.22)

Fragekategorie	Baby/Kind	Mutter	Vater/Partner
Symptome	• Einschlafschwierigkeiten • Traurigkeit • Bauchschmerzen (ohne körperlichen Befund)	• diagnostizierte generalisierte Angststörung	• Diabetes
Geäußerte Ängste	• ich habe Angst, dass die Bauchschmerzen nicht aufhören • Angst, dass Mama so komisch bleibt, mit der ganzen Angst • Angst, keine Freundin zu finden	• Angst, alles nicht zu schaffen • Angst, dass die eigene Erkrankung die Tochter »behindert«	• Angst, dass es Nadine nicht gut geht • Angst, die mütterliche Erkrankung unterschätzt zu haben
Geäußerte Wünsche/ Erwartungen	• Wunsch, eine Freundin zu finden • Wunsch, dass die Bauchschmerzen aufhören • Wunsch, dass Mama nicht mehr so viel Angst hat	• Wunsch, dass es Nadine besser geht • Wunsch nach Entlastung • Wunsch nach eigenem Angstabbau	• Wunsch, dass es Nadine gut geht
Beziehungsangebote			
Von Mutter zu Baby/Kind	←	• unsicher • vermeidend	
Von Baby/Kind zu Mutter	• unsicher • vermeidend	→	
Zwischen Mutter und Vater/Partner		• unsicher ↔	

Fragekategorie	Baby/Kind	Mutter	Vater/Partner
Von Vater/Partner zu Baby/Kind		←	• aktivierend • ambivalent
Von Baby/Kind zu Vater/Partner	• ambivalent	→	
An den Therapeuten (Baby/Kind, Mutter, Vater/Partner)	• auffordernd • unsicher	• unsicher • kontrollierend	• auffordernd • ambivalent
Dyadische/triadische/chaotische Beziehungsgestaltung?	• dyadisch, teilweise triadisch	• dyadisch	• überwiegend triadisch
GÜ: Atmosphärischer Gesamteindruck	• Nadine: unsicher, ungeduldig, neugierig • Mutter: unsicher, kontrollierend, stressig • Vater: aktivierend, ausweichend, gefühlvoll • Gesamteindruck: Überforderung, unsicher, vermeidend		
Interaktionsanalyse und bindungsorientierte Diagnostik	• vgl. Interaktionsanalyse bzw. Manual A, C (s. Trautmann-Voigt & Moll, 2011)		
Vermuteter Bindungsstil	• unsicher-ambivalent	• unsicher-vermeidend	• unsicher-ambivalent
(Präformiertes) Abwehrverhalten/ Abwehrmechanismen	• Regression • Vermeidung • Reaktionsbildung	• Vermeidung • Verdrängung	• Vermeidung • Reaktionsbildung
Aktivierte Systemzustände	• wache Aufmerksamkeit • ruhige Aufmerksamkeit	• wache Aufmerksamkeit	• wache Aufmerksamkeit • ruhige Aufmerksamkeit
Aktivierte motivationale Systeme	• Bindung	• Bindung • Aversion	• Bindung
Unbewusste Angst	• ein wichtiges Objekt zu verlieren • abgelehnt zu werden	• ein wichtiges Objekt zu verlieren • Selbstwirksamkeit zu verlieren • Zustimmung des Objekts zu verlieren	• ein wichtiges Objekt zu verlieren
Abgewehrter negativer Affekt	• Verwirrung • Beschämung	• Nähe-Aversion • Beschämung	• Wut gegen (versagendes) Objekt • Verwirrung

Fragekategorie	Baby/Kind	Mutter	Vater/Partner
Hypothesen über Strukturthemen	• fehlende positive Beziehungs-erfahrungen • mangelnde Affekt-differenzierung	• fehlende positive Beziehungs-erfahrungen • mangelnde Affekt-differenzierung • mangelnde Fähigkeit, Hilfe anzunehmen	• mangelnde Fähigkeit, Hilfe anzunehmen
Hypothesen über (sich entwickelnde) Konfliktthemen	• Bindungskonflikt	• Nähekonflikt • früher Bindungs-konflikt	• Bindungskonflikt
Hypothese über Traumagenese	• nein	• Überfall im frühen Erwach-senenalter	• nein
Ressourcen	a) im Familiensystem:		
	• Patentante	• Schwester • Intelligenz	• Intelligenz • Offenheit
	b) im Umfeld:		
	• Schule • Malen/Basteln	• Sozialpädago-gische Familien-hilfe	Job
Besondere Kontext-variablen/äußere Rahmenbedingungen	• lebt bei ihrer Mutter mit regelmäßigem Vaterkontakt jedes Wochenende		
Dominantes Thema der Beziehungsregulation in der Familie	• Ambivalenz		
Behandlungsfokus/ Themen	• kurzfristig: Selbstwahrnehmung, Selbst-Objekt-Differen-zierung, Aufbau positiver Beziehungserfahrungen • mittelfristig: Selbstwahrnehmung, Selbst-Objekt-Differen-zierung, Hilfe annehmen • langfristig: Selbst-Objekt-Differenzierung, emotionales Kommunikationsvermögen		
Interventionsthemen/ Themen in der Körper-sprache	• halten – loslassen		

Patientin 5

Name des Kindes: Anne **Datum:** Sommer 2014
Alter: 9 Jahre
Vorstellungsgrund: Traurigkeit, Rückzug, Kopfschmerzen, psychisch kranke Mutter
ICD-10-Diagnose: Anpassungsstörung, längere depressive Reaktion (F43.21)

Fragekategorie	Baby/Kind	Mutter	Vater/Partner
Symptome	• Rückzug • Traurigkeit • Kopfschmerzen (ohne körperlichen Befund) • Lustlosigkeit	• diagnostizierte depressive Phasen	• keine
Geäußerte Ängste	• ich habe Angst, nicht mehr fröhlich sein zu können • Angst, dass Mama stirbt oder ihr etwas passiert • alleine zu sein • Angst, dass mir keiner glaubt	• Angst, alles nicht mehr schaffen zu können • Angst, dass auch Anne Ihr Leben lang mit Depressionen zu kämpfen hat	• Angst, dass auch Anne eine Depression hat (genetische Komponente?)
Geäußerte Wünsche/ Erwartungen	• Wunsch, eine Freundin zu finden • Wunsch, dass die Kopfschmerzen endlich aufhören • Wunsch, wieder fröhlich zu werden	• Wunsch, dass es Anne wieder besser geht	• Wunsch, dass es Anne wieder besser geht • Wunsch, zu wissen, was er noch für Anne tun kann
Beziehungsangebote			
Von Mutter zu Baby/Kind	←	• unsicher	
Von Baby/Kind zu Mutter	• unsicher • vermeidend	→	
Zwischen Mutter und Vater/Partner		• unsicher ↔	

Fragekategorie	Baby/Kind	Mutter	Vater/Partner
Von Vater/Partner zu Baby/Kind		←	• auffordernd • sicher
Von Baby/Kind zu Vater/Partner	• ambivalent	→	
An den Therapeuten (Baby/Kind, Mutter, Vater/Partner)	• auffordernd • unsicher	• auffordernd • kontrollierend	• auffordernd
Dyadische/triadische/ chaotische Beziehungsgestaltung?	• dyadisch	• dyadisch	• überwiegend triadisch
GÜ: Atmosphärischer Gesamteindruck	• Anne: unsicher, froh, neugierig, interessiert • Mutter: unsicher, anstrengend, entkräftet, abgehetzt • Vater: aktivierend, ausweichend, meidend • Gesamteindruck: Überforderung, ermattet, traurig		
Interaktionsanalyse und bindungsorientierte Diagnostik	• vgl. Interaktionsanalyse bzw. Manual A, B (s. Trautmann-Voigt & Moll, 2011)		
Vermuteter Bindungsstil	• unsicher-vermeidend	• unsicher-vermeidend	• sicher
(Präformiertes) Abwehrverhalten/ Abwehrmechanismen	• Regression • Vermeidung	• Vermeidung • Verdrängung • Reaktionsbildung	• Verdrängung
Aktivierte Systemzustände	• wache Aufmerksamkeit	• wache Aufmerksamkeit	• wache Aufmerksamkeit
Aktivierte motivationale Systeme	• Bindung	• Bindung • Aversion	• Bindung
Unbewusste Angst	• ein wichtiges Objekt zu verlieren • abgelehnt zu werden	• ein wichtiges Objekt zu verlieren • Selbstwirksamkeit zu verlieren • Zustimmung des Objekts zu verlieren	• ein wichtiges Objekt zu verlieren
Abgewehrter negativer Affekt	• Verwirrung	• Schuld wegen eigener destruktiver Impulse	• Wut gegen (versagendes) Objekt

Fragekategorie	Baby/Kind	Mutter	Vater/Partner
Hypothesen über Strukturthemen	• fehlende positive Beziehungs-erfahrungen • mangelnde Affekt-differenzierung • mangelnde Fähigkeit, Hilfe anzunehmen	• fehlende positive Beziehungs-erfahrungen • mangelnde Affekt-differenzierung • mangelnde Fähigkeit, Hilfe anzunehmen	• mangelnde Affekt-differenzierung
Hypothesen über (sich entwickelnde) Konfliktthemen	• Bindungskonflikt	• Bindungskonflikt • Autonomie-konflikt	
Hypothese über Traumagenese	• nein	• Missbrauch im Jugendalter	• nein
Ressourcen	a) im Familiensystem:		
	• Oma (mütter-licherseits)	• Schwester • Offenheit	• Intelligenz
	b) im Umfeld:		
	• Schule • Tanzen • Malen	• engste Freundin	• Job
Besondere Kontext-variablen/äußere Rahmenbedingungen	• lebt bei ihrer Mutter mit regelmäßigem Vaterkontakt alle 2 Wochen		
Dominantes Thema der Beziehungsregulation in der Familie	• Ambivalenz • Enttäuschung		
Behandlungsfokus/Themen	• kurzfristig: Selbstwahrnehmung, Aufbau positiver Beziehungs-erfahrungen • mittelfristig: Selbstwahrnehmung, Selbst-Objekt-Differen-zierung • langfristig: Selbst-Objekt-Differenzierung, Hilfe annehmen		
Interventionsthemen/Themen in der Körper-sprache	• führen – folgen • halten – loslassen		

Patientin 6

Name des Kindes: Stephanie **Datum:** Sommer 2014
Alter: 11 Jahre
Vorstellungsgrund: Einschlafschwierigkeiten, Bekümmernis, Bauchschmerzen
ICD-10-Diagnose: Anpassungsstörung, Angst und depressive Reaktion (F43.22)

Fragekategorie	Baby/Kind	Mutter	Vater/Partner
Symptome	• Unsicherheit • Traurigkeit • Einschlafschwierigkeiten • Bauchschmerzen (ohne körperlichen Befund)	• Borderline-Persönlichkeitsstörung	• keine Angaben möglich
Geäußerte Ängste	• Angst, zu versagen • Angst vor Streit • manchmal habe ich Angst vor Mama und ihren Launen	• Angst, Stephanie zu verlieren (emotional und durch das Jugendamt entzogen zu bekommen)	
Geäußerte Wünsche/ Erwartungen	• ich möchte nicht mehr so viel Angst haben • Wunsch, eine Freundin zu finden • Wunsch, die eigene Meinung äußern zu können	• Angstabbau bei Stephanie	
Beziehungsangebote			
Von Mutter zu Baby/Kind	←	• ambivalent • unsicher	
Von Baby/Kind zu Mutter	• unsicher • vermeidend	→	
Zwischen Mutter und Vater/Partner		• kein Kontakt	
Von Vater/Partner zu Baby/Kind			• kein Kontakt
Von Baby/Kind zu Vater/Partner			

Fragekategorie	Baby/Kind	Mutter	Vater/Partner
An den Therapeuten (Baby/Kind, Mutter, Vater/Partner)	• unsicher	• ambivalent • kontrollierend	
Dyadische/triadische/ chaotische Beziehungsgestaltung?	• dyadisch	• dyadisch	
GÜ: Atmosphärischer Gesamteindruck	• Stephanie: unsicher, interessiert, heiter • Mutter: unsicher, anstrengend, kontrollierend, gerädert • Gesamteindruck: Überforderung, erschöpft, schmerzlich		
Interaktionsanalyse und bindungsorientierte Diagnostik	• vgl. Interaktionsanalyse bzw. Manual A, C (s. Trautmann-Voigt & Moll, 2011)		
Vermuteter Bindungsstil	• unsicher-vermeidend	• unsicher-ambivalent	
(Präformiertes) Abwehrverhalten/ Abwehrmechanismen	• Regression • Verdrängung	• Vermeidung • Projektion • Spaltung	
Aktivierte Systemzustände	• wache Aufmerksamkeit • ruhige Aufmerksamkeit	• wache Aufmerksamkeit	
Aktivierte motivationale Systeme	• Bindung	• Bindung • Aversion	
Unbewusste Angst	• ein wichtiges Objekt zu verlieren • abgelehnt zu werden	• Nähe-Aversion • ein wichtiges Objekt zu verlieren • Angst vor eigener Impulsivität	
Abgewehrter negativer Affekt	• Verwirrung	• Schuld wegen eigener destruktiver Impulse • Verwirrung • Wut gegen (versagendes) Objekt	
Hypothesen über Strukturthemen	• fehlende positive Beziehungserfahrungen	• fehlende positive Beziehungserfahrungen	

Fragekategorie	Baby/Kind	Mutter	Vater/Partner
	• mangelnde Affekt-differenzierung • hoher Anspan-nungslevel	• mangelnde Affekt-differenzierung • mangelndes Körper-Selbst • hoher Anspan-nungslevel	
Hypothesen über (sich entwickelnde) Konfliktthemen	• Bindungskonflikt	• früher Bindungs-konflikt	
Hypothese über Traumagenese	• nein	• Missbrauch im Jugendalter • Vergewaltigung im Jugendalter	
Ressourcen	a) im Familiensystem:		
	• Schwester 2 Lj. • Oma • Hund	• Tante (mütter-licherseits)	
	b) im Umfeld:		
	• Schule, Chor • Malen und Basteln • Tanzverein	• Freundeskreis • Selbsthilfegruppe • Kreativität	
Besondere Kontext-variablen/äußere Rahmenbedingungen	• lebt bei ihrer alleinerziehenden Mutter mit einer jüngeren Schwester (–2 Jahre)		
Dominantes Thema der Beziehungsregulation in der Familie	• Ambivalenz • Partnerersatz		
Behandlungsfokus/Themen	• kurzfristig: Selbstwahrnehmung, Aufbau positiver Beziehungs-erfahrungen • mittelfristig: Hilfe annehmen, Selbstwahrnehmung, Selbst-Objekt-Differenzierung • langfristig: Selbst-Objekt-Differenzierung		
Interventionsthemen/Themen in der Körper-sprache	• halten – loslassen		

2 Gruppenpsychotherapie mit Erwachsenen

Daniela Schulze

2.1 Einleitung

Ich stelle im Folgenden eine Gruppe aus meiner Praxis vor, die ich drei Jahre begleitet habe. Die Arbeit mit Gruppen erlebe ich als große Bereicherung. Sie erweitert meinen therapeutischen Wirkkreis und nebenbei auch die ganz persönliche Auseinandersetzung mit mir selbst. Im Folgenden werde ich versuchen, den genauen Ablauf einer Gruppentherapie – von der Vorplanung über den ersten Termin, den gesamten Therapieprozess bis zum Abschiednehmen – möglichst praxisnah zu beschreiben. Anschließend setze ich mich mit den Veränderungen der Psychotherapie-Richtlinie auseinander, was durch die vorhergehende Darstellung des Beispiels einer Gruppentherapie Realitätsnähe gewinnen soll. Es ist mir ein Anliegen, andere, Sie, zur Aufnahme von Gruppentherapie in ihr therapeutisches Angebot zu ermutigen. Es ist eine Herausforderung, ja, man sollte Respekt vor den vielfältigen Dynamiken, die sich in Gruppen entwickeln können, haben. Aber es ist auch eine Bereicherung und dieser Respekt ist eine gute Grundlage für das Gelingen von Gruppentherapie.

Denn: »Was kann schon passieren, wenn wir uns und unseren Mitmenschen mit Respekt und Interesse an den eigenen Geschichten begegnen? … Wenn Ihnen nach einer bestimmten Gruppenzusammensetzung ist …, wenn Sie die Arbeit mit einer bestimmten Gruppe mögen, fantasieren, kennengelernt haben …, dann machen Sie diese Gruppe auch! … Sie werden im Verlauf dieser Arbeit immer wieder einen Weg finden, die Gruppe am Leben zu erhalten. Und Sie werden dabei selber viel lernen.«

2.2 Das Setting der Gruppentherapie

Die Gruppentherapie fand im ersten Halbjahr einmal in der Woche jeweils für 100 Minuten statt. In den darauffolgenden zweieinhalb Jahren trafen die Teilnehmer alle zwei Wochen ebenfalls für 100 Minuten zusammen. Insgesamt gab es 76 Begegnungen (s. auch Anhang A5, Informationen zur Gruppe).

Die Gruppe begann mit neun Teilnehmern, wovon einer nach der fünften Stunde die Therapie abbrach und ein weiterer Teilnehmer die Gruppe aufgrund eines Umzugs nach einem Jahr verließ. Hierfür kam eine neue Teilnehmerin hinzu. Die verbleibenden acht Teilnehmer durchliefen in dieser geschlossenen Gruppenkonstellation die Intervention bis zum Ende nach drei Jahren.

2.3 Die Therapeutin

Seit Beginn meiner psychotherapeutischen Tätigkeit arbeite ich neben den laufenden Einzeltherapien auch mit verschiedenen Gruppen. Von meiner Ausrichtung her bin ich Tiefenpsychologin. Ich lege Wert auf eine genaue und umfassende Vorinformation der Patienten über den Hintergrund und die Werkzeuge der tiefenpsychologischen Arbeitsweise in der Gruppentherapie (s. Abschn. 2.4). Die Teilnehmer bekommen einen Eindruck davon, was ein Übertragungsgeschehen ist, und wissen, dass die therapeutische Rolle eine nicht vorgebende, durchstrukturierende ist, sondern eine den Prozess begleitende Funktion hat (Foulkes, 1955, 1978). Die Teilnehmer erhalten eine Bedenkzeit vor Beginn der Therapie und lassen sich dann bewusst auf diesen Prozess ein. Sie haben ausreichende Möglichkeiten für Fragen und bekommen das Wesentliche schriftlich fixiert als Information ausgehändigt (ein Beispiel hierfür s. Anhang A3, Rundbrief vor Beginn der Gruppentherapie). Seit Langem gilt als eines der am besten gesicherten Ergebnisse der Gruppentherapieforschung, dass eine adäquate Vorbereitung die Effektivität von Gruppentherapie deutlich erhöht und die Gefahr eines Abbruchs reduzieren kann (Tschuschke, 2001, 2003).

Je nach Gruppenzusammensetzung und Therapiephase fließen in meine Arbeit sowohl kreative Techniken ein, die ich in den verschiedenen Weiterbildungen kennengelernt habe, als auch Vorgehensweisen, die ich selbst im Laufe meiner Tätigkeit entwickelte und immer wieder variiere und erweitere.

Das folgende Zitat von Eric Berne (1966) trifft das, was ich in Bezug auf meine Arbeit empfinde: »*Ein Therapeut, der seine Gruppen im aktuellen Jahr so leitet wie im vergangenen Jahr, hat offensichtlich nichts dazugelernt und ist ein bloßer Techniker. Um seiner eigenen Entwicklung willen darf er es nicht dazu kommen lassen.*«

2.4 Struktur und Interventionen zu Ablauf und Inhalt

Einführend gebe ich den Patienten einige Beispiele, um ihnen zu vermitteln, was in der Therapie abläuft und wie sie sich eine Gruppentherapie vorstellen können (s. auch Anhang A4 Therapievorphase).

2.4.1 Minimalstrukturierung/Rolle des Therapeuten

»In dieser Form der Gruppentherapie kann man den Therapeuten am besten als Begleiter verstehen. Meine Funktion besteht darin, den Gruppenprozess zu fördern, zu unterstützen, aber nicht darin, ihn zu bestimmen und/oder vorzugeben. Jeder soll dadurch die Möglichkeit haben, sich auf seine eigene Art einzubringen.«

»Natürlich werden Sie irgendwann auch mal gefragt werden, wenn Sie z. B. lange scheinbar unbeteiligt dasitzen … aber da fragt oft jemand der anderen Teilnehmer … und das kann ja auch eine gute Erfahrung sein, dass man mal gefragt wird.«

»Zu meiner Aufgabe gehört es, diesen Prozess unter den Teilnehmern zu begleiten, dabei einen respektvollen Umgang miteinander zu fördern, eine Atmosphäre zu schaffen, in der gemeinsam die Verhaltensmuster und die Hintergründe verstanden werden können.«

2.4.2 Worum geht es?

»Mir ist wichtig, dass jeder die Gelegenheit hat, sich so zu beteiligen, wie es für ihn möglich und hilfreich ist. So werden sich die individuellen Beziehungsmuster, die Art, wie wir mit anderen in Kontakt treten, am besten entfalten. Und diese Muster interessieren uns ja in dieser Therapieform.«

»Anders herum spiegeln die Gruppenteilnehmer auch Empfindungen, die sie als eher schwierig erleben, z. B. wenn jemand redet, ohne dass eine Rückmeldung erfolgen kann, oder jemand Themen einfach unterbricht … aber dies geschieht vor einem respektvollen Umgang miteinander und dem Wissen, dass gerade diese Muster uns ja interessieren. Wir erkennen dann evtl. gemeinsam, dass der Betroffene durch diese Strategien unangenehme Gefühle wie Angst, Wut, Hilflosigkeit vermeiden möchte. Vielleicht hat er früher erlebt, dass sich die Bezugspersonen bei Meinungsverschiedenheiten irgendwann nur noch angeschrien haben. Er kennt es gar nicht, dass zwei verschiedene Meinungen nebeneinander bestehen können und beide akzeptiert werden. Deswegen unterbricht er dann aus Angst, es könnte Streitigkeiten geben, die Diskussion.«

»Das Herausarbeiten dieser (dysfunktionalen) Muster steht im ersten Teil nach der Anfangszeit des Kennenlernens im Vordergrund. Parallel hierzu findet ein Lernen, Umdenken und Entwickeln von anderen Möglichkeiten statt. Jede Gruppe entwickelt hierbei ihren ganz eigenen Stil.«

»Im Weiteren geht es um das Durcharbeiten. Wenn wir unsere ›Baustellen‹ erkannt haben, sind sie damit nicht gleichzeitig beseitigt. Die dysfunktionalen Beziehungsmuster (so nennt man die Muster, die wir in schwierigen Situationen gelernt haben, die uns damals halfen, etwas zu verkraften, die aber in der Gegenwart nicht mehr funktional sind, uns also im Heute im Wege stehen [s. Beispiel unten]) sitzen oft tief, da sie über Jahrzehnte immer wieder aktiviert wurden, und es braucht Zeit, bis wir sie verändern können. Durch diese Arbeit werden Gefühle freigelegt, die lange verdrängt waren oder auch bewusst vermieden wurden. Hier müssen manchmal Ereignisse, Realitäten betrauert werden. An diesen Stellen tauschen sich die Teilnehmer ggf. über Kindheitserinnerungen aus, Situationen, die schwierig für sie waren. Die Gruppe kann hier Trost spenden und Halt geben. Sie kann dabei auch regulieren und neue Perspektiven schaffen, indem gemeinsam auch wieder, mit der Kraft, aller nach vorne geschaut wird.«

2.4.3 Anhand eines Beispiels erklären, was hinter einem Symptom stehen kann, welche Konflikte bestehen können, wie Gefühle abgewehrt werden

»In der ersten Stunde einer neu beginnenden Gruppe sagte ein 53-jähriger Mann mit einer ausgeprägten hypochondrischen Seite zu einem 45-Jährigen mit einer Spielsucht, dass er nicht verstehen könne, wie man sich vor so einen Automaten stellen, da Geld reinwerfen und sich nicht zusammenreißen könne. Darauf entgegnete der Mann mit der Spielsucht, dass er nicht verstehen könne, wieso man sich über eine kleine Beule am Schienbein so aufregen könne und deswegen mehrmals zum Arzt gehe, obwohl der erste Arzt einem gesagt hat, dass es nichts Dramatisches ist. Beide Männer und die anderen Teilnehmer der Gruppe mussten lachen. Ich als Therapeutin nutzte diese Situation und intervenierte, dass es sicher interessant wäre, hier an dieser Stelle mal zu schauen, was hinter diesen Verhaltensweisen verborgen sein könnte. Die Gruppe erkannte in der weiteren Auseinandersetzung mit diesem Thema, dass zwei nach außen hin sehr unterschiedliche Symptome ähnliche Ursachen haben können. Vordergründig ging es erst einmal um die Vermeidung von Angst und Unlustgefühlen. In den weiteren Stunden wurde dieses Thema immer wieder bearbeitet, dabei entdeckten die beiden Männer Ähnlichkeiten in ihren Lebensgeschichten. Beide Männer hatten ein äußerst schwieriges Verhältnis zu ihren Vätern und fühlten sich zeitlebens entwertet. Jetzt konnte auch noch einmal über die Anfangsszene gesprochen werden, in der ja auch eine Entwertung durch den 53-jährigen Teilnehmer erfolgte. Er hatte eigentlich Anteile seines Selbst in dem anderen gesehen und diese entwertet, indem er sie abtat und Unverständnis signalisierte. Seine eigenen Gefühle von Kränkung hatte er so abgewehrt.«

2.4.4 Eine wichtige Technik: Regel der freien Assoziation

»Alles, was Ihnen wichtig erscheint, alles, was Sie in der Gruppensituation gedanklich beschäftigt, ist wichtig. Auch Dinge, die Sie/ich nur beiläufig und als nebensächlich registrieren. Manchmal erschließt sich der Sinn auch erst später. Auch Träume können wichtig sein und mit dem Gruppenprozess in Verbindung stehen.«

»Wünschenswert wäre, dass diese Inhalte mehr und mehr in den Gruppenprozess gelangen, damit jeder davon profitieren, daran teilhaben kann. Oft ist es so, dass wir Dinge denken, die die anderen auch gerade gedacht haben. Oder dass wir Dinge denken, die dem anderen z. B. bei einer Problemlösung helfen können.«

2.4.5 Humor

»Eine wichtige Form der Regulierung, die allen Menschen guttut und die sich auch in allen Gruppen hier einstellt, ist Humor. Humor ist ein Entspannungsmittel, das die Gruppen gut nutzen, um sich nach anstrengenden Momenten auch mal zu entlasten. Humor hilft auch dabei, mal Abstand von sich nehmen zu können, indem man über sich lacht.«

2.4.6 Mögliche Interventionsformen, je nach Situation: Rollenspiele und Wahrnehmungsübungen

»Manchmal erzählt ein Teilnehmer eine ganz bestimmte Situation, die ihn beschäftigt, die er gerne verändern möchte. Manche solcher Situationen eignen sich, sie im Rollenspiel nachzustellen und gewünschte Verhaltensweisen zu üben. Dann spielen einige aus der Gruppe die Situation nach und tauschen sich über die möglichen Schwierigkeiten dabei aus. Ein Teilnehmer kann z. B. als Modell dienen und die Rolle vorspielen, alle tauschen sich über die verschiedenen Varianten aus. Wenn jemand erst mal nur zuschauen möchte, hat auch das schon einen Effekt.« (s. auch Moreno, 1959)

»Im Grunde ist dies eine Ursprungsform des Lernens. Kinder beobachten auch ihre Umwelt und probieren dann das Beobachtete selbst durch Nachmachen aus.«

»Je nach Situation in der Gruppe werden Sie auch einige Achtsamkeitsübungen kennenlernen. Diese können bei ausreichender weiterer Übung zu Hause ein Hilfsmittel sein beim Regulieren von Gefühlen, z. B. können ganz einfache Atemübungen schon zu einer Beruhigung in Stresssituationen beitragen.« (s. Anhang A6, Atemauszählen)

»Im Grunde ist die gesamte Auseinandersetzung in der Therapie eine ›Wahrnehmungsübung‹. Indem wir unsere Aufmerksamkeit auf die zwischenmenschlichen Interaktionen richten, auf unsere Gefühle, Gedanken, Körperempfindungen, werden wir einen Zuwachs an Selbstwahrnehmung erfahren. Das kann uns letztlich freier in unseren Entscheidungen werden lassen, kann zu einer Zunahme von Lebensqualität führen, indem wir nicht nur die anderen, sondern auch uns selbst besser verstehen.«

2.5 Vorüberlegungen zur Auswahl der Teilnehmer und Planung der Intervention

Es hat sich im Laufe der Jahre ergeben, dass ich einigen »Einzelpatienten« nach einer durchlaufenen Kurzzeittherapie eine Gruppenintervention empfehle oder in der Probatorik schon feststelle, dass eine Gruppenintervention für diese Person direkt möglich und sinnvoll bzw. sinnvoller ist (s. Anhang A4, Therapievorphase). Neben den fachlichen Überlegungen hängt mein Angebot natürlich immer auch von der realen Verfügbarkeit eines freien Platzes in einer passenden laufenden Gruppe ab. Wenn ich eine neue Gruppe plane, so gibt es eine Warteliste, auf der einige Patienten bis zum Beginn der Gruppentherapie warten müssen, bis alle Plätze belegt sind.

Inzwischen werden mir auch Teilnehmer von außen durch Kollegen und niedergelassene Psychiater zugewiesen, die sich eine Gruppenerfahrung für ihre Patienten wünschen.

Manchmal melden sich auch Patienten in der Sprechstunde mit dem ausdrücklichen Anliegen, eine Gruppentherapie machen zu wollen. Das sind oft Patienten, die in einer stationären Therapie die Gruppenerfahrung kennen- und schätzen gelernt haben.

Zu den fachlichen Überlegungen gibt es Folgendes zu sagen: Zu Beginn meiner Tätigkeit habe ich mich dazu entschieden, die Patienten für die Gruppentherapie überwiegend intuitiv auszuwählen. Je mehr ich anfangs darüber nachdachte, wie die Teilnehmer aufgrund ihrer Struktur und bestehenden Konflikte miteinander in Kontakt kommen, welche Dynamik sich zwischen ihnen entwickeln würde, desto unsicherer wurde ich und umso weniger Teilnehmer empfand ich als geeignet. So entschied ich mich oft ganz spontan in den Vorgesprächen für den Vorschlag zur Teilnahme an einer bestimmten Gruppentherapie in meiner Praxis. Mit dieser intuitiven spontaneren Auswahl, die sicher auch unbewusst durch fachliches Wissen geleitet wurde, lag ich oft ganz gut und die entstehenden Prozesse verliefen produktiv. Ich habe an meiner Vorgehensweise über die Jahre nicht viel verändert, kann aber besser darlegen, was meiner Intuition zugrunde liegt. Ich kann natürlich auch auf Erfahrungen zurückblicken und einige Fehler vermeiden. Wobei sich letztlich nie vorhersagen lässt, was in einer Gruppe genau geschehen wird, welche Konflikte sich inszenieren werden und welche strukturellen Schwierigkeiten und auch Ressourcen sich ausdrücken werden. Dies wäre wahrscheinlich durch probatorische Gruppenstunden noch besser einzuschätzen, ist aber für mich im ambulanten Rahmen nicht umsetzbar. Aber letztlich können wir noch so viel planen, vorwegnehmen, absichern etc., es bleibt immer ein Teil der Varianz der »Erfolgswahrscheinlichkeit« einer Gruppe unaufgeklärt (Tschuschke, 2001). Das sollte uns nicht beunruhigen, sondern eher entlasten.

Es folgen nun drei Zitate bekannter Gruppentherapeuten, die mir persönlich gute Impulse bei der Auswahl von Patienten gegeben haben:

> *»Die allermeisten Kliniker wählen nicht aus, sie schließen aus.« (Yalom, 2007)*

> *»Ein Patient, der ohne guten Grund die Gruppenbehandlung ablehnt, hat gewöhnlich auch allgemein eine schlechte Prognose für Psychotherapie, insbesondere für eine analytische.« (Foulkes, 1978)*

> *»Die Auswahl von Patienten ist nicht gut, sie kann für den Behandlungserfolg sogar schädlich sein. Die beste Vorgehensweise ist, die Patienten nach dem Zufallsprinzip auszuwählen oder in der Reihenfolge ihrer Bewerbungen oder: nach Kriterien, die dazu beitragen, die Heterogenität der Gruppe zu erhöhen.« (Berne, 1966)*

Während der Vorüberlegungen beginnt auch schon die Therapie, indem ich als Therapeutin einen Raum (auch in mir) eröffne, in welchem Entwicklung stattfinden kann, Fantasien entstehen können, ein gewisser Unsicherheitsfaktor zugelassen werden kann, der Entwicklung überhaupt erst ermöglicht, indem ich durch das angebotene Setting dem Patienten ein verlässliches Angebot mache, nachdem ich an einem bestimmten Punkt die Indikation für den jeweiligen Patienten für eine bestimmte Gruppe stelle (Dornes, 2014). Die Teilnehmer treten, schon bevor sie aufeinandertreffen, in zahlreiche Prozesse ein. Sie hören ja im Vorfeld etwas von den anderen, z. B. das Alter, das Geschlecht, sie müssen je nach Platz längere Wartezeit in Kauf nehmen. Sie müssen für längere Zeit einen bestimmten Termin einrichten, der für alle passen muss, sich Freiraum schaffen, sich mit Partnern, Kindern, Arbeitgebern absprechen. All das geschieht schon mit begleitenden Emotionen.

Nicht jeder Teilnehmer ist sofort vom Sinn einer Gruppenerfahrung überzeugt. Diese Vorstellung erzeugt bei vielen Unbehagen und *Angst*. Es kommt dann darauf an, dass man als Therapeut ausführlich Informationen gibt und diese Ängste mildern kann.

2.5.1 Interventionen zum Angstabbau

Hinweis auf Normalität

»Untersuchungen haben ergeben, dass sich bei allen Menschen Biosignale wie Hautleitfähigkeit, Pulsrate, Herzratenvariabilität verändern, wenn sie in eine ihnen unbekannte Situation mit fremden Menschen hineinkommen. Alle Menschen sind in solchen Situationen etwas gestresst. Das einmal vorweg. Es ist also ganz normal, dass Sie bei dem Gedanken, an einer Gruppentherapie teilzunehmen, Unruhe verspüren.« (s. auch Birbaumer & Schmidt, 2005; Grawe, 2004)

Hinweis auf individuelle Unterschiede in der Angstbereitschaft und Gründe hierfür

»Das Ausmaß (die Intensität) dieser Unruhe unterscheidet sich aber bei den Individuen. Hierfür gibt es Erklärungen. Zum einen sind wir Menschen von vornherein schon mit einer unterschiedlichen physiologischen Bereitschaft für Stresssituationen ausgestattet. Zum anderen kommen gelernte Muster hinzu. Wenn ich z. B. mit einer ängstlichen Mutter aufwachse, wird diese mich häufiger vorwarnen und ich werde mich wahrscheinlich ängstlicher verhalten, als ich von Natur aus bin. Als Kind kann ich das ja noch gar nicht einordnen.«

»Ein anderer Punkt für intensiver erlebten Stress in unbekannten Situationen kann ein mangelndes Selbstwertgefühl sein. Indem wir uns z. B. nicht vorstellen können, dass wir in einer Gruppe angenommen werden, dass wir etwas zu sagen haben, von dem auch andere profitieren können, stresst diese Situation uns natürlich auch mehr. Die Gruppensituation ist dann in unserer Fantasie ein Ort, an dem wir ein Gefühl der Scham erleben werden. Hier spielen oft Kränkungen, die wir in ganz anderen Situationen erlebt haben, eine Rolle.«

Hinweis auf Gemeinsamkeit (Universalität des Leidens)

»Der Unterschied zwischen den Alltags-Gruppensituationen (z. B. Teamsitzung auf der Arbeit, Teilnahme an einer Fortbildung, Elternabend in der Schule) und Therapiegruppen ist, dass Sie in der Therapiegruppe auf Menschen treffen, die ähnliche Probleme haben wie Sie, manchmal auch andere. Die Gemeinsamkeit besteht aber in der Motivation, diese Probleme angehen und überwinden zu wollen.«

Hinweis auf Chancen zur Verbesserung der Symptome (Prinzip Hoffnung)

»Gezeigt hat sich auch, dass sich Ängste nur abbauen lassen, indem man andere Erfahrungen macht. Wenn ich eine Situation vermeide, mache ich in dem Moment zwar keine negative Erfahrung, aber ich mache auch keine positive. Diese bräuchte ich aber, um mich weiterentwickeln zu können.«

»Ich beobachte immer wieder, dass sich die Gruppen gerade hier gut unterstützen, indem alle das Gefühl der Angst kennen. Es entsteht nach einigen Stunden oft eine entspannte Situation, ein respektvoller Umgang, vor dessen Hintergrund an den individuellen Problemen gearbeitet werden kann.«

»Oft fällt irgendwann auf, dass diese Anfangsängste verschwunden sind und das Gefühl der Hoffnung keimt auf, dass sich auch anderes verbessern kann, dass man nicht nur hilflos ausgeliefert ist.«

Die Kunst liegt darin, dem Patienten zu vermitteln, dass gerade das ihm helfen wird, evtl. auch deshalb, weil er diese große Angst davor hat (zu Vorgehen/Theorie des Therapeuten s. Eckert & Biermann-Ratjen, 1990). Oft helfen Interventionen, die darauf hinweisen, dass auch die anderen Teilnehmer mit ähnlichen Befürchtungen zu kämpfen haben, dass es zudem eine ganz normale Reaktion vor einer unbekannten Situation ist. Die Teilnehmer verstehen gut, dass es für Veränderung einen gewissen Druck braucht, dass eine Therapie ohne begleitende, manchmal auch unangenehme Emotionen nur an der Oberfläche bleibt.

Es gibt aber immer auch Patienten, die sich von Beginn an auf eine Gruppe freuen und dem Ganzen sehr offen gegenüberstehen. Manchmal ereilt diese dann jedoch in der ersten Stunde der oben beschriebene Anflug von Angst.

Zusammengefasst achte ich darauf, dass sich die Teilnehmer nicht zu sehr in ihrem strukturellen Niveau unterscheiden. Eine gewisse Variation sollte allerdings bestehen. Es muss aber die Möglichkeit der Integration gegeben sein, d. h., dass jemand mit einem mäßigen Strukturniveau durch Identifikationsprozesse mit etwas höher strukturierten Teilnehmern profitieren kann und die höher strukturierten Teilnehmer im Gegenzug durch die oft klareren Konturen der mäßiger strukturierten Teilnehmer, die ihre Konflikte meist direkter ausdrücken, ebenfalls profitieren können. Unterscheiden sich die Welten zu sehr, sind solche Identifikationsprozesse nicht möglich (zum theoretischen Hintergrund s. Blanck & Blanck, 1974, 1979).

Es gibt Patienten, die aufgrund ihrer Grundstörung eine zu niedrige Angsttoleranz haben, die zu sehr in dyadischen Strukturen verhaftet sind, nicht in die

Gruppe hineinkommen und die Atmosphäre und die anderen Teilnehmer nicht im Sinne eines Modelllernens nutzen können. Ich hatte angenommen, dass sich diese fehlende Gruppenfähigkeit mit der Zeit, während einer laufenden Gruppe, verändern könnte und die Teilnehmer diese Fähigkeit entwickeln würden. Dies war aber nicht der Fall. Ich habe diesen Teilnehmern dann die Weiterbehandlung in Form einer Einzeltherapie angeboten, um sie nicht mit einer negativen Erfahrung alleinzulassen.

Da ein solches Erlebnis nicht nur den Ausscheidenden und den Therapeuten beschäftigt, sondern auch die gesamte Gruppe je nach Situation und Ablauf des Ausscheidens demoralisieren kann, sollte es soweit wie möglich durch eine gute Vorauswahl verhindert werden.

2.5.2 Kriterien für die Auswahl der Patienten

»Die Aufnahmekriterien sind eigentlich auch die Ausschlusskriterien.«

Es gilt zu beurteilen, ob der Patient überhaupt in eine Gruppe »passt«, aber auch umgekehrt, ob die Gruppe zum Patienten passt.

Die Annahme ist, dass sich psychologische Veränderung durch Information und Verstehen (emotional und kognitiv) einstellt. Ein großer Teil des Wissens über uns und die anderen ist unbewusst. Durch emotionale Information und deren Verstehen können wir zu einer erweiterten Bewusstwerdung gelangen. Durch das Verstehen unserer heute dysfunktional gewordenen Verhaltens- und Erlebensmuster können wir uns verändern und einen Zuwachs an Lebensqualität erlangen.

Aus dieser Annahme ergeben sich folgende **Anhaltspunkte für die Indikationsstellung:**

Für Menschen mit Problemen im zwischenmenschlichen Bereich bietet die Erfahrung in der Gruppe einerseits eine einzigartige Chance der Bewältigung. Sind die Defizite jedoch zu groß, kann es zu Problemen im Therapieprozess kommen, zu destruktiven Reaktionen, die dann alle Beteiligten beeinträchtigen, im schlimmsten Falle werden dysfunktionale Verhaltensmuster wiederholt, ohne sie auch nur im Ansatz verstehen und bearbeiten zu können.

Es gilt also einzuschätzen, welche Fähigkeiten ein Patient mitbringt und welche er entwickeln sollte. Die Feststellung der Ressourcen ist nicht weniger wichtig, da diese wesentlich mit dazu beitragen, dass die Defizite bearbeitet und verändert werden können. Es muss eingeschätzt werden, wie groß die Defizite des Einzelnen sein »dürfen«, um sie in der gedachten Gruppe noch bearbeiten zu können. Hier gibt es eine Obergrenze. Diese setzt sich aus dem Zusammenspiel mehrerer Variablen zusammen: den Eigenschaften und Fähigkeiten der anderen Teilnehmer, den Eigenschaften und Fähigkeiten des Therapeuten sowie den therapeutischen Techniken, die zur Verfügung stehen.

Die Gruppe kann dann gut arbeiten, wenn ein mittleres Stressniveau erreicht wird. Ist das Niveau zu niedrig, entsteht kein Veränderungsdruck, keine Reibungsfläche. Ist das Stressniveau zu hoch, wird im Kampf-Flucht-Modus reagiert. Hier versuchen die Einzelnen, sich zu verteidigen (Kampf). Sie verfallen ohne die

Möglichkeit der Reflexion in ihre dysfunktionalen Verhaltensmuster und verlassen letztendlich die Gruppe (Flucht).

Vorhanden sein sollten die folgenden Fähigkeiten:

- *Fähigkeit zur therapeutischen Ich-Spaltung.* Das heißt, ein Patient muss im Ansatz die Fähigkeit haben, auf sich schauen zu können. Introspektionsfähigkeit wird natürlich im therapeutischen Prozess weiterentwickelt und angereichert. Sie muss aber in dem Maß vorhanden sein, in dem sie gewährleisten kann, das Maß der Angst im bearbeitbaren Fenster halten zu können. Im Vokabular der Strukturebene heißt das, es muss eine rudimentär vorhandene Subjekt-Objekt-Trennung gewährleistet sein. Ansonsten liegt eine zu hohe Kränkbarkeit vor, die den Patienten zu sehr bedroht.
- *Grundlegende Fähigkeit zur Impulssteuerung.* Diese muss gewährleisten, dass die angedeuteten Ängste im Ansatz reguliert werden können, und zwar so, dass inhaltlich noch gearbeitet werden kann. Auch diese Fähigkeit wird natürlich im Verlauf der Therapie gefördert, indem die Gruppe durch Ich-Du-Kontakte übt, d. h., indem die Gruppe lernt, ihre Interaktionen zu analysieren und zu verstehen. Dabei bildet sich das »Dritte«, das Beobachtende, aus, was wiederum ermöglicht, das Geschehen zu regulieren, indem eine Distanz hergestellt werden kann.

Im Prinzip geht es um die Einschätzung der aktuell bestehenden *Mentalisierungsfähigkeit.* Ihr Niveau entscheidet darüber, welche Interventionsformen der Patient »braucht«, um von einer Gruppe profitieren und diese Fähigkeit weiter ausbauen zu können.

Folgende Fragen können helfen (s. auch die Ausführungen zur Indikationsstellung bei Kindern und Jugendlichen in Kap. 1.4):

- Welche Veränderungstheorie hat der Patient?
- Wie kann der Patient von der Therapie profitieren und warum?
- Welche Ziele hat der Patient und wie realistisch sind diese?
- Welche Angst äußert der Patient gegenüber der geplanten Gruppe?
- Wie ist meine Gegenübertragung?
- Wie verhalte ich mich gegenüber dem Patienten?
- Welche Vorstellung entwickelt sich, wenn ich daran denke, dass der Patient in der Gruppe sitzt?
- Was denke ich, wie er sich verhalten wird?
- Welche Sprache verwende ich, wenn ich mit dem Patienten rede?
- Den Patienten auffordern, über sich und andere in bestimmten Situationen zu erzählen, z. B.:
  - »Was meinen Sie, hat wohl Ihr Sohn in dieser Situation über Sie gedacht?«
  - »Wie würden Sie denken, wenn Sie 20 Jahre jünger wären?«

Von dem bei dieser Einschätzung erhaltenen Material hängt der Indikationsbereich ab:

Stresspegel

Druck, Angst, Bedrohung, Herausforderung zu groß
Angst vor Selbstverlust, Impulsdurchbrüche, Kränkungsgefahr .... **X 1**
.... **X 2**
In diesem Bereich kann gut gearbeitet werden .... **X 3**
.... **X 4**
Langeweile, Unterforderung, Herausforderung zu niedrig .... **X 5**

Beispiele Stresspegel

X 1: Mäßig bis schlecht strukturierter Patient in einer psychoanalytisch-deutenden Gruppe mit überwiegend gut strukturierten Neurotikern.

X 2: Mäßig bis schlecht strukturierter Patient in einer antwortend-interaktionell geführten Gruppe mit mäßig bis schlecht und auch besser strukturierten Teilnehmern.

X 3: Mäßig strukturierte Patienten mit einer Mischung aus Konflikt- und Strukturproblemen und gut bis mäßig strukturierte Patienten mit einer Mischung aus Konflikt- und Strukturproblemen in einer Gruppe (tiefenpsychologisch-fokusorientiert auf vorbewusster Ebene als auch Entwicklungsförderung auf bewusster Ebene). Hier können sowohl neurotische Patienten als auch Patienten mit Persönlichkeitsstörungen und psychosomatischen Störungen behandelt werden, wenn die Gewichtung beachtet wird.[1]

X 4: Gut strukturierter neurotischer Patient in einer psychoanalytisch-deutenden Gruppe mit anderen gut bis mäßig strukturierten Patienten.

X 5: Gut strukturierter neurotischer Patient in einer Gruppe mit überwiegend entwicklungsgestörten Teilnehmern.

[1] X 3 = im Text ausführlich vorgestellte Gruppe

2.6 Der Therapieprozess

2.6.1 Die Teilnehmer – Fallbeschreibungen

Stefan J., 37 Jahre
Elektriker, alleinstehend; F33.1, rezidivierende depressive Episode, mittelgradig. Suchte die Praxis in einer Krisensituation auf. Er war agitiert depressiv dekompensiert, nachdem er nach einer gescheiterten Beziehung ungewollt Vater eines Sohnes geworden war. Die Partnerin hatte ihm bei der Trennung die Schwangerschaft verschwiegen. Im Vorfeld gab es viele gescheiterte Beziehungen, den großen Wunsch nach einer funktionierenden Familie, die Geborgenheit vermittelt. Dies hat der Patient nicht erlebt. Seine Mutter ist, seitdem er Kleinkind war, an einer schweren Depression erkrankt, sie hat den Sohn einem Wechselbad der Gefühle ausgesetzt, von abhängig-anklammernd bis abwertend-wegstoßend. Stefan J. hat große Schwierigkeiten, überhaupt Nähe auszuhalten. Seine Beziehungen verlaufen nach dem Muster: zuerst zu schnell zu große Nähe herstellen und dann verlassen werden. Er ist der Patient, der im zweiten Jahr der Therapie über einen längeren Zeitraum mit parallel laufenden Einzelstunden behandelt wurde (s. Abschn. 2.7).
(Keine Wartezeit auf Therapieplatz)

Bernd E., 58 Jahre
Sozialpädagoge, verheiratet, zwei erwachsene Kinder; F 34.0, Dysthymie. Seit 25 Jahren in einer Einrichtung für chronisch psychisch Behinderte als Pfleger angestellt. Suchte die Praxis in einer depressiven Phase auf. Er hatte begonnen, seine Ängste mit der vereinzelten Einnahme von Tavor zu beruhigen. Er wollte nicht in eine Abhängigkeit rutschen. Dies hatte lebensgeschichtlich eine große Bedeutung. Bernd E. wuchs mit einem kriegstraumatisierten Vater auf, der abhängig von Beruhigungsmitteln war. Er zog früher mit seinem Vater von Apotheke zu Apotheke, um um Medikamente zu betteln. Durch seine Berufswahl hatte er – sozusagen in Verlängerung – reaktionsbildend weitere Fürsorge übernommen für seelisch traumatisierte Menschen. Diese Arbeit wuchs ihm zunehmend über den Kopf. Durch altersbedingt abnehmende Kraft drangen diese Konflikte mehr an die Oberfläche (s. auch Anhang A1).
(Wartezeit auf Therapieplatz 6 Monate)

Markus L., 38 Jahre
Kfz-Mechaniker, verheiratet, ein Sohn (geboren im Verlauf der Therapie); F34.0, Dysthymie; F33.1, rezidivierende depressive Episode mittelgradig. Symptomatik mit Antriebsmangel, vor allem dem Gefühl innerer Leere. »Ich funktioniere, aber ich lebe nicht.« Versuch, diese Leere durch häufigen Sex zu bereichern, was zu Stress in der Partnerschaft führte. Suchtartiger Konsum von Pornovideos im Internet. Überhaupt zu viel Zeit im Internet verbringend. Markus L. wuchs in einer »klassischen« Familie auf, sein oft abwesender Vater brachte das Geld nach Hause, hatte das Sagen. Seine Mutter ordnete sich unter. Als Markus L. zwölf Jahre alt war, trennten sich die Eltern, nachdem sein Vater häufig außereheliche Beziehungen unterhalten hatte. Als Markus L. 18 Jahre alt war, nahm ihn sein Vater mit in den Puff, »weil ein Mann sich da auskennen müsse«. Markus L. tritt betont männlich auf. Er heiratete während der Therapie und ist jetzt Vater eines Sohnes (s. auch Anhang A1).
(Wartezeit auf Therapieplatz 16 Monate)

Lars T., 31 Jahre
Studium abgebrochen nach sechs Jahren, Aushilfsjobs; F63.9, abnorme Gewohnheit und Störung der Impulskontrolle, chronisch zwanghaftes Lügen. Nach Beginn der Therapie Aufnahme einer Krankenpflegeausbildung. Dies wurde zunehmend zum Problem in seiner Partnerschaft. Von der Partnerin gedrängt, begab er sich in Therapie. In der Kindheit war Lars T. mit einem rigiden, sehr bestrafenden Vater konfrontiert, den er irgendwann zu belügen begann. Selbstverletzendes Verhalten in der Pubertät, er fügte sich Wunden durch Manipulationen mit rostigen Schrauben zu.
(Keine Wartezeit auf Therapieplatz)
Dieser Patient zog nach einem Jahr um und verließ die Gruppe.

Dagmar F., 52 Jahre
Sozialarbeiterin, in Partnerschaft lebend, ein 18-jähriger Sohn; F32.1, mittelgradige depressive Episode; Z63.0, Partnerproblematik. Autonomiebestrebungen mit Schuldgefühlen verbunden, coabhängige Beziehungsführung. Jüngstes Geschwister, zuletzt im Haushalt geblieben, beide Elternteile gepflegt. Zum Altruismus erzogen, immer sich kümmern müssend um sozial randständige Menschen. Dagmar F. hatte sich nach dem Suizidversuch ihres Ehemannes um einen Therapieplatz bemüht. Sie kompensierte lange Jahre einen

Selbstwertmangel durch Leistung, indem sie auf der Arbeit über 100 % gab. Abgrenzungssituationen verursachten Schuldgefühle. Dies hatte zu einer Erschöpfungsdepression geführt, die durch den Suizidversuch des Mannes, nachdem sie sich endgültig trennen wollte, ihren auslösenden Moment für die Dekompensation fand.
(Wartezeit auf Therapieplatz 1 Jahr)

Maria R., 55 Jahre
Erzieherin, verheiratet, drei erwachsene Kinder; F32.1, mittelgradige depressive Episode; Z63.0, Partnerproblematik. Anlass des Kommens war ein versuchter Suizid ihres Ehemannes. Sie war seitdem sehr angespannt, tat alles, um zu verhindern, dass Vorausgegangenes nochmals passiert. Die Dekompensation ist durch eine darunterliegende depressive Grundstruktur mit einer tiefer sitzenden Selbstwertproblematik zu erklären. Maria R. fühlte sich durch ihre gesamte Kindheit hindurch nicht von der Mutter geliebt und immer unverstanden.
(Wartezeit auf Therapieplatz 18 Monate)

Esther S., 55 Jahre
Pflegehilfe im Altenheim, geschieden, allein lebend, eine erwachsene Tochter; F33.1, rezidivierende depressive Episode, mittelgradig; F34.0, Dysthymie. Schwierigkeiten, in Partnerschaften vertrauen zu können. Selbstwertproblematik bei depressivem Grundkonflikt. Der sie behandelnde Psychiater hatte ihr die Teilnahme an einer Gruppentherapie empfohlen. Nach einer Reha im Jahr 2012 sei es ihr nicht wesentlich besser gegangen. Sie fühle sich abgeschlagen, habe zeitweise Schlafstörungen, ein geringes Selbstwertgefühl und isoliere sich von ihren Mitmenschen. Ausgelöst wurde die Dekompensation durch ein Trennungserlebnis, war vom Partner verlassen worden. Esther S. wuchs in einem emotional kalten, funktionalen (Begriff der Patientin) Elternhaus auf. In erster Ehe mit einem alkoholkranken Mann verbunden, hier erlebte Gewalterfahrungen. Selbst Alkoholmissbrauch betrieben, seit 2003 geschieden, kein Alkoholkonsum mehr.
(Wartezeit auf Therapieplatz 13 Monate)

Martha D., 54 Jahre
Sozialarbeiterin, während der Therapie geheiratet; F31.6, manisch-depressiver Mischzustand. Lange Arbeitsunfähigkeit, nach Reha und kurzer Arbeitsphase wieder depressiv dekompensiert. Martha D. kam nach einem Jahr laufender Gruppe hinzu, nachdem Lars T. ausgeschieden war. Sie kommt auf Anraten ihrer vorhergehenden Therapeutin, die ihr eine weitere Bearbeitung ihrer Symptomatik in Form einer Gruppentherapie empfahl. Partnerschaftsprobleme. »Mir fehlt der Halt in der Welt. Ich habe keine innere Mitte … Und ich habe mich total zurückgezogen.« Karges bestrafendes Elternhaus, Missbrauch durch den Vater im Alter von zwölf bis 15 Jahren. Mit 18 Jahren Suizidversuch (s. auch Anhang A1).
(Keine Wartezeit auf Therapieplatz)

Marlena R., 34 Jahre
Bürokauffrau, heiratete während der Therapie; F50.0, Anorexia nervosa, seit dem 27. Lebensjahr, zuvor eher etwas Übergewicht. Sexuelle Anhedonie. Selbstwertproblematik bei depressivem Grundkonflikt. Essstörung als Kompensation brüchiger, negativ besetzter, weiblicher Identität. Entwurzelungsthematik, mit neun Jahren aus Kirgisien nach Deutschland gekommen. Familienstrukturen nach außen zusammenhaltend, dabei aber natürliche

Autonomiebestrebungen bestrafend. Streng konservativer Vater, die weibliche Rolle subtil entwertend. Mutter ebenfalls Essstörung (s. auch Anhang A1).
(Wartezeit auf Therapieplatz 13 Monate)

Sören D., 31 Jahre
Einzelhandelskaufmann, viele verschiedene Tätigkeiten ausgeübt; F41.2, Ängste und Depressionen. Vor allem erlebtes Mobbing an allen Arbeitsplätzen. Er suchte Therapie auf, nachdem er aufgrund einer Mobbingsituation schon ein Jahr krankgeschrieben war und sein Psychiater ihm dringend zu einer Therapie geraten hatte. Aufgewachsen als Einzelkind in einem kalten Elternhaus, blieb er als Partnerersatz nach Trennung der Eltern bei der Mutter. Er kontrollierte seine durchbrechenden Gefühle durch strenges Diäthalten. Dieser Patient brach die Therapie nach der sechsten Stunde abrupt ab. In der Stunde zuvor hatte er sich mit seiner Problematik offen eingebracht. Es ist zu mutmaßen, dass ihm diese Offenbarung im Nachgang zu bedrohlich wurde. Leider entzog er sich jeglichem weiterem Zugang, sodass diese Überlegungen letztlich spekulativ bleiben.

Volker P., 53 Jahre
Lastkraftfahrer, auch Schwertransporte, in zweiter Ehe verheiratet, drei erwachsene Kinder aus erster Ehe, ein 17-jähriger Sohn aus zweiter Ehe, seit 2016 arbeitsunfähig; F33.1, rezidivierende depressive Episode, mittelgradig. Nach dem Tod eines Kollegen (plötzlicher Herztod) immer wiederkehrende Depressionen, deswegen zwei Reha-Behandlungen durchlaufen. Kurz darauf wieder depressiver Einbruch mit Arbeitsunfähigkeit. Vor Aufsuchen der Therapie ein zwölfwöchiger stationärer Aufenthalt in psychosomatischer Klinik. Neigung zum Perfektionismus, immer mehr als 100 % geben, um Anerkennung zu bekommen. Aufgewachsen mit zur Gewalt neigendem alkoholkrankem Vater und unterwürfiger Mutter. Dieser Patient kam im letzten Jahr in die laufende Gruppe, nachdem sein Hausarzt ihm die Therapie angeraten hatte.
(Keine Wartezeit auf Therapieplatz)

Anhand der Wartezeiten wird deutlich, dass diese Gruppe auch entstand, um das in der Region herrschende Versorgungsproblem etwas abzumildern und diesen Patienten, die ansonsten nicht untergekommen wären, ein gutes Angebot machen zu können. Einige der Teilnehmer hatten während der Wartezeit mehrere Male nachgefragt, wann die Therapie beginnen kann.

2.6.2 Hypothesen zum Gruppenprozess

Aufgrund der überwiegend abhängigen Neurosenstrukturen war zu erwarten, dass sich die durch die ersten Objekte erfahrenen Enttäuschungen in der Gruppe inszenieren würden. Es war davon auszugehen, dass die Therapeutin in dieses Übertragungsgeschehen eingebunden sein würde, mal als versagendes enttäuschendes Objekt, mal als verheißungsvolles nährendes Objekt. Wenn die Gruppe eine gute Kohäsionskraft entwickeln könnte, würden durch die entstehende Nähe alte Sehnsüchte nach Geborgenheit und ozeanischer Sicherheit aktiviert werden, aber gleichzeitig auch Ängste vor sich wiederholenden Enttäuschungen. Die Gruppe müsste dann erkennen, dass diese Gefühle von Geborgenheit nicht in voller Intensität nachgeholt werden können. In der Folge müsste sie aushandeln, wie sie den Frust über diese Erkenntnis in andere sozial verträgliche Bahnen lenken kann, um doch noch korrigierende Erfahrungen machen zu können. Hier würde es dann um das Erlernen von Selbstregulierungsfähigkeiten, um zunehmende Affektdifferenzierung gehen.

Es war zu erwarten, dass es immer wieder auch um die Erarbeitung eines sicheren Bodens (Strukturebene) gehen würde, auf dem dann wieder ein Schritt weiter gegangen werden kann und Konfliktgeschehen mehr in den Vordergrund tritt (Oszillieren zwischen Struktur- und Konfliktebene).

2.6.3 Die Anfangszeit

Nachdem die Teilnehmer sich vorgestellt hatten und spürbar erleichtert waren, dass jetzt die Zeit des aufgeregten Wartens vorbei war, außerdem auch erleichtert waren, dass sie sich grundsätzlich erst einmal sympathisch fanden und sich nicht aus anderen Kontexten kannten, versuchten sie die Situation in eine Ordnung zu bringen. Die Situation verunsicherte durch die nicht strukturierende Vorgehensweise der Therapeutin. Die Teilnehmer waren zwar darauf vorbereitet worden, aber jetzt, im Konkreten, wünschten sie sich alle eine Führung. Die einen ertrugen die Situation stillschweigend, die anderen versuchten eigeninitiativ den freien Raum zu füllen, weitere beschwerten sich. Es kamen Fragen an mich, wie es jetzt weitergehen solle, wie es andere Gruppen machen. Meine Reaktion darauf war verhalten. Ich gab zurück, dass jede Gruppe ihren eigenen Weg entwickelt und es Zeit und Geduld erfordert, diesen Prozess zu durchlaufen, dass es jedoch wichtig ist für das Erreichen einer Verbesserung, sich dieser Aufgabe zu stellen. Teils löste diese Intervention weiteres Unbehagen aus, teils aber auch eine Art Pionierstimmung, die Ahnung, dass hier etwas ganz Eigenes entsteht, an dem jeder seinen ganz persönlichen Anteil haben kann. Es kam auch Hoffnung auf.

In der Folge wurden eigene Normen entwickelt (z. B. respektvoller Umgang, Pünktlichkeit als Zeichen für Wichtigkeit der Gruppe). Es wurde versucht, eine Einführungsrunde, ein kurzes Blitzlicht, an den Anfang der Stunde zu stellen, was aber schon nach dem ersten Mal wieder fallengelassen wurde. Dann wurde versucht, über ein bestimmtes Thema, das zu Beginn festgelegt werden sollte, zu diskutieren, auch dies wurde beim ersten Versuch schon als gescheitert erachtet, da die Gruppe vom vorgenommenen Thema abwich und sich an ganz anderer Stelle wiederfand. In einer Stunde kam die Fantasie bei einem Mitglied, Bernd E., auf, dass er sich vorstelle, auf den Sessel (in der Praxis steht ein großer bunter Lehnsessel im Wartezimmer) wie auf einen heißen Stuhl gesetzt zu werden und Rede und Antwort stehen zu müssen. Sicher ein Bild seiner Angst in dieser noch neuen Situation. Er drückte dabei auch stellvertretend für die anderen Teilnehmer existenzielle Gefühle aus. (Ein Hinweis darauf, dass diese unsichere Situation regressive Vorgänge auslöst, bei jedem Teilnehmer seiner Struktur entsprechend, in unterschiedlicher Intensität. Eine Bedingung dafür, dass sich ein tieferes Arbeiten einstellen kann.) Nach und nach begannen die Stunden ruhiger, alle saßen erst einmal still da und merkten, dass sie diese Stimmung mittlerweile schätzen können, sich sammeln können, bemerkten, dass sie einfach sein durften. Irgendeiner fing dann irgendwann an, etwas zu erzählen oder einen anderen etwas zu fragen, in dessen Folge dann alle miteinander ins Gespräch kamen.

Die Gruppe stellte fest, dass sie doch eigentlich ganz normal seien, dass sie sich wenigstens mit ihren Problemen auseinandersetzten, während »die da draußen« sich um nichts kümmern. Die Welt da draußen wurde als potenziell versagend fantasiert, die Ärzte, die nicht wirklich helfen könnten, die Arbeitgeber, die sich nicht um die Angestellten kümmerten, teilweise auch die Ehepartner, die sich nicht wirklich für sie interessierten. (Dies war sicher auch mit eine Reaktion auf meine Zurückhaltung, denn auch ich war versagend und es stand die Frage im Raum, ob ich genauso vernachlässigend sei. Aber es war durch die Bildung eines äußeren »Feindes« auch möglich, sich in der Gruppe anzunähern.) Durch diese Teilnahme am anderen, die Erfahrung, nicht alleine dazustehen mit schwierigen Gefühlen (Universalität des Leidens; Yalom, 2007), wuchs die Kohäsionskraft der Gruppe zunehmend.

Eine Szene in dieser Anfangszeit, in der es um Wichtigkeit, Pünktlichkeit, Setzen von Prioritäten, auch im Ansatz schon um das Thema Männlichkeit und Führung ging, war folgende:

Ein Spiel der Fußball-WM fiel genau auf den dritten Gruppentermin. Das war mir zwischen den Terminen aufgefallen und ich bot der Gruppe einen Ausweichtermin an, aber auch die Option, den Termin wie geplant abzuhalten. Die Frauen und Sören verhielten sich neutral, gaben nur an, wenn sie an dem Ausweichtermin nicht konnten. Zwischen den anderen Männern ergab sich eine gewisse Dynamik. Markus und Lars »bestanden« darauf, den Termin wie geplant abzuhalten. Bernd und Stefan fiel es spürbar schwer, auf das Spiel zu verzichten. Da einige an dem Ausweichtermin nicht konnten, fand der ursprünglich gesetzte Termin statt. Stefan nahm zwar zähneknirschend, aber dennoch engagiert teil. Bernd kam nicht zum dritten Termin, sagte aber beim vierten Termin betroffen, dass er es sehr bereut habe, nicht gekommen zu sein: »Wenn ich nochmal die Wahl hätte, würde ich zur Gruppe kommen. Es wurde mir klar, als ich da alleine bei mir vor dem Fernseher saß, dass das auch eins von meinen Problemen ist, mich alleine zurückzuziehen. Und die Gruppe bietet mir eine Chance, mich damit auseinanderzusetzen.« Sören nahm ebenfalls nicht am dritten Termin teil, er erklärte sich aber später auch nicht, sondern gab nur oberflächlich an, dass er auf die Pflegekinder seines Vaters habe aufpassen müssen. Zum Thema Fußball gab er zu verstehen, dass der ihm nichts sage, es sei einfach primitiv, wie da alle hinter einem Ball hinterherliefen. Hier deutete sich schon an, dass es noch nicht klar war, ob er sich überhaupt auf die Gruppe einlassen würde. Zudem entwertete Sören die anderen Männer, insbesondere Stefan, von dem alle wussten, dass er aktiv im Fußballsport engagiert war.

An dieser Szene entspann sich noch eine Weile die Diskussion des Stellenwertes von Fußball, dass er auch ein Gefühl von Verbundenheit schafft. Die WM ist ein sportliches Ereignis, das nicht nur eingefleischte Fußballfans verfolgen.

Ich sagte zur Gruppe: »Sie konnten in dieser Situation ja auch schon ganz viel miteinander abmachen. Es geht hier im übertragenen Sinn ja auch um den Stellenwert, den die Gruppe für jeden Einzelnen von Ihnen hat. Man kann ja auch merken, dass es eine Wirkung auf die Gruppe hat, wie jeder Einzelne von Ihnen sich verhält. Letztlich macht das auch Gruppe aus und ist der Gewinn durch eine Gruppe, dass es viele verschiedene Facetten gibt, die einem einen anderen Blick eröffnen können.« (Ich lenkte an dieser Stelle nicht auf den Konflikt unter den Männern, da sich die Gruppe in der vierten Stunde noch ganz am Anfang befand.)

2.6.4 Der weitere Verlauf

Die Gruppe arbeitete gut, sie wurde ein Ort von Verbundenheit und eine Plattform, auf der sich die Einzelnen mit ihren Erfahrungen einbrachten, die sie nutzten, um aktuelle Situationen aus ihrem Leben zu reflektieren und Anregungen der anderen zu bekommen, die auch zur Entlastung genutzt wurden. Ich hatte an mancher Stelle das Gefühl, dass es für die meisten eine neue Erfahrung war, sich auf diese Art mit anderen Menschen zu beschäftigen. Die Teilnehmer kamen darüber auch in einen respektvolleren inneren Umgang mit sich selbst.

Meine die Gruppe anfangs frustrierende Rolle veränderte sich mit der Zeit. Die Teilnehmer hatten es zunächst aufgegeben, mich für ihre Misere verantwortlich zu machen, indem sie von mir eine Führung forderten, die sie, ohne selbst Verantwortung übernehmen zu müssen, aus ihrer Misere herausführen sollte. Sie versuchten anders mit mir in Kontakt zu kommen, fragten mich zwischendurch, wenn sie sich unsicher waren, die verschiedensten Dinge. Wenn ich nach dem Reflektieren der Gegenübertragung das Gefühl hatte, dass es nicht um die Deutung eines Konfliktes ging, sondern um ein ganz elementares Gefühl von Sicherheit und Halt, beantwortete ich diese Fragen im Sinne des Prinzips »Antwort« (Heigl-Evers & Ott, 1994). Es ging dann z. B. um Medikamente, um verschiedene Behandlungsformen von Depressionen, überhaupt um die Frage, wie Depressionen entstehen können oder den Sinn von Reha-Behandlungen.

Es wurde vieles ausgelöst. Stefan kam z. B. einmal in die Stunde und erzählte, er habe in seiner Fantasie einen kleinen Jungen gesehen, der alleine gespielt habe, er habe ihn erkannt, es sei er selbst gewesen. Bernd erinnerte sich an eine Szene mit seinem damals 14-jährigen Sohn, dass der ihn einmal ins Gesicht geschlagen habe, als der Vater ihn nicht verstand. Diese Wut, die der Sohn empfand, löste Bernd an manchen Stellen auch in der Gruppe aus, jedoch wurde in dieser Phase eine offene Auseinandersetzung noch vermieden. Die Gruppe beschäftigte sich thematisch mit Beziehungen und wie sie gelingen können. Die beiden Frauen, deren Männer Suizidversuche hinter sich hatten, tauschten ihre Gedanken und Gefühle aus und bekamen von den anderen die Rückmeldung, sich abgrenzen zu müssen und auch zu dürfen. Dieses Beispiel stand in der Gruppe für die Grenze der Kontrollierbarkeit und auch die Grenze, an der das eigene Ich beginnt. Das Thema Sucht war in verschiedenen Varianten vertreten. Markus ließ durchblicken, dass er zu viel Zeit im Internet verbringe, Stefan verbrachte teilweise die Wochenenden damit, bei sog. Freunden zu helfen. Überhaupt war die Arbeit in diesem Zusammenhang bei den meisten ein schwieriges Thema. Hier kamen

Themen wie Rivalitäten, Aushalten von Konkurrenzsituationen, Selbstwert- und Identitätsprobleme zur Sprache. Die Gruppe fragte sich z. B. über Stunden: »Wer bin ich, wenn ich nicht Sozialarbeiter, Kfz-Mechaniker, Altenpfleger … bin?«

Es war insgesamt eine dichte Atmosphäre, u. a. auch durch die verschiedenen Übertragungsmöglichkeiten aufgrund der unterschiedlichen Altersgruppen und des Vertreten-Seins beider Geschlechter.

Es konnten mit der Gruppe Situationen bearbeitet werden; im Nachgang spürte man dann aber auch, dass jedem »Fortschritt« an Differenzierung eine Phase der Verhaltenheit folgte. Zum Beispiel erzählte Marlena von ihrer Arbeit und ihren Problemen dort: »Ich merke, dass ich mich da zurückziehe und auf die Kollegen undurchschaubar wirke. Ich habe totale Angst, dass ich was falsch machen könnte, ich bin total verunsichert. Das neue PC-Programm überfordert mich.« Stefan erwiderte, bevor Marlena den Satz ganz beendet hatte: »Du musst aber auch nicht alles bei dir suchen. Die anderen haben auch einen Anteil. Zieh dir diesen Schuh nicht an.« Es war deutlich von außen spürbar, dass Marlenas Auseinandersetzung mit ihren depressiven Gefühlen und den Hintergründen ihres Verhaltens durch Stefans Einwand unterbrochen wurde. Ich intervenierte und sprach Stefan an: »Kann es sein, dass Sie Marlena deswegen so schnell beistehen, weil es Ihnen unerträglich erscheint, dass Marlena sich jetzt hier offenbar mit einem belastenden Gefühl auseinandersetzt? Mir fällt auf, dass Marlena so gar nicht die Möglichkeit hat, genau hinzuschauen, was da auf der Arbeit nicht so gut läuft. Ich würde das gerne verstehen, was hier in der Gruppe geschieht. Marlena, wie geht es Ihnen gerade?« Marlena: »Es ist okay, dass Stefan das gesagt hat, er hat ja auch recht. Aber ich habe das Gefühl, dass ich auch etwas falsch mache. Nicht nur die Kollegen.« Ich: »Stefan, wie geht es Ihnen?« »Ich bin unruhig.« Die Gruppe meldet, nachdem sie von mir gefragt wird, zurück, dass sie es abrupt fand, wie Stefan sich eingemischt hatte. Es habe so gewirkt, als könne er es nicht aushalten. Als sei er genervt. Ich biete Stefan, nachdem sich noch eine Weile darüber unterhalten worden war, eine mögliche Erklärung für sein Verhalten: »Es kann sein, dass Sie es aus der Beziehung mit ihrer schwer depressiven Mutter gewohnt sind, depressive Gefühle abzufangen. Als Kind kann man da gar nicht mehr auseinanderhalten, wer traurig ist, man ist da irgendwie mitgefangen in dem Gefühl und möchte sich selbst auch davon befreien … Es kann auch sein, dass Sie ähnliche Gefühle kennen und Sie deswegen Marlenas Mitteilung nicht ausgehalten haben. Vielleicht finden Sie es für sich heraus, ob etwas davon zutrifft … Hier in der Gruppe können wir aber lernen, dass es auch helfen kann, über solche Gefühle zu sprechen, dann können Sie sich auch verändern.« Stefan wurde sehr nachdenklich und die Gruppe mit ihm. Stefan kam beim nächsten Termin nicht, ohne Abmeldung.

Phasenweise stresste mich die Situation, indem ich innere Ängste bezogen auf das Auseinanderbrechen der Gruppe entwickelte. Ich hatte die Fantasie, dass sich die einigen in der Gruppe zugrunde liegenden traumatischen Beziehungserfahrungen und narzisstischen Probleme wie ein Bumerang verhalten würden und dass sich nach der sich zuerst eingestellten starken Bindungskraft die zu erwartende Dynamik von Wut und Enttäuschung den Weg bahnen würde, gerade eben durch die entstandene Nähe und die damit zeitgleich aufkommenden Ängste (Lockerung der Abwehr).

Es verhielt sich so, dass zwei Mitglieder die Gruppe verließen: Lars T. nach der 21. Stunde aus äußeren Gründen (Umzug) und Sören D. nach der sechsten Stunde, da ihm die Bearbeitung seiner Dynamik zum jetzigen Zeitpunkt zu bedrohlich erschien. Er hatte sich in der fünften Stunde mit einem gravierenden Problem eingebracht, hatte der Gruppe mitgeteilt, dass er eine ausgeprägte Essstörung habe und kein Gramm Fett an seinem Körper dulde. Des Weiteren regulierten zwei weitere Personen (Bernd E. und Stefan J.) ihre Ängste, indem sie meist nach einer sehr intensiven Stunde in der nächsten fehlten und so die weitere Verarbeitung erschwerten, nicht nur für sich selbst, auch für die anderen. Man blieb dann auf schwer auszuhaltenden Gefühlen sozusagen sitzen. Es war zunächst schwer, der Gruppe dies zu deuten. Alle Unternehmungen in dieser Richtung wurden übergangen und abgetan, z. B. wurde erwidert, dass das Fehlen immer einen ganz plausiblen Grund gehabt habe (Stefan J.) oder dass es ja jedem selbst anstehe, wie er die Gruppe nutze (Bernd E.). Ich bekam nun auch zu spüren, dass ich ja gewollt hätte, dass sie es »alleine« regeln und dass ich mich auch nicht einmischen müsse. Dies wurde so nicht direkt ausgesprochen, war für mich aber in der Gegenübertragung bei einigen Teilnehmern spürbar. Andere wiederum waren erleichtert (Esther S. und Markus L.), dass ich versuchte, für Sicherheit und ein gutes Arbeitsniveau zu sorgen. In dieser Zeit erforderte die Führung dieser Gruppe Kraft aufgrund des nicht unerheblichen Containers, den ich zur Verfügung stellen musste, denn ich konnte dies der Gruppe noch nicht durch Deutung zur integrierenden Verarbeitung zurückgeben. Andererseits versuchte ich die Dynamik auch als Entwicklungsschritt zu verstehen: Sie versuchten, sich abzugrenzen, und natürlich war ich da die erste Person, mit der dies »geübt« werden konnte. Meine Hoffnung, dass die Gruppe den Konflikt selbst angehen würde, indem die Teilnehmer, die sich über das Fehlen der anderen ärgerten, das ansprachen, stellte sich leider erst einmal nicht ein. Hier spiegelten sich zum einen die coabhängigen Muster der Gruppe wieder, zum anderen kam jetzt sicher auch die anfängliche Wut zurück, der Frust über das Nicht-versorgt-Werden. Bernd brachte es in Stunde zwölf auf den Punkt: »Am Buddhismus finde ich interessant, dass es um Verringerung von Leiden geht. Die Buddhisten bieten Lösungen an. Hier in der Gruppe ist das nicht so.« Es war zu diesem Zeitpunkt nicht möglich, Bernd zu spiegeln, dass er seiner Wut über die hilflosen Eltern, von denen er sich oft im Stich gelassen gefühlt hatte, Ausdruck gab. Er beschwerte sich zusätzlich, dass der Staat sich überhaupt nicht um einen kümmere. Man werde alleine gelassen. Auch hier ist der Kummer des Patienten lebensgeschichtlich gut nachvollziehbar, sein kriegstraumatisierter Vater wurde völlig sich selbst überlassen und mit ihm die Familie.

Interessant war das direkt auf diese Frustreaktion folgende Thema: Bernd beginnt wieder. Er schildert, wie schwer es ihm fällt, seinen 16-jährigen Kater sterben zu sehen. Eigentlich müsste er eingeschläfert werden, aber das schaffe er nicht. Daraufhin erzählen alle abwechselnd von ihren Tieren oder Erfahrungen mit Tieren. Stefan: »Mein größter Traum wäre, Tierpfleger im Zoo zu sein. Wenn ich mit Tieren zusammen bin, ist die Welt in Ordnung. Wenn ich abends nach Hause komme, ist erst mal Kuschelzeit [er hat eine Katze].« Esther: »Wenn mein Kalle irgendwann stirbt [ihr 12-jähriger Dackel], weiß ich auch noch nicht, was ich machen werde.« Ich lasse in die Unterhaltung einfließen: »So als könnten Sie alle den Tieren mehr vertrauen als den Menschen.« Die Gruppe bejaht das. Ich: »Tieren kann man Vertrauen schenken, sie enttäuschen einen nie.« Ich deute dieses Schwelgen in regressiven Geborgenheitsfantasien mit ihren Tieren als eine Art Heilungsversuch, sich nach dem erlebten Frust durch die Vorstellung des Verlassen-Seins wieder wohler und sicherer fühlen zu können.

Ich verstand die Dynamik so, dass die Gruppe nun an dieser Stelle Unterstützung brauchte. Alle waren emotional in ihren Konflikten verstrickt. Mir noch einmal die einzelnen Lebensgeschichten vor Augen führend, ging es jetzt auch darum, nicht eine neue frustrierende Erfahrung zu wiederholen, sondern ein anderes Modell mit der Gruppe gemeinsam zu entwickeln, das es ermöglichte, starke Gefühle zu regulieren und einen Boden für diesen und auch durch diesen Prozess zu finden.

Ich hatte in dieser Phase besonders auch eine Modellfunktion. Ich füllte entstehende Lücken, in denen ich ein auftretendes Schweigen nicht als Insel der Entspannung erlebte, nicht als gemeinsame Kontemplation, sondern eher als eine Hilflosigkeit, eine Leere. Ich war dann aktiv, fragte bei den Einzelnen nach, fragte zunächst nicht die Gruppe, was das Schweigen bedeute, sondern legte den Fokus auf Vermittlung und Kontakt (Bindung). Wenn diese Momente überwunden waren, die Gruppe wieder in einem guten Kontakt war, sprachen wir manchmal darüber, was zuvor so schwer war. Dann wurde rückgemeldet, dass man teilweise gar nicht gewusst habe, was man hätte machen können, dass man abgeschaltet, sich rausgebeamt habe, dass man auch Angst gehabt habe usw. Die Gruppe übernahm unbemerkt meine Strategien, über auch schwierigere Momente hinwegzukommen. Der Druck wurde weniger, indem es selbstverständlicher wurde, die anderen an den gegenwärtigen Emotionen teilnehmen zu lassen. Mir wurde klar, dass das eine Fähigkeit war, die die Gruppe erlernte, die sie gar nicht in diesem differenzierteren Sinne zuvor besaß. Zunehmend sprachen die Teilnehmer über ihre gerade empfundenen Gefühle und auch ihre spontanen Gedanken. Es begann die Zeit des Durcharbeitens der offengelegten Themen.

In der 36. Stunde ging es u. a. um Angst. Stefan sagte, dass er nicht alles in der Gruppe erzähle, aus Angst, dass jemand gehen könnte, dass es den Frieden stören könnte. Daraufhin wird er gefragt, ob es nicht genau anders sei. Wenn er nichts erzähle, lasse er doch die anderen am langen Arm verhungern und das würden alle merken. Darüber kommt das Thema Nähe auf. Dagmar sagt, dass sie etwas mit dem Thema anfangen kann. Sie habe auch Angst, Dinge zu erzählen. Es werde ihr aber zu nah, sie habe nicht die Befürchtung, dass es die anderen stört oder irritiert. »Aber um Nähe zulassen zu können, muss erstmal ein festes Ich da sein. Und manchmal weiß ich gar nicht so genau, wer ich bin.« Bernd sagt in diesem Zusammenhang, dass er sich wie auf der Flucht fühle. Er fügt hinzu: »Vielleicht habe ich da noch Teile von meinen Großeltern in mir. Die mussten ja auch fliehen im Krieg. Ich suche einfach immer den inneren Halt. Aber ihn mit anderen Menschen zu finden … das habe ich noch nicht versucht. Ich habe mich eigentlich immer nur zurückgezogen.« Marlena sagt: »Ich bin dann ruhig, wenn mein Mann da ist. Alleine schaffe ich das auch noch nicht.«

Das Identitätsthema tauchte während des gesamten Therapieverlaufs immer wieder auf. Die Gruppe unterhielt sich immer offener darüber, an welcher Stelle der Ich-Entwicklung sie sich sehen. Beispiele: »Du bist da weiter als ich, ich fange gerade an, mein Ich zu finden«, »Ich wache neuerdings morgens auf und habe das Gefühl, dass ICH den Tag heute erlebe, und nicht abgetrennt wie unter einer Käseglocke«, »Ich glaube, ich hatte noch gar kein ICH. Es ist schon traurig, wenn man erstmal so tief sinken muss, um zu beginnen, an sich zu denken, sich zu fragen, was ICH eigentlich will«.

Immer wieder beschäftigte sich die Gruppe mit der Frage, wie eine Gemeinschaft funktionieren kann. Einige äußerten ihre Einsamkeit und Hilflosigkeit, sich in der immer schneller werdenden beruflichen Welt zurechtzufinden. Es wurden in diesem Zusammenhang andere Lebensformen diskutiert, Vorbilder gesucht. Der Buddhismus biete einen Ansatz, der aus dieser Spirale herausführen könne, die Gruppe äußerte Interesse an Meditation und Achtsamkeitspraxis. Mein Vorschlag, dies direkt hier in der Gruppe miteinander kennenzulernen, wurde gerne angenommen. Und so etablierte sich im Mittelteil der Gruppentherapie eine Achtsamkeitsübung, die meist zu Beginn der Stunde praktiziert wurde (s. Anhang A6, Bodyscan, Atemauszählen, Über Aufmerksamkeit, Zu Mitgefühl). Im übertragenen Sinne kam so das mütterliche Prinzip als Teillösung in den Raum. Ich als Therapeutin konnte so auch als versorgend erlebt werden, während ich an anderen Stellen frustrierte (ganzheitliche Objektwahrnehmung).

Einmal ging es im Zusammenhang einer Beschäftigung mit der Arbeitswelt um Hierarchien. Es wurde über Führungsstile gesprochen, welche Chefs gut seien, welche ihren Beruf verfehlt hätten etc. Ich fragte: »Wie ist es denn hier in der Gruppe?« Alle schauen sich etwas verstohlen, dann lächelnd an. Stefan und Bernd sprechen es aus: »Sie sind hier die Chefin … und das ist richtig gut so.« »Was daran ist richtig gut?«, frage ich. Nach längerem Überlegen sagt Dieter: »Es entspannt.« Ich: »Hat sich da etwas verändert mit der Zeit?« »Ja. Sie haben verändert, dass Sie mehr Antwort geben. An dem Punkt, an dem Sie sich mehr eingebracht haben, wurde es besser für mich.«

2.6.5 Endphase/Abschied

Durch den Abschied von Bernd, der die Gruppe ein halbes Jahr vor Ende auf eigenen Wunsch verließ, kam das Thema Abschied in die Gruppe (s. auch Anhang A6, Thema Abschied). Zuvor war ein mögliches Ende zwar nicht direkt angesprochen worden, aber indirekt von einigen Teilnehmern, die andeuteten, dass die Gruppe für sie noch lange laufen könnte, dass sie gedachten, die Termine auch selbst zu zahlen, aber gar nicht fragten, ob das überhaupt möglich wäre. Es wurde klar, dass der Abschied für die Gruppe eine Herausforderung war, dass sie sich auch davor fürchtete. Er wurde ausgeblendet, bis zur Nachricht von Bernd. So bekam die Gruppe die Gelegenheit zum Üben. Bernds Ambivalenz zeigte sich darin, dass er zu seinem letzten Termin nicht erschien, ohne zuvor mitzuteilen, dass er verhindert war. Er war einfach nicht da. Beim nächsten Termin war er dann anwesend und alle verabschiedeten sich voneinander. Er wurde gefragt, ob er an einem gemeinsamen Grillabend nach Therapieende (ohne Therapeutin) teilnehmen wolle, was er zusagte. Gleichzeitig wurde der Gruppe bewusst, dass es sie so, in dieser Konstellation, nie wieder geben und das Grillfest nicht das gewohnte Treffen sein würde. An dieser Stelle verfasste ich ein kleines Handout zum Thema Abschied (s. Anhang A6, Thema Abschied).

In den verbleibenden 14 Terminen wurde intensiv weitergearbeitet. Die Gruppe wuchs noch einmal fester zusammen und es wurde in der Gegenübertragung sehr deutlich, wie wichtig allen die gemeinsame noch verbleibende Zeit war. Alle wollten so viel wie möglich für sich mitnehmen. Immer wieder geriet das nahende Ende dabei aus dem Blick und wurde verleugnet. Teilweise war das auch wichtig, um nicht in eine Starre zu verfallen, die dazu geführt hätte, dass nicht mehr gearbeitet werden konnte. Einige Mitglieder wurden von Stunde zu Stunde ruhiger, es war zu spüren, dass diese schon mit dem Abschied und damit verbundener Trauer beschäftigt waren. Durch sie wurde das Thema deutlicher und auch angesprochen. Es wurde darüber gesprochen, wie die Einzelnen mit solchen Situationen in vorhergehenden Zeiten umgegangen waren. Volker sagte: »Als ich einmal nach Hause kam, standen meine Koffer vor der Türe. Das hatte ich absolut nicht vorhergesehen. Das ist wie der freie Fall … Aber ich habe schon einige solcher Erlebnisse gehabt. Es kann nicht sein, dass das mit mir gar nichts zu tun hat. Ich muss etwas an mir haben. Ich denke, es hat mit meiner Kindheit zu tun. Wenn da was nicht gut lief, kam ich in den Keller. Und oft habe ich gar nicht verstanden warum. Das war das Problem, hätte ich wenigstens den Grund verstanden.« Esther: »Für mich war schlimm, als meine Oma gestorben ist. Die war die Einzige, bei der ich mich wohlgefühlt habe. Aber ich durfte nicht mit auf die Beerdigung, ich habe nicht verstanden, was mit der war. Die war einfach nicht mehr da. Dass ich jetzt hier fühlen kann, mich verabschieden kann, das ist neu. Aber ob ich weinen kann, das weiß ich noch nicht. Ich bin vielleicht am letzten Termin wie zugeschnürt.« Martha: »Bei mir sind es die Beziehungen, die immer irgendwie auseinandergingen, ohne dass ich genau begriffen habe warum. Ich habe mir immer die Schuld gegeben. Dass ich was falsch gemacht habe. Aber da habe ich etwas wiederholt, was ich viel früher erlebt habe mit meinen Eltern.«

Martha inszenierte in der dritten Stunde vor dem Ende ihre Dynamik noch einmal auf interessante Weise: Als ich in den Gruppenraum kam, lagen von ihr ca. zwanzig 15 × 20 cm große Urlaubsbilder von Tieren und Landschaften auf dem Boden. Sie nahm dadurch auch viel zwischenmenschlichen Raum ein. Ich bemerkte, dass sie unterschiedliche Reaktionen auslöste. Teilweise wurden die Bilder bewundert, teilweise hatte ich den Eindruck, manche Teilnehmer fühlten sich gestört. Ich ging davon aus, dass die Kränkung zu groß gewesen wäre, wenn ich Martha gebeten hätte, die Bilder wegzunehmen; zumal sie mitgeteilt hatte, dass jeder sich ein bis zwei Bilder aussuchen und mit nach Hause nehmen dürfe. Ich machte der Gruppe den Vorschlag, selbst zu entscheiden, was sie wolle: ob die Bilder die ganze Zeit liegen bleiben sollten oder nicht. Vorerst sollten die Bilder liegen bleiben, entschieden alle. Martha wurde gefragt, wie denn der Urlaub gewesen sei. Sie erzählte daraufhin, dass sie Probleme in der Gruppe der Reisenden gehabt habe, dass sie mal wieder Außenseiterin gewesen sei. Dabei habe sie immer alles gut gemeint (sie hatte u. a. für die Reisegruppe noch andere Ausflüge geplant, hatte sich im Hotel um bessere Matratzen bemüht etc.). Während der Unterhaltung fragte ich Martha: »Wie ist es denn hier in der Gruppe?« Martha: »Ich habe vor Beginn der Gruppenteilnahme gedacht, dass es keine gute Idee mit der Gruppe ist, dass ich wahrscheinlich sogar in einem Rahmen, in dem darauf geachtet wird, es noch ›schaffen‹ werde, mich ins Aus zu befördern. Ich habe einfach überall das Gefühl, nicht dazuzugehören, egal, wie ich mich anstrenge.« Ich nochmal: »Wie ist es denn hier?« Martha: »Hier ist es anders. Ich habe das Gefühl, dass ich dazugehöre.« Markus schaltet sich daraufhin ein: »Und du hast auch heute hier versucht, dich anzustrengen, dich hervorzutun, indem du die Bilder einfach hierher gelegt hast. Ich meine, du hast das gar nicht nötig. Wir hätten das ja auch unpassend finden können. Versteh mich jetzt bitte nicht falsch.« Martha: »Das stimmt. Es ist wie mit dem Obstkorb, den ich immer mit auf die Arbeit genommen habe und der nicht gut ankam.« Daraufhin Esther: »Ja, weil du dir damit etwas erkaufen wolltest … Und wir hier brauchen deine Bilder nicht. Ich denke auch so an dich.« Daraufhin nimmt sich Marlena ein Bild und sagt: »Ich möchte aber dieses Bild mitnehmen, weil es mir einfach richtig gut gefällt.« Ich sage zu Martha und dann auch zur Gruppe: »Sie sehen, Ihre Geste, Bilder mitzubringen, kommt bei einigen gut an, sodass sie auch Bilder mit nach Hause nehmen möchten. Andere wiederum sind irritiert und finden es überflüssig. Für Sie, Martha, wäre es wahrscheinlich entspannter, wenn Sie die Bilder bzw. den Obstkorb mitbringen könnten, weil Sie Lust darauf haben, nicht weil Sie sich Anerkennung erhoffen. Und die Gruppe hier wird Sie offenbar auch ohne Urlaubsbilder in ganz guter Erinnerung behalten, weil Sie die Gruppe bereichert haben. Wie jeder Einzelne von ihnen allen. Es ist interessant, dass das Thema so jetzt hier hereinkommt. Es geht hier ja in den letzten Stunden auch um Trennung und die Frage, was übrigbleibt. Welche inneren Bilder Sie alle mitnehmen werden.«

Viele kannten negative Beispiele für Trennungssituationen und wollten am liebsten in der letzten Stunde nicht da sein. Es wurde ihnen bewusst, dass das aber ihren Schmerz nicht verhindern und ihnen auch eine wichtige Erfahrung nehmen würde: die Gelegenheit, dass es möglich und aushaltbar ist, sich voneinander zu trennen. Der Abschied war ein wichtiger Teil der gemeinsamen Zeit.

Esther drückte es in der letzten Stunde aus: »Auch wenn für mich das Ende zum richtigen Zeitpunkt kommt, weiß ich, dass es Momente geben wird, in denen ich euch sehr vermissen werde. Ich habe euch viel zu verdanken. Mir wird aber immer helfen, dass ich euch hatte. Und das kann mir keiner mehr nehmen.«

Es nahmen alle an der letzten Stunde teil.

2.6.6 Zusammenfassung des Therapieprozesses

Die Gruppe ging sehr vorsichtig aufeinander zu. Die Themen wechselten von eher oberflächlich erscheinenden Alltagsgesprächen zu tief liegenden Gesprächen über philosophische Ansichten zum Lebenssinn, zur Fantasie einer wirklich funktionierenden Gemeinschaft. Es wurde überlegt, was der Mensch braucht, um mit sich und den anderen auszukommen. Vor diesem Hintergrund arbeiteten die Teilnehmer ihre Themen durch, vor allem die im zwischenmenschlichen Bereich. Es wurde darüber debattiert, wie Beziehung zwischen Mann und Frau überhaupt gehen kann. Es wurde überlegt, bis zu welchem Punkt Eltern für ihre Kinder Verantwortung haben, aber auch, welche anderen Einflüsse hinzukommen. Ein Thema war immer wieder, in welchem Ausmaß die Vergangenheit noch in die Gegenwart hineinspielt und was überhaupt verändert werden kann. So bewegten sich alle gemeinsam, sich untereinander Halt gebend, von der anfänglichen frustrierten enttäuschten Position, die sie auch teilweise auf die Therapeutin als die Enttäuschende verschoben, hin zu einer mehr eigenverantwortlichen Stellung. Dabei war der Zusammenhalt erst einmal wichtig. Ich bemerkte, dass meine Deutungen, Versuche, die Gruppe in eine offenere Auseinandersetzung zu bringen, überhört wurden. Meine Interpretation dieser Situation war, dass der sichere Boden für weitere Differenzierungen erst einmal geschaffen werden musste, was mich zurückhaltender in dieser »konfrontierenden« Hinsicht werden ließ. Die Beobachtung, dass die Verbindlichkeit zunahm, dass weniger gefehlt und ein Fehlen der Gruppe zuvor mitgeteilt wurde, ließ mich darauf schließen, dass sich der Bindungsstil veränderte. Es war nicht mehr so, dass man manchmal dasaß und nicht wusste, was mit dem Fehlenden war. Der über längere Strecken sich abzeichnende unsichere Bindungsstil wandelte sich in einen verbindlicheren, sichereren.

In dieser Phase hatte sich eine Zeit lang eine anfängliche Achtsamkeitsübung (Bodyscan im Sitzen; s. Anhang A6, Bodyscan) etabliert. Ich hatte der Gruppe dazu noch einige Impulse schriftlich mitgegeben (s. auch Anhang A6, Atemauszählen, Über Aufmerksamkeit, Zu Mitgefühl), die ich führte, die alle sehr genossen und auch forderten. Wenn direkt zu Beginn Themen im Vordergrund standen, wurde die Übung am Schluss noch angehängt. Ich empfand es als sehr intensiv und nahm auch wahr, dass die Gruppe mich an dieser Stelle als versorgendes Objekt erleben konnte. In diese Zeit fiel die zweite Verlängerung von 40 auf 60 Stunden. Die Gruppe hatte es ausgeblendet, dass zum einen Stunden beantragt werden mussten, zum anderen irgendwann das Ende kommen würde. Alle verlängerten und merkten an, wie wichtig ihnen diese Zeit geworden war, es sei so angenehm, einfach sein zu können, einfach sagen zu können, was man denkt.

Durch die Verabschiedung eines Mitgliedes kam das Thema Trennung für alle nah. Es war nicht »nur« ein zwangsläufiges, irgendwann einmal eintretendes Ereignis, sondern auch eine wichtige Phase der Therapie. Es ging darum, Grenzen hinnehmen zu müssen, alte negative Erfahrungen mit Trennungssituationen wieder zu erinnern, überhaupt die im Leben notwendige Fähigkeit, Dinge und

Situationen auch loslassen zu können. Durch die Verabschiedung eines Teilnehmers ein halbes Jahr vor Ende der Therapie gab es jetzt auch ein Beispiel/Modell, wie das ablaufen kann. Die noch verbleibenden Teilnehmer der Gruppe hatten dadurch schon einmal den »Ernstfall« geübt. Sie hatten in der Folge die Möglichkeit bekommen, diesen Abschied und die damit verbundenen Gefühle gemeinsam zu verarbeiten (s. Anhang A6, Thema Abschied).

Jeder Einzelne setzte sich mit den Veränderungen auseinander, die er in den letzten zweieinhalb Jahren durchlaufen hatte. Die letzte Stunde war eine sehr emotionale, von innerer Dankbarkeit getragene Begegnung. Auch ich als Therapeutin musste mich von der Zeit mit dieser Gruppe verabschieden. Allen war klar, dass ein Trauerprozess folgen würde. Aber die Gedanken und die Erinnerungen an diese Zeit würden noch nachwirken und ein Teil eines jeden bleiben (gutes Introjekt; Reflexion des therapeutischen Prozesses s. die folgenden Abschnitte).

2.6.7 Wie haben sich die Themen entfaltet?

Die Auswertung der Gruppentherapie erfolgte anhand der elf Wirkfaktoren von Irvin Yalom (2007).

1. Hoffnung auf Heilung

Eine Grundbedingung für das Wirksamwerden anderer therapeutischer Faktoren.

Die Tatsache, dass sich alle Teilnehmer nach einer Phase des Überlegens und Abwägens für diese Gruppentherapie entschieden hatten und auch alle zum ersten Termin erschienen, ist ein erster Hinweis darauf, dass Sie zumindest einen Funken Hoffnung hatten, dass diese Intervention ihnen irgendetwas Sinnvolles bringen kann. Als sie die Vorstellungsrunde »hinter sich hatten«, war eine deutliche Entlastung zu spüren. Einige Teilnehmer sprachen es direkt aus, dass sie große Hoffnung haben, dass es ihnen etwas bringen wird. Stefan J.: »Ich wäre vor zwei Stunden am liebsten an der Praxis vorbeigefahren. Jetzt bin ich froh, dass ich mich zusammengerissen habe und hier sitze. Es war für mich überwältigend, was ich hier heute gehört habe. Und ich weiß jetzt, dass ich nicht alleine mit meinen Problemen dastehe.«

Eine Szene: Marlena sprach über ihre Schwierigkeiten auf der Arbeit, dass es ihr so schwerfalle, sich da richtig abzugrenzen und sie immer diejenige sei, die Überstunden mache und die unangenehmen Aufgaben übernehme. Marlena bemerkte im weiteren Verlauf der Therapie und der Beschäftigung mit diesem Thema, dass es Esther, die ähnliche Probleme berichtet hatte, mit der Zeit viel besser gelang, sich auf der Arbeit zu behaupten. Marlena: »Das kann ich dann auch schaffen.«

2. Universalität des Leidens

Die Gruppe tauscht sich aus über Suchtverhalten. Die Teilnehmer bemerken, dass sie alle irgendwie süchtige Anteile haben: Marlena mit »ihrer« Magersucht, Bernd, der im Urlaub zu viel isst und zu viel Rotwein trinkt, auch Stefan outet sich mit der Bemerkung, dass er sich zu dick findet, 15 kg zugenommen habe. Markus ist sich auch sicher, dass sein Internetkonsum nicht normal ist. Bernd sagt, dass Gefühle in der Familie über das Essen reguliert wurden, Essen sei ein Ersatz gewesen. Er fragt, wie die anderen mit diesen existenziellen Gefühlen, mit diesem Druck umgehen. Er habe deswegen auch schon mal zwischendurch eine Tavor® genommen.

Maria und Dagmar tauschten sich im Verlaufe der Gruppentherapie immer wieder über das Thema mit ihren Männern aus, deren Suizidalität und wie schwer es sei, damit umzugehen. Durch die emotionale Entlastung gelang es ihnen zunehmend besser, sich aus ihren coabhängigen Verhaltensweisen zu lösen. Sie unterstützten sich in der Wahrnehmung, dass sie ihre Männer nicht kontrollieren können und dass das auch gar nicht ihre Aufgabe und Verantwortung ist. Darin wurden sie von der Gruppe ebenfalls bestärkt. Das Thema Verantwortung kam so auch für die ganze Gruppe in den Fokus.

Dagmar und Marlena bemerkten, dass sie beide zwanghafte Seiten an sich haben. Dagmar outet sich, indem sie erzählt, dass das soweit gehe, dass sie manchmal nachts aufstehe und den Herd kontrolliere. Marlena berichtet, dass sie zwanghaft die Wohnung sauber hält und das richtig anstrengend ist. Sie selbst sehe, dass es nicht notwendig sei, aber sie kann es manchmal nicht unterdrücken. Beide Frauen (sie saßen nebeneinander) tauschten sich immer wieder über den »aktuellen Stand« ihrer Zwanghaftigkeit aus und mit der Zeit wurde es besser.

3. Mitteilung von Information

- Beantworten von konkreten Informationen zu Medikamenten.
- Austausch der Teilnehmer untereinander über persönliche Erfahrungen mit bestimmten Medikamentengruppen, stationären Aufenthalten und Reha-Behandlungen.
- Im Verlauf der Therapie gab ich u. a. konkrete Informationen zu folgenden Themen: Burnout (Was ist das? Was ist der Unterschied zu einer Depression?). Wie kann eine Suchterkrankung entstehen? Was ist emotionale Spiegelung? Warum sind die ersten Lebensjahre nicht unwichtig, obwohl wir uns doch nicht an sie erinnern? In diesem Zusammenhang die Bedeutung bzw. Entstehung psychosomatischer Beschwerden. Wie entwickeln wir Selbstberuhigungsfähigkeiten? Ich teilte auch Infoblätter zum Thema Achtsamkeit und Abschied aus sowie die Anleitung zu einer Atemübung (s. Anhang A6).

4. Altruismus

Durch die Unterstützung, die die Teilnehmer sich gaben, lernten sie auch, selbst Hilfe anzunehmen bzw. selbst auch einmal im Mittelpunkt der Aufmerksamkeit zu stehen. Ein Beispiel hierfür ist Dagmar, die ein ausgeprägtes Helfer-Selbst hatte und es nicht gewohnt war, selbst einmal Aufmerksamkeit zu erfahren. Als es um die Beantragung von weiteren Stunden bei der Krankenkasse ging, dachte sie darüber nach, ob sie überhaupt eine Verlängerung brauche. In meinem Gegenübertragungsgefühl dachte ich, dass sie die Therapie aufhören will, bevor sie überhaupt richtig angefangen hat, bevor sie überhaupt in einen emotionalen Kontakt gekommen ist. Sie hatte bis dahin eher den anderen mit Rat und Tat zur Seite gestanden, aber sich selbst rausgehalten. Dies wurde ihr von der Gruppe gespiegelt: »Du hast von dir selbst fast noch gar nichts erzählt.« »Du erzählst die Sachen so abgeklärt, immer dann, wenn sie vorbei sind.« »Es ist schade, dass du deine Geschichte immer als weniger erwähnenswert darstellst. Manchmal nervt das auch.«

5. Die korrigierende Rekapitulation der Primärfamilie
Eine Gruppe bietet vielfältige Übertragungsmöglichkeiten, in therapeutischen Gruppen werden diese genutzt, um zu verstehen und zu verändern.

Bernd erzählte über die Beziehung und den Umgang mit seinem Sohn. Daraufhin spiegelt ihm Markus, dass er sich in den Sohn ganz gut hineinversetzen könne, dass er an des Sohnes Stelle auch wütend auf den Vater wäre: »Weil, Bernd, Entschuldigung, aber du machst einen manchmal hilflos, und das ist noch gelinde ausgedrückt.« Bernd setzt sich in der Folge mit seiner Ursprungsfamilie auseinander, mit seiner Beziehung zu seinem Vater. Ihm fällt auf, dass er sich oft sehr alleine und hilflos gefühlt hat, wenn er z. B. als Zwölfjähriger mit seinem kriegstraumatisierten Vater die Apotheken abklapperte und um Beruhigungsmittel bettelte. Dass er darüber heute in der Gegenwart der Gruppe sprechen kann und dann von der Gruppe Verständnis erfährt, ist schmerzhaft für ihn, aber auch eine korrigierende Erfahrung. Im weiteren Verlauf erzählt Bernd auch von seinem Zwang, sich ständig Reportagen über den Zweiten Weltkrieg anschauen zu müssen. Hier interveniert ebenfalls Marks und »verbietet« es ihm: »Das tut dir nicht gut, lass es einfach!« Dieser Zwang wurde unterbrochen, indem (endlich) jemand von außen einen Riegel vorschob (Hilfs-Ich-Funktion). Bernd selbst war nicht in der Lage dazu gewesen. Gleichzeitig konnte Markus erfahren, dass er in Kontakt mit einem väterlichen Modell kam, das ihn an seinen rastlosen Vater erinnerte. Dass beide Männer sich in der Folge weiter miteinander beschäftigen konnten, und dies auch in entspannteren Situationen, in denen nicht sie beide Hauptthema waren, gab ihnen auch die Möglichkeit, andere Verhaltensweisen auszuprobieren. Zum Beispiel war Bernd in der Folge sehr aufmerksam gegenüber Markus und fragte manchmal nach, wie es ihm geht, oder sagte zu Beginn einer Stunde: »Mich hat das noch beschäftigt, was du beim letzten Mal gesagt hast.

Esther, Marlena und Martha tauschten sich sehr emotional über christliche gut gemeinte Erziehung aus. Esther und Martha wurden sehr wütend und erzählten, wie sehr ihnen diese Erziehung geschadet hatte und wie falsch sie sie erlebt haben. Martha erzählte in diesem Zusammenhang der Gruppe, dass ihr Vater sie missbraucht hat und am nächsten Sonntag friedlich in der Kirche saß. Als sie sich mit 18 Jahren das Leben habe nehmen wollen, habe der Pastor nur gesagt, dass das eine Sünde sei und sie Buße tun müsse. Esther berichtete, wie sie mit dem Gefühl aufwuchs nichts, absolut nichts wert zu sein. Sie habe sich gefühlt wie der letzte Dreck. Und das in diesem christlichen Haushalt. Sie habe dann einen Mann geheiratet, der diese Tradition weitergeführt habe und als sie nach einer Vergewaltigung durch ihn zu Hause Unterschupf suchte, sei sie zurückgeschickt worden. Marlena, die gegenwärtig Halt in einer freien Gemeinde gefunden hat und dies der Gruppe erzählt hatte, fühlte sich angegriffen. Über mehrere Stunden setzten die Frauen sich immer wieder mit diesem Thema auseinander. Marlena gelang es, die Erfahrung der beiden anderen von ihrer eigenen zu trennen. Es sprach ja nichts dagegen, dass sie eine andere Realität hatte und andere positive Erfahrungen in der Gemeinde machen konnte. So setzte sich auch Marlena indirekt mit ihrem Thema der Ursprungsfamilie auseinander, indem sie bei sich blieb und ihre Identität stärkte, indem sie es schaffte, eine andere Meinung behalten zu dürfen. Sie konnte am Ende sehen, dass die beiden anderen Frauen sich eigentlich »nur« Sorgen gemacht hatten.

6. Techniken des mitmenschlichen Umgangs
Zuwendung, Zuhören, Respektieren, Nachfragen.

Indem die Gruppe lernt, sich einander zuzuhören, zu verstehen, Konfliktlösestrategien miteinander zu entwickeln, lernt jeder Einzelne etwas Wichtiges auch für den Umgang mit Menschen außerhalb der Gruppe. Jeder Einzelne erfährt einen Zuwachs an emotionaler Intelligenz und Mentalisierungsfähigkeiten.

Ein Beispiel hierfür: Die Gruppe ging zu Beginn der Therapie mit von den Einzelnen geschilderten Problemen »Rat gebend« um: »Damit würde ich zum Arzt gehen, ich habe von einer Freundin gehört, Herr … soll gut sein«, »Du solltest dir Hilfe bei der Beratungsstelle holen. Die wissen genau, was man als Vater für Rechte hat«, »Wenn ich in deiner Situation wäre, würde ich …«.

Zum Ende der Therapie hatte sich das verändert, sie hörten einander zu, spiegelten sich ihre Gefühle, fragten genauer nach Einzelheiten, erarbeiteten für den Einzelnen Möglichkeiten, die nicht immer den eigenen entsprachen: »Das glaube ich, dass das schwer ist für dich. Das ginge mir ähnlich, allerdings ist es für dich ja nochmal anders, du bist alleinstehend und hast abends keinen, mit dem du drüber reden kannst«, »Kannst Du das nochmal genauer beschreiben, was der Chef gesagt hat? Vielleicht hast du ihn da falsch verstanden. Er meinte es vielleicht sogar gut«.

7. Nachahmendes Verhalten

Diese Techniken des mitmenschlichen Umgangs (s. vorhergehenden Punkt) lernten die Teilnehmer voneinander. Hier war es auch das therapeutische Modell, das nachgeahmt wurde. Indem ich mich für die Hintergründe interessierte, an wichtigen Stellen unterbrach und die verschiedenen Standpunkte, Gefühle erfragte, verschob sich der Fokus auf das Wahrnehmen des Binnenraumes. Dieser Raum, der bei den Teilnehmern unterschiedlich geschaffen war, reicherte sich so mit vielen verschiedenen Möglichkeiten und weiteren Variationen an. Die Teilnehmer konnten Verhaltensweisen ausprobieren und für sich als bereichernd übernehmen, sie konnten sie aber auch für sich ausschließen.

Beispiel: Marlena sagte einmal: »Ich denke immer viel über das von Markus Gesagte nach. Ich bewundere ihn, wie er so klar sein kann.« Später stellte sie aber fest: »Manches, was er sagt, sehe ich aber auch anders. Und es ist eben er, nicht ich. Zu mir passt das gar nicht. Ich habe es auf der Arbeit versucht, aber das war nicht ich.«

8. Interpersonales Lernen

Veränderung von Verzerrungen durch konsensuelle Validierung; Verschiebung des Therapiezieles von der Linderung des Leidens auf die Veränderung der interpersonalen Verhaltenskompetenz; korrigierendes emotionales Erleben.

Markus steht in der Gruppe oft für die eine Lösung von interpersonalen Konflikten durch Abgrenzung: »Wenn Menschen nicht mehr miteinander klarkommen, dann trennen sich eben ihre Wege«, »Reisende solle man ziehen lassen«, »Es ist mir doch egal, wie alle über mich denken«.

Die Gruppe setzt sich damit auseinander. Esther: »So ganz kann man dir das nicht abnehmen.« Stefan: »Klingt einleuchtend und beneidenswert, wie du das so schaffst, aber ich bin skeptisch.« Es kommen Beispiele, dass es evtl. auch Sinn machen kann, sich manchmal zu bemühen, andere Lösungen zu finden. Dagmar: »Trennung ist nicht der einzige Weg, Meinungsverschiedenheiten zu klären. Manchmal müssen verschiedene Standpunkte auch stehenbleiben können. Man kann nicht immer einer Meinung sein.«

Indem die Gruppe diese Gespräche führt, geschieht parallel das, worüber alle sprechen. Es eröffnet sich ein Raum, der verschiedene Positionen aufnehmen kann und der die Diskussion darüber ermöglicht. Markus sagt im weiteren Verlauf zu Dagmar: »Du hättest aber vielleicht mal an Trennung denken müssen in deiner Beziehung. Du hältst zu viel aus. Das geht gar nicht.« Dagmar: »Kann sein … und Du hältst zu wenig aus.« An dieser Stelle setzen sich alle, auch die Zuhörenden, mit ihren eigenen Grenzen, ihren eigenen Partnerschaften innerlich auseinander. Indem sie sich dabei wertschätzend verhalten, geben sie sich die Möglichkeit, das eigene Verhalten zu hinterfragen. Diese Gruppe entwickelte einen feinen Humor und neckte sich untereinander immer auch mal.

Esther hatte zu Beginn der Therapie ein sehr negativ geprägtes Männerbild: »Ich komme mit Männern klar, solange sie mindestens einen Meter Abstand halten. Für mich sind sie alle gleich.« Zum Ende der Therapie sagte sie: »Dass ich überhaupt nur daran denken kann, dass ich einen Mann nochmal zu mir in die Wohnung lasse, daran ist die Gruppe schuld [sie lächelt dabei].«

9. Gruppenkohäsion

Die Gruppenkohäsion entstand in dieser Gruppe schnell, war aber zwischendurch auch gefährdet, vor allem im ersten Drittel der Therapie, nach der Angangsphase. Es gab folgende Fantasien:

- Wir gegen den Rest der Welt, wir sind hier die Normalen.
- Als Helena heiratete, gab es die Vorstellung, gemeinsam die Hochzeit zu feiern.
- Die Vorstellung, gemeinsam auf einem verlassenen Schrottplatz abends die Autos zu demolieren, zum Abbau von Wut.

Die Gruppe war im ersten Termin zunächst angespannt. Nachdem sich alle vorgestellt hatten, teilweise mit ihren Diagnosen und Problemen, waren sie sich schnell einig, dass *hier* das richtige Leben ist, dass die Gruppe ein gutes Abbild der Realität ist. Sie stellten fest, dass *hier* wahrscheinlich sogar die Normaleren sitzen. Es entstand eine hoffnungsvolle Atmosphäre, dass es Sinn machen kann, sich hier auseinanderzusetzen.

Zwischenzeitlich wurde dieser Zusammenhalt/diese Kohäsion durch das Fehlen einiger Teilnehmer an wichtigen Stellen gefährdet. Die darauffolgende Auseinandersetzung führte im weiteren Verlauf zu einer Zunahme der Kohäsion.

10. Katharsis

Maria, die fast nie etwas sagt, überwindet sich in der achten Stunde und beginnt die Runde. Sie erzählt von ihren Schuldgefühlen wegen des Suizidversuchs ihres Mannes vor zwei Jahren: »Zu Hause war ich auch immer an allem schuld. Mein Vater findet heute noch, dass ich mich falsch anziehe. Wenn die Schwester meiner Mutter nicht gewesen wäre, dann gäbe es mich evtl. nicht mehr. Die hatte selbst keine Kinder und war für mich Muttersatz. Meine Mutter konnte mich nie leiden … Ich habe mir in meiner Ehe eine heile Welt aufgebaut. Die ist durch meinen Mann (seinen Suizidversuch) zerstört worden. Aber ich frage mich, was ich dazu beigetragen habe.« Die Gruppe reagiert mit Schweigen, es ist ein hartes Resümee, was Maria da zieht. Langsam kommen Rückmeldungen. Maria bekommt letztendlich von der Gruppe folgende Gedanken: »Es ist jeder an einem Punkt für sich selbst verantwortlich und selbst wenn es so wäre, dass du eine Mitschuld hättest, so hätte dein Mann einen anderen Weg wählen können. Er hätte dich auch verlassen können. Nein, du hast keine Schuld. Alles, was wir tun, hat mit uns zu tun.« Maria reagiert daraufhin aufgebracht: »Ja, aber ich fühle mich schuldig. Ich fühle mich ein ganzes Leben lang schuldig. Ich bin falsch.« Die Gruppe schweigt. Alle bemerken, dass da etwas in Maria ist, was tief sitzt, was nur bedingt mit der jetzigen Situation zu tun hat. Ich interveniere: »Es ist, als könnten Sie gar nicht existieren, ohne schuldig zu sein? Als gebe es Sie dann gar nicht?« Maria: »Ja, so ungefähr ist es.« Ich: »Wie ist das Gefühl jetzt, hier, in der Gruppe? Sind Sie jetzt gerade hier?« Maria: »Ja, ich bin hier.« Ich: »Und dürfen Sie hier sein ohne Schuld?« Längere Pause. Maria: »Ja, hier darf ich ohne Schuld sein. Ich fühle mich wohl in der Gruppe.«

11. Existenzielle Erfahrungen

Esther beschäftigt sich mit der Einsamkeit in der Mitte ihres Lebens, Erfahrungen von Vergewaltigung in der Ehe, Verlassenwerden.

Maria und Dagmar beschäftigen sich mit ihren Gefühlen von Panik und Kontrollverlust, ausgelöst durch ihre suizidalen Männer.

Bernd fragt sich, ob seine Gedanken real sind. Er bekommt von der Gruppe die Rückmeldung, dass er evtl. nicht richtig lebt, weil seine Eltern nie glücklich sein durften und er es sich auch nicht erlaubt.

Als Sören nicht mehr zur Gruppe kommt, ohne sich zu verabschieden, löst das verschiedene Gefühle aus. Stefan ist wütend darüber, dass Sören schon viel erfahren hat von den anderen und jetzt einfach wegbleibt, er fühlt sich nicht ernst genommen und irgendwie verraten. Marlena ist sehr traurig, da sie in Sören einen Spiegel sah: auch ein Mensch, der seine Hilflosigkeit über eine Essstörung reguliert, sie hatte gehofft, über die Auseinandersetzung mit ihm viel für sich erreichen zu können. Bernd äußert, dass es schade ist, dass er geht, dass er aber akzeptiert, dass er ohne Verabschiedung geht. Maria reagiert sehr betroffen. Sie erlebt hier wieder ein Zusammenbrechen ihrer »heilen Welt«. Ein bisschen ist es so, als habe sich Sören »aus der Gruppe suizidiert«. Er habe sich unwiederbringlich entfernt, und das ohne auch nur ein Wort oder eine geschriebene Zeile. Das hinterlässt offene Fragen. Die Gruppe erlebt Machtlosigkeit, jeder auf seine Art, seiner Lebensgeschichte entsprechend.

Markus versucht die Gruppe zu retten, indem er deutlich macht, dass Sören alt genug ist und immer auch gut ausgeteilt hat. Und wenn er nun Angst vorm Einstecken habe, müsse er selbst damit klarkommen: »Das müssen wir nicht persönlicher nehmen als es ist. Die Gruppe bietet die Möglichkeit, sich mit sich zu beschäftigen, und wer das nicht macht, muss das selbst wissen.«

Für Stefan ist es eine bedrohliche Situation, als es darum geht, die zwei frei gewordenen Plätze durch neue Teilnehmer zu ersetzen: »Wenn ich jemanden nicht mag, bin ich gnadenlos. Es kann sein, dass ich dann die Gruppe verlasse.« Die Gruppe tauscht sich darüber aus, wie es ist, wenn Neue in die Gruppe kommen. Esther, Markus, Marlena, Bernd und Dagmar können es sich als Bereicherung vorstellen, während Stefan und Maria es als bedrohlich erleben. Letztendlich schaffte die Gruppe die Integration der »Neuen«. Für Stefan und Maria sicher eine wichtige existenzielle Erfahrung, da sie sich in ihrem Selbstwert sehr bedroht fühlten.

2.6.8 Kritische Betrachtung – erreichte Ziele – Fazit

Die Gruppe vermied Konflikte. Es war manchmal schwer zu entscheiden, ob es besser war, die Sicherheit, die die meisten brauchten, zu etablieren und hierauf den Fokus zu richten, um im Weiteren damit zu erreichen, dass sich die Gruppe auf sichererem Boden mit ihren Konflikten offener beschäftigen konnte. Oder ob es gerade um einen Konflikt ging, den es zu deuten galt, um der Gruppe damit zu weiterer Differenzierung zu verhelfen. Hier hielt ich mir vor Augen, dass der psychotherapeutische Gruppenleiter immer – und im Falle von Stagnationen sowieso – einen Schritt zurücktreten und die Gruppe als Ganzes betrachten sollte, wo sie entwicklungsmäßig steckt, was für das strukturelle Gruppenniveau dysfunktional sein könnte (z. B. Foulkes, 1955, 1978: der Fokus liegt auf der Gruppe als Ganzem *und* auf dem Einzelnen in der Gruppe; alternieren zwischen inter- und intrapersoneller Ebene).

Die Arbeit mit der Gruppe bewegte sich in diesem Spannungsfeld. Die coabhängigen, dysfunktionalen Beziehungsmuster, die die Teilnehmer in ihren Ursprungsfamilien kennengelernt und in ihren Partnerschaften wiederholt hatten, inszenierten sich so auch in der Gruppe wieder. Die »Aggression« wurde zu Beginn regressiv abgewehrt und auf die Therapeutin und die Außenwelt übertragen, womit die Gruppe sich sicher fühlen konnte. Hier kam es zu Kompromissbildungen und Kollusionen. Die therapeutische Haltung musste an dieser Stelle eine Zuwendung gebende und gleichzeitig Grenzen setzende sein. Die Therapeutin wurde hierdurch nicht nur und nicht immer von allen als versagend wahrgenommen, sondern auch versorgend und unterstützend. So wurde eine Arbeitsatmosphäre geschaffen, in der sich die Teilnehmer durch gegenseitige Übernahme von Hilfs-Ich-Funktionen und Lernen am Modell (Interpersonelles Lernen) weiterentwickeln konnten. Es konnte sich eine differenziertere Objektwahrnehmung, flankiert durch zunehmende Affektdifferenzierung, etablieren. Dies führte im letzten Drittel der Therapie zu einer Veränderung der Auseinandersetzung. Therapeutisch konnte »konfrontierender« interveniert werden, da sich die Kränkungsschwelle durch den Übergang von dyadischen zu triadischen Beziehungsmustern erhöht hatte. Die Teilnehmer nahmen dann unterschiedliche Positionen ein, diskutierten konträr. Sie waren dabei immer noch sehr vorsichtig, wagten aber diese Veränderung in eine selbstbestätigtere Kommunikation, d. h. sie übten, ihre eigenen Gedanken und Gefühle zu äußern, ohne vorher schon zu überlegen, was die anderen hören wollen. Ich würde es so beschreiben: Die Gruppe veränderte ihre Bindungsmuster von »Wir sehen alles ähnlich und sind deswegen im sicheren Kontakt« in »Wir sehen manches unterschiedlich und sind dennoch in einem guten Kontakt«.

Insgesamt veränderte sich der nach Ainsworth et al. (1978) als unsicher-gebunden bezeichnete Bindungsstil in einen sicherer gebundenen Stil. Die Resultate, welche die Teilnehmer selbst benannten, weisen darauf hin, dass sie diese Veränderung auch zunehmend in ihrer Alltagswelt umsetzten.

Ergebnisse, die genannt wurden:

Bernd »Ich wache morgens auf und sehe etwas zuversichtlicher in den Tag hinein. Das ist nicht viel, aber es ist etwas. Dass ich, seitdem ich die Therapie mache, kein Tavor® genommen habe, darf nicht unerwähnt bleiben.« Bernd hatte die Gruppe nach zweieinhalb Jahren verlassen und damit auch selbst eine Grenze gezogen und bestimmt, wie weit etwas für ihn gehen soll. In seiner Kindheit war ihm dies oft nicht möglich gewesen.

Marlena »Ich habe noch vieles, was nicht gut läuft in meinem Leben. Meine Schwester meldet sich nicht wirklich bei mir, sie ist enttäuscht von mir, weil ich magersüchtig bin. Ich laufe auch immer noch oft griesgrämig durch die Gegend, aber manchmal auch nicht. Ich habe aber wieder angefangen, besser zu essen. Ich muss nicht mehr alles so kontrollieren, ich hatte echt Kontrollzwänge, das ist aber anders geworden. Mein Selbstwertgefühl hat sich gebessert, aber ich bin noch nicht fertig damit.«

Dagmar »Ich lasse mir einfach nicht mehr alles gefallen. Ich muss nicht mehr die Perfekte sein. Das habe ich hier wirklich gelernt. Und wie die Zukunft mit meinem Mann aussieht, das kann ich noch nicht sagen, auf jeden Fall komme *ich* in dieser Geschichte vor. Von meinen Freunden sind die noch übrig geblieben, die auch mir etwas geben.«

Martha »Ich habe die Welt mal wie ein Karussell wahrgenommen. Es drehte sich alles. Ich konnte kaum zwei Minuten auf einem Fleck sitzen. Ich war lange in der

Klinik, weil ich keine innere Mitte mehr gefunden habe. Es war eine Berg- und Talfahrt mit Extremen. Zuerst musste ich starke Medikamente nehmen, die mich ruhiggestellt und mir ermöglicht haben, überhaupt ein Therapieangebot wahrnehmen zu können. Dass ich beginnen konnte, langsam die Medikamente zu reduzieren und trotzdem meine Mitte nicht verliere, das macht mich sehr zufrieden. Ich habe überhaupt so etwas gefunden wie mich selbst zu mögen, ein ICH, das mir gefällt. Und ich habe verstanden, dass nicht ich schlecht bin, sondern die Atmosphäre, in der ich aufgewachsen bin.«

Maria »Ich habe hier mitgenommen, dass ich an mich denken darf. Dass ich keine Schuldgefühle haben muss, wenn ich meinen depressiven Mann morgens nicht wecke, weil es mich richtig Kraft kostet. Ich bin nicht verantwortlich für die Dinge, für die andere die Verantwortung übernehmen können. Das alles fällt mir immer noch schwer. Aber es ist ein Anfang, mehr als ein Anfang.«

Markus »Ich kann das nicht beschreiben, was es ist, das konnte ich aber ja die ganze Zeit nicht … irgendetwas an der Gruppe ist gut, irgendetwas hat sich bei mir grundlegend verändert. Es geht mir einfach besser. Jedes Mal nehme ich etwas mit für mich. Auch wenn ich nichts sage, nehme ich etwas mit. Es ist nicht so, dass ich viel darüber nachdenke, aber es wirkt etwas. Vielleicht zimmere ich mir ein neues *Ich* zurecht, das von vorher … das könnte ich gar nicht beschreiben.«

Stefan »Ich habe totale Angst davor, was jetzt kommt. Die Gruppe hat mir Halt gegeben. Das, was ich verändert habe, hätte ich niemals geschafft ohne die Gruppe. Dass ich nicht an allem schuld bin, das habe ich zumindest meistens verstanden. Ich verstehe jetzt auch, dass der Ursprung nicht ich bin, sondern die Beziehung meiner Mutter zu mir, wie die mit mir umgegangen ist. Das kann ich jetzt nicht mehr rückgängig machen, aber ich kann versuchen, es anders zu machen. Trotzdem bin ich unsicher, wie stabil ich wirklich bin.«

Esther »Es geht mir einfach seit einigen Monaten wieder richtig gut. Ich habe verstanden, dass nicht ich das Problem bin, sondern dass die Umstände das Problem waren. Meine Mutter hat mich scheiße behandelt, aber die war auch nur Opfer. Allerdings hätte sie trotzdem manches anders machen können … aber das ist ihre Sache. Ich habe mich aus dem Sumpf rausgearbeitet, und das alleine zählt. Und dass wir hier sitzen seit drei Jahren und Therapie machen, das zählt auch. Ich habe der Gruppe viel zu verdanken. Und das werde ich nicht vergessen. Klar habe ich noch meine kleinen Probleme, aber wer hat die nicht.«

Volker »Ich bin zwar nicht so lange bei der Gruppe gewesen, aber dass ich überhaupt vor einem Jahr so schnell eine Möglichkeit bekommen habe, das war gut. Ich merke, dass ich noch nicht so weit bin wie die anderen, aber ich konnte viel mitnehmen. Ich sehe seit einigen Wochen wieder eine Hoffnung, dass alles besser werden kann. Es ist schon bitter, dass erst so viel passieren musste, bis ich anfange, an mich zu denken. Früher habe ich alles für den Chef, für die Frau, für die Kinder gemacht, nur um denen zu gefallen, dass ich irgendjemandem gefalle. Aber ich muss mir gefallen, das ist das Ding. Und das gelingt mir noch lange nicht so, wie es sein müsste.«

Eine Entwicklung von strukturellen Veränderungen ist zu erkennen. Die Teilnehmer haben eine realistische Einschätzung ihrer Möglichkeiten gewonnen, haben gelernt, Grenzen zu akzeptieren, eigene und die der anderen, auch die der gesellschaftlichen Möglichkeiten. Jeder Einzelne kann diese Grenzen jetzt vor einem lebensgeschichtlichen Hintergrund, selbstwerterhaltend, einordnen.

Die Gruppe kam durch Einordnung von lebensgeschichtlichen Themen in einen größeren Zusammenhang, durch Verstehen, welche früheren gelernten Muster, welche Konflikte in der Gegenwart noch Einfluss haben, zu einer differenzierteren Eigenwahrnehmung. Indem die Teilnehmer miteinander ihre Themen durcharbeiteten und die verschiedenen Phasen einer Gruppe durchlebten (MacKenzie, 2001; Tuckman, 1965), kamen sie der Gegenwart insgesamt ein Stück näher. Der bei vielen angstvolle Blick in die Zukunft wich einer entspannteren Haltung, dass es am besten ist, sich mehr in der Gegenwart aufzuhalten und wirklich am Leben teilzunehmen. Und dass dies auch möglich ist.

Diese Veränderungen schlugen sich wie folgt nieder:

- in einer veränderten Ausdrucksweise
- im verbalen wie nonverbalen Kontakt
- Gefühle wurden differenzierter ausgedrückt
- der Blickkontakt nahm zu
- das spontane Mitteilen von Gedanken wurde selbstverständlicher
- die Atmosphäre war insgesamt entspannt

Entscheidend war auch die Länge bzw. das Stundenkontingent des Therapieangebotes mit Begegnungen alle zwei Wochen für 100 Minuten. Durch eine höhere Frequenz wäre vermutlich die Bearbeitung der Konflikte im mittleren Teil des Prozesses einfacher gewesen, aber evtl. hätte es durch den höheren Druck auch weitere Abbrüche gegeben. Das bleibt zu diskutieren. Sicher ist jedoch, dass die Gruppenerfahrung für alle Teilnehmer eine wertvolle Erfahrung war, die sie ein gutes Stück vorangebracht hat.

2.7 Planung von Gruppen nach den Psychotherapie-Richtlinien

Diesbezüglich hat sich in den letzten Jahren Vieles verändert. Einige Veränderungen sind zu begrüßen, andere heben teilweise die angestrebten Vereinfachungen wieder auf.

Sehr zu begrüßen war die Änderung der Psychotherapie-Richtlinie im Bereich Gruppentherapie. Es war und ist seit 2015 möglich, Patienten gleichzeitig in Einzel- und Gruppentherapie zu behandeln. Davon haben die gerade beschriebenen, weniger gruppenfähigen Patienten profitiert, da die für sie in der Gruppe bedrohlich werdende Triangulierungssituation im Einzelgespräch stabilisierend begleitet werden konnte und sie auf diesem Wege doch noch die Chance einer Weiterentwicklung erhielten. Denn andererseits profitieren diese Patienten nur bedingt von alleinigen Einzelgesprächen, da sie schnell eine »Wohlfühl-Dyade« herstellen und es schwer ist, mit ihnen aus diesem Anklammerungsmuster heraus zu gelangen. Sie brauchen die Gruppenerfahrung, um eine tiefer liegende Veränderung zu erreichen, die langfristiger stabilisiert.

In einer anderen als der hier beschriebenen Gruppe habe ich zwei Patienten, auf die das zutrifft, kombiniert aufgenommen (Einzel- und Gruppenstunden parallel). Bisher läuft es bei diesen Patienten gut. In der hier beschriebenen Gruppe gibt es einen Patienten, auf den diese Problematik zutrifft (Stefan J.). Diesen habe ich eine Zeit lang parallel zur Gruppe mit Einzelgesprächen behandelt, um sein Ausscheiden zu vermeiden. Zudem erfolgte bei ihm eine stationäre Therapie. Womöglich wäre diese vermeidbar gewesen, wäre dieser Patient von Beginn an engmaschiger mit parallel laufenden Einzelgesprächen versorgt worden. Dies wäre im Übrigen für den Leistungsträger auch günstiger als die stationäre Intervention und für den Arbeitgeber des Betroffenen ebenfalls begrüßenswerter, da der Patient nicht so lange ausgefallen wäre. Da ich das Kontingent nach der vor 2015 geltenden Psychotherapie-Richtlinie für diesen Patienten beantragt hatte (60 Stunden Langzeit-Gruppentherapie), habe ich einige Stunden ohne ausreichende Honorierung mit diesem Patienten abgehalten, denn diese Begleitung des Patienten hat wesentlich mehr Kontingent in Anspruch genommen als vorhanden war, d. h. es wird neben der laufenden Gruppentherapie ein *zusätzliches* Kontingent an Einzelstunden benötigt, also mehr als die möglichen 10 % der Anzahl der Gruppenstunden. Es war sehr erfreulich, dass diese wertvolle Arbeit durch die veränderte Psychotherapie-Richtlinie ab 2015 genügend bedacht wurde.

An dieser Stelle hat sich in der kurzen Zeit die Psychotherapie-Richtlinie jedoch nochmals verändert.

2.7.1 Die neue Psychotherapie-Richtlinie ab 01. 04. 2017

Wenn eine alleinige Gruppentherapie beantragt wird, gilt die 10 %-Regelung für alle Verfahren, d. h., es kann in einem Verhältnis von einer Einzelbehandlung auf zehn Gruppenbehandlungen ohne besondere Antragstellung oder Anzeige gegenüber der Krankenkasse die Einzelbehandlung durchgeführt werden.

Bei Kombination von Einzel- und Gruppentherapie muss der Behandlungsschwerpunkt angegeben werden, d. h. welches Verfahren überwiegend angewandt wird. Es steht bei diesem Vorgehen nicht mehr Kontingent zur Verfügung als bei einer alleinigen Einzel- oder Gruppentherapie. Die 10%-Regel ist in diesem Fall also ausgesetzt. Habe ich 60 Stunden für einen Patienten beantragt, kann ich auch nur diese Anzahl durchführen.

Es wurden große (sechs bis neun Teilnehmer) und kleine Gruppen (drei bis fünf Teilnehmer) unterschieden.

2.7.2 Zusatz zur Psychotherapie-Richtlinie vom 01.04.2017 ab 01.07.2017

Zusätzlich zu den unter Abschnitt 2.7.1 beschriebenen Veränderungen regelt dieser Zusatz zur Psychotherapie-Richtlinie die Honorierung und Ziffernbesetzung neu.

Die Honorierung erfolgt in Abhängigkeit von der tatsächlichen Gruppengröße, d.h. sie wird auf die einzelnen Teilnehmer umgeschlagen, sodass es sich nicht negativ auswirkt, wenn man auch kleinere Gruppen etabliert.

Je nach Indikation kann das Sinn machen. Es gibt Patienten, die mit größeren Gruppen überfordert sind, jedoch von kleineren Gruppen sehr profitieren können. Diese neue Regelung ist auch hilfreich, wenn z.B. ein Teilnehmer in einer Stunde wegen Krankheit oder Urlaub fehlt. Der Therapeut hat dann keinen übermäßigen Verdienstausfall. Auch wenn ein Teilnehmer die Therapie beendet, die anderen Gruppenmitglieder aber noch weitermachen, ist der weitere Ablauf einfacher, da entweder die Gruppe mit einem Teilnehmer weniger weiterlaufen und/oder man die Zeit, bis ein passender neuer Teilnehmer gefunden ist, gut tolerieren kann, da es sich in beiden Fällen trotzdem noch finanziell lohnt.

Bei der *Kurzzeittherapie* gelten für alle Therapieverfahren die gleichen Regeln wie bei der Einzeltherapie (s. Tab. 2-1):

- Sie ist antrags-, aber nicht gutachterpflichtig
- Sie unterteilt sich in zwei Abschnitte: Kurzzeittherapie 1 und Kurzzeittherapie 2 mit jeweils zwölf Stunden Kontingent
- Beantragung der Kurzzeittherapie 2 frühestens nach der siebten Stunde des ersten Abschnittes der Kurzzeittherapie 1
- Genehmigungsfrist der Krankenkasse für beide Abschnitte: jeweils drei Wochen

Tab. 2-1 Stundenkontingente Gruppentherapie

Langzeittherapie	Analytische Psychotherapie	Tiefenpsychologisch fundierte Psychotherapie	Verhaltenstherapie
Erwachsene	80 Stunden	60 Stunden	60 Stunden
Kinder und Jugendliche	60 Stunden	60 Stunden	60 Stunden
Therapieverlängerung			
Erwachsene	150 Stunden	80 Stunden	80 Stunden
Kinder und Jugendliche	90 Stunden	90 Stunden	80 Stunden

Bei der *Langzeittherapie* gelten für alle Therapieverfahren die gleichen Regeln wie bei der Einzeltherapie:

- Eine Umwandlung von Kurzzeit- in Langzeittherapie ist antrags- und gutachterpflichtig. Sie muss bis zur 20. Sitzung der Kurzzeittherapie beantragt werden
- Eine Verlängerung der Langzeittherapie ist antragspflichtig. Ob ein Gutachter hinzugezogen wird, liegt im Ermessen der Krankenkassen. Vor Ablehnung muss allerdings in jedem Fall die Stellungnahme eines Gutachters berücksichtigt werden
- Genehmigungsfrist der Krankenkasse bei Langzeittherapie: fünf Wochen

2.7.3 Diskussion zu den Neuerungen der Psychotherapie-Richtlinie

Einerseits verhieß die veränderte Psychotherapie-Richtlinie von 2015, parallel Einzel- und Gruppentherapie durchführen zu können, eine sinnvolle und endlich auch honorierte Verbesserung für die Patientenversorgung. Leider wurde dies in der neueren Veränderung der Psychotherapie-Richtlinie, die ab dem 01.04.2017 gilt, wieder unterlaufen, indem nun ein Kontingent zwar flexibel genutzt werden kann, es kann zwischen Einzel- und Gruppenstunden sozusagen geswitcht werden. Aber die phasenweise benötigte engmaschige Begleitung des Gruppenprozesses durch Einzelstunden ist nun doch nicht mehr möglich, da das eine Kontingent sich dadurch mitunter schnell reduziert, sodass die Behandlungszeit zu kurz für wirklich tiefgreifende und somit länger anhaltende Veränderungen ist. So läuft dies abermals darauf hinaus, dass der Therapeut in seinem Ermessen evtl. Einzelstunden abhält, die nicht genügend honoriert werden. Hier stellt die eigentlich gut gemeinte Flexibilisierung eine Reduktion der Behandlungsdauer dar, die zu den oben genannten Problemen führt. Es stehen jetzt insgesamt noch weniger Stunden zur Verfügung als vor 2015, da es auch in dieser Zeit schon möglich war, 10 % Einzelstunden zusätzlich zum Kontingent der Gruppenstunden abzuhalten. Diese Möglichkeit fällt nun ganz weg, wenn man eine kombinierte Behandlung beantragt.

Für niedergelassene Therapeuten ist zusätzlich zu bedenken, dass die Einzeltermine, die sie mit der Ziffer 23220 abrechnen (auf die man zurückgreift, wenn man genehmigungsfreie Einzelstunden abhält), nicht den Punkten hinzugerechnet werden, die bei der Berechnung des Strukturzuschlages berücksichtigt werden. Je mehr dieser Patienten man behandelt, desto weniger Aussicht hat man auf einen angemessenen Strukturzuschlag. Und das bei einem erheblichen administrativen Mehraufwand.

Bei der Gruppentherapie fallen der doppelte bürokratische Aufwand bei der Beantragung von Kurzzeittherapie und die Reibungsverluste im Genehmigungsverfahren besonders ins Gewicht (gemeint: es werden nur noch die Patienten über die Genehmigung informiert und man muss dann den Angaben oftmals hinterherlaufen). Die Zweiteilung der Kurzzeittherapie schafft für das Angebot und die Durchführung von Gruppentherapien neue bürokratische Hürden, die dem ursprünglichen Auftrag entgegenlaufen, die Gruppentherapie zu fördern. Es ist auch für den Gruppenprozess störend, wenn nach sieben Stunden schon wieder eine Unterschrift geleistet und wieder auf Rückmeldung der Krankenkasse gewartet werden muss. Man kann es den Patienten noch so oft sagen, dass es nur Formalitäten sind, sie entspannen sich oft doch erst, wenn die Zusage der Krankenkasse in ihrem Briefkasten liegt. Sinnvoll wäre es vielmehr, die Bewilligungsschritte der Kurzzeittherapie zusammenzulegen, das Antragsverfahren in der Kurzzeittherapie durch ein Anzeigeverfahren zu ersetzen und die Berichtspflicht in der Gruppentherapie auch für die Langzeittherapie abzuschaffen. Es stellt eine große Belastung besonders für den Therapeuten dar, wenn er eine Gruppe mit acht Patienten verlängert, für diese Umwandlung von Kurzzeit- in Langzeittherapie acht Anträge schreiben muss, achtmal die entsprechenden Formulare ausfüllen muss. Schwierig sind auch die Anträge von Patienten, die zuvor bei einem anderen Therapeuten in Einzelbehandlung waren und bei denen dann eine Gruppentherapie angeschlossen werden soll. Soll man den vorhergehenden Kollegen bitten, den Teil des Antrages zu schreiben, in dem er seine Behandlungsintervention ausführt? Das ist natürlich aus verschiedenen Gründen nicht umsetzbar. Korrekt wäre es jedoch.

Generell würde ich persönlich mir sowohl in der Einzel- als auch in der Gruppenbehandlung eine Befreiung von der Antragspflicht für etablierte Therapeuten wünschen, die durch das Schreiben vieler genehmigter Anträge ihre berufliche Qualifikation und Erfahrung ausreichend bewiesen haben. Das wäre eine sinnvolle und längst überfällige Veränderung, die allen – und vor allem den Gruppentherapeuten – die Arbeit erleichtern würde. Mir sind einige Kollegen bekannt, die trotz vorhandener Qualifikation aufgrund des hohen administrativen Aufwandes keine – oder nur in geringem Maße – Gruppentherapie anbieten.

Literatur

Ainsworth, M. D. S., Blehar, M. C., Waters, E. & Wall, S. (1978). Patterns of attachment: A psychological study of the strange situation. Hillsdale, NJ: Erlbaum.

Berne, E. (1966). Grundlagen der Gruppenbehandlung. Paderborn: Junfermann.

Bion, W. R. (1990). Lernen durch Erfahrung. Frankfurt a. M.: Suhrkamp.

Birbaumer, N., Schmidt, R. F. (2005). Biologische Psychologie. 6., vollst. überarb. Aufl. Berlin: Springer.

Blanck, G. & Blanck, R. (1974). Ich-Psychologie I: Angewandte Ich-Psychologie. Stuttgart: Klett-Cotta.

Blanck, G. & Blanck, R. (1979). Ich-Psychologie II: Psychoanalytische Entwicklungspsychologie. Stuttgart: Klett-Cotta.

Dornes, M. (2014). Die emotionale Welt des Kindes. 6. Aufl. Frankfurt a. M: Fischer.

Eckert, J. & Biermann-Ratjen, E. M. (1990). Ein heimlicher Wirkfaktor: Die Theorie des Therapeuten. In: Tschuschke, V. (Hrsg). Psychotherapie – Welche Effekte verändern? Berlin: Springer; 272–87.

Foulkes, S. H. (1955). Gruppenanalytische Psychotherapie. München: Pfeiffer.

Foulkes, S. H. (1978). Praxis der gruppenanalytischen Psychotherapie. München: Reinhardt.

Grawe, K. (2004). Neuropsychotherapie. Göttingen: Hogrefe.

Heigl-Evers, A. & Ott, J. (1994). Psychoanalytisch-interaktionelle Methode. Göttingen: Vandenhoeck & Rupprecht.

MacKenzie, K. R. (2001). Klinische Berücksichtigung von Phasen der Gruppenentwicklung. In: Tschuschke, V. (Hrsg). Praxis der Gruppenpsychotherapie. Stuttgart: Thieme; 102–10.

Moreno, J. L. (1959). Gruppenpsychotherapie und Psychodrama. Stuttgart: Thieme.

Nitsun, M. (1996). The Anti-group-destructive Forces in the Group and their Creative Potential. London: Routledge.
Schindler, R. (1957). Grundprinzipien der Psychodynamik in der Gruppe. Band 11. Psyche 5: 308–14.
Schindler, R (2016). Das lebendige Gefüge der Gruppe. Ausgewählte Schriften. Gießen: Psychosozial-Verlag.
Slater, P. E. (1978). Mikrokosmos: eine Studie über Gruppendynamik. Frankfurt a. M.: Fischer.
Strauß, B. & Mattke, D. (2012). Gruppenpsychotherapie. Lehrbuch für die Praxis. Berlin: Springer.
Tschuschke, V. (2001). Praxis der Gruppenpsychotherapie. Stuttgart: Thieme.
Tschuschke, V. (2003). Kurzgruppenpsychotherapie. Theorie und Praxis. Wien: Springer.
Tuckman, B. W. (1965). Developmental sequences in small groups. Psychol Bull 63: 348–99.
Weiss, H., Harrer, M. & Dietz, T. (2011). Das Achtsamkeitsbuch. 5. Aufl. Stuttgart: Klett-Cotta; 112 f.
Yalom, I. D. (2007). Theorie und Praxis der Gruppenpsychotherapie. Ein Lehrbuch. Stuttgart: Klett-Cotta.

Anhang Kapitel 2

A1: Anträge

Begründung zum Antrag Bernd E.

Dipl.-Psych. Daniela Schulze
Psychologische Psychotherapeutin
(Tel. XXX)

Datum: XX.XX.XXXX

Bernd E., 58 Jahre (Chiffre: XXX)
Bericht zum Erstantrag einer tiefenpsychologisch orientierten Gruppentherapie mit 60 Stunden

1. Sozialpädagoge, verheiratet, zwei erwachsene Kinder.
2. Depressive Verstimmungen und ängstliche Zustände. Er lebe damit schon sehr lange, aber in den letzten Monaten Zuspitzung der Symptomatik. Patient äußert die Angst, abhängig zu werden, er nehme manchmal Tavor ein.
   Der Patient löst Mitgefühl aus. Er hat eine eher »weiche« Erscheinung trotz körperlicher Größe (1,90 m, ca. 100 kg). Er wirkt erschöpft. Trotz seiner Offenheit habe ich das merkwürdige Gefühl, nicht richtig mit ihm in Kontakt zu kommen. Bei mir stellt sich die Fantasie ein, dass er hier noch nicht lange wohnt, obwohl er mir mitteilt, dass er seit 20 Jahren im gleichen Job ist und hier schon ebenso lange auch sesshaft ist. Dieses Nicht-Erreichen des Patienten löst Irritation und Hilflosigkeit aus. Der Patient bestimmt, wie weit es geht. Trotz allem hat er dabei eine sehr freundliche, fast schon tröstende Art. Ich bekomme auf diese Weise etwas von seiner inneren Zerrissenheit mit. Auch evtl. davon, wie er sich gegenüber seinem traumatisierten Vater gefühlt haben könnte.
   Bei gedrückter, erschöpfter Stimmung bewusstseinsklar, voll orientiert zu Person, Ort und Zeit. Keine psychiatrischen Auffälligkeiten erkennbar. Suizidalität abgeklärt, glaubhaft verneint.
3. Etwas Übergewicht, keine Zigaretten, Alkohol manchmal zur Beruhigung, nicht zum Genuss, als Kind robuste Gesundheit.
4. Eine Schwester, +4. Eltern durch den Krieg sehr belastet. Seine Mutter, +35, ungelernt, musste mit der Familie aus Ostpreußen fliehen, sei zeitlebens depressiv gewesen. Sein Vater, +40, Schlosser, kam traumatisiert aus dem Krieg wieder. Die Ehe der Eltern sei durch die Erkrankungen des Vaters belastet gewesen, dann durch seine frühe Berentung, wodurch ökonomische Probleme hinzu kamen. Der Vater habe viele somatische Beschwerden gehabt und eine Suchterkrankung entwickelt. 1999 sei er 81-jährig an Magenkrebs verstorben. Die Mutter verstarb 2009. Da sei es mit der Panik des Patienten schlimmer geworden.
   Herr E. arbeitet seit 20 Jahren in einem Wohnheim für psychisch Behinderte. Dort habe er vieles verändern wollen, sei da aber gegen eine Wand gelaufen. Er sagt, sicher habe seine Berufswahl etwas mit seiner Geschichte zu tun, zu Hause sei er auch der Krisenmanager gewesen für seine Eltern. Und auch da sei er gegen eine Wand gelaufen mit seinen Vorstellungen.

Herr E. wünscht sich für die Therapie, die Zusammenhänge zwischen seiner Symptomatik, seiner mangelnden Fähigkeit zur Selbstkontrolle und seiner Lebensgeschichte besser verstehen zu lernen. Er fühle sich immer unter Druck, denke, wenn er die Dinge auf der Arbeit entspannter angehen könnte, wäre vieles besser. Auch gehe sein Sohn nun bald aus dem Haus, was ihn zusätzlich stresse. Er wisse nicht, wie er ihn loslassen könne.

Durch frühe traumatisierende Bindungserfahrungen mit einem kriegstraumatisierten Vater und einer Mutter mit Entwurzelungsthematik stellen sich Überflutungsgefühle bei Entstehung von Nähe ein. Der Patient reguliert seine narzisstische Homöostase durch Vermeidung von Bindung, er intellektualisiert dann die Welt. Wird Nähe von außen hergestellt, fühlt er sich bedroht und es kann passieren, dass der Patient selbst angreift, noch eher aber in eine gekränkte Verteidigungssituation verfällt. Es besteht eine Parentifizierung, indem er lernte, seine Eltern tröstend zu halten. Seine reaktionsbildende Kompensation, jahrelang seelisch Behinderte zu pflegen (halten), wie einst den Vater, wird durch Auseinandersetzungen mit dem Chef infrage gestellt. Sein Thema, nicht von der Gesellschaft, von niemandem in der Situation damals mit seinem Vater unterstützt worden zu sein, wird wieder aktuell. Als Kind hatte er seine innere Not durch Größenfantasien überspielt, hatte sich als einmal großen Musiker fantasiert, als erwachsener Mann heute verwendet er das Lösungsmodell des Vaters, indem er zu Beruhigungsmitteln greift. Auch die Trennung von seinem Sohn, mit dem er lange Jahre große Probleme hatte, setzt ihn unter Druck, sodass er therapeutische Hilfe aufsucht.

5. F34.1, Dysthymia; abhängige Neurosenstruktur; ängstliche und narzisstische Verarbeitungsmodi; Beruhigung struktureller Defizite durch Einnahme von Benzodiazepinen.
   Gutes, in manchen Bereichen mäßiges Strukturniveau. Defizite in den Bereichen Identität, Impulssteuerung, Introjekte nutzen (Selbstberuhigung), Beziehung schützen. Angst, das wichtige steuernde Objekt zu verlieren und auch es zu zerstören.
6. Im Übertragungsraum der geschlossenen, gemischten Gruppe kann der Wunsch Herrn E.'s nach Unterstützung und Halt für ihn erlebbar werden, aber auch, dass diese Erwartung nicht gänzlich erfüllt werden kann. Vorstellbar ist, dass er eine Situation »inszenieren« wird, in der er wieder alleine kämpfen muss, sich wieder niemand für seine Befindlichkeit interessieren wird. Dies ist ein Patient, der in eine Außenseiterposition gelangen kann, u. a. dadurch, dass er sich als unabhängig intellektualisierend positionieren wird. Man kann es ihm dann nicht recht machen. Auch kann passieren, dass die Gruppe an sich von ihm infrage gestellt wird, vor allem die Therapeutin, denn in seiner neurotischen Realität gibt es keine Unterstützung. In der Gruppe kann diese Dynamik spiegelnd verstanden werden. So kann Herr E. mit seiner Enttäuschungswut in Kontakt kommen und verstehen lernen, dass sein Kämpfen heute nicht mehr nötig ist, sondern es können ihm seine dabei abgewehrten Bindungswünsche bewusst werden und auch der Wunsch nach Unterstützung in Form von Auseinandersetzung, die aber nicht bedrohlich sein muss. Herr E. kann so im Realraum der gemischten Gruppe die Möglichkeit für korrigierende Erfahrungen bekommen. In der Gruppe sind auch zwei jüngere Männer, mit denen er evtl. die Situation mit seinem Sohn noch einmal anders verstehen lernen kann.
   Insgesamt soll dies dazu führen, dass Herr E. seine inneren Grenzen besser wahrnehmen und respektieren kann. Dies wird sicher auch durch einen Trauerprozess begleitet werden.
   Bei guter Intelligenz und Zugang zur tiefenpsychologischen Sichtweise schätze ich die Prognose für eine Entspannung der Symptomatik und für einen Zuwachs an Lebensqua-

lität als ausreichend ein. Herr E. ist deutlich spürbar motiviert, nicht in die Fußstapfen seines Vaters treten zu wollen. Dies würde die Entwicklung einer Sucht bedeuten, die es unbedingt zu verhindern gilt.

Dipl.- Psych. Daniela Schulze
Psychologische Psychotherapeutin

Begründung zum Antrag Markus L.

Dipl.-Psych. Daniela Schulze
Psychologische Psychotherapeutin
(Tel. XXX)

Datum: XX.XX.XXXX

Markus L., 38 Jahre (Chiffre: XXX)
Bericht zum Erstantrag einer tiefenpsychologisch orientierten Gruppentherapie mit 60 Stunden

1. Kfz-Mechaniker, verheiratet, 1 Sohn.
2. Herr L. kommt nach acht Monaten Wartezeit zum Erstgespräch. Geschildert wird eine depressive Symptomatik mit innerer Rastlosigkeit, dem Gefühl der Leere: »Ich funktioniere, aber ich lebe nicht.« Herr L. schildert, dass er auch versuche, diese Leere durch häufigen Sex zu bereichern, was aber auch zu Stress in der Partnerschaft führe. Eigentlich habe er seit seinem 22. Lebensjahr Probleme.
   Der mittelgroße, schlanke Mann, dunkle, normal geschnittene Haare, dunkle Augen, jugendlich gekleidet, kommt zielstrebig mit festem Händedruck zum Erstgespräch. Er schildert reflektiert seine Problematik, sagt, er habe vor Jahren schon einmal eine längere Therapie gemacht. »Aber ich fühle mich wieder wie damals, innerlich unruhig und leer.« Herr L. wirkt »typisch« männlich, auch als habe er sich da eine Haltung zurechtgeschustert, die nicht aus einer sicheren Grundlage, einer gut integrierten männlichen Identität nach gelungener Auseinandersetzung und folgender Identifikation eines anwesenden Vaters resultiert, sondern es wirkt, als sei er eine Art Pionier auf diesem Gebiet. Dadurch strahlt er einen gewissen Stolz aus, der bei mir in der Gegenübertragung auch Respekt vor dieser Leistung auslöst, aber auch eine Vorsicht, da dahinter eine Kränkbarkeit vermutet wird. Es entsteht bei mir auch das Gefühl, dass er mich abcheckt, was meine Weiblichkeit angeht. Wenn ich unsicher würde, so meine Fantasie, würde er aus dem Kontakt gehen.
   Herr L. ist bei gedrückter Stimmung bewusstseinsklar, voll orientiert zu Ort, Person und Zeit. Er verfügt über eine gute Intelligenz. Suizidgedanken zurzeit nicht vorhanden.
3. Keine Medikation, Muskelverspannungen, hat oft mit Kopfschmerzen zu tun, suchtartiger Konsum des Internets.
4. Aufwachsen bei einem »klassischen« Elternpaar. Der Vater, +22, Versicherungsvertreter, schaffte das Geld heran, die Mutter, +23, Altenpflegerin, machte den Haushalt. Der Vater, selber unsicher in seiner Männlichkeit, erhöhte seinen Selbstwert durch Konsum von materiellen Dingen und »Konsum« von Frauen. Er war selten zu Hause. Wenn er da war, erkaufte er sich die Aufmerksamkeit seines Sohnes. Als Herr L. 12 Jahre alt ist, eskaliert die Situation zwischen den Eltern, die Trennung folgt. Der Vater, der sein Geld verlor, meldete sich nur noch sporadisch. Das Geschenk zum 18. Geburtstag vom Vater ist ein Besuch im Etablissement, in das der Vater mit Herrn L. zusammen geht.

Durch das Miterleben eines unsicheren väterlichen Objektes, das die Unsicherheit über Entwertung von Frauen kompensierte, besteht auch bei Herrn L. eine Unsicherheit in der männlichen Identität. Er versucht jedoch der bessere Mann zu sein, möchte damit auch unbewusst die Ehre seiner Mutter wiederherstellen.
Aktuell bei Therapienachfrage befand sich Herr L. in einer beruflichen Umorientierungsphase. Er hatte einige Zeit zuvor eine Selbstständigkeit aufgegeben und ordnete sich bei einer Chefin unter. Zudem rückte in seiner Beziehung bei der Partnerin immer mehr ein Kinderwunsch in den Mittelpunkt. Herr L. fühlte sich in die Enge getrieben. Einerseits die narzisstische Lücke nicht durch einen beruflichen Erfolg stabilisieren könnend, andererseits aber als werdender Vater gerade seinen Mann stehen müssend, verfällt er im Betrieb in sein altes Muster, immer mehr schaffen zu müssen als die anderen, eine gute Position erreichen zu müssen, und kommt abermals in eine seelische Erschöpfung, da der zugrunde liegende Konflikt nicht gelöst ist. »Ich kann nicht mehr. Ich funktioniere nur noch.«
Die Internet-Pornosucht ist vor diesem Hintergrund als fehlgeleiteter Kompensationsversuch anzusehen, zumal der Vater ihm dies als Lösung ja noch nahelegte.

5. F33.1, rezidivierende depressive Episode, mittelgradig, gesichert; narzisstische Neurosenstruktur; zwanghafte und ängstliche Verarbeitungsmodi; Identitätsproblematik.
   Mäßiges, in einigen Bereichen auch gutes Strukturniveau. Defizite in den Bereichen Identität, Impulssteuerung, Selbstwertregulierung, Introjekte nutzen, Beziehung schützen. Es besteht sowohl die Angst, die Liebe des Objektes zu verlieren, in manchen Situationen auch die Angst, das Objekt zu zerstören.
6. Die geschlossene, gemischte Gruppe bietet durch Anreicherung des seelischen Binnenraumes und vielfältige Übertragungsvariationen eine gute Basis für Differenzierung.
   Die Möglichkeit zur Auseinandersetzung mit sowohl männlichen als auch weiblichen Sichtweisen erachte ich für diesen Patienten als sehr wertvoll. Vorstellbar ist, dass er männlich die Führungsrolle übernehmen wird und dabei sehr genau spürt, was die Gruppe braucht. Er hat unbewusst den Wunsch, ein funktionierendes Mann-Frau-Modell zu entwickeln, entgegen dem seiner Eltern. Er respektiert die Leistung seiner Mutter im Nachhinein, weswegen er eine auch die Frau bestätigende Haltung sucht, um sozusagen auch die Ehre seiner Mutter wiederherzustellen. Die Diskussion in der Gruppe kann ihm hier hilfreich sein, ihn auch immer wieder korrigieren. Seine Kränkbarkeit wird an manchen Stellen dazu führen, dass er evtl. aus dem Kontakt geht, aber er wird dies, weil (aus seiner Sicht) unmännlich, unmutig, zu bewältigen versuchen. Er möchte mehr Rückgrat zeigen als sein väterliches Vorbild. Eventuell wird er idealisiert werden, was zusätzlich den Druck erhöhen kann, sich auch ernsthaft zu identifizieren mit dem eigens hergestellten Bild. Durch einen älteren Mann in der Gruppe wird er zusätzlich die Bedingung haben, sich in einem anderen, näheren Kontakt mit einem »Vater« auseinanderzusetzen, was den beschriebenen Prozess unterstützen kann.
   Bei guter Intelligenz und Zugang zur tiefenpsychologischen Sichtweise schätze ich die Prognose als befriedigend für die o. g. Zielsetzung ein. Ich halte den Patienten für stabil und motiviert genug für eine Bearbeitung seiner Problematik in einer Gruppe. Er war trotz seiner Zurückhaltung von Anfang an offen für die Teilnahme an einer Gruppentherapie, was ich prognostisch als günstig werte.

Dipl.-Psych. Daniela Schulze
Psychologische Psychotherapeutin

Begründung zum Antrag Marlena R.

Dipl.-Psych. Daniela Schulze
Psychologische Psychotherapeutin
(Tel. XXX)

Datum: XX.XX.XXXX

Marlena R., 34 Jahre (Chiffre: XXX)
Bericht zum Erstantrag einer tiefenpsychologisch orientierten Gruppentherapie mit 60 Stunden

1. Frau R., 34 Jahre, Einzelhandelskauffrau, seit einem Jahr verheiratet, keine Kinder.
2. Es erscheint eine kleine, sehr schlanke Frau, weiblich-schick, eher dunkel gekleidet. Die Patientin löst einerseits das Gefühl der Anteilnahme aus, aber andererseits bleibt sie auf Distanz und verunsichert dadurch auch. Hier spiegelt sich ein Teil ihrer eigenen Selbstunsicherheit. Man weiß nicht genau, wie man ihr begegnen soll. Sie wirkt einerseits sehr reif, vernünftig und reflektiert, andererseits frech, keck, wie eine Teenagerin (Thema Identität). Dabei immer ein bisschen traurig.
   Symptomatik: Gereiztheit, Grübelzwang, andere Zwänge wie z. B. akribisches Aufräumen der Wohnung, Rückzugverhalten, Traurigkeit, Durchschlafprobleme, sexuelle Anhedonie, mit 17 Jahren bulimische Phase, mit 26 Jahren Hineinrutschen in Anorexie (ihre Mutter war lebensbedrohlich erkrankt), mit 30 Jahren Aufenthalt in psychosomatischer Klinik.
   Ihre Probleme seien noch lange nicht gelöst, sagt sie. Vor allem seien ihre Impulsdurchbrüche belastend, sie streite mindestens einmal am Tag mit ihrem Partner. Durch ihre Erkrankung, damit meint sie die Anorexie, habe sich die Familie langsam, aber sicher und zuletzt ganz massiv von ihr abgewendet, worunter sie sehr leide.
   Frau R. ist bei gedrückter Stimmung bewusstseinsklar, voll orientiert zu Ort, Person und Zeit. Frau R. verfügt über eine gute Intelligenz. Keine psychiatrischen Auffälligkeiten erkennbar. Suizidgedanken zurzeit nicht vorhanden.
3. Keine Medikation. Seit mehreren Jahren keine Menarche. Gewichts- und Blutkontrollen erfolgen durch den Hausarzt. Raucherin. In der Kindheit robuste Gesundheit.
4. Bis zum neunten Lebensjahr Aufwachsen in Kirgisien, ehemalige UdSSR. Danach Umsiedlung der Familie nach Deutschland. Eltern werden einerseits zugewandt und sehr familiär, andererseits aber auch sehr streng geschildert. Sie seien geprägt durch die kommunistische Kolchosenstruktur in der UdSSR und durch die Ablehnung der »Ureinwohner« dort gegenüber der deutschen Minderheit. Ihr Vater, +23, Elektriker, kontrollierend und besitzergreifend, besonders seitdem Frau B. Jugendliche war. Sie habe fast nichts gedurft, es habe entgegen der harmonischen Kindheit heftige Auseinandersetzungen gegeben. Sie habe im Alter von 18 Jahren einen großen Streit mit ihm gehabt, woraufhin sie zu einer Freundin zog und ein Jahr lang keinen Kontakt zum Vater hatte. Ihre Mutter, +23, Bürokauffrau, sei wechselhaft. Sei einerseits sehr weich, könne aber auch beleidigt-abweisend sein. Sie habe selbst ein »Essthema«, habe im Kleiderschrank vier verschiedene Größen hängen. Zu ihr habe sie ein sehr enges Verhältnis. Zwei Geschwister, eine Schwester (–3) und einen Bruder (–10). Zu beiden bestehe ein gutes Verhältnis, allerdings habe sich die Beziehung seit der Essstörung, besonders zu der Schwester, verschlechtert. Die Schwester sei mit 18 Jahren für vier Jahre nach London gegangen, um dem strengen Reglement des Vaters zu entgehen.
   Frau R. sei wegen ihrer Moppeligkeit in der Kindheit vom Vater aufgezogen worden, was der spaßig meinte, sie aber immer als erniedrigend empfunden habe. Wenn er sie anderen vorgestellte, habe er gesagt: »Sie ist die Kleinste und die Dickste.« Sie habe vor

ihrem Vater eigentlich Angst gehabt. Er habe sie mal im Alter von vier Jahren grün und blau geschlagen, als sie im Kindergarten ein Bonbon weggenommen und die Kindergärtnerin ihm dies erzählt hatte. Direkt entschuldigt sie ihren Vater, es sei ihm eben peinlich gewesen. In ihrer Pubertät habe alles noch an Strenge zugenommen. Sie habe gar nichts gedurft. Ihr Vater sei dabei auch abwertend geworden, indem er Dinge sagte, z. B. dass alle Frauen eh Schlampen seien und dass, wenn die erst mal auf den Geschmack gekommen seien, sie sich schnell schwängern ließen. Und dann wisse man nachher nicht, wer der Vater sei. Nach der Mittleren Reife höhere Handelsschule und Fachabitur, gegen den Willen des Vaters: »Das schaffst Du eh nicht.«
Die Beziehung zum Ehemann sei schwierig, beide seien impulsiv, wollten aber eigentlich beide absolute Harmonie. Ihr Mann habe eher ein paar Kilos zu viel, sie liebe es, sich anlehnen zu können. Seit drei Jahren könne sie nicht mehr mit ihm schlafen. Er sei sehr geduldig mit ihr.
Hohe Ambivalenz im zwischenmenschlichen Kontakt. Weibliche Identitätsentwicklung belastet durch einen entwertenden Vater und eine selbst in ihrer Identität nicht sichere Mutter. Daraus resultiert ein großer Wunsch nach Nähe, aber gleichzeitig auch eine nicht zu überwindende Angst vor Entwertung. Der Ausbruch einer Essstörung ist der Versuch, dieses Spannungsfeld zu regulieren, indem die Umwelt gezwungen wird, sich zu kümmern, aber auch machtlos gemacht werden kann. Frau R. bleibt so gefangen in ihrem Identitätskonflikt, was die Aufnahme eines eigenbestimmten Lebens verhindert.

5. F50.0., Anorexia nervosa, gesichert. Abhängige Neurosenstruktur; narzisstische und zwanghafte Verarbeitungsmodi. Essstörung als Kompensation fehlender weiblicher Identität.
   Mäßiges, in einigen Bereichen gutes Strukturniveau. Probleme in den Bereichen Bindung nach außen (Partnerschaften/Freundschaften regulieren) und innen (negative Introjekte – Selbstwert niedrig) sowie Identität.
6. In der geschlossenen, gemischten Gruppe besteht die Möglichkeit, die Konflikte durch die verschiedenen Übertragungsmöglichkeiten abzubilden und verstehen zu lernen. In der Auseinandersetzung mit sowohl den männlichen als auch den weiblichen Sichtweisen kann Frau R. die Möglichkeit erhalten, ihre eigenen, von ihr schon kritisch bemerkten Verhaltensweisen und Einstellungen nicht nur zu hinterfragen, das macht sie schon, sondern ihnen auch durch Lernen und Beobachten andere Erfahrungen hinzuzufügen. Für diese Patientin ist die Gruppe wegen der Möglichkeit triangulierender Erfahrungen sehr wertvoll. Vorstellbar ist, dass sie erst einmal dabei, weil mit Angst besetzt, »lauter« wird, ihr pubertierender Anteil sich melden, Grenzen austesten wird. Vorstellbar ist auch, dass sie sich reaktionsbildend um die anderen kümmert und sich verantwortlich fühlt für die Gruppe, und sich dabei selbst überfordert. Sie kann in der Gruppe aber auch, vielleicht das erste Mal, Unterstützung erleben in der Auseinandersetzung mit Lebensfragen. Durch authentische Erfahrungen kann sie zunehmend echtere Selbstgrenzen entwickeln, was sich auf das Gefühl des nirgendwo Dazugehörens positiv auswirken wird. Die entstehende Gruppenkohäsion wird im Hintergrund den Halt geben, sodass Frau R. erfahren kann, dass Auseinandersetzung auch kontrovers geführt werden kann, ohne dabei entwertend zu sein.
   Bei guter Intelligenz und Zugang zur tiefenpsychologischen Sichtweise schätze ich die Prognose als befriedigend für die o. g. Zielsetzung ein.

Dipl.-Psych. Daniela Schulze
Psychologische Psychotherapeutin

Begründung zum Antrag Martha D.

Dipl.-Psych. Daniela Schulze
Psychologische Psychotherapeutin
(Tel. XXX)

Datum: XX.XX.XXXX

Martha D., 54 Jahre (Chiffre: XXX)
Bericht zum Erstantrag einer tiefenpsychologisch orientierten Gruppentherapie mit 60 Stunden

1. Frau D., 54 Jahre, Sozialarbeiterin, zzt. nach längerer Arbeitsunfähigkeit arbeitssuchend, verheiratet, keine Kinder.
2. Depressive Symptome mit Erschöpfung, Zukunftsängsten, Traurigkeit, sozialem Rückzug; Somatisierung in Form ausgeprägter Rückenbeschwerden, Kopfschmerzen, allgemeinen Befindlichkeitsstörungen: »Mir fehlt der Halt in der Welt. Ich habe keine innere Mitte ... Und ich habe mich total zurückgezogen.« »Ich komme aus einer Missbrauchsfamilie. Meine Mutter wurde missbraucht, sie hat deswegen immer versucht, mich von Männern fernzuhalten, nur vor meinem Vater, da hat sie mich nicht beschützt.« Frau D. möchte in einer Gruppentherapie nicht ausufernd an ihrer Missbrauchsgeschichte arbeiten, sondern wünscht sich Rückmeldung über ihre Außenwirkung, möchte in Kontakt kommen mit anderen Menschen. In meiner Gegenübertragung stellt sich das Gefühl ein, dass sie einfach angenommen werden möchte. Sie hat offenbar Angst vor Ausgrenzung.
   Frau D. ist bewusstseinsklar, voll orientiert zu Ort, Person und Zeit. Sie verfügt über eine gute Intelligenz. Suizidgedanken in der Vergangenheit vorhanden, »aber das ist zurzeit kein Thema, ich möchte weiterkommen.«
3. Mit 18 Jahren Suizidversuch, Epilepsie (seit dem 30. Lebensjahr keine Medikamente und auch kein Anfall mehr), seit 2009 Gelegenheitsraucherin, davor 25 Jahre lang Raucherin, mit 26 Jahren Abtreibung, mit 33 Jahren Hysterektomie, schon »immer« ausgeprägte Muskelverspannungen.
4. Aufgewachsen in ärmlichen Verhältnissen in der ehemaligen DDR bei einem sehr jungen Elternpaar, das wegen ihr habe heiraten müssen. Die Mutter (+19) wird als schwach und defensiv beschrieben, der Vater (+20) als cholerisch fordernd. Sehr strenge Erziehung mit Bestrafungen ohne für das Kind ersichtlichen Grund. »Ich wusste schon mit vier, fünf Jahren, dass ich unerwünscht war, und habe mich sehr, sehr einsam gefühlt und unverstanden. Bis heute hoffe ich, anerkannt und als Erwachsene behandelt zu werden.«
   Missbrauch durch den Vater im Alter von zwölf bis 15 Jahren. Dieser wurde gedeckt durch die Mutter und durch einen Pfarrer, bei dem Frau D. Hilfe suchte.
   Die Mutter, selbst traumatisiert, deponiert eigene ungeliebte Anteile in ihrem Kind und bekämpft sie dort, indem sie genauso verletzend und traumatisierend mit Frau D. umgeht wie einst wohl die eigenen Eltern, Großeltern der Patientin mit ihr. Der Vater fungierte nicht als Triangulierungsobjekt, das die schädigende Verbindung mit der Mutter abgemildert hätte. So ist zu erklären, dass Frau D. sich und ihren Körper hasst. Sie übernahm die Traumatisierung ihrer Mutter und deren gestörtes Verhältnis zum eigenen Körper.
   Suche nach Anerkennung durch Promiskuität in der Pubertät. Wenn es zu nah wird, bezogen auf jedweden zwischenmenschlichen Kontakt: »Dann werde ich verrückt, denn ich weiß gar nicht so genau, wer ich bin. Ich muss mich dann schützen vor Überflutung.«

Kein regulierender Binnenraum. In solchen Momenten tritt Frau D. den Weg nach vorne an, kommt erst den anderen »zu« nah, bevor Gleiches mit ihr geschehen kann. Der fehlende innere Halt führt dazu, dass sie zwischen den Polen hin- und herpendelt. Einmal depressiv zurückgezogen, regressiv Schutz herstellend, ein anderes Mal hypomanisch eine starre Welt (Mutter, Beziehung der Eltern) aus den Angeln heben wollend. Hierdurch oftmals in Mobbingsituationen verstrickt, die aktuell sicher Mitauslöser für die Dekompensation waren. Zudem hatten die Eltern ihr befohlen, zu deren Hochzeitstag zu kommen. »Ich war rasend vor Wut.«

5. F31.6, manisch-depressiver Mischzustand, gesichert; emotional instabile Persönlichkeitsstruktur; zwanghafte und hysterische Verarbeitungsmodi.
   Mäßiges, in einigen Bereichen gutes Strukturniveau. Defizite in den Bereichen der Steuerung (Selbstwertregulierung, Beziehung schützen), der emotionalen Kommunikation sowie der Bindung (negative Introjekte). Die zentrale Angst gilt der Trennung vom stützenden und steuernden Objekt. Auch Angst, das Objekt durch aufkommende eigene Aggression zu verlieren.
6. Frau D. kommt in eine halboffene gemischten Gruppe, die seit einem Jahr besteht.

Sie soll die Möglichkeit erhalten, in geschütztem Raum ihre Themen ohne Angst vor Zurückweisung ansprechen zu können. Sie soll durch einerseits lernendes Beobachten der Kommunikation zwischen den anderen Teilnehmern (Anreicherung des seelischen Binnenraumes) und andererseits als sich selbst aktiv einbringendes Gruppenmitglied die Erfahrung machen können, als Individuum anerkannt zu sein. Wichtig erscheint mir für diese Patientin, die Erfahrung machen zu können, dass einen anderen Standpunkt zu haben nicht heißt, ausgeschlossen zu sein, dass aber auch ein Dazugehören nicht heißt, unbedingt »ein Paradiesvogel« sein zu müssen. Vorstellbar ist, dass sie erst einmal »testen« wird, wie anders sie sein darf. Die Gruppe kann dabei den von ihr erhofften Halt bedeuten, aber auch die nötige Begrenzung, (emotionale) Berührung geben, vor der sie solche Angst hat, da Berührung für sie in der Vergangenheit kränkend und entwertend war. Eventuell wird Frau D. auch eine gewisse Aggression zeigen, aus Angst vor Verletzung, und folgendem Verteidigungsverhalten. Eventuell wird sie in eine rechtfertigende Haltung geraten. Hier würde sie die Mobbingsituation, in die sie häufiger geriet, noch einmal anders verstehen lernen können. Von Vorteil sehe ich die schon bestehende Gruppe, die sich mittlerweile einen guten Erfahrungshorizont erarbeitet und einen guten Zusammenhalt hat. Dies wird Frau D. den nötigen Halt geben können, den sie braucht. Sie muss dabei aber unbedingt ihren eigenen »aggressiven« Anteil kennenlernen, um im Weiteren andere Verhaltensweisen ausprobieren zu können. Diese Gruppe bietet auch die Auseinandersetzung mit männlichen und weiblichen Themen, wovon Frau D. in jedem Fall auch profitieren wird.

Dipl.-Psych. Daniela Schulze
Psychologische Psychotherapeutin

A2: Eckdaten/Leitlinien zur psychodynamischen Diagnostik und Interventionsplanung

Stefan J., 37 Jahre, Elektriker	
Familienstand	alleinstehend, 1 unehelicher 1-jähriger Sohn, der bei der ehemaligen Partnerin lebt
Symptomatik	ausgeprägte Schlafprobleme (morgens um 3 Uhr schon Aufwachen), Angst vor der Zukunft, Angst zu sterben, Konzentrationsprobleme, Grübeln, als kleines Kind schon Angst vor dem Tod, im Alter von 7–9 Jahren Fallträume (Abstürzen von einer Brücke), aufgewachsen mit schwer depressiver Mutter und defensivem, schwachem Vater
Diagnose	F33.1, rezidivierende depressive Episode, gegenwärtig mittelgradig; agitierte depressive Symptomatik; abhängige Neurosenstruktur; narzisstische und zwanghafte Verarbeitungsmodi
Strukturebene	mäßiges, in einigen Bereichen auch geringes Strukturniveau; unrealistische Wahrnehmung der Objekte; hohe Kränkbarkeit Defizite in den Bereichen Affektdifferenzierung, Introjekte nutzen (Selbstberuhigung, Selbststeuerung); Angst, das wichtige stützende Objekt zu verlieren bis hin zur Vernichtungsangst
Gegenübertragung	der Patient löst einerseits mütterliche Gefühle aus, man möchte ihn auf gar keinen Fall auch noch verletzen; es entsteht schnell Nähe, aber was ist, wenn man nicht alles richtig macht; es entsteht auch das Gefühl, dass man dann mit Kontaktabbruch bestraft und entwertet wird; man bekommt so ein Gefühl davon, wie es dem Patienten ergangen sein muss mit seinen nächsten Bezugspersonen
Abwehrmechanismen	• Wendung von Aggression gegen sich selbst, negativer Selbstwert • Reaktionsbildung • Verdrängung • Projektion • Entwertung
Dynamik	einerseits stellt er schnell sehr viel Nähe her (Wunsch nach dem fusionären Objekt), um andererseits bei kleinsten Verletzungen abrupt »gekränkt« aus dem Kontakt zu gehen (Enttäuschungswut ob der Nichterfüllung symbiotischer Wünsche)
Zu erwartendes Verhalten in der Gruppensituation	der Patient wird versuchen, seine Angst vor Selbstverlust interpersonell durch Kompromissbildungen wie Untergruppenbildung und Kollusionen abzuwehren (Spaltung, Entwertung, Projektion); er wird bei zu hohem Druck, wenn die Gruppe sich zunehmend differenziert, auch zwischenzeitlich aus dem Kontakt gehen (dysfunktionales Beziehungsmuster)

Bernd E., 58 Jahre, Sozialpädagoge	
Familienstand	verheiratet, 2 erwachsene Kinder
Symptomatik	depressive Verstimmungen und ängstliche Zustände; er lebe damit schon sehr lange, aber in den letzten Monaten Zuspitzung der Symptomatik; Patient äußert die Angst, abhängig zu werden, er nehme manchmal Tavor ein
Diagnose	F34.1, Dysthymia; abhängige Neurosenstruktur; ängstliche und narzisstische Verarbeitungsmodi; Beruhigung struktureller Defizite durch Einnahme von Benzodiazepinen
Strukturebene	gutes, in manchen Bereichen mäßiges Strukturniveau Defizite in den Bereichen Identität, Impulssteuerung, Introjekte nutzen (Selbstberuhigung), Beziehung schützen; Angst, das wichtige steuernde Objekt zu verlieren und auch es zu zerstören
Gegenübertragung	der Patient löst Mitgefühl aus; er hat eine eher »weiche« Erscheinung trotz körperlicher Größe; er wirkt erschöpft; trotz seiner Offenheit habe ich das merkwürdige Gefühl, nicht richtig mit ihm in Kontakt zu kommen, bei mir stellt sich die Fantasie ein, dass er hier noch nicht lange wohnt, obwohl er mir mitteilt, dass er seit 20 Jahren im gleichen Job ist und hier schon ebenso lange auch sesshaft ist; dieses Nicht-Erreichen des Patienten löst Irritation und Hilflosigkeit aus; der Patient bestimmt, wie weit es geht; trotz allem hat er dabei eine sehr freundliche, fast schon tröstende Art; ich bekomme auf diese Weise etwas von seiner inneren Zerrissenheit mit, auch evtl. davon, wie er sich gegenüber seinem traumatisierten Vater gefühlt haben könnte
Abwehr-mechanismen	• Reaktionsbildung • Verdrängung • Regulieren der narzisstischen Homöostase durch Rückzug • Introjektion in Form von Übernahme traumatisierter Anteile der Eltern in die eigene Persönlichkeit • Projektion • Intellektualisierung
Dynamik	durch frühe traumatisierende Bindungserfahrungen mit einem kriegstraumatisierten Vater und einer Mutter mit Entwurzelungsthematik stellen sich Überflutungsgefühle bei Entstehung von Nähe ein; der Patient reguliert seine narzisstische Homöostase durch Vermeidung von Bindung, er intellektualisiert dann die Welt; wird Nähe von außen hergestellt, fühlt er sich bedroht und es kann passieren, dass der Patient selbst angreift oder in eine gekränkte Verteidigungssituation verfällt; es besteht eine Parentifizierung, indem er lernte, seine Eltern tröstend zu halten

Bernd E., 58 Jahre, Sozialpädagoge	
Zu erwartendes Verhalten in der Gruppensituation	die offene, nicht vorstrukturierte Situation wird Herrn E. stressen, da er sich nicht zurückziehen kann; er wird versuchen, Sicherheit durch eine Ordnung herzustellen; dies ist ein Patient, der in eine Außenseiterposition gelangen kann, u. a. dadurch, dass er sich als unabhängig intellektualisierend positionieren wird; er kann dadurch arrogant wirken

Markus L., 38 Jahre, Kfz-Mechaniker	
Familienstand	verheiratet, 1 Sohn
Symptomatik	Schlafprobleme, Gefühl der inneren Leere, Rastlosigkeit, Gefühl, nicht richtig da zu sein, nur zu funktionieren, Gereiztheit, Kompensation von Spannung über ausgeprägten Internetkonsum, auch in Form von Pornos
Diagnose	F33.1, rezidivierende depressive Episode, mittelgradig; narzisstische Neurosenstruktur; zwanghafte und ängstliche Verarbeitungsmodi; Identitätsproblematik
Strukturebene	mäßiges, in einigen Bereichen auch gutes Strukturniveau; Defizite in den Bereichen Identität, Impulssteuerung, Selbstwertregulierung, Introjekte nutzen, Beziehung schützen; es besteht sowohl die Angst, die Liebe des Objektes zu verlieren, in manchen Situationen auch die Angst, das Objekt zu zerstören
Gegenübertragung	Herr L. wirkt »typisch« männlich; er wirkt dabei, als sei er eine Art Pionier auf diesem Gebiet, als habe er sich überlegt, was typisch männlich ist; dadurch strahlt er einen gewissen Stolz aus, der bei mir in der Gegenübertragung Respekt vor dieser Leistung auslöst, aber auch eine Vorsicht, da dahinter eine Kränkbarkeit vermutet wird; ich fühle mich als Frau von ihm »getestet«, was meine Weiblichkeit angeht; wenn ich unsicher würde, so meine Fantasie, würde er aus dem Kontakt gehen
Abwehrmechanismen	• Wendung von Aggression gegen sich selbst, negativer Selbstwert • Reaktionsbildung • Verdrängung • Projektion • Entwertung
Dynamik	Durch das Miterleben eines unsicheren väterlichen Objektes, das die Unsicherheit über Entwertung von Frauen kompensierte, besteht auch bei Herrn L. eine Unsicherheit in der männlichen Identität; er versucht jedoch, der bessere Mann zu sein, was ihn verletzbar (empfindlich) macht

Markus L., 38 Jahre, Kfz-Mechaniker	
Zu erwartendes Verhalten in der Gruppensituation	Herr L. wird evtl. die Führung in der Gruppe übernehmen, indem er sich männlich verantwortlich fühlen wird; er wird eher unabhängig bleiben wollen; evtl. werden die anderen sich nicht trauen, ihm etwas zu entgegnen; wenn er damit konfrontiert werden wird, wird er sich wahrscheinlich in seiner Ambivalenz nicht gekränkt zurückziehen, obwohl ihm danach wäre, das würde aber seine tapfere Männlichkeit untergraben

Lars T., 36 Jahre, Studium abgebrochen, in Krankenpflegeausbildung	
Familienstand	verheiratet, 1 Sohn
Symptomatik	innere Unruhe, Schlaflosigkeit, Depersonalisationserscheinungen, Impuls, in Drucksituationen lügen zu müssen
Diagnose	F63.9, abnorme Gewohnheit und Störung der Impulskontrolle, chronisch zwanghaftes Lügen; emotional instabile Persönlichkeitsstruktur; narzisstische und hysterische Verarbeitungsmodi
Strukturebene	mäßiges Strukturniveau; Defizite in den Bereichen Selbstwahrnehmung (Identität, Affektdifferenzierung), Steuerungsfähigkeit (Affekttoleranz, Impulssteuerung, Beziehung schützen), Bindung nach innen und außen in allen Qualitäten
Gegenübertragung	der Patient steht spürbar unter Druck; er kann gut darstellen, was sein Problem ist; ich habe wechselhafte Gefühle ihm gegenüber, einerseits entwickele ich authentisches echtes Mitleid, dann beschleicht mich die Fantasie, ob ich ihm das alles glauben kann, was er erzählt; ich ermahne mich dann, ihn ernst zu nehmen; womöglich spiegelt sich hierin ein Teil seiner Identitätsproblematik, seines Nicht-ernst-genommen-Seins durch die elterlichen Objekte
Abwehrmechanismen	• Wendung von Aggression gegen sich selbst, Selbstverletzungen • Reaktionsbildung • Verdrängung • Projektion • Entwertung
Dynamik	durch einen sehr strengen, bestrafenden Vater und eine schwache, unterwürfige Mutter keine Ausbildung einer sicheren Identität; dies spiegelt sich in mehreren begonnenen beruflichen Ausbildungen, immer abgebrochen ohne Abschluss; Schutz vor Überflutung der unsicheren inneren Grenzen durch zu intensive Gefühle ist kurzfristig durch Lügen möglich; langfristig verliert Herr T. hierdurch immer mehr den Kontakt zu sich und den anderen, was letztlich durch die Geburt seines Sohnes zu großer innerer Verwirrung führt

Lars T., 36 Jahre, Studium abgebrochen, in Krankenpflegeausbildung	
Zu erwartendes Verhalten in der Gruppensituation	evtl. wird Herr T. das Symptom des Lügens auch in der Gruppe zeigen, wenn die Kohäsion wächst und die Bindungen enger werden; dies löst bei ihm evtl. Selbstverlustangst aus, indem negative, verdrängte Gefühle an die Oberfläche kommen und er alte traumatische Gefühle wieder erlebt; es kann auch sein, dass er nicht lügen wird, sondern andere Formen der Distanzierung nutzt, z. B. das Auslassen von Terminen

Dagmar F., 52 Jahre, Sozialarbeiterin	
Familienstand	in eheähnlicher Gemeinschaft lebend, 1 gemeinsamer Sohn
Symptomatik	Schlafschwierigkeiten, Erschöpfung, Traurigkeit, Gereiztheit, zunehmende Zwänge in Form von Sicherheitsverhalten (Tür abschließen, Herd ausmachen), Hautjucken, Muskelverspannungen, Zunahme rheumatischer Beschwerden, Magenprobleme
Diagnose	F32.1, mittelgradige depressive Episode; Z63.0, Partnerproblematik; abhängige Neurosenstruktur; zwanghafte und narzisstische Verarbeitungsmodi
Strukturebene	insgesamt überwiegend gutes Strukturniveau; im Bereich Selbstregulierung/Impulssteuerung und Introjekte nutzen (die inneren Objekte treiben eher an, sind fordernd) mäßig strukturiert, es besteht die Angst, die Liebe des Objektes zu verlieren
Gegenübertragung	Frau F. ist offen, sympathisch, man ist direkt in einem guten Kontakt mit ihr, emotional schwingungsfähig; in der Gegenübertragung entsteht das Gefühl, Halt geben zu wollen, die (schnell sprechende) Patientin zu halten, zu beruhigen; ich frage mich, warum sie ihr Licht so unter den Scheffel stellt; es nervt etwas, dass sie die Finger beim Sprechen vor den Mund hält, so als verbiete ihr jemand, frei zu reden
Abwehrmechanismen	• Wendung von Aggression gegen sich selbst • Reaktionsbildung • Verdrängung • Somatisierung • Perfektionismus, hohes Leistungs- und Ich-Ideal • altruistische Abtretung
Dynamik	Autonomieentwicklung belastet durch Schuldgefühle, eine unzufriedene Mutter im Stich zu lassen, es besser zu haben als die Eltern; bei Belohnung »lieber« Affekte (braves Kind) und Bestrafung reibender Affekte (Wut, Ungezogenheit) Entwicklung einer altruistischen Persönlichkeit; Frau F. möchte eigentlich Karriere machen, tritt jedoch zurück, um sie ihrem Mann zu ermöglichen; durch den

Dagmar F., 52 Jahre, Sozialarbeiterin	
	Suizidversuch des Ehemannes, nachdem Frau F. sich trennen wollte, erreicht dieser Konflikt seinen Gipfel und führt zur Dekompensation
Zu erwartendes Verhalten in der Gruppensituation	die Patientin wird ihr Muster, andere zu versorgen, aber sich selber dabei zu verstecken, auch in der Gruppe zeigen; es kann sein, dass sie bei dem einen oder anderen Ärger auslöst, wenn bemerkt wird, dass sie nur hilft, aber sich selber nicht zeigt; die anderen zeigen damit den Affekt, den die Patientin selber kaum ausdrücken kann

Maria R., 52 Jahre, Erzieherin	
Familienstand	verheiratet, 3 erwachsene Kinder
Symptomatik	Zukunftsängste, Schlafschwierigkeiten, innere Unruhe, das Gefühl der Belastung, Schuldgefühle, Gereiztheit, Druckgefühl, nicht entspannen können
Diagnose	F32.1, mittelgradige depressive Episode; Z63.0, Partnerproblematik; abhängige Neurosenstruktur; ängstlicher Verarbeitungsmodus; ausgeprägte Selbstwertproblematik
Strukturebene	mäßiges, in einigen Bereichen gutes Strukturniveau; Defizite in den Bereichen Bindung (trennende Situationen) und Kommunikation (Affektmitteilung) nach außen und innen (negative Introjekte); Selbstregulierungsfähigkeit defizitär; Angst, das Objekt durch aufkommende Aggression zu verlieren
Gegenübertragung	Frau R. kann oberflächlich in einen funktionalen Kontakt gehen, d. h. sie weiß, wie man sich ausdrückt etc.; sie strahlt dabei eine Art Kratzbürstigkeit aus, man hat das Gefühl, dass es ihr schwerfällt, freundlich zu sein; sie selber sagt, sie habe das Gefühl, sich ständig rechtfertigen zu müssen
Abwehrmechanismen	• Wendung von Aggression gegen sich selbst, negativer Selbstwert • Reaktionsbildung • Verdrängung • Projektion • Entwertung
Dynamik	durch eine entwertende elterliche Versorgung entwickelte sich ein sehr negatives Introjekt; Frau R. hat die Entwertung durch die Eltern in die eigene Struktur übernommen; die emotionalen Kompetenzen, die Frau R. durch die Spiegelung einer ihr sehr zugewandten liebevollen Tante entwickeln konnte, lösten auch Wunschfantasien aus nach einer heilen Welt, wie die Patientin selber ausdrückt; durch den versuchten Suizid ihres Ehemannes wird dann diese »Heile«-Welt-Illusion zerstört mit folgender psychischer Dekompensation

Maria R., 52 Jahre, Erzieherin	
Zu erwartendes Verhalten in der Gruppensituation	die zugewandte Kontaktaufnahme durch die anderen wird sie mit ihrem Selbsthass konfrontieren; evtl. wird sie auf Freundlichkeit abweisend oder/und ungläubig reagieren; wenn sie Vertrauen in die Gruppe entwickeln kann, wird sie ihre abgewehrten Bindungswünsche bemerken können und sich und den anderen langsam positivere Erfahrungen »erlauben«

Esther S., 55 Jahre, Altenpflegerin	
Familienstand	geschieden, allein lebend, 1 erwachsene Tochter
Symptomatik	Abgeschlagenheit, Gefühl der Sinnlosigkeit, Traurigkeit, Schlafstörungen, beidseitig Tinnitus seit 15 Jahren, geringes Selbstwertgefühl, soziales Rückzugverhalten
Diagnose	F33.1, rezidivierende depressive Episode mittelgradig; F34.1, Dysthymia; depressive Neurosenstruktur, narzisstischer Verarbeitungsmodus, Selbstwertproblematik
Strukturebene	gutes bis mäßiges Strukturniveau; Defizite in den Bereichen Bindung nach außen (Partnerschaften/Freundschaften regulieren) und innen (gebunden an destruktive dysfunktionale Glaubenssätze – Selbstwert niedrig) sowie Hilfe annehmen
Gegenübertragung	Frau S. sieht traurig aus, dabei blitzt trotzdem auch eine kecke Art durch; man hat das Gefühl, sie ist völlig erschöpft und desillusioniert; sie ist freundlich und kann gut ihre Probleme beschreiben, löst bei mir Helferimpulse aus und gleichzeitig das Gefühl, dass sie stabil ist und sich durchschlagen kann; evtl. erfahre ich darüber, was sie sich sehr wünscht, jedoch auch abwehrt
Abwehrmechanismen	• Wendung von Aggression gegen sich selbst in Form von Selbstentwertungen • Reaktionsbildung • Verdrängung • Projektion
Dynamik	bei gutem Benehmen erfolgte Belohnung, bei schlechtem Bestrafung; dies übernahm Frau S. in ihre Selbststruktur, indem sie lernte, sich selber zu bestrafen; so wurde sie das perfekte liebe Mädchen; ein Abweichen von den Bedürfnissen der anderen bedeutet völlige Hilflosigkeit, quälenden Gefühlen von Alleinsein ausgeliefert zu sein; als Schutz entsteht Rückzug und der Versuch, Nähe zu erleben, indem anderen bis zur Selbstaufgabe geholfen wird

Esther S., 55 Jahre, Altenpflegerin	
Zu erwartendes Verhalten in der Gruppensituation	wenn Frau S. sich in der Gruppe wohlfühlt, wird sie sich evtl. sehr einsetzen für den Zusammenhalt, um das nicht zu verlieren, was sie sich sehr wünscht; evtl. kann dies zu impulsiveren »Attacken« auf die Unruhestifter führen, etwas, was sie früher nicht zeigen durfte; es kann sein, dass Frau S. dabei sehr streng sein wird und nur ein »Entweder-oder« akzeptieren wird, entweder du verhältst dich »lieb« oder du bekommst »Ärger«; so wäre ihr innerer Konflikt inszeniert; in der Folge könnte sie sich mit anderen »Sowohl-als-auch«-Lösungen auseinandersetzen

Martha D., 54 Jahre, Sozialarbeiterin	
Familienstand	verheiratet, keine Kinder
Symptomatik	Erschöpfung, Zukunftsängste, Traurigkeit, sozialer Rückzug, Somatisierung in Form ausgeprägter Rückenbeschwerden, Kopfschmerzen, allgemeinen Befindlichkeitsstörungen
Diagnose	F31.6, manisch-depressiver Mischzustand; emotional instabile Persönlichkeitsstruktur; zwanghafte und hysterische Verarbeitungsmodi
Strukturebene	mäßiges, in einigen Bereichen gutes Strukturniveau; Strukturdefizite in den Bereichen der Steuerung (Selbstwertregulierung, Beziehung schützen), der emotionalen Kommunikation sowie der Bindung (negative Introjekte); die zentrale Angst gilt der Trennung vom stützenden und steuernden Objekt, auch der Angst, das Objekt durch aufkommende eigene Aggression zu verlieren
Gegenübertragung	sie nimmt adäquat Kontakt auf, dabei eher abwartend, mit scheinbar hoher Anpassungsfähigkeit, aber neugierigen Augen; bei mir stellt sich das Gefühl ein, dass Frau D. einfach angenommen werden möchte, sie hat offenbar Angst vor Ausgrenzung
Abwehrmechanismen	• Wendung von Aggression gegen sich selbst, Selbstentwertung • Somatisierung (Spannung des Halteapparates) • Reaktionsbildung (Helfer-Selbst) • Projektion • Kompensation über Leistung
Dynamik	Erfahren von massiven Grenzverletzungen durch die Mutter, die durch eine Tochter mit eigenen Missbrauchserfahrungen konfrontiert wurde; durch den Vater, der sie missbrauchte, Übernahme dieser Entwertungen in Form von Selbstentwertungen, die Übergriffe der Umwelt wahrscheinlicher machen; in der Folge oftmals Opfer von Mobbing und anderen Formen der Ausgrenzung

Martha D., 54 Jahre, Sozialarbeiterin	
Zu erwartendes Verhalten in der Gruppensituation	die große Angst vor Zurückweisung durch den fehlenden inneren sicheren Halt wird Frau D. versuchen, im Außen zu finden; sie wird sehr feinfühlig die Dynamik in der Gruppe schnell verstehen, da sie sich zuerst sehr bedroht fühlen wird; möglich ist, dass Frau D. auch eine gewisse Aggression zeigen wird, wenn sie sich nicht direkt verstanden fühlt; evtl. wird sie in eine rechtfertigende Haltung geraten; sie wird evtl. versuchen, einen Eindruck zu hinterlassen, indem sie etwas Besonderes für die Gruppe macht, weil sie selber ja in der Eigenwahrnehmung nichts wert ist

Marlena R., 34 Jahre, Bürokauffrau	
Familienstand	verheiratet, keine Kinder
Symptomatik	Gereiztheit, Grübelzwang, Rückzugsverhalten, Traurigkeit, Durchschlafprobleme, sexuelle Anhedonie, mit 17 Jahren bulimische Phase, mit 26 Jahren Hineinrutschen in Anorexie, mit 30 Jahren Aufenthalt in psychosomatischer Klinik
Diagnose	F50.0., Anorexia nervosa; Selbstwertproblematik; abhängige Neurosenstruktur; narzisstische und zwanghafte Verarbeitungsmodi; Essstörung als Kompensation fehlender weiblicher Identität
Strukturebene	mäßiges, in einigen Bereichen gutes Strukturniveau; Probleme in den Bereichen Bindung nach außen (Partnerschaften/Freundschaften regulieren) und innen (negative Introjekte – Selbstwert niedrig) sowie Identität
Gegenübertragung	die Patientin löst einerseits das Gefühl der Anteilnahme aus, aber andererseits bleibt sie auf Distanz und verunsichert dadurch auch; hier spiegelt sich ein Teil ihrer eigenen Selbstunsicherheit; man weiß nicht genau, wie man ihr begegnen soll; sie wirkt einerseits sehr reif, vernünftig und reflektiert, andererseits frech, keck, wie eine Teenagerin (Thema Identität); dabei immer ein bisschen traurig
Abwehrmechanismen	• Wendung von Aggression gegen sich selbst, negativer Selbstwert • Kompensation von Minderwertigkeit über Leistung • Verdrängung • Projektion • Entwertung
Dynamik	hohe Ambivalenz im zwischenmenschlichen Kontakt; es besteht ein großer Wunsch nach Nähe, aber gleichzeitig auch eine nicht zu überwindende Angst vor Entwertung; der Ausbruch einer Essstörung ist der Versuch, dieses Spannungsfeld zu regulieren, indem die Umwelt gezwungen wird, sich zu kümmern, aber auch machtlos gemacht werden kann; Frau R. bleibt so gefangen in ihrem Identitätskonflikt, was die Aufnahme eines eigen bestimmten Lebens verhindert

Marlena R., 34 Jahre, Bürokauffrau	
Zu erwartendes Verhalten in der Gruppensituation	Frau R. wird evtl. dazu neigen, bestimmte Teilnehmer zu idealisieren, da sie ja auf der Suche nach Identität ist; sie wird evtl. besonders empfindlich bei der Annahme von Kritik sein; vorstellbar ist, dass sie mit den väterlichen Männern in eine ambivalente Verstrickung kommen wird, einerseits sucht sie ja den guten Vater, andererseits wehrt sie diesen Wunsch aber auch noch aus Angst vor Entwertung ab

Sören D., 31 Jahre, Einzelhandelskaufmann	
Familienstand	alleinstehend, nach mehreren unglücklichen Partnerschaften wieder beim Vater in einer Art WG mit gemeinsam aufgenommenen Pflegekindern wohnend
Symptomatik	ausgeprägte Schlafprobleme, Angst vor der Zukunft, Konzentrationsprobleme, Grübeln, ausgeprägte innere Unruhe; aufgrund erlebten Mobbings an mehreren Arbeitsplätzen ein Jahr Krankschreibung; Kontrolle durchbrechender Gefühle von Aggression durch strenges Diäthalten
Diagnose	F41.2, Ängste und Depressionen; schizoide Neurosenstruktur; narzisstische und zwanghafte Verarbeitungsmodi; Identitätsproblematik; sein Verhalten in der Gruppe lässt auf eine schwerere Persönlichkeitsstörung schließen; dies war zu Beginn für mich so noch nicht einschätzbar gewesen
Strukturebene	mäßiges, in einigen Bereichen auch geringes Strukturniveau; unrealistische Wahrnehmung der Objekte; hohe Kränkbarkeit; Defizite in den Bereichen Affektdifferenzierung, Introjekte nutzen (Selbstberuhigung, Selbststeuerung); Angst, das wichtige stützende Objekt zu verlieren bis hin zur Vernichtungsangst
Gegenübertragung	der Patient kontrolliert den Kontakt; man hat das Gefühl, wenn man den Ton nicht trifft, geht er abrupt aus dem Kontakt und zieht sich gekränkt zurück; er möchte unbedingt verstanden werden; trotz seiner distanzierten, auf sich bezogenen Art kommt er einem dadurch sehr nah; der Kontakt ist anstrengend, ermüdend, so, als werde man ausgesaugt; es entsteht bei mir in der Folge eine innere Abwehrhaltung; ich bekomme so eine Vorstellung davon, was zu den von ihm geschilderten Mobbingsituationen führte, und auch davon, was er sich ersehnt
Abwehrmechanismen	• Affektisolierung • Reaktionsbildung • Verleugnung • Projektion • Entwertung • Kontrolle aufkommender Ängste durch Diäthalten

Sören D., 31 Jahre, Einzelhandelskaufmann	
Dynamik	gegenüber Frauen zeigt er unterwürfiges Verhalten (musste bei der Mutter herhalten als Partnerersatz), gegenüber Männern Dominanzverhalten (unsichere männliche Identität, Aggression dem Vater gegenüber, der ihn im Stich ließ); er konnte bei seinen emotional distanzierten Eltern, die sich trennten, als er 13 Jahre alt war, nicht ausreichende triangulierende Ich-stärkende Erfahrungen machen; durch die ungenügende Spiegelung und die damit zusammenhängenden Probleme der Regulierung von Gefühlen ist entstehende Nähe für Herrn D. bedrohlich, es kommen dann Aggressionen in ihm auf, die er über kontrollierende manipulierende Mechanismen zu kanalisieren sucht; er verarbeitet dies projektiv, indem er den anderen die Aggression zuschreibt und sich als Opfer sieht
Zu erwartendes Verhalten in der Gruppensituation	Herr D. wird versuchen, seine Angst vor Selbstverlust durch Intellektualisierung abzuwehren; er hat auf alles eine Antwort, weiß alles besser, er will die Kontrolle behalten, was dazu führen könnte, dass er Dominanzverhalten an den Tag legt; dies wiederum führt dann dazu, dass er sich unbeliebt macht und er so seine tief sitzende frühkindliche Ablehnungssituation (Mobbing) inszeniert; ganz besonders werden diese Mechanismen aktiviert, wenn die Gruppe zunehmend in einen näheren Kontakt kommt

Volker P., 53 Jahre, Lkw-Fahrer	
Familienstand	verheiratet, 4 erwachsene Kinder
Symptomatik	nach dem plötzlichen unerwarteten Tod eines Kollegen immer wiederkehrende Depressionen, trotz mehrerer Reha-Behandlungen immer wieder depressive Einbrüche, deswegen seit 18 Monaten Arbeitsunfähigkeit; Zukunftsängste, Schlafstörung, Gereiztheit, sozialer Rückzug
Diagnose	F33.1, rezidivierende depressive Episoden, gegenwärtig mittelgradig; ängstliche Neurosenstruktur; narzisstische und zwanghafte Verarbeitungsmodi
Strukturebene	mäßiges, in einigen Bereichen gutes Strukturniveau; Defizite vor allem in den Bereichen Selbstwahrnehmung (Affektdifferenzierung, Identität), Selbstregulierung (Impulssteuerung, Selbstwertregulierung)
Gegenübertragung	Herr P. kann bei adäquater Kontaktaufnahme gut seine Probleme schildern; durch Vorbehandlungen hat er Zugang zu therapeutischer Denkweise bekommen; er möchte als Mann wahrgenommen werden, verhält sich dementgegen klagsam und bedürftig wie ein kleiner Junge, dem Unrecht getan wurde; er löst Mitgefühl aus, da seine innere Not spürbar ist; ich habe auch tröstende mütterliche

Volker P., 53 Jahre, Lkw-Fahrer	
	Impulse, nehme ihn als Mann dabei aber nicht wahr; so wird evtl. spürbar, was er gebraucht hätte, um im erwachsenen Leben dann männlicher sein zu können; ich habe auch die Fantasie, dass dieser Mann hinter der freundlichen Seite sehr destruktiv, entwertend, vor allem Frauen gegenüber, werden kann
Abwehrmechanismen	• Wendung von Aggression gegen sich selbst, negativer Selbstwert • Reaktionsbildung • Verdrängung • Projektion • Entwertung
Dynamik	aufgewachsen mit zu Gewalt neigendem alkoholkrankem Vater und unterwürfiger Mutter; keine Möglichkeit, eine sichere männliche Identität zu entwickeln; Herr P. muss innerlich gegen die beim Vater erlebten gewalttätigen Impulse, ihm als Jungen und auch Frauen gegenüber, ankämpfen; er kanalisiert dies in einer unterwürfigen Haltung, aber versteckt aggressiven, entwertenden Kontaktaufnahme; Neigung zum Perfektionismus, immer mehr als 100 % geben, um Anerkennung zu bekommen
Zu erwartendes Verhalten in der Gruppensituation	evtl. wird Herr P. anfangs das Gefühl haben, dass zu wenig Raum für ihn da sein wird; er wird mit seiner klagsamen Art evtl. in der Gruppe die Ablehnung hervorrufen, die er selber fürchtet; bei authentisch gemeinter Anteilnahme durch die anderen wird er einen positiveren Zugang zu sich bekommen und sich entspannen können

A3: Rundbrief vor Beginn der Gruppentherapie

Liebe Teilnehmer,

wie in den Gesprächen schon angekündigt, folgt hier nun das Informationsschreiben, in dem ich noch einmal einige wichtige Aspekte für Sie zum Nachlesen zusammengefasst habe.

1. Zum Start der Gruppe
Beginn: Donnerstag, der XX.XX.XXXX, von ... bis ... Uhr
Die Termine finden zu Beginn im wöchentlichen Rhythmus statt, später 14-tägig. Der Zeitpunkt hierfür wird frühzeitig bekanntgegeben.
Der Ort ist Ihnen allen bekannt: Psychotherapeutische Praxis, XXX.

2. Zum Rahmen der Gruppentherapie
Wir beginnen und enden stets pünktlich. Das heißt genau: Beginn donnerstags XXX Uhr, Ende XXX Uhr (insgesamt 100 Minuten).
Absolute Schweigepflicht ist Voraussetzung und liegt im Interesse aller Beteiligten, auch der Therapeutin. Ohne Einverständnis der Teilnehmer dürfen weder Namen noch Inhalte aus der Gruppentherapie nach außen gelangen. Dies gilt auch für die Zeit nach Beendigung der Therapie.

3. Zum Ablauf der Gruppentherapie

- Regel der freien Assoziation meint:
  Alles, was Ihnen wichtig erscheint, alles, was Sie in der Gruppensituation gedanklich beschäftigt, ist wichtig. Auch Dinge, die Sie/ich nur beiläufig und als nebensächlich registrieren. Manchmal erschließt sich der Sinn auch erst später. Auch Träume können wichtig sein und mit dem Gruppenprozess in Verbindung stehen.
  Wünschenswert wäre, dass diese Inhalte mehr und mehr in den Gruppenprozess gelangen, damit jeder davon profitieren, daran teilhaben kann. Oft ist es so, dass wir Dinge denken, die die anderen auch gerade gedacht haben. Oder dass wir Dinge denken, die dem anderen z. B. bei einer Problemlösung helfen können.
- Zu meiner Rolle:
  In dieser Form der Gruppentherapie kann man den Therapeuten am besten als Begleiter beschreiben. Meine Funktion besteht darin, den Gruppenprozess zu fördern, zu unterstützen, aber nicht darin, ihn zu bestimmen und/oder vorzugeben. Jeder soll dadurch die Möglichkeit haben, sich auf seine eigene Art und Weise einzubringen.
- Zur Untergruppenbildung:
  Es ist für den Gruppenprozess hinderlich, wenn sich die Teilnehmer auch privat treffen. Das ist vielleicht auf den ersten Eindruck ein bisschen befremdlich. Warum soll das stören, wenn zwei Teilnehmer, die sich gut verstehen, sich auch außerhalb der Gruppe treffen? Es kann dazu führen, dass wichtige Dinge, die in der Gruppe besprochen werden sollten, auch z. B. Konflikte oder einfach andere Sichtweisen, nicht in die Gruppe gelangen. Die Atmosphäre wird dadurch undurchsichtig, es wird meist spürbar, dass etwas nicht offen läuft. Dadurch können sich andere ausgeschlossen, schlimmstenfalls sogar verletzt fühlen. Das alles muss nicht so geschehen, es ist mir aber wichtig, Sie dafür zu sensibilisieren, dass so etwas passieren kann. Eine Möglichkeit, damit umzugehen, ist, es mitzuteilen, dass man sich untereinander trifft. Noch besser wäre es, das auf den Zeitraum nach Ablauf der Gruppentherapie zu verschieben.

- Teilnahme:
  Die regelmäßige Teilnahme ist Voraussetzung dafür, dass jeder Einzelne für sich von der Therapie profitieren kann. Häufiges Fehlen stört aber auch den Prozess der anderen Teilnehmer. Für das Fehlen habe ich eine 10 %-Regel eingeführt: 10 % der Stunden können ohne Ausfallhonorar gefehlt werden, ab dann erhebe ich ein Ausfallhonorar von 15 Euro pro Termin.
- Zu möglicherweise auftretenden Gefühlen:
  Zum Schluss möchte ich Sie noch darauf hinweisen, dass es im Verlauf der Therapie auch durchaus zu Frustrationserlebnissen kommen kann, dies kann besonders zu Beginn der Fall sein. Anfangs muss die Gruppe sich erst einmal selbst organisieren, sich ordnen, alles muss sich einspielen. Sollte Sie irgendetwas sehr frustrieren, wäre es am besten, es in der Gruppe anzusprechen, wahrscheinlich geht es anderen auch so. Finden Sie aber nicht die Gelegenheit dazu oder können Sie sich, aus welchen Gründen auch immer, nicht in der Gruppe dazu durchringen, haben Sie die Möglichkeit, ein Einzelgespräch mit mir zu führen.
- Beendigung:
  Sollten Sie die Therapie vorzeitig beenden wollen, ist natürlich unbedingt ein Gespräch notwendig. Erfahrungsgemäß ist es für alle Beteiligten, auch für den Ausscheidenden, wichtig, einen Abschied zu ermöglichen. Hierfür werden im Fall eines vorherigen Ausscheidens drei Termine eingerechnet.

Ich freue mich, Sie am XXX das erste Mal in der Praxis gemeinsam mit den anderen Gruppenteilnehmern begrüßen zu dürfen.

A4: Therapievorphase

Psychoedukation zu Beginn der Therapie

Patient meldet sich in telefonischer Sprechzeit:

→ Erste Infos zu Symptomatik und Hintergrund des Anliegens zur Therapie
→ Vereinbarung: Erstgespräch zum Kennenlernen, frei gestaltet

Es folgen die Sprechstunde und die Probatorik:

→ Anamnese, Diagnostik
→ Ist die Indikation für Gruppenpsychotherapie gegeben? (s. hierzu Kriterien zur Auswahl von Patienten Abschn. 2.5)
→ Einschätzung der Gruppenfähigkeit (Struktur- und Konfliktebene); für welche Gruppe ist Patient passend?

- Ausführliche Information über Gruppentherapie (s. Abschn. 2.4 und 2.5)
- Nach 2.–4. Stunde Patient alles nochmals schriftlich mitgeben (Beispiele hierfür s. Anhang A5)
- Nach Ablauf der Probatorik dem Patienten Bedenkzeit einräumen. Er soll sich ganz bewusst noch einmal Gedanken machen und das Für und Wider der Teilnahme an der Gruppentherapie abwägen. Absprache treffen, wie die Rückmeldung erfolgen soll (evtl. dazu eine probatorische Stunde offen lassen). Patient kann sich bei Auftreten von Fragen in diesem Entscheidungsprozess jederzeit an die Praxis wenden.

Wenn der Patient sich *gegen* das Angebot entschieden hat:

- Patient über andere, ggf. auch geeignetere therapeutische Angebote informieren.
- Nach Möglichkeit Unterstützung bei der Suche eines anderen Therapeuten; ggf. Angebot einer Einzeltherapie in meiner Praxis.

Wenn der Patient sich *für* das therapeutische Angebot entschieden hat:

- Beantragung bei der Krankenkasse.
- Patient erhält Brief mit Zusammenfassung wesentlicher besprochener Inhalte sowie Einladung zur ersten Gruppensitzung (Beispiel hierfür s. Anhang A3).

A5: Informationen zur Gruppe

Information zu Beginn der Therapie

Informationen zu Therapiebeginn

Im Folgenden möchte ich Sie über das von mir angewandte Verfahren, den Rahmen und den Ablauf einer Gruppentherapie Informieren.

Das angewandte Verfahren

Ich arbeite nach den Psychotherapie-Richtlinien der tiefenpsychologisch fundierten Psychotherapie. Diese Behandlungsform beruht auf der Annahme, dass die psychische und soziale Entwicklung in unserer Kindheit und im jungen Erwachsenenleben einen starken Einfluss auf unser weiteres Leben hat. Es wird davon ausgegangen, dass sich jeder Mensch im Kontext seiner Umgebung und seiner Beziehungen zu den nächsten Bezugspersonen entfaltet. Hierbei kann es Schwierigkeiten geben, die uns oftmals gar nicht bewusst sind, die aber Ursachen für später auftretende Probleme (z. B. in der Partnerschaft, im Berufsleben oder bei körperlichen und psychischen Erkrankungen) sein können.
Ein wichtiger Begriff aus der Tiefenpsychologie ist der der *Übertragung*. Er meint, kurz gefasst, dass wir auf unsere gegenwärtigen zwischenmenschlichen Beziehungen alle unsere Erfahrungen aus vorhergehenden Beziehungen übertragen. Wenn ich z. B. oft die Erfahrung gemacht habe, dass ich mich nicht verstanden fühle, gehe ich meist (wenn auch manchmal unbemerkt) davon aus, diese Erfahrung, dass ich missverstanden werde, auch weiterhin in meinen Beziehungen zu machen. Wenn ich häufiger schon verlassen wurde, gehe ich davon aus, dass mir das nochmal passieren kann usw. Aber auch im positiven Sinne wirken Übertragungen; wir haben ja nicht nur schlechte Erfahrungen in der Vergangenheit gesammelt: Ich übertrage auf Alltagssituationen das, was ich zuvor erlebt habe. Diese »verinnerlichten Erfahrungen« spielen auch in Bezug auf den Therapeuten und die Mitglieder der Gruppe eine Rolle und werden Ihnen dort sicher noch begegnen.

Was ist eigentlich eine Gruppentherapie? Was passiert da? Wie läuft das ab?

Das sind berechtigte Fragen und Informationen hierüber sollten Sie bekommen, bevor Sie sich auf dieses »Wagnis«, in eine Gruppentherapie zu kommen, einlassen.

Es gibt verschiedene Gruppensettings:
Zum einen gibt es *geschlossene Gruppen*, in denen meist an einem abgegrenzten Themenkomplex gearbeitet wird. Das wäre z. B. eine Gruppe mit neun Teilnehmern, wobei alle Teilnehmer Gewichtsprobleme haben und über Schwierigkeiten im Umgang damit ins Gespräch kommen. »Geschlossene Gruppe« meint, dass über den gesamten Verlauf keine neuen Mitglieder hinzukommen und nach Möglichkeit auch niemand ausscheidet, sondern alle gemeinsam eine bestimmte Zeit durchlaufen, beispielsweise etwa ein Jahr.
Dann gibt es *offene Gruppen*, in denen meist wechselnde Themen bearbeitet werden. Solche Gruppen werden oft in Kliniken durchgeführt, da es dort eine hohe Fluktuation gibt, d. h. Patienten in den verschiedensten Phasen ihrer Therapie sind, einige diese beenden, während andere gerade ankommen.
Eine dritte Form ist die *halboffene Gruppe*. Hier findet sich eine bestimmte Zahl an Patienten über einen längeren Zeitraum zusammen. Es kann aber sein, dass mal ein Mitglied ausscheidet – weil die Therapie beendet ist oder ein Umzug ansteht, das heißt dann Abschied zu nehmen – oder ein neues Mitglied aufgenommen und in die Gruppe integriert werden muss.

Die Gruppen in meiner Praxis sind halboffene Gruppen ohne ein konkret vorgegebenes Thema. Verschiedene Personen unterschiedlichen Alters und Geschlechts mit den verschiedensten Hintergründen kommen zusammen und begeben sich in einen von mir angeleiteten Prozess. Im Vordergrund steht dabei das Erleben in einer Gruppe.
Es gibt bestimmte Phänomene, die in Gruppen auftreten. Dazu gehören z. B. das Entstehen von Gruppenregeln, Ritualen, Verbindlichkeiten, einer bestimmten Struktur, man nennt dies auch »Gruppenkultur«. Wie wird z. B. mit Problemen umgegangen? Oft wird es als hilfreich erfahren, wenn man mal ein Problem, das man im Alltag häufig hat, von mehreren Seiten beleuchten kann und unterschiedliche Meinungen dazu hört. Es gibt auch bestimmte Rollen innerhalb einer Gruppe, die manchmal wechselnd, manchmal gleichbleibend von verschiedenen Teilnehmern übernommen werden. Darüber wird dann auch verhandelt. Die Gruppe soll, und wird aus meiner Erfahrung auch, als etwas Hilfreiches erlebt werden. Dabei ist es gar nicht wichtig, dass sich jeder reihum »outet« mit seinem »Problem«. Es entsteht eher eine vertrauensvolle Atmosphäre, die jeder nach seiner Art nutzen kann. Das ist eines meiner Hauptanliegen und darauf achte ich auch.
Probleme, die wir Menschen haben, erscheinen oft nach außen hin auf den ersten Blick sehr unterschiedlich. Meist verbergen sich dahinter aber ähnliche Bedürfnisse, die alle Menschen verbinden und die manchmal aus dem Gleichgewicht geraten. Das Bedürfnis anerkannt zu werden z. B., wichtig zu sein, einen eigenen Platz in der Gesellschaft zu finden, in der Gemeinschaft und in den wichtigsten Beziehung ein ausgewogenes Verhältnis herzustellen, das alles sind Grundbedürfnisse. Auch Balancen zu finden, z. B. zwischen Geben und Nehmen, zwischen Nähe- und Distanzregulierung, sind lebenslange Aufgaben. Angst vor Einsamkeit, das Bedürfnis, sich mal zurückziehen zu können, ohne Schuldgefühle zu haben, sind weitere Themen, die viele Menschen umtreiben. Da ähneln wir uns alle sehr. Hierüber miteinander ins Gespräch zu kommen, das ist das Hauptziel dieser Gruppe.

Die Gruppengröße:
Eine bestimmte Anzahl von Personen ist nötig, um die beschriebenen Prozesse entstehen zu lassen. Aber nach oben hin gibt es Grenzen, die nicht überschritten werden sollten. In der Regel sind die Gruppen mit sieben bis neun Teilnehmern gut ausgerichtet.

Informationen zum äußeren Rahmen

Jeder Gruppentermin dauert 100 Minuten. Wir treffen uns anfangs wöchentlich. Bei länger laufenden Gruppen werden wir uns später auch in zweiwöchentlichem Rhythmus sehen. Es gibt Vormittags- und Abendgruppen.
Gerade bei dieser Form der Therapie ist es wichtig, regelmäßig teilzunehmen. Häufiges Fehlen kann zu empfindlichen Störungen im Prozess führen. Nicht nur der eigene Erarbeitungsprozess wird dadurch negativ beeinflusst, auch der der anderen Teilnehmer. Sollte es doch einmal nicht möglich sein, zu einem Gruppentermin zu kommen, so bitte ich Sie um ein rechtzeitiges Absagen.
Es besteht Schweigepflicht. Aufseiten des Therapeuten sowieso, aber auch die Gruppenmitglieder unterliegen dieser. Mitteilungen über andere Mitglieder dürfen nicht nach außen dringen. Es dürfen keine Namen genannt werden, wer an der Gruppe teilnimmt. Dieses Vertrauen sollte auf allen Seiten bestehen. Wenn es hier einmal Zweifel gibt, dann sollte das unbedingt angesprochen werden.

Ich hoffe, erste Fragen hiermit beantwortet zu haben, und freue mich auf das Gespräch mit Ihnen.

Mit freundlichem Gruß

Über die Bedeutung von Gruppen

Als Säuglinge werden wir in die Gruppe »Familie« hineingeboren. Sie ist unser erstes Modell, in dem wir erfahren und lernen, mit Emotionen wie Liebe, Freude, Trauer, Hilflosigkeit, Hoffnung und Enttäuschung umzugehen. Im Laufe unseres Lebens leben wir in vielen Gruppen, sogar meist in mehreren Gruppen gleichzeitig. Die Beziehungen und Bindungen in diesen Gruppen sind entscheidend für die Entwicklung unserer Persönlichkeit, unseres Charakters. Es kommt wesentlich darauf an, welche Atmosphäre in einer Gruppe herrscht, ob es Spannungen gibt und wie der Umgang der Gruppenmitglieder untereinander ist. Dies hat Einfluss darauf, ob ein Mensch Gefühle »haben darf«, ob er sie äußern kann, ob er einen Sinn im Leben sieht, ob er soziale Kontakte eingehen und bindungs- und liebesfähig werden kann. Die frühesten Bindungserfahrungen machen wir bereits im Körper unserer Mutter. Der Bindungsprozess ist unglaublich störanfällig; er ist aber auch durch neue Beziehungserfahrungen in einer anderen Gruppe korrigierbar.

Scheitert ein Mensch später in Beziehungen und in Gruppen, so besteht die Gefahr, dass sich Krankheitssymptome ausbilden. Krankheit und Gesundheit haben auch damit zu tun, wie Menschen sich immer wieder in Beziehungen wie Freundschaften, eigenen Familien und Arbeitsverhältnissen einrichten können und ob sie früh gelernte Rollen immer wieder einnehmen, obwohl diese nicht immer positiv für sie sind. Aus der therapeutischen Erfahrung weiß man, dass Gruppentherapie für viele geeignet ist, zwischenmenschliche Probleme zu korrigieren und reifere Lösungen im Umgang mit Beziehung und Bindung zu finden.

Vereinzelung und sozialer Rückzug können eine wesentliche Voraussetzung dafür sein, krank zu werden – wenn sie nicht bereits ein Teil der Krankheit sind –, denn wir Menschen sind soziale Wesen. Wir brauchen immer den sozialen Kontakt, um uns weiterzuentwickeln. Wir können auch von »sozialen Energien« sprechen: Es sind die Kräfte, die im Kontakt zwischen Menschen entstehen, Veränderungen bewirken und Konfliktlösungen möglich machen.

A6: Übungen und Informationsblätter

Übungen

Bodyscan

Diese Übung gehört nunmehr seit etwa 20 Jahren zu den Standardübungen im Rahmen der »*Achtsamkeitswelle*« in der Psychotherapie. Eine schöne Einordnung findet sich in Weiss et al. (2011).

Hier stelle ich meine eigene Adaption dieser Übung zur Verfügung, so wie ich sie in meinen Gruppen anwende.

Bodyscan

Bedeutung dieser Achtsamkeitsübung für die hier beschriebene Gruppe

- Gemeinsames Erleben in der Gruppe. Jeder bekommt mit, wie die anderen mit der Übung umgehen, was die Einzelnen danach evtl. berichten.
- Versorgt werden durch die Therapeutin, rezeptiv und ohne eigene Aktivität sein dürfen.
- Für einige eine Möglichkeit, mal eine »andere Welt« kennenzulernen, die sie sonst nie aufgesucht hätten, da es zu schambesetzt wäre: Hier »muss« man ja mitmachen, weil es alle machen.

Instruktionen vor Beginn der eigentlichen Übung

Es geht nicht um Entspannung. Die stellt sich zwar oft ein als Begleiterscheinung, sollte aber nicht dazu führen, dass das eigentliche Ziel, die Lenkung von Aufmerksamkeit, vernachlässigt wird. Es geht um Ihre Aufmerksamkeit, darum, zu lernen, dass man diese bewusst auf Dinge, in diesem Fall Ihren Körper, lenken kann.
Sie werden merken, dass ich Sie während der Übung immer wieder dazu anleiten werde, Ihre Aufmerksamkeit auf die *Atmung* zu lenken. Das kann jeder Mensch jederzeit, man muss es nur immer wieder üben, dann kommt man in bestimmten Situationen auch selbst auf die Idee, sich auf seinen Atem zu konzentrieren. Da wir immer atmen, können wir auch immer unsere Aufmerksamkeit darauf richten. Im Alltag kann Ihnen das helfen, sich in Stresssituationen zu beruhigen, indem Sie tief und langsam atmen. Dabei können Sie z. B. zählen und versuchen, doppelt so lange auszuatmen wie sie eingeatmet haben. Das können Sie auch noch einmal auf dem Blatt »Atemauszählen« (s. unten) nachlesen.
Bei der gleich folgenden Übung können Sie immer wieder mit Ihrer Aufmerksamkeit zu meiner Stimme zurückkehren, wenn Sie mal abgeschweift sind. Auch auf Ihre Atmung können Sie jederzeit Ihre Aufmerksamkeit richten, wenn Sie abgelenkt wurden.

Durchführung der Übung

Setzen Sie sich jetzt in eine angenehme Sitzposition, so, dass Sie eine Zeit lang so verweilen können. Atmen Sie tief ein und aus, beobachten Sie dabei, wie sich Ihr Brustkorb hebt und senkt. Machen Sie das einige Male und schließen Sie dann Ihre Augen. Sollte das Schließen der Augen für Sie nicht möglich sein, richten Sie Ihren Blick einfach auf eine Stelle vor sich auf dem Boden. Die Geräusche im Außen hören Sie, sie können aber in den Hintergrund treten. Gleiches gilt für Ihre Gedanken.

Gehen Sie dann mit Ihrer Aufmerksamkeit zu Ihren Fußsohlen, nehmen Sie wahr, wie diese den Boden berühren, bzw. die Innenseiten Ihrer Schuhe. Nehmen Sie den minimalen Spalt zwischen Ihren Füßen und der Innenseite Ihrer Schuhe wahr. Wie fühlen sich Ihre Füße an? Gibt es einen Unterschied zwischen rechtem und linkem Fuß? Beide Füße betrachten. Schenken Sie auch Ihren Zehen Aufmerksamkeit: beide dicken Zehen, die 2. Zehen, 3. Zehen, 4. Zehen, rechten und linken kleinen Zeh. Beobachten Sie Ihre Fußsohlen, Fersen, Ihre Fußrücken, die Fesseln. Gehen Sie dann mit Ihrer Aufmerksamkeit weiter hinauf zu Ihren Unterschenkeln, rechtes und linkes Schienbein, rechte und linke Unterschenkelrückseite. Auch hier wieder beobachten, was da ist. Gibt es Unterschiede der beiden Seiten? Fühlt es sich kalt oder warm an? Spüren Sie Ihre Kleidung auf Ihrer Haut? Gehen Sie nun weiter zu Ihren Knien. Ihre Kniescheiben, die Kniekehlen. Nun noch ein Stück weiter herauf zu Ihren Oberschenkeln. Spüren Sie die Hinterseiten Ihrer Oberschenkel, wo sie aufliegen, vielleicht gelingt es Ihnen, den minimalen Spalt zwischen Oberschenkelhinterseite und Stuhl wahrzunehmen, einfach beobachten, was ist. Gehen Sie dann zur Vorderseite der Oberschenkel, auch hier aufmerksam betrachten, was Sie fühlen. Heben Sie nun das rechte Bein etwas an und setzen es dann wieder auf. Spüren Sie den Unterschied zwischen beiden Seiten? Betrachten Sie nun noch einmal beide Beine gleichzeitig mit Füßen, Unterschenkeln, Knien und Oberschenkeln.

Gehen Sie dann mit Ihrer Wahrnehmung zu Ihrem Gesäß. Auch hier spüren, wo Sie auf Ihrem Stuhl aufsitzen (ggf., wenn liegend geübt wird: wo Sie auf der Matte aufliegen), rechte und linke Gesäßhälfte wahrnehmen.

Dann bitte mit Ihrer Wahrnehmung zu Ihrem Bauchraum gehen. Atmen Sie einmal ganz tief in den Bauchraum hinein. Spüren Sie, wie sich dabei die Bauchdecke hebt und wieder senkt? Machen Sie das mehrere Male ganz aufmerksam.

Gehen Sie während des Atmens weiter hinauf in Ihren Brustraum, der sich auch hebt und senkt, während Sie atmen. Brustraum betrachten, spüren, was da ist.

Atmen Sie dann einmal nach hinten in Ihren unteren Rücken hinein. Achten Sie beim Atmen auch auf die Pause zwischen Ein- und Ausatmen. Lassen Sie den Atem fließen, wie er kommt und wieder geht. Gehen Sie nun mit Ihrer Aufmerksamkeit den Rücken entlang, die Wirbelsäule langsam weiter hinauf. Jeden einzelnen Wirbel betrachten, langsam Wirbel für Wirbel den Rücken hinauf. Alle Bereiche des Rückens betrachten. Wenn es Ihnen guttut, können Sie immer wieder in verschiedene Bereiche hineinatmen, um sie zu entspannen, aufzuwärmen …

Schenken Sie dann Ihrem Schulter-Nacken-Bereich Ihre Aufmerksamkeit. Wahrnehmen, was ist. Rechtes Schulterblatt, Halsbereich, linkes Schulterblatt. Ganzen Schulter-Nacken-Bereich wahrnehmen.

Gehen Sie nun ein Stück hinunter zu Ihren Armen. Nehmen Sie zuerst die Hände wahr, rechte und linke Handinnenflächen, alle Finger, rechter und linker Daumen, die Zeigefinger, die Mittelfinger, die Ringfinger, kleine Finger, bis in jede einzelne Fingerspitze hinein. Rechten und linken Handrücken wahrnehmen, beide Handgelenke, rechten und linken Unterarm mit Innen- und Außenseite. Gehen Sei dann weiter hinauf. Die Ellenbogen wahrnehmen, rechten und linken Oberarm, mit Innen- und Außenseite. Noch einmal beide Schultern betrachten. Heben Sie nun den rechten Arm etwas an und legen ihn dann wieder auf. Spüren Sie den Unterschied zwischen beiden Seiten? Betrachten Sie nun noch einmal beide Arme gleichzeitig mit Händen, Fingern, Unterarmen, Ellenbogen, Oberarmen und Schultern.

Wandern Sie dann mit Ihrer Aufmerksamkeit entlang der Halswirbel den Hals entlang, Hals wahrnehmen mit Vorder- und Rückseite. Aufmerksam betrachten.

Gehen Sie dann hinauf zu Ihrem Kopf. Spüren Sie, wo Ihr Kopf auf dem Hals sitzt? Wenden Sie dann Ihrem Hinterkopf Ihre Aufmerksamkeit zu, den Seitenbereichen, rechte und linke Kopfseite wahrnehmen, den Scheitel wahrnehmen. Gehen Sie dann weiter zu Ihrer Stirn, rechte und linke Schläfe, rechtes und linkes Auge. Nehmen Sie wahr, wie die Augen in ihren Augenhöhlen

liegen, die Augenlider, die Wimpern. Gehen Sie dann zu Ihrer Nase, Ihrem Nasenrücken, den Nasenflügeln. Spüren Sie Ihren Atem, wie er langsam an den Nasenflügeln vorbeistreift. Nehmen Sie rechte und linke Wange wahr. Rechtes und linkes Ohr wahrnehmen. Gehen Sie wieder hinüber mit der Wahrnehmung zu Ihrer Kopfmitte, betrachten Sie Ihren Mund. Oberlippe, Unterlippe. Zunge in Ihrer Mundhöhle wahrnehmen. Oberkiefer wahrnehmen, Gaumen, Unterkiefer, Zähne. Nehmen Sie nun Ihr Kinn wahr.
Gehen Sie ganz bewusst noch einmal zu Ihrem Atem und lassen ihn durch Ihren ganzen Körper fließen. Nehmen Sie dies beobachtend wahr. Wahrnehmen, was ist. Nehmen Sie Ihren ganzen Körper wahr. Rechtes und linkes Bein, Rumpf, rechten und linken Arm, Kopf, Ihren Atem.
Sie können sich, wenn Sie möchten, in diesem Zustand der entspannten Aufmerksamkeit ein Mantra überlegen, ein Wort, einen Satz, der Ihnen heute guttut, etwas, was Sie erreichen möchten für sich. Beispiele hierfür sind: »Ich bin ganz bei mir«, »Ich bleibe gelassen«, »Wärme«, »Liebe«, »Ich bin zuversichtlich«, »An mich wird gedacht«, »Ich bin wichtig«, »Ich bin«, »Ich lebe«.
Sie können sich jetzt, wenn Sie es möchten, eine kleine Körperbewegung ausdenken, z. B. den kleinen Finger heben, mit einem Zeh wackeln, und das Gefühl, das Sie gerade haben, damit assoziieren und es so verankern. Wenn Sie dann im Alltag diese Körperbewegung machen, werden Sie an dieses Gefühl erinnert und es kann Ihnen vielleicht in einer stressigen Situation helfen, sich besser abzugrenzen.
Bleiben Sie nun noch einen Augenblick in diesem Zustand und kommen Sie dann langsam mit Ihrer Aufmerksamkeit in diesen Raum zurück. Es ist wichtig, sich nach dem Augenöffnen zu strecken, damit die Muskulatur wieder aktiviert wird und Ihr Gehirn weiß, dass Sie wieder in einem anderen Bewusstseinszustand sind.

Je häufiger Sie solche Dinge üben, desto besser wird Ihnen die Umsetzung in Stresssituationen gelingen. Desto selbstverständlicher wird Ihnen auch die Wahrnehmung Ihres Körpers. Und wie schon mehrfach erwähnt: Sie können dadurch dazu beitragen, dass sich Ihre Fähigkeit zur Selbstregulierung verbessert, da Sie so einen besseren Kontakt zu Ihrem Körper bekommen und auch lernen in die Beobachterposition zu sich selbst zu gehen. Dadurch schaffen Sie zusätzlich eine Möglichkeit, Distanz zu intensiven Gefühlen und Situationen zu bekommen.

Am Anfang ist eine Dauer von 15–20 Minuten ausreichend. Viele Menschen sind mit einer zu langen Dauer überfordert und steigen dann aus. In der hier beschriebenen Gruppe wurden 15 Minuten gewählt. Die Übung sollte nicht zu viel Raum einnehmen.

Anmerkung für den Übungsleiter:
Je nach zur Verfügung stehender Zeit kann man die Sequenzen in ihrer Länge variieren. Man kann längere Pausen zum Wahrnehmen einfügen, man kann sich noch andere Interventionen überlegen, auf die die Aufmerksamkeit gelenkt wird. Man kann auch jede Extremität einzeln durchgehen.

Es folgen Informationsblätter unterschiedlicher Art, die ich den Teilnehmern zwischendurch mitgebe. Sie heben Aspekte hervor, die mir wichtig sind. Die Resonanz darauf ist überwiegend sehr gut und es ist in dieser Art eingängiger, als würde ich alles »nur« mündlich mitteilen.

Atemauszählen

Atemauszählen

Beschäftigung mit dem Atem

Widmen Sie einige Minuten dem bewussten atmen. Der frühe Morgen eignet sich besonders gut dazu, weil die Übung dann die Stimmung des ganzen Tages beeinflusst. Wählen Sie Zeit und Ort des Übens im Einklang mit Ihren Bedürfnissen und führen Sie die Übung auf eine Weise durch, die für Sie so angenehm ist wie das Anziehen eines Pullovers, wenn Sie frieren.

Den Atem Auszählen

Setzen Sie sich bequem hin oder machen Sie es sich im Liegen bequem. Sie spüren Ihre Füße auf dem Boden und Ihr Gesäß auf der Sitzfläche des Stuhls oder des Sessels. Oder Sie spüren, wie Ihr Körper auf dem Bett ruht. Zur Vorbereitung auf die eigentliche Übung atmen Sie einige Male leicht ein und blasen die Luft durch die geschürzten Lippen aus dem Körper aus. Dann zählen Sie beim Einatmen bis fünf, wobei Sie das Zählen mit kleinen Fingerbewegungen unterstützen können. Wiederholen Sie diese Art zu atmen fünf- bis zehnmal. Entscheidend ist, dass Sie die Übung immer als angenehm empfinden. Es bringt nichts, wenn Sie durch das Atmen unter Stress geraten.
Sie können es zunächst bei dieser Atemübung belassen. Entscheidend ist Ihre Bereitschaft, sich Ihrem Atem zu widmen. Sie können die Übung im Laufe der Zeit erweitern, so wie Sie Spaziergänge allmählich verlängern, um Ihre körperliche Fitness zu verbessern.

Sanftes Anhalten des Atems

Wenn Sie sich bereit fühlen, können Sie die Atemübung erweitern, indem Sie zwischen dem Ein- und Ausatmen die Luft anhalten. Auch dabei sollte die Übung für Sie immer angenehm bleiben. Machen Sie sich den Anfang leicht. Atmen Sie vier Zähler ein, halten Sie den Atem dann vier Zähler an und atmen Sie schließlich acht Zähler lang aus. Nach einigen Wiederholungen können Sie die Pausen verlängern. Sie atmen dann wieder vier Zähler lang ein, halten den Atem dann sieben Zähler an und atmen acht Zähler aus. Wiederholen Sie dies einige Male. Es gibt keinen Grund zur Eile. Lassen Sie sich Zeit, um sich an diese Art zu atmen zu gewöhnen. Sie wirkt sehr beruhigend auf Ihr Nervensystem.

Informationsblätter

Über Aufmerksamkeit

Aufmerksamkeit

Wir Menschen verfügen über die einzigartige Fähigkeit, frei zu wählen, worauf wir unsere Aufmerksamkeit richten wollen. Diese verdanken wir dem zuletzt entstandenen Bereich des menschlichen Gehirns, dem Frontallappen. Wenn wir uns ein wenig darin üben, können wir unsere Aufmerksamkeit nach unseren Wünschen fokussieren.
Wir können lernen, sie auf Dinge zu richten, die uns glücklich machen, statt uns unabsichtlich auf Gedanken und Erlebnisse zu fixieren, die Leiden hervorrufen.

Zu Mitgefühl

Mitgefühl

Mitgefühl ist für die Heilung von zentraler Bedeutung.
Der Ausdruck von Mitgefühl beinhaltet, dass wir uns selbst mit menschlichem Anstand behandeln.
Der Prozess der Heilung mag viele Aspekte umfassen, wozu auch eine medizinische und psychologische Behandlung gehören können. Doch bei alldem spielt das Mitgefühl, das Sie sich selbst gegenüber entwickeln, eine wichtige Rolle.
Wenn ein Kind, das wir lieben, verletzt wird, tun wir alles dafür, um ihm zu helfen. Ganz sicher beschämen und kritisieren wir es nicht. Weil uns klar ist, dass wir das Kind beruhigen können, tun wir alles, um sein Leiden zu verringern.
Mitgefühl mit sich selbst zu haben bedeutet, dass wir uns selbst mit der gleichen liebenden Güte behandeln, die wir einem geliebten Kind zukommen lassen würden.

Thema Abschied

Da sich ein Teilnehmer entschieden hat, die Therapie zu beenden, möchte ich den Gruppenteilnehmern dazu ein paar Impulse mit auf den Weg geben.

Zum Ende einer Gruppentherapie

- Es ist wahrscheinlich besser, ein Teilnehmer entscheidet sich selbst für das Ende, als dass es ihm von außen »aufgedrückt« wird.
- Die Teilnehmer beurteilen den Erfolg ihrer Therapie oft anders als die Therapeuten. Letztlich ist es oft aber auch erst mit Distanz möglich, die Zeit der Therapie, ihre Wirkung zu beurteilen.
- Der Abschluss ist nur eine fiktive Zäsur. Die Veränderung geht danach weiter. Manchmal wird sich Jahre danach noch an etwas erinnert, das für den Teilnehmer erst im Nachhinein Bedeutung gewinnt. Oder das seine Bedeutung für ihn verändert hat.
- Es ist ein Grenzerlebnis, eine Konfrontation mit Grenzen. Es erinnert an die Kostbarkeit unserer Beziehungen.
- Fast alle Klienten haben danach eine Phase von Angst und Depression, das meint, Trauer ist unvermeidbar. Sie gehört aber im Leben auch dazu.
- Etwas zu beenden ist Bestandteil fast jeder Beziehung. Man muss während des ganzen Lebens immer wieder von wichtigen Menschen Abschied nehmen.
- Manche flüchten vor Trennung. Das sollte verhindert werden, denn es behindert weiteres Wachstum.
- Klienten, die eine Einzel- oder Gruppentherapie beenden, können zum Therapeuten wieder zurückkehren. Zur Gruppe können sie das nie wieder.
- Der Abschied ist Sinnbild für einige der entscheidendsten und schmerzlichsten Probleme des Lebens (Verstreichen der Zeit, Verlust, Trennung, Tod, Altern, Veränderung).
- Auch für den Therapeuten ist es ein Abschied.
- Aber jeder Abschied birgt auch die Chance auf Neues in sich. Und für die in der Gruppe Verbleibenden ist es eine Möglichkeit, noch einmal zu überlegen, wozu sie die Zeit noch nutzen wollen.

3 Gruppenpsychotherapie mit männlichen Adoleszenten

Martin Sachs

3.1 Einleitung

In diesem Kapitel sollen Konzeption und Erfahrungen aus der ambulanten gruppentherapeutischen Arbeit mit männlichen Adoleszenten dargelegt werden.

In der ambulanten Versorgung psychisch Kranker wird die Gruppentherapie vergleichsweise selten als Verfahren angewandt. Auch erscheint die Hemmschwelle der Patienten, sich auf gruppentherapeutische Angebote einzulassen, teilweise problematisch. Die Erfahrung lehrt darüber hinaus, dass insbesondere die Arbeit mit pubertierenden, adoleszenten Patienten mit einigen Besonderheiten und Problemen einhergeht. Daher gilt es, sich in den Vorüberlegungen zur Etablierung entsprechender therapeutischer Angebote bezüglich folgender Faktoren Klarheit zu verschaffen:

- behandlungstechnische Voraussetzungen und Besonderheiten der tiefenpsychologisch fundierten Gruppenpsychotherapie (Abschn. 3.2)
- phasentypische Besonderheiten und Abwehrstrategien sowie psychische, physische und soziale Entwicklungsaufgaben in der Pubertät und Adoleszenz (Abschn. 3.6)
- geschlechtsspezifische Faktoren hinsichtlich des Patienten-Individuums (Abschn. 3.4)
- Zusammensetzung der Gruppe (einschließlich Therapeut) und die daraus zu erwartenden behandlungstechnischen Konsequenzen

3.2 Gruppenzusammensetzung und Auswahl der Teilnehmer

Es wurden drei tiefenpsychologisch fundierte Behandlungsgruppen für männliche Heranwachsende etabliert, welche die Grundlage für die folgende Darstellung liefern:

- *Gruppe 1:* männliche Jugendliche zwischen 13 und 15 Jahren mit einer angestrebten Gruppenstärke von vier bis fünf Patienten
- *Gruppe 2:* männliche Adoleszente im Alter zwischen 16 und 18 Jahren mit einer Gruppenstärke von fünf bis sieben Teilnehmern
- *Gruppe 3:* männliche Spätadoleszente von 18 bis 25 Jahren bei einem Gruppenvolumen von sechs bis neun Mitgliedern

Bei überwiegend mittlerem bis geringem Strukturniveau war beabsichtigt, eine gemischte Behandlungstechnik einzusetzen, die aus gezielter Arbeit an den unbewussten Konflikten zu ca. einem Drittel und strukturbezogener Therapie zu ca. zwei Dritteln bestehen sollte (Abschn. 3.4). Grundsätzlich wurden die Gruppen störungsübergreifend und im Sinne eines Peer-Group-Ansatzes konzipiert.

Betrachtet man die Versorgungsrealität in Bezug auf generelle Wartezeiten im Umfang von durchschnittlich drei bis neun Monaten, so wird offensichtlich, dass die Versorgungssituation der Patienten durch gruppentherapeutische Angebote verbessert werden kann, was im Übrigen auch ökonomischen Grundsätzen entspricht. Dennoch darf ein gruppentherapeutisches Angebot nicht ausschließlich der Effizienzsteigerung dienen. Es gilt vielmehr herauszufinden, welche Patienten unter der Maßgabe spezifischer Behandlungsplanung und Zielsetzung und hinsichtlich ihrer generellen Gruppenfähigkeit aus der Sicht des Therapeuten besonders von einer gruppentherapeutischen Unterstützung profitieren können. Auch hier gilt, wie bei jeder anderen Therapie, die differenzialdiagnostische Zuordnung im Einzelfall vorzunehmen.

Diese Forderung wurde an der Köln-Bonner Akademie für Psychotherapie (KBAP) bzw. Verhaltenstherapie (KBAV) konkret dadurch erfüllt, dass die Patientenzuteilung für den Aufbau der genannten Behandlungsgruppen nicht nach dem Zufallsprinzip erfolgte. Zunächst wurde im gemeinsamen Abstimmungsgespräch mit dem Therapeuten und dem Team des angeschlossenen Medizinischen Versorgungszentrums für Psychotherapie, Psychosomatik und Psychiatrie (MVZ-Psyche), das die Patientenzuweisung koordinierte, das vorhandene Patientengut sondiert und vorsortiert. Um ambivalente oder unsichere Patienten nicht unnötig zu verängstigen, konnte es organisatorisch realisiert werden, dass die Patienten, bei denen innerhalb der Probatorik differenzialdiagnostisch eine Indikation zur Einzeltherapie gestellt wurde, nicht erneut der Warteliste zugeführt wurden, sondern im Einzelsetting ohne erneuten Therapeutenwechsel weiter behandelt werden konnten. Hierbei wurde die Erfahrung gemacht, dass sich die Vorhersage hinsichtlich der Genauigkeit für die Idee einer Gruppentherapie mit zunehmendem Alter verbesserte. In der Altersgruppe der Spätadoleszenten ergab es sich sogar, dass Patienten, die ursprünglich für eine Einzeltherapie bei mir angemeldet waren, ebenfalls in die Gruppe aufgenommen werden konnten. Im Gegenzug war ein Umschwenken von ursprünglich angedachter Gruppentherapie auf die Einzeltherapie jedoch äußerst selten.

Bei den jüngeren, pubertären Patienten gestaltete sich dies dagegen anders. Denn in den ersten probatorischen Sitzungen zeigte sich häufiger die Situation, dass sich nach dem ersten Vertrauensaufbau weitere Aspekte ergaben, die aus vorherigen Berichten nicht bekannt waren. Dies führte dann manchmal doch zur Indikation einer Einzeltherapie (z. B. vorher unbekannte massive Selbstverletzung oder Traumagenese). Im Verlauf der organisatorischen Umsetzung hinsichtlich des Gruppenaufbaus und während der Arbeit und Durchführung der Gruppentherapien zeigte sich, dass sich gerade bei den männlichen Jugendlichen zwischen 13 und 15 Jahren (Gruppe 1) deutlich höhere Abbruchquoten ergaben (wie dies ja auch aus Einzeltherapien nicht unbekannt ist), seien diese in einem

Schulwechsel oder in sonstigen Veränderungen der Lebensumstände der Jugendlichen begründet. Diese Unwägbarkeiten führten dazu, dass sich die Gruppenplanung sowie der Gruppenstart deutlich verzögerten und auch im weiteren Verlauf kompliziert waren und blieben.

3.3 Gruppentherapie im Gutachterverfahren

Ich möchte dem Leser nicht verschweigen, dass die Etablierung gruppentherapeutischer Angebote, bei aller Begeisterung für dieses Verfahren, in der Anfangsphase mit einem hohen logistischen Aufwand verbunden ist. Diese Umstände resultieren natürlich auch daraus, dass man in relativ kurzer Zeit eine große Anzahl von Berichten verfassen muss. Diese Gegebenheiten müssen bei der Planung persönlicher Ressourcen bereits frühzeitig Berücksichtigung finden, sodass entsprechende Zeitfenster hierfür zu disponieren sind. Ansonsten unterscheiden sich die Erstellung der Berichte sowie das Antragsverfahren in der gruppentherapeutischen Arbeitsweise nicht sonderlich von den Gepflogenheiten der Einzeltherapie. Die Behandlungsplanung wird lediglich entsprechend mit Interventionsplanungen für die gruppentherapeutische Arbeit unterlegt.

Meiner persönlichen Erfahrung nach waren die Anträge für die Gruppentherapie teilweise dennoch mit größeren Problemen verbunden, als dies mit Anträgen in Bezug auf die Einzeltherapie der Fall war.

So kam es beispielsweise vor, dass eine Gutachterin den Antrag auf eine Kurzzeittherapie in der Gruppe ohne weitere Rücksprache in eine Einzeltherapie umwandelte. Die dadurch verursachte Verunsicherung des Patienten konnte therapeutisch nicht mehr aufgelöst werden, was zum Behandlungsabbruch führte. Die Sachargumentation der Gutachterin konnte von uns nur begrenzt nachvollzogen werden. Letztlich erschienen uns ihre Erklärungen von einer verstärkten mütterlichen Fürsorge geprägt gewesen zu sein, die sich die Gutachterin für den Patienten gewünscht hätte – möglicherweise ohne tiefgehende eigene Erfahrungen der »Holding functions«, die eine Gruppe bieten kann.

Ein anderer Gutachter hatte eine Therapie komplett abgelehnt mit der Begründung, dass der Patient keine Auffälligkeiten im Bereich des sozialen Verhaltens aufweise. Diese Argumentation war unzweifelhaft zutreffend, sodass der Bericht an den Obergutachter mit der Maßgabe verfasst wurde, dass es sich bei der geplanten Gruppentherapie auch nicht um eine sozialpädagogische Interventionsmaßnahme handele, sondern um die interaktionelle Basis für die Bearbeitung von Konflikten bzw. strukturellen Defiziten. Diese Begründungen führten im Obergutachterverfahren zur Bewilligung der Therapie.

In mehreren gutachterlichen Äußerungen wurden (unabhängig vom Alter des Patienten) bei vorliegender Therapiegenehmigung dennoch verstärkt Zweifel der Gutachterinnen und Gutachter bezüglich gruppentherapeutischer Vorgehensweise deutlich, wie beispielsweise: »Möglicherweise könnte auch Gruppentherapie ein indiziertes Verfahren sein.« Dieses Beispiel veranschaulicht, dass hier, wenngleich dies nicht repräsentativ belegbar ist, vonseiten analytisch geprägter

Gutachterinnen und Gutachter eher Vorbehalte gegenüber gruppentherapeutischer Arbeitsweisen zu bestehen scheinen. Diese werden nicht sachgerecht im Kontext verfahrensspezifischer Behandlungstechnik gewürdigt.

Insgesamt würde ich es daher sehr begrüßen, wenn in Bezug auf die neue Psychotherapie-Richtlinie Erleichterungen hinsichtlich des Aufbaus und Betriebes ambulanter, gruppentherapeutischer Versorgung stattfänden (s. Kap. 5). Dies wäre der Verbesserung psychotherapeutischer Versorgung, hier speziell jugendlicher Patienten, sowohl bezüglich der Anzahl der zu versorgenden Patienten als auch hinsichtlich der verfahrensspezifischen Vorteile gruppentherapeutischer Behandlungen im Einzelfall äußerst dienlich. Die Einführung von rein tiefenpsychologischen Gutachtern, die auch im Gruppenverfahren durchaus klarere Vorstellungen von fokusorientiertem, interaktionellem Vorgehen haben, begrüße ich daher sehr. In der Tat sind die Erfahrungen seit Anfang 2018 aus meiner Perspektive anders und fachlich adäquater.

3.4 Gender und Lebensaufgaben

Blickt man auf die Entwicklung der letzten Jahrzehnte zurück, so ist man in Bezug auf Genderaspekte geneigt, die emanzipatorischen Bewegungen und Bemühungen um die Gleichstellung der Frau in der Gesellschaft in den Fokus der Betrachtungen zu stellen. In die Erkenntnisgewinnung hinsichtlich Gleichberechtigung, Aufstiegschancen und allgemeine gesellschaftliche Akzeptanz fließen zunehmend frauenspezifische Besonderheiten ein.

Diese manifestieren sich auch in der medizinischen Lehre. So wird beispielsweise häufig darauf hingewiesen, dass Frauen eine atypische bzw. andersartige Symptompräsentation beim Herzinfarkt aufweisen. Parallel zu diesen Entwicklungen rückten auch die psychischen Erkrankungen immer weiter in die öffentliche Wahrnehmung. So hat sich viel getan in Bezug auf die Enttabuisierung psychischer Störungen und psychosomatischer Symptombildungen. Mit dem ersten deutschen Männergesundheitsbericht (Bardehle & Stieler, 2010) rückt nun auch die männerspezifische Position wieder stärker in den Vordergrund. Hinsichtlich psychischer Gesundheit und Versorgung, unter der besonderen Berücksichtigung geschlechtsspezifischer Faktoren, sei die auffällige Geschlechterdifferenz im suizidalen Verhalten zu erwähnen, die bis heute erst ansatzweise erforscht sei (Möller-Leimkühler & Kasper, 2010). Was die Adoleszenz junger Männer betrifft, ist und bleibt stets die Erkenntnis erschreckend, dass der Suizid die zweithäufigste Todesursache ist, bei einer hohen Dunkelziffer »verdeckter« Suizide oder »akzidenteller Parasuizide« im Gefolge philobatischen Risikoverhaltens, wie z. B. S-Bahn-Surfen. Der Männergesundheitsbericht 2013 (Weißbach & Stiehler, 2013) fokussierte auf die psychische Gesundheit des Mannes. Die Forderung der Autoren lautete, die psychotherapeutische Versorgungssituation von Männern dringend zu verbessern (Weißbach & Stiehler, 2013, S. 271). Das ist sicherlich zu unterstreichen, wenngleich dies nicht nur speziell für Männer gelten kann. So sehen die Autoren die Herausforderung gesundheitsfördernder Projekte darin, die bestehenden Angebote den Bedürfnissen der Männer anzupassen und nicht umgekehrt (Weißbach & Stiehler, 2013, S. 271). Dabei ist es erfreulich, dass in der Literatur zunehmend konkreter auf dieses Themengebiet eingegangen wird. Vergleicht man dies mit anderen Handlungsfeldern, beispielsweise mit dem Fortschritt der Operationalisierung (Sachs, 2017) oder störungsspezifischer Konzeptbildung (z. B. Ströber et al., 2012), so ist dies doch bis jetzt eine Randerscheinung, wenn auch ein begrüßenswerter Schritt in die richtige Richtung. Christ und Mitterlehner (2013) beschreiben so pragmatisch wie anschaulich »Männerwelten«. Dabei entsprechen die vorgeschlagenen Kriterien für eine gute, therapeutische Allianz auch meinen Erfahrungen.

In Bezug auf die behandlungsspezifischen Besonderheiten bei adoleszenten Patienten gelten diese Faktoren sicherlich in einem verstärkten Ausmaß im Gegensatz zu erwachsenen Männern. In diesem Zusammenhang sind auch vor allem die Gestaltung des therapeutischen Milieus und die Rahmenbedingungen zu nennen, insbesondere hinsichtlich der die Autonomie des Patienten wahrenden Transparenz des therapeutischen Prozesses sowie einer gewissen Selbstoffenbarungsbereitschaft des Therapeuten, der die Arbeit in und mit der Realbeziehung gestattet.

Als Pendant zum genannten Infarktbeispiel bei Frauen wird im »Praxishandbuch Männergesundheit« (Harth et al., 2012) bezüglich der Depression der umgekehrte Weg beschritten. Anders als beim Herzinfarkt wird hier die »atypische« Symptommanifestation beim Mann erläutert. In diesem Praxishandbuch wird nicht die Annahme vertreten, dass es sich bei der Männerdepression um eine eigene Erkrankungsentität handele, sondern vielmehr um geschlechtsspezifische Charakteristika akzentuierter Symptom- und Verhaltensausprägungen (Wolfersdorf, 2012, S. 287). Das ist in dieser Form zu unterstreichen, ebenso wie die Aussage, dass ein ähnliches Phänomen bei der Altersdepression vorliege.

In Bezug auf die in diesem Kapitel behandelte Patientenklientel muss an dieser Stelle sicherlich nicht darauf verwiesen werden, dass auch die Symptompräsentation affektiver und emotionaler Störungen im Jugendalter gewisse Besonderheiten aufweist. Eine moderne, tiefenpsychologisch fundierte Therapieausrichtung hat daher sowohl hinsichtlich der Diagnostik als auch in Bezug auf die Therapieplanung phasen- wie geschlechtstypische Aspekte zu berücksichtigen. Dies stellt einen anderen Therapieansatz und ein abweichendes Therapieverständnis im Vergleich zu störungsspezifischen Behandlungskonzepten dar. Der hier vertretene gruppenpsychotherapeutische Ansatz impliziert die Beachtung von neurobiologischen Aspekten (z. B. Uhlhaas & Konrad, 2011), entwicklungspsychologischen Prozessen (z. B. Flammer & Alsaker, 2011), die sozialpsychologische Komponente der Geschlechterrollen (z. B. Athenstaedt & Alfermann, 2011; Bischof-Köhler, 2011; King & Flaake, 2005) und ein psychodynamisch interpretiertes Entwicklungsverständnis des Erwachsenwerdens (Blos, 2015) unter besonderer Berücksichtigung der Bildung männlicher Identität (z. B. Dammasch et al., 2009). Gerade vor dem Aspekt der adoleszenten Ablösung aus der Familie sowie innerfamiliärer Dynamiken (z. B. Hantel-Quitmann, 2013, 2015; Richter, 2007; Stierlin, 1978) und der Veränderungen im Bindungssystem des jugendlichen

Patienten (z. B. Brisch, 2014; Streeck-Fischer, 2004) wird deutlich, dass in der Behandlung von Heranwachsenden ein systemischer wie systematischer Weitblick über die Primärsymptomatik oder das Störungsbild hinaus geboten ist. Die Vielfältigkeit einer interdisziplinären Betrachtung als Grundlage für ein ganzheitliches Behandlungskonzept beschreiben Stier und Winter mit Blick auf präventive Aspekte sowie die psychische, mentale, soziale und somatische Gesundheit (Stier & Winter, 2013).

Wenn wir nun feststellen, dass affektiv, emotional erkrankte Männer in der Darbietung der Symptome eher zu agierten Verhaltensweisen neigen als Frauen und wir anerkennen, dass genau dieses Phänomen eben bei Jugendlichen typisch ist, so haben wir es bei männlichen Jugendlichen mit einer Verdoppelung des Problems zu tun. In dieses Themengebiet gehört auch der Punkt, dass die »Hilfe des anderen nicht angenommen werden kann« und auch ein »diesbezügliches Wollen« nicht vorliegt. Dieses Symptom-Verhalten bedeutet für die Praxis, dass sowohl das »In-Therapie-Bringen« als auch das »In-Therapie-Halten« wesentliche Grundvoraussetzungen sein müssen – eine Herausforderung auch für die primäre und sekundäre Prävention. Das heißt, wobei ich hier wiederum meine Erfahrung und Auffassung zugrunde lege, dass man die Jugendlichen dort abholen muss, wo sie stehen, um ihnen auf der Basis und der Haltung nach den Prinzipien von Carl Rogers (auf der Basis des humanistischen Selbstverständnisses mit den Elementen von bedingungsloser, positiver Wertschätzung, Empathie und Kongruenz; Rogers, 1983) ein leicht erkennbares, verstehbares und ein an ihren Bedürfnissen ausgerichtetes Angebot zu unterbreiten. Dies kann teilweise auch bedeuten, dass zu dieser Zielerreichung andere therapeutische Prinzipien oder Dogmen vorübergehend hintan stehen müssen.

Zum Beispiel ist eine stärker beratende, handlungsanleitende und problemantizipierende Therapeutenhaltung notwendig, wie dies im Sinne der interaktionellen Therapie nach Heigl-Evers & Ott (2002) und der strukturbezogenen Psychotherapie nach Rudolf (2006) als »Prinzip Antwort« beschrieben wird. Ein weiteres Beispiel ist eine – vordergründig wenig psychotherapeutisch anmutende – Variation des Settings zugunsten von gruppendynamischen Prozessen und auch einer »Entkrampfung« des therapeutischen Geschehens unter Einbeziehung von Normalität und Lebensrealität in die Therapiegruppe. So kann ein gemeinsamer Besuch auf dem Weihnachtsmarkt oder eine »Fußballsession«, als ein wichtiges internationales Spiel just zur Therapiezeit angesetzt war, genau das bewirken, was wir dringend benötigen: eine positive Übertragungsbeziehung, die sich aus einer konsequent und gezielt eingesetzten realen Bedürfnisbefriedigung von »wenig gesehenen« Jugendlichen speist.

Diese therapeutischen Maßnahmen sind letztendlich auch vor dem Hintergrund des Externalisierens zu verstehen, wie Hopf (2014) in »Die Psychoanalyse des Jungen« zutreffend beschreibt. So ist es für die Arbeit in Gruppen besonders wichtig, sich die Aspekte der Externalisierung für das szenische Verstehen vor Augen zu halten (Hopf, 2014, S. 304 f.). Externalisierung ist allgemein als Sammelbegriff für Variationen von projektiven Prozessen zu verstehen, bei denen intrapsychische Prozesse nicht als solche erkannt und erlebt werden, sondern der äußeren Welt – insbesondere anderen Menschen – zugeschrieben werden (Mentzos, 2014, S. 243 f.). Das Ausmaß von externalisierenden Effekten ist vom Reifegrad der Abwehrfunktionen abhängig, die dem Patienten gegenwärtig oder habituell zur Verfügung stehen. Je primitiver die Abwehr, desto größer sind die Effekte auf die Realitätsbewertung und auf den interaktionellen Charakter und die beziehungsregulatorische Bedeutung, wohingegen bei hochadaptiven Abwehrmechanismen im psychischen Innenraum reguliert werden kann (Liste der Abwehrmechanismen auf verschiedenen Niveaus s. Arbeitskreis OPD, 2014). Der Beobachtung der darstellenden Anteile innerpsychischer Prozesse wird in der »schöpferisch gestalteten Szene« im Erstinterview (Argelander, 2011, S. 63) eine hohe diagnostische Bedeutung beigemessen. Bei Adoleszenten sind nun, sei es phasentypisch, aufgrund struktureller Desintegration oder bei konfliktneurotischer Regression, in typischer Weise externalisierende Wirkungen erkennbar, die auf der Handlungsebene auch als »Agieren« bezeichnet werden. Insbesondere muss für die interaktionelle Gruppenarbeit betont werden, dass das Externalisieren für manche Jugendliche auch die einzige oder zumindest dominierende Form der Beziehungsaufnahme darstellt. Aus der analytischen Position von Hopf (2014) ist verständlich, dass die hervorstechende Neigung zur Externalisierung und Agitation innerer Konflikte »immer wieder erhebliche technische Probleme schafft« (Hopf, 2014, S. 305). Im psychotherapeutischen Setting ist dieser Aspekt in der Arbeit mit Jugendlichen sicherlich außerordentlich anstrengend, aber gleichzeitig auch eine therapeutische Chance und gerade in der interaktionellen Gruppenarbeit ein wichtiger Ausgangspunkt für gezielte Interventionen. Durch Variationen im Setting und kreativ- oder bewegungstherapeutische Angebote wird ein neuer Handlungsrahmen angeboten, der eine Bühne zur Inszenierung öffnet. Im theoretischen psychodynamischen Verständnis unterscheidet sich die psychoanalytische von der tiefenpsychologischen Position nicht. In der Therapie- und Interventionstechnik ist es jedoch zentrales Wesensmerkmal der tiefenpsychologisch fundierten Psychotherapie, die Ausrichtung auf einen Behandlungsfokus zu limitieren.

Ein Beispiel in diesem sich interaktionell ergebenden Rahmen ist das Bedürfnis nach Grandiosität und Konkurrenzkultur. Dieses männertypische Verhalten bildet sich in der Adoleszenz im Sinne eines Größenselbst heraus und wird innerpsychisch nur in geringem Umfang einer kritischen Realitätsprüfung unterzogen. Diese wird erst später durch die interaktionelle Auseinandersetzung herausgearbeitet und fördert eine weitere Variabilisierung bzw. Triangulierung. Darauf verweisen auch Stier und Winter (2013) in »Jungen und Gesundheit« und leiten damit – nachvollziehbar – auf die jungentypischen Kommunikationsmuster über (Jantz & Grote, 2013). Ich unterstreiche ihre Aussage, dass der Austausch von Jungen untereinander gefördert werden sollte, und finde in meiner Arbeit ihre Erfahrung bestätigt, dass der »Schonraum« einer reinen Jungengruppe gut nutzbar ist.

Die Erfahrung mit den drei Gruppen (s. Abschn. 3.2) ist recht eindeutig: Auch wenn der Wunsch nach Mädchen in der Gruppe aufkam, so bevorzugten die Teilnehmer letztlich doch ein gleichgeschlechtliches Therapiesetting. Wenn man nun also schlicht phasentypisch das Rivalisieren als wesentlichen Faktor erkannt hat, so ist in einer Gruppe dieser Gleichaltrigen von lebhafter Inszenierung auszugehen. Neben den Entwicklungsaufgaben hinsichtlich zunehmender Autonomieansprüche ist diese Konstellation auch nach dem klassisch analytischen Verständnis ungelöster ödipaler Anteile verständlich: der Ödipuskomplex als »*organisierte Gesamtheit von Liebes- und feindseligen Wünschen, die das Kind seinen Eltern gegenüber empfindet*« (Laplanche & Pontalis, 1973, S. 351), aus der sich die Fähigkeitsentwicklung ergibt, das gleichzeitige Vorliegen unterschiedlich getönter Beziehungen zwischen drei Menschen (Triade) verinnerlichen und aushalten zu können. Vor dem Hintergrund der Gruppenpsychotherapie ist diese Situation gut zu bearbeiten, da triangulierende Objekte stets real verfügbar sind und realitätsprüfend interaktionell gearbeitet werden kann. Jedoch soll auf den Aspekt der interaktionellen und übertragungsfokussierten Arbeit (im Sinne objektpsychologischen Therapieverständnisses, Caligor et al., 2009) und die Differenzierung zwischen z. B. »früher« oder »ödipaler« Triangulierung (Grieser, 2015) an dieser Stelle nicht näher eingegangen werden. Es wird hier jedoch auf die teilweise besondere Heftigkeit der Gegenübertragung hingewiesen, die aufgrund der Neigung zur Externalisierung auf der Verhaltensebene bei Adoleszenten erfolgt.

Aus dem Praxisbeispiel (s. Abschn. 3.5) erinnere ich eine Szene mit T., der die Probleme mit seiner Mutter abspaltete und stattdessen mich verbal massiv abwertete, sodass ich seine innere Wut, Verzweiflung und Hilflosigkeit zu spüren bekam. Oder eine zunehmende Gereiztheit, wenn S. mit flapsigen und humorigen Störungen in der Stunde von seinem Thema abzulenken versuchte. Gerade auch vor dem Hintergrund des multiplen Übertragungsgeflechts in der Gruppe kommt hier der Rolle des Therapeuten eine stärkere Bedeutung zu, als dies in der Arbeit mit Erwachsenen der Fall ist. Die Erfordernisse einer gleichbleibenden Empathie für alle Patienten in der Gruppe, der Verzicht auf eigene Agitation sowie der Erhalt der äußeren Strukturierung bringen den Therapeuten stärker mit eigenen Persönlichkeitsanteilen in Kontakt als in der Einzeltherapie mit Erwachsenen. Dies hat Karl König in seinem Buch »Gegenübertragung und die Persönlichkeit des Psychotherapeuten« hervorragend beschrieben (König, 2010). Auch in »Männlichkeiten« (Quindeau & Dammasch, 2014) werden, psychoanalytisch begründet, die Herausbildung männlicher Identität sowie die Wertschätzung des eigenen Körperselbst als Dreh- und Angelpunkt für das Identitätsgefühl hervorgehoben. Jungen sind stärker geneigt, sich vom Gegengeschlechtlichen abzugrenzen, und müssen sich stärker ihrer eigenen Männlichkeit versichern. Die These von Dammasch, dies läge an einer zunehmenden Dominanz weiblicher Interaktionsmuster im sozialen und familiären Umfeld im Zusammenwirken mit der häufigen Abwesenheit emotional zugewandter Väter sowie an der unbewussten Prägung durch geschlechtsstereotype Werte und Normen (Quindeau & Dammasch, 2014, S. 252), kann ich aufgrund meiner eigenen Erfahrung auf dem Gebiet tiefenpsychologischen Arbeitens mit Heranwachsenden bestätigen.

3.5 Der Therapieprozess

Basierend auf den Vorüberlegungen soll im folgenden Abschnitt nun über die oben genannte Gruppe 2 – männliche Adoleszente im Alter zwischen 16 und 18 Jahren – berichtet werden. Neben einer kurzen Darstellung der einzelnen Fall-Vignetten der Gruppenteilnehmer folgt eine kursorische Übersicht über einzelne Szenen und Elemente im Rahmen des gruppentherapeutischen Prozesses. Um den Rahmen des vorliegenden Werkes nicht zu sprengen, fokussiert sich die ausführlichere Beschreibung der »Klinischen Leitlinien« und der »Anträge einer tiefenpsychologisch fundierten Langzeittherapie« im Anhang auf nur drei ausgewählte Patienten.

3.5.1 Die Teilnehmer – Fallbeschreibungen

S., 16 Jahre

Der 16-jährige S. stellte sich in Begleitung seiner Mutter vor. Sie gab an, dass sich der Junge seit der elterlichen Trennung vor zwei Jahren, dem anschließenden Umzug und ihrer Berufstätigkeit (Bankkauffrau, sehr leistungsorientiert) immer stärker zurückgezogen habe, bedrückt und traurig wirke und die schulischen Leistungen massiv eingebrochen seien. Auf Initiative der Beratungslehrer wechselte er von der Realschule in eine berufsvorbereitende Maßnahme. Der Vater, so führte sie aus, leide an einer ausgeprägten Zwangs- und Angststörung, sodass er selbst während des Heranwachsens seines Sohnes keiner Berufstätigkeit hätte nachgehen können, sondern – mehr schlecht als recht – den Haushalt erledige. Die familiäre Situation einer besonders leistungsorientierten Mutter und eines strukturell eingeschränkten Vaters war überwiegend von gegenseitigem Anschweigen und Bagatellisieren von Konfliktpotenzial geprägt. Als bei zunehmender Konfliktspannung des familiären Systems der Mutter von dem Unternehmen angeboten wurde, den nächsten Karriereschritt in einer entfernten Stadt zu praktizieren, trennte sie sich von ihrem Partner. Zum neun Jahre älteren Halbbruder (väterlicherseits, studiert derzeit im Ausland), der bei seiner Mutter aufwuchs, bestand kaum Kontakt. Nach der Trennung hielt S. zunächst gelegentlichen Kontakt zum Vater, der jedoch seinerseits, aufgrund einer neuen Partnerschaft, die Verbindung schließlich völlig einstellte und sich nicht mehr bei S. meldete.

Im Erstgespräch weist S. die lehrbuchtypische Symptomatik einer mittelgradig depressiven Episode auf. Im Kontakt sehr freundlich und zugewandt, löste dies in mir väterliche Zuwendungsimpulse aus. Sich auf dem Boden einer depressiven Strukturlage mit selbstunsicher-vermeidenden Anteilen befindend, bestehen seine vorrangigen Abwehrmechanismen in Affektisolierung, Rationalisierung und gegen sich selbst gewendeten aggressiven Anteilen. In den probatorischen Sitzungen fasst er zu mir sehr schnell Vertrauen und fühlt sich im Handumdrehen besser. Bei guter Introspektionsfähigkeit des Patienten wurde diese positive väterliche Übertragung im Sinne der Erfüllung einer Vatersehnsucht durch mich thematisiert. Unbenommen, dass diese Übertragungskonstellation auch in einer weiteren Einzeltherapie hätte bearbeitet werden können, sah ich Vorteile in der Gruppentherapie, um eine zu starke dyadische Bindung des Patienten in der therapeutischen Beziehung zu begrenzen und ihm in väterlicher Funktion aus der »dyadischen Primärfamilie« alters- und phasengerecht nun »die Welt zu zeigen«. Auf dieses Sinnbild konnte sich der Patient gut einlassen.

T., 17 Jahre

Der 17-jährige T. kommt auf Empfehlung des Jugendamtes, nachdem er in den letzten zwei Jahren insgesamt zwölf Strafanzeigen wegen Gewalttätigkeit gegen andere Personen erhielt. Derzeit steht erneut ein Verfahren an, nachdem er im Rahmen eines schulischen Konfliktes den schlichtenden Klassenlehrer krankenhausreif geschlagen hatte und von der Polizei abgeführt werden musste. Aufgrund dieses Vorfalls wurde er von der Realschule suspendiert und von weiteren Schulbesuchen freigestellt. In Kenntnis dieser Vorgeschichte überrascht es mich, im Erstgespräche einen feinfühligen, sensiblen und zutiefst bedürftigen, verunsicherten jungen Mann kennenzulernen, der sich außergewöhnlich freundlich, zugewandt und offen mir gegenüber verhält. Es zeigt sich eine emotional instabile Persönlichkeitsakzentuierung mit Impulsdurchbrüchen, die sich stets im sozialen Kontext darstellen und die im Einzelsetting der Probatorik mir gegenüber nicht mobilisierbar waren. T. schilderte, dass seine beginnende Wut für ihn schlecht wahrnehmbar sei und er lernen möchte, diese zu kontrollieren. Diese Thematik wird als Basis für einen gruppeninterventionsorientierten Ansatz mit ihm besprochen. Ferner berichtet er von einer tiefen Traurigkeit und starken Selbstzweifeln. Er »habe Angst vor sich selber«. Die familiäre Situation erlebe er als starke Belastung und sorge sich stets um seine jüngere Schwester, die seit einem Jahr im Heim lebe. Im Familienroman finden sich Trauma-Erfahrungen einer langjährig alkoholabhängigen Mutter in Zusammenhang mit einem Co-abhängigen Vater, der vollständig von der Mutter dominiert zu sein scheint. Beziehungsregulation und Bestrafung werden mittels Kontaktabbruch und Liebesentzug geregelt. T.s Schilderungen hinsichtlich seiner primären Objekte wechseln zwischen einem überidealisierten, positiven Elternbild und abwertenden, hasserfüllten Beschreibungen.

P., 18 Jahre

Der 18-jährige P., Gymnasiast, stellt sich aus eigenem Antrieb vor, da er nach dem Umzug in eine Jugend-WG unter Traurigkeit, Niedergeschlagenheit, Antriebsverlust und Schlafstörungen leidet. Die vonseiten eines Psychiaters eingeleitete antidepressive Medikation zeigte für ihn keinen nennenswerten Effekt. P. wurde als das einzige Kind einer 20-jährigen Mutter geboren. Diese hatte kurz zuvor eine schizophrene Episode durchlebt, deren Residualzustand mit gewissen Schwankungen bis heute anhält. Zum körperlich und geistig behinderten Vater besteht nur ein sehr sporadischer Kontakt, den der Patient jedoch aufgrund der väterlichen abwertenden Impulsivität eher meidet. P. wuchs abwechselnd bei der Mutter, den Großeltern und zeitweise auch bei der Tante väterlicherseits auf. Im Rahmen der beginnenden Gestaltung eines eigenen Lebenskonzeptes und der Herausforderung einer Ablösung traten bei dem depressiv strukturierten Patienten erstmalig Symptome auf. Wegen akuter Erkrankung der Großeltern wurde P. durch Vermittlung des Jugendamtes in eine Jugendwohngruppe einquartiert. Hier fühlte er sich zunächst sehr wohl und geborgen. Doch die auch hier herrschenden Konflikte im Zusammenhang mit den dortigen starren Regeln förderten erneut die depressive Entwicklung mit einem Teufelskreis aus Rückzug, schulischen Problemen und Einsamkeit bzw. reduziertem Erleben von Selbstwertgefühl und Selbstwirksamkeitserleben.

K., 16 Jahre

Der 16-jährige, schüchterne K. wohnt ebenfalls in einem Heim. Nach der frühen Trennung der Eltern lebte der Patient zunächst, ohne Kontakt zur entfernt lebenden Mutter, beim Vater. Eingebunden in einen stützenden großfamiliären Rahmen und ein sehr enges, freundschaftliches Verhältnis zur Familie blieb der Patient symptomfrei. Nach dem plötzlichen Unfalltod des Vaters reagierte er jedoch mit einer depressiven Anpassungsstörung. Seit dieser Zeit besteht auch wieder Kontakt zur Mutter. Dieser ist jedoch, aufgrund ihrer neuen Partnerschaft, ebenso konfliktbelastet.

M., 17 Jahre
Der 17-jährige M. kam im Alter von fünf Jahren aus der Türkei nach Deutschland. Nach einem guten Realschulabschluss begann er eine Ausbildung zum Mechatroniker. Während der adoleszenten Ablösung entwickelte er jedoch mehr und mehr narzisstische und histrionische Strukturmerkmale. In der Interaktion mit Anderen geriet er dadurch in Konflikte, löste Verwunderung und Verwirrung aus und stieß zunehmend auf Ablehnung. Daraufhin entwickelte er Angstsymptome. Er hatte viele Freundinnen, wobei er jedoch Nähe schlecht zulassen kann. Dabei muss er sich immer um andere Menschen und speziell die jeweilige Partnerin bemühen, ohne dass es ihm gedankt wird, woraufhin er mit Selbstzweifeln und Selbstvorwürfen reagiert. Der Vater ist äußerst dominant, teilweise sogar aggressiv, sowohl gegenüber dem Patienten als auch hinsichtlich seiner beiden Schwestern (ein Jahr älter bzw. zwei Jahre jünger), bei einer eher überangepasst ängstlichen Mutter.
M. ist später in die Gruppe eingetreten.

3.5.2 Vorbereitung

In Vorbereitung auf die erste Gruppenstunde kann ich nicht leugnen, dass auch ich unter einer gewissen Anspannung und unbewussten Anforderung hinsichtlich dessen stand, was mich erwartete, wenn die mir aus der Probatorik nun mittlerweile doch sehr vertrauten Patienten aufeinandertreffen. Ich stellte mir vor, wie sich die Begegnungen gestalten und welche Verhaltensmuster sich vermutlich typischerweise aktualisieren würden. Mir kamen Gedanken, wie ich etwaigen Situationen mit entsprechenden Interventionen begegnen könnte, und spielte diese tagträumerisch durch, z. B.: Würde der so schüchterne, stille K. überhaupt etwas sagen oder würde er von der Situation überrollt werden? Wäre er in der Lage, seine abgewehrte Trauerreaktion hinsichtlich seines väterlichen Verlustes in die Gruppe einzubringen? Würde S. seine Hilflosigkeit und Bedürftigkeit humoristisch überspielen, so wie er es in seiner Schulzeit tat? Zeigt er seine Verzweiflung Gleichaltrigen? Die Depressivität von P. habe ich in meiner Gegenübertragung immer sehr deutlich zu spüren bekommen. Wird er damit auch die Gruppe anstecken? Meine größte Sorge jedoch galt T.: Wie würde die Gruppe mit seinen Aggressionen umgehen? Habe ich mich mit meiner Annahme, seine Impulsivität im sozialen Kontext therapeutisch abfangen zu können, etwa überschätzt? Mir war mulmig zumute bei dem Gedanken, dass er sich bei anflutender Wut an mich wenden und mich dabei anschauen solle.

Nach Yalom (2012, S. 348) sei die erste Gruppenstunde immer ein Erfolg – diese Aussage beruhigte mich etwas.

3.5.3 Die erste Sitzung

Nicht nur die Gruppe, sondern auch der Raum ist neu: Alles ist noch etwas kahl, es ist viel Platz, sehr hell und es riecht noch nach Farbe. Alle sind nicht nur pünktlich, sondern auch vollzählig gekommen. Sie begrüßen mich in der gewohnten Art und Weise, sagen sich untereinander kurz »Hallo«. Sie halten die üblichen sozialen Gepflogenheiten ein, erscheinen dabei jedoch angespannt, unsicher und ängstlich. Wir sitzen in einem kleinen Kreis in einem großen Raum. Die Blicke der Patienten wandern im Raum hin und her. Es wird deutlich, dass sie sich gerne an irgendeinem Gegenstand orientieren würden, doch gibt es außer den Menschen in dieser Örtlichkeit nichts. Ich beschränke mich auf ein erstes nur kurz anhaltendes, initiales Schweigen, um nicht zu sehr zu verunsichern, das aber dennoch so lange andauert, dass die Unsicherheit im Raum fühlbar wird.

Mein formaler Einstieg bleibt auf der Sach-Ebene, wobei ich noch einmal auf die Gruppenregeln (s. Anhang A3) verweise. Diese hatten wir alle bereits einzeln besprochen. Ich gehe kurz ein paar wichtige Aspekte dieser Gruppenregeln nochmals durch und betone die Schweigepflicht jedes einzelnen. Ich benenne die Situation sowie die für mich spürbare Unsicherheit und erläutere diese Umstände als verständlich und normal.

P. beginnt die Vorstellungsrunde und stellt seine äußere Situation, aber auch seine Symptomatik umfassend dar. Seine Traurigkeit wird, wie an der Reaktion der Mitpatienten abzulesen ist, tatsächlich in ihnen spürbar. Auch K. erzählt seine Geschichte; er tut dies kurz, prägnant, sachlich und affektisoliert. Dies hat er so einstudiert, was ich ihm erst wesentlich später deutete. T. wirkt cool. Er berichtet den andern von seinen Gewaltexzessen, auf die er fast stolz zu sein scheint. Mit keinem Wort deutet er an, dass ihn die Situation belastet und er auch traurig und hilflos ist. Er wisse nicht genau, warum er hier sei, habe aber verstanden, dass Gewalt die falsche Lösung wäre und er es jetzt halt anders machen müsse. Er plustert sich dabei auf wie ein Pfau und schaut alle bedeutungsvoll an. Nur mich kann er dabei nicht ansehen. Auch S. erzählt seine Geschichte. Seine Ansätze einer humorigen Überspielung wirken naiv und unbeholfen. Er erzählt viel von der Wut auf seine Eltern, was jedoch kein Gruppenteilnehmer in irgendeiner Form mit aggressiven Zügen beantwortet oder verstärkt, noch nicht einmal T. Vielmehr breitet sich unter den Teilnehmern wiederum Bedrücktheit aus.

Zum Abschluss dieser ersten Sitzung lasse ich ein kleines Geschicklichkeits-/Problemlösungsspiel in zwei Zweiergruppen ausführen. K. und P. sind hochkonzentriert bei der Sache und arbeiten fleißig mit. T. und S. geben schnell auf, witzeln und albern herum. Es entsteht Leistungsdruck und Wettkampfdenken. Die Gruppe reagiert überrascht, als ich ihnen übermittle, dass von einem Wettbewerb meinerseits nicht die Rede war und ich auch nicht gesagt hatte, dass die Gruppen sich nicht untereinander austauschen sollten oder durften. Sie benötigten von mir mehrere Anstöße, um ihre bislang versuchten Strategien untereinander auszutauschen und zu einer gemeinsamen Lösung zu finden, was schlussendlich auch gelang. In einer kurzen Nachbesprechung konnte der Leistungsdruck verdeutlicht werden. Die Gruppe deutete T.s rasche Frustration sowie die fehlende Abgrenzungsfähigkeit von S. gegenüber dem die Szene dominierenden T. Sie sprechen darüber miteinander und spielen sich ihre interaktionellen Anteile zu.

Yalom hat recht und ich bin genauso erleichtert wie der Rest der Gruppe.

3.5.4 Die zweite Sitzung

Diese interaktionellen Anteile wiederholen sich in der zweiten Sitzung beim Spiel mit »Story Cubes«. Dabei handelt es sich um neun Würfel (es gibt Sets mit verschiedenen Themenfeldern) mit Symbolen, wie z. B. ein Haus, eine Schlange oder eine Axt. Die Aufgabe besteht darin, unter Verwendung der gewürfelten Inhalte spontan eine möglichst fantasievolle Geschichte zu erzählen.

S. gelingt es nicht, seinen Partner T. dazu zu bewegen, sich tatsächlich einmal etwas auszudenken, und passt sich mit Witzen an dessen Verhaltensweisen an. T. äußert deutlich seinen Unmut, baut mit den Würfeln kleine Türmchen und wirft sie um. K. und P. sind eifrig bei der Sache, so, als ob sie mir etwas beweisen müssten. In der Runde beschwert sich P. bei mir. Solche Spielereien seien doof, denn wir wären ja zum Reden hier. Ebenso äußert er, dass er es nicht gut fände, dass T. es noch nicht einmal versucht habe. Er fühlt sich angegriffen und wird etwas frech. Hier manifestiert sich der Konflikt zwischen einem sich als Alpha abzeichnenden P. und dem in der Omega-Rolle geübten T. (nach dem rangdynamischen Positionenmodell von Schindler, 2016).

Exkurs

Das Positionenmodell nach Schindler

Das Positionenmodell beschreibt charakteristisch auftretende Positionen, die die Dynamik einer Gruppe in ihrer Auseinandersetzung mit einem *Gegenüber* (sog. *»G«*; teilweise auch als Gegner bezeichnet, was jedoch nicht notwendig ist; »G« repräsentiert vielmehr die Aufgabe oder den Kohäsionsanlass des Gruppengefüges) zeigen. Bei den Positionen übernimmt *Alpha* die Rolle des Anführers, der die Gruppe vertritt, sich stark mit der Auseinandersetzung gegenüber »G« identifiziert und mit dem sich die Mehrheit der Gruppenmitglieder gleichsetzt. *Beta* ist der Berater, der Spezialist: Er hat hohes Ansehen in der Gruppen aufgrund seiner Fachkenntnis, wirkt aber somit auf der Leistungsebene und bleibt interaktionell eher bedeckt, unscheinbar und zurückgezogen. Die Mehrheit der Gruppe besteht aus den »Arbeitern« als ›normalen‹ Mitgliedern (genannt *Gamma*), die die üblichen Aufgaben pflichtgetreu verrichten und selbst wenig nach Macht oder Ansehen streben. Die vordergründig problematische Position ist *Omega*, der sich stärker mit »G« als mit Alpha identifiziert und stets »anderer Meinung ist« und mit Alpha rivalisiert. Trotz der scheinbaren Friedens- oder Zielerreichungsstörung durch die Omega-Position und deren sozial-interaktionellen Nebeneffekt hat Omega inhaltlich oft auch recht und sorgt für neue Impulse oder drückt negative Anteile aus, die die »Gammas« ebenfalls spüren, sich aber nicht trauen zu äußern. Neben dem Einsatz des Modells in organisationspsychologischen Kontexten wäre der letztgenannte Aspekt im gruppenpsychotherapeutischen Setting z. B. die Verbalisierung von Gruppenwiderständen, aber auch von unbewusstem Konfliktmaterial.

Diese Thematik wird in einer sehr viel späteren Sitzung besprochen und anhand der bis dahin aufgetretenen Interaktionen gedeutet. Die Jugendlichen erkennen sich in ihren sich wiederholenden Rollenmustern wieder und können das Modell für sich annehmen. Sie beginnen spontan, das Modell auf andere ihnen bekannte Gruppen zu übertragen.

3.5.5 Der Prozess

In den Gesprächen beginnen die Jungen zunehmend, sich auch untereinander zu ihren Lebensgeschichten zu befragen. Ich freue mich über die eigenständige Interaktivität der Gruppe und dass K., der immer wieder ein wenig Anregung und aktive Ansprache benötigt, diese dann auch in seinem Sinne umsetzt.

K. erzählt erneut vom Tod seines Vaters. Den passenden Affekt drückt P. durch beginnendes Weinen aus: Auch seine Eltern sind krank. Er sorge sich um ihre Gesundheit und erkenne die Parallelen. Die Gruppe ist ihm empathisch, hilfreich und unterstützend zugewandt.

Lediglich T. scheint unbeteiligt und desinteressiert; in der nächsten Sitzung erscheint er nicht. Die anderen drücken ihren Ärger darüber aus. In seiner Abwesenheit können sie äußern, dass sie Angst vor ihm haben und froh sind, dass er nicht da ist.

Dies ist die Gelegenheit für S., sich hinsichtlich seiner Bedürftigkeit der Gruppe zu offenbaren. Ihn quäle die Trennung vom Vater und der drastische Abbruch des Kontaktes. Er sei wütend. Die Gruppe jedoch spiegelt ihm keine Wut.

P. sagt, dass es ihm einmal geholfen habe, Gefühle aufzuschreiben und auf diese Weise zu sortieren. Wir setzen uns daraufhin auf den Boden vor ein großes Plakat. »Wut«, »Ärger«, »Zorn« sind schnell geschrieben. Dann sagt S. lange nichts. Die Stille kann gut ausgehalten werden, sie ist hilfreich. Es herrscht eine spürbare emotionale Verbundenheit zwischen den Teilnehmern, die erlebbar ist. Weiterhin schreibt S. »Enttäuschung«, »Frustration«, »Unverständnis«. P. stellt fest: »Du klingst, als würdest du gegen Tränen kämpfen.« S. nimmt es an und weint die verbleibende halbe Stunde bitterlich. In der folgenden halben Stunde kann thematisiert werden, dass ihn die Tränen sehr entlastet haben. Er habe die Anwesenheit der anderen als äußerst hilfreich und unterstützend erlebt. Dennoch gaben die übrigen Gruppenmitglieder zu, mit dieser Situation ein wenig überfordert gewesen zu sein. Auch befürchteten sie, dass S. überhaupt nicht mehr aufhören würde zu weinen.

M. gesellt sich zu der Gruppe und ich bin überrascht, dass er zunächst wenige seiner histrionischen Anteile zur Schau stellt, ganz anders, als ich mir dies vorher ausgemalt hatte. Er verhält sich eher zurückhaltend und altruistisch.

T. ist wieder nicht gekommen. Der Groll der anderen verstärkt sich.

K. berichtet erstmals von aktuellen Konflikten zu Hause und seiner hieraus resultierenden Verunsicherung. Auch in diesem Fall sind einige Parallelen zu den Mitpatienten hilfreich.

T. kommt zu spät, aber immerhin ist er wieder dabei und berichtet, dass alles »toll« laufe. Die bei seiner Schilderung entstehenden Widersprüche werden besonders von P. herausgestellt. T. fühlt sich daraufhin bedroht und äußert, dass er P. und S. am liebsten »eine reinschlagen« würde. Die Gruppe spiegelt ihm, dass sie ihn nicht verstehen würde und nicht vertrauen könne.

In den nächsten beiden Sitzungen, in denen eine unspektakuläre Weiterarbeit der Themen von S., K., P. und M. stattfindet, fehlt T. unentschuldigt. Die anderen sprechen manchmal über T. Teilweise haben sie auch ein schlechtes Gewissen und bekommen ein Gefühl des Verständnisses dafür, dass er in seiner Reaktionslage eingeschränkt ist. Sie wünschten sich, dass er wiederkäme, da sie ihn doch irgendwie in ihr Herz geschlossen hätten.

T. kommt zu einem Einzelgespräch, in dem er seinen Befürchtungen Ausdruck verleiht, dass er Angst vor Ablehnung habe. Eine Zurückweisung sei ihm immer wieder passiert. Er befürchte, dass er in Tränen ausbrechen könnte, wenn er wirklich alles berichte, was mit ihm los sei.

Zur nächsten Stunde kommt er und der entstandene äußere Konflikt kann gut und konstruktiv geklärt werden. Die Gruppe signalisiert T., dass sie ihn gerne verstehen möchte, jedoch merkt, dass er sich selbst nicht recht verstehe. Alle Gruppenmitglieder finden emotional zueinander und T. wird ruhiger. In einem ersten Erklärungsmodell berichtet er von einer Szene mit einer Lehrerin aus der Grundschulzeit. Dieses wirkt plausibel, aber die Gruppe spürt, dass das nicht den Kern des Problems berührt. Ich bemerke einen Loyalitätskonflikt, denn ich weiß naturgemäß viel mehr über T. als die anderen. Ich bestärke ihn darin, sich weiter zu öffnen. Es geht um Macht, Kontrolle und Distanz.

Dies greife ich mittels einer Übung mit gegenseitigem Wegdrücken auf und fordere T. persönlich zum ersten ›Kampf‹ heraus: Die Partner stehen einander gegenüber, halten die Handinnenflächen gegeneinander und beginnen wechselseitig zu drücken und zu schieben. Dies findet er zunächst blöd und traut sich nicht, gegen mich zu drücken. Erst nach einigen Anläufen und Ermutigungen (bzw. meiner erneuten expliziten Bestätigung und Erlaubnis) wird er stärker und schiebt mich zurück. Es kommt zu einem angemessenen Kennenlernen seiner Kraft unter Würdigung seines Gegenübers.

Im Verlauf fordere ich die übrigen Gruppenmitglieder auf, ebenfalls diese Übung zu beginnen. Nach mehreren Partner- und Rollenwechseln kommen die Gruppenmitglieder noch einmal näher in Kontakt, messen ihre Kräfte und überspielen scherzhaft ihre Unsicherheit.

Später wurde jedem sein übliches Verhalten und Erleben bewusst – in der sanfteren Variante mit gegenseitigem Führen: Die Partner stehen einander gegenüber und halten die rechte Handinnenfläche gegeneinander. Jeweils ein Partner soll führen und durch Bewegung der Hand im Raum in allen Achsen sein Gegenüber in unterschiedlichsten Positionen der Arme und des Körpers durch den Raum lenken. Die Übung kann in puncto Körperkontakt entschärft werden, indem nur ein Finger berührt wird – oder auf direkten Körperkontakt verzichtet wird, wodurch die koordinative und konzentrative Anforderung steigt. Diese Übung kann mit oder ohne Musik ausgeführt werden; diverse, sich spontan ergebende Variationen sind denkbar, sofern es gewünscht ist, den entstandenen Handlungsdialog aufzugreifen (vgl. Übungskatalog in Trautmann-Voigt & Voigt, 2012, S. 259 ff.).

Die Stimmung wirkte zunehmend unverkrampfter und alle konnten nach und nach zu positiven, realitätsgerechteren Emotionen und gemeinsamem Lachen angeregt werden.

Auch T. scheint dies berührt zu haben. Denn in einer darauffolgenden Stunde berichtete er erstmalig von der Alkoholabhängigkeit und den Problemen mit seiner Mutter. Dies fällt ihm schwer. Er ist affektisoliert, und, wie K. zu Beginn, gibt er zuvor geübte Sätze wider. Es berührt ihn, als er von seinem ehemaligen Erzfeind P. die Rückmeldung erhält: »Ich verstehe dich jetzt und ich freue mich, dass du die Gruppe nicht verlassen hast.« In der folgenden Stunde vertiefte er seinen Bericht. Dabei konnte er seine aggressive Fassade aufgeben sowie seine tiefe Bedürftigkeit äußern und in die Gruppe einbringen.

3.6 Zusammenfassung

Die unbewussten Dynamiken spiegelten sich im interaktionellen Kontext und auf dem Boden wachsenden empathischen Einschwingens. Auf diese Weise konnten die Behandlungswiderstände schrittweise gelockert werden. Trotz einer mittlerweile tiefen Vertrautheit in der Gruppe blieb die Überwindung von Scham ein Thema. Auch in dieser Phase der reifen Gruppenentwicklung suchten sich die Teilnehmer aus vielen, neutralen Spielen das Kartenset »Wie peinlich ist das denn?« aus. Es handelt sich um ein Set von Karten, auf denen gewöhnlich als peinlich oder schambesetzt erlebte Alltagsszenen beschrieben werden. Der Spieler oder die Gruppe soll die Fragen beantworten, wie er/sie sich in der Szene fühlen würde und wie er/sie handeln würde. Falls geboten, können Karten mit visualisierten Gefühlen unterstützend eingesetzt werden. Die Szenenkarten sind zu je einem Drittel speziell auf Jungen bzw. Mädchen sowie für beide Geschlechter ausgelegt.

Es machte ihnen viel Spaß, sich über peinliche Situationen auszutauschen. Ihre Überraschung war zunächst groß, als ich ihnen in der nächsten Stunde ausführte, dass das Thema »Scham« doch eine größere Rolle in dieser Gruppe zu spielen scheine, als dies vordergründig den Anschein hatte. Daraufhin räumte K. ein, dass es ihm tatsächlich noch nicht gelinge, alte Emotionen bezüglich der Trauer über seinen Vater zu mobilisieren. S. bekannte, dass er trotz der positiven Erfahrungen in der Gruppe dennoch Sorge davor habe, erneut vor den Gruppenmitgliedern in Tränen auszubrechen. P. räumte ein, dass er noch einige Geheimnisse habe, die er der Gruppe noch nicht mitgeteilt habe. Er stellte auch fest, dass er sich damit genauso verhalte wie einst T.; das gleiche Verhalten hatte er ihm zum Vorwurf gemacht.

Damit ist der erste Schritt getan, die nächste tiefere Schicht unbewusster Dynamiken mit dieser Gruppe weiter zu bearbeiten.

Literatur

Arbeitskreis OPD (Hrsg) (2014). OPD-2 – Operationalisierte Psychodynamische Diagnostik. 3. Aufl. Bern: Huber.
Argelander, H. (2011). Das Erstinterview in der Psychotherapie. 9. Aufl. Darmstadt: WBG Wissenschaftliche Buchgesellschaft.
Athenstaedt, U. & Alfermann, D. (2011). Geschlechterrollen und ihre Folgen: Eine sozialpsychologische Betrachtung. Stuttgart: Kohlhammer.
Bardehle, D. & Stieler, M. (Hrsg) (2010). Erster Deutscher Männergesundheitsbericht. Berlin: Stiftung Männergesundheit
Bischof-Köhler, D. (2011). Von Natur aus anders: Die Psychologie der Geschlechtsunterschiede. 4. Aufl. Stuttgart: Kohlhammer.
Blos, P. (2015). Adoleszenz. Eine psychoanalytische Interpretation. 9. Aufl. Stuttgart: Klett-Cotta.
Brisch, K. H. (Hrsg) (2014). Bindung und Jugend. Stuttgart: Klett-Cotta.
Caligor, E., Kernberg, O. F. & Clarkin, J. F. (2009). Übertragungsfokussierte Psychotherapie bei neurotischer Persönlichkeitsstruktur. Stuttgart: Schattauer.
Christ, C. & Mitterlehner, F. (2013). Männerwelten: Männer in Psychotherapie und Beratung. Stuttgart: Schattauer.
Dammasch, F., Metzger, H. G. & Teising, M. (Hrsg) (2009). Männliche Identität: Psychoanalytische Erkundungen. Frankfurt a. M.: Brandes & Apsel.
Flammer, A. & Alsaker, F. D. (2011). Entwicklungspsychologie der Adoleszenz. Die Erschließung innerer und äußerer Welten im Jugendalter. 4. Aufl. Bern: Huber.
Grieser, J. (2015). Triangulierung. Gießen: Psychosozial-Verlag.
Hantel-Quitmann, W. (2013). Basiswissen Familienpsychologie. Stuttgart: Klett-Cotta.
Hantel-Quitmann, W. (2015). Klinische Familienpsychologie. Stuttgart: Klett-Cotta.
Heigl-Evers, A. & Ott, J. (2002). Die psychoanalytisch-interaktionelle Methode. Göttingen: Vandehoeck & Ruprecht.
Harth, W., Brähler, E. & Schuppe, H. C. (Hrsg) (2012). Praxishandbuch Männergesundheit. Berlin: MWV Medizinisch Wissenschaftliche Verlagsanstalt.
Hopf, H. (2014). Die Psychoanalyse des Jungen. Stuttgart: Klett-Cotta.
Jantz, O. & Grote, C. (2013). … und Jungen reden doch. Kommunikation und Jungen. In: Stier, B. & Winter, R. (Hrsg). Jungen und Gesundheit. Ein interdisziplinäres Handbuch für Medizin, Psychologie und Pädagogik. Stuttgart: Kohlhammer; 217–220.
King, V. & Flaake, K. (Hrsg) (2005). Männliche Adoleszenz. Sozialisation und Bildungsprozesse zwischen Kindheit und Erwachsensein. Frankfurt a. M.: Campus.
König, K. (2010). Gegenübertragung und die Persönlichkeit des Psychotherapeuten. Frankfurt a. M.: Brandes & Apsel.
Laplanche, J. & Pontalis, J. B. (1973). Das Vokabular der Psychoanalyse. Frankfurt a. M.: Suhrkamp.
Mentzos, S. (2014). Externalisierung. In: Mertens, W. (Hrsg): Handbuch psychoanalytischer Grundbegriffe. 4. Aufl. Stuttgart: Kohlhammer.
Möller-Leimkühler, A. M. & Kasper, S. (2010). Suizide. In: Bardehle, D. & Stieler, M. (Hrsg). Erster Deutscher Männergesundheitsbericht. Berlin: Stiftung Männergesundheit; 153.
Quindeau, I. & Dammasch, F. (2014). Männlichkeiten: Wie weibliche und männliche Psychoanalytiker Jungen und Männer behandeln. Stuttgart: Klett-Cotta.
Richter, H. E. (2007). Patient Familie. Gießen: Psychosozial-Verlag.
Rogers, C. R. (1983). Die klientenzentrierte Gesprächspsychotherapie. Frankfurt a. M.: Fischer.
Rudolf, G. (2006). Strukturbezogene Psychotherapie. 2. Aufl. Stuttgart: Schattauer.
Sachs, M. (2017). Therapiedokumentation in psychodynamischen Verfahren. In: Trautmann-Voigt, S. & Voigt, B. (Hrsg). Psychodynamische Psychotherapie und Verhaltenstherapie. Stuttgart: Schattauer; 213–244.

Schindler, R. (2016). Das lebendige Gefüge der Gruppe. Gießen: Psychosozial-Verlag.
Stier, B. & Winter, R. (Hrsg) (2013). Jungen und Gesundheit. Ein interdisziplinäres Handbuch für Medizin, Psychologie und Pädagogik. Stuttgart: Kohlhammer.
Stierlin, H. (1978). Delegation und Familie. Frankfurt a. M.: Suhrkamp.
Streeck-Fischer, A. (Hrsg) (2004). Adoleszenz – Bindung – Destruktivität. Stuttgart: Klett-Cotta.
Ströber, N., Straub, J., Fegert, J. M. & Kölch, M. (2012). Depression im Jugendalter: MICHI – Manual für die Gruppentherapie. Weinheim, Basel: Beltz.
Trautmann-Voigt, S., Voigt, B. (2012). Grammatik der Körpersprache. Ein integratives Lehr- und Arbeitsbuch zum Embodiment. 2. Aufl. Stuttgart: Schattauer.
Uhlhaas, P. J. & Konrad, K. (Hrsg) (2011). Das adoleszente Gehirn. Stuttgart: Kohlhammer.
Weißbach, L. & Stiehler, M. (Hrsg) (2013). Männergesundheitsbericht 2013. Im Fokus: Psychische Gesundheit. Bern: Hogrefe.
Wolfersdorf, M. (2012). Tabuthema – Männerdepression. In: Harth, W., Brähler, E. & Schuppe, H. C. (Hrsg). Praxishandbuch Männergesundheit. Berlin: MWV Medizinisch Wissenschaftliche Verlagsanstalt.
Yalom, I. D. (2012). Theorie und Praxis der Gruppenpsychotherapie. Stuttgart: Klett-Cotta.

Anhang Kapitel 3

A1: Klinische Leitlinien zur interaktionsorientierten psychodynamischen Diagnostik und Interventionsplanung

Patient P.

Name des Kindes: P.
Alter: 18 Jahre
Vorstellungsgrund: sozialer Rückzug, gelegentlich Impulsdurchbrüche, Leistungsprobleme, Schlafstörung, Antriebslosigkeit, Freud-/Interessenlosigkeit
ICD-10-Diagnose: mittelgradige depressive Episode (F32.1)

Fragekategorie	P.	Mutter	Vater
Symptome	• klassisch depressive Symptomatik	• chronifizierte schizoaffektive Störung	• geistige Retardierung und motorische Störung
Geäußerte Ängste	• vor der Zukunft • vor Einsamkeit • vor Krankheit • vor dem Scheitern im Leben		
Geäußerte Wünsche/ Erwartungen	• positive Lebensperspektive • Normalität und Stabilität im Leben		
Beziehungsangebote			
Von Mutter zu Baby/Kind		• desorganisiert	
Von Baby/Kind zu Mutter	• unsicher ambivalent		
Zwischen Mutter und Vater/Partner		• desorganisiert	• desorganisiert
Von Vater/Partner zu Baby/Kind			• desorganisiert
Von Baby/Kind zu Vater/Partner	• unsicher vermeidend		

Fragekategorie	P.	Mutter	Vater
An den Therapeuten (Kind, Mutter, Vater/ Partner)	• regelrechtes, leicht anklammerndes Kontaktverhalten		
Dyadische/triadische/ chaotische Beziehungsgestaltung?	• dyadisch	• chaotisch	• chaotisch
GÜ: Atmosphärischer Gesamteindruck	chaotische Herkunftsfamilie mit Überforderung, Verwirrung		
Interaktionsanalyse und bindungsorientierte Diagnostik	alters- und situationsgerechtes Verhalten, leicht anklammernd		
Vermuteter Bindungsstil	• sichere Bindung	• desorganisierte Bindung	
(Präformiertes) Abwehrverhalten/ Abwehrmechanismen	• Verdrängung • Affektisolierung • Wendung gegen das Selbst • altruistische Abtretung	• Spaltung • psychotische Regression	
Aktivierte Systemzustände	• wache Aufmerksamkeit		
Aktivierte motivationale Systeme	• Bindung	• physiologische Regulation	• physiologische Regulation
Unbewusste Angst	• Objektverlust	• Selbstverlust	• Selbstverlust
Abgewehrter negativer Affekt	• Hilflosigkeit • Angst • Verzweiflung • Wut		
Hypothesen über Strukturthemen		• desintegriert	• desintegriert
Hypothesen über (sich entwickelnde) Konfliktthemen	• Versorgung/ Autarkie • depressiver Grundkonflikt der Bindung	• Schemata	• Schemata
Hypothese über Traumagenese			

Fragekategorie	P.	Mutter	Vater
Ressourcen	• trotz chaotischer Aufwachssituation scheint es über die Großeltern/Tante ausreichend sichere Bindungsobjekte gegeben zu haben • introspektionsfähig • gute Kontaktfähigkeit und Aufgeschlossenheit in Peergroup • professionelles Helfersystem		
Besondere Kontextvariablen/äußere Rahmenbedingungen	• Fremdunterbringung • psychisch stark alterierte Eltern		
Dominantes Thema der Beziehungsregulation in der Familie	• chaotische Beziehungsgestaltung der Primärobjekte bei Teilkompensation durch Ersatzobjekte		
Behandlungsfokus/ Themen	• altruistische Abtretung nutzen unter Beachtung der Angemessenheit und Hinwirkung auf ausreichende Abgrenzungsfähigkeit sowie Verbesserung der Selbstfürsorge • vorhandene sichere Bindungsanteile nutzen und unter der Maßgabe und Berücksichtigung alters- und phasengerechter Autonomiestrebung fördern		
Interventionsthemen/ Themen in der Körpersprache	• Förderung von Körperspannung und aktvierter, selbstwirksamkeitsüberzeugter Haltung und Expression		

Patient S.

Name des Kindes: S.
Alter: 16 Jahre
Vorstellungsgrund: sozialer Rückzug, Leistungsrückgang, Müdigkeit, Gefühl der Leere, Abgeschlagenheit, Traurigkeit
ICD-10-Diagnose: mittelgradige depressive Episode (F32.1)

Fragekategorie	S.	Mutter	Vater
Symptome	• klassisch depressive Symptomatik	• larviert depressive Symptomatik mit Leistungsorientierung	• hochgradige angst- und zwangsneurotische Symptome
Geäußerte Ängste	• Scheitern im Leben • keine Freunde/Freundin finden • Einsamkeit	• Versagen von S.	
Geäußerte Wünsche/Erwartungen	• Zufriedenheit • Lebensqualität • Perspektive finden	• Leistung	
Beziehungsangebote			
Von Mutter zu Baby/Kind		• überfürsorglich • erdrückend • wechselhaft	
Von Baby/Kind zu Mutter	• unterwürfig		
Zwischen Mutter und Vater/Partner		• dominierend	• vermeidend
Von Vater/Partner zu Baby/Kind			• vermeidend • abwertend
Von Baby/Kind zu Vater/Partner	• ambivalent		
An den Therapeuten (Kind, Mutter, Vater/Partner)	• unterwürfig • Schutz und sichere Bindung suchend	• fordernd auf Leistungsebene • sachorientiert	

Fragekategorie	S.	Mutter	Vater
Dyadische/triadische/ chaotische Beziehungsgestaltung?	• dyadisch	• dyadisch	• chaotisch
GÜ: Atmosphärischer Gesamteindruck	• angespannt		
Interaktionsanalyse und bindungsorientierte Diagnostik	• objektwertausgerichtete Mutter • bindungs-/beziehungsvermeidender Vater mit Kontaktabbruch		
Vermuteter Bindungsstil	• sichere Bindung	• sichere Bindung	• unsicher vermeidende Bindung • desorganisierte Bindung (unklar)
(Präformiertes) Abwehrverhalten/ Abwehrmechanismen	• Affektisolierung • Vermeidung • Verdrängung • Wendung gegen das Selbst	• Affektisolierung • Idealisierung	
Aktivierte Systemzustände	• wache Aufmerksamkeit	• wache Aufmerksamkeit	
Aktivierte motivationale Systeme	• Bindung • Exploration	• Bindung	
Unbewusste Angst	• Objektverlust • Einsamkeit	• Objektverlust	• Selbstverlust
Abgewehrter negativer Affekt	• Trauer • Hilflosigkeit • Enttäuschung • Wut		
Hypothesen über Strukturthemen	• neurotisch-depressiv mit ängstlich-vermeidend-selbstunsicheren Anteilen	• Selbstwerthomöostase	• gering bis desintegriert
Hypothesen über (sich entwickelnde) Konfliktthemen	• Autonomie-Abhängigkeit • Selbst-/Objektwert		

Fragekategorie	S.	Mutter	Vater
Hypothese über Traumagenese			
Ressourcen	• freundlich-aufgeschlossen im Kontakt • positive schulische Vorerfahrungen • Intelligenz • gute Introspektionsfähigkeit • explorative Motivation		
Besondere Kontext-variablen/äußere Rahmenbedingungen	• gesicherte Realfaktoren • Kontaktabbruch zum Vater mit unklarer Perspektive		
Dominantes Thema der Beziehungsregulation in der Familie	• Rückzug aus Beziehung bis zum Kontaktabbruch, Autonomie-Abhängigkeit/Versorgung-Autarkie		
Behandlungsfokus/ Themen	• Regression begrenzen und Autonomie fördern, abgewehrte Affekte ausdrücken, Triangulation verbessern; explorative Aggredi fördern		
Interventionsthemen/ Themen in der Körper-sprache	• schlaff, haltlos, zusammengesunken; teils überaktiv, unruhig, ›clownig‹		

Patient T.

Name des Kindes: T.
Alter: 17 Jahre
Vorstellungsgrund: Delinquenz
ICD-10-Diagnose: Störung des Sozialverhaltens mit depressiver Störung; agitierte Depression (F92.0)

Fragekategorie	T.	Mutter	Vater
Symptome	• fremdaggressive Durchbrüche und Impulsivität • larviert depressive Symptome	• Impulsivität • abhängiger und funktionaler Alkoholkonsum	• sozialer Rückzug, Selbstunsicherheit
Geäußerte Ängste	• »Angst vor mir selber«		• Trennung
Geäußerte Wünsche/ Erwartungen	• Verbesserung der Selbst- und Impulskontrolle		
Beziehungsangebote			
Von Mutter zu Baby/Kind		• unberechenbar • abweisend	
Von Baby/Kind zu Mutter	• ambivalent-vermeidend		
Zwischen Mutter und Vater/Partner		• dominierend • abwertend • aggressiv	• unterwürfig • selbstunsicher
Von Vater/Partner zu Baby/Kind			• hilflos unsicher
Von Baby/Kind zu Vater/Partner	• ambivalent • schutzsuchend		
An den Therapeuten (Kind, Mutter, Vater/Partner)	• ambivalent • hilfesuchend • unterwürfig		• unterwürfig • unsicher • ängstlich
Dyadische/triadische/ chaotische Beziehungsgestaltung?	• dyadisch	• dyadisch-chaotisch	• dyadisch-chaotisch
GÜ: Atmosphärischer Gesamteindruck	• chaotisch, beängstigend, verunsichernd, verwirrend		

Fragekategorie	T.	Mutter	Vater
Interaktionsanalyse und bindungsorientierte Diagnostik	• abhängig-dependente Beziehung der Eltern		
Vermuteter Bindungsstil	• unsicher ambivalente Bindung	• desorganisierte Bindung	• unsicher ambivalente Bindung
(Präformiertes) Abwehrverhalten/ Abwehrmechanismen	• Spaltung	• Spaltung • Entwertung	• Verleugnung
Aktivierte Systemzustände	• wach • alarmiert • kampfbereit		
Aktivierte motivationale Systeme	• Bindung und Zugehörigkeit	• physische Sättigung	• Bindung
Unbewusste Angst	• Ablehnung	• Selbstverlust	• Objektverlust
Abgewehrter negativer Affekt	• Hilflosigkeit • Verzweiflung • Einsamkeit • Trauer • Enttäuschung	• mutmaßlich traumatisch-dissoziative Anteile	• Angst
Hypothesen über Strukturthemen	• neurotisch-depressiv mit deutlichen emotional-instabilen Anteilen vom impulsiven Typus	• desintegriert vom Borderline-Typ	• abhängig-dependent-selbstunsicher
Hypothesen über (sich entwickelnde) Konfliktthemen	• Loyalität • Identität • Macht – Ohnmacht	• Konfliktschema	• Autonomie-Abhängigkeit
Hypothese über Traumagenese		• Typ II mit repetitiver Traumatisierung	
Ressourcen	• Intelligenz • introspektionsfähig • schuldeinsichtig	• gering	• unklar
	• Jugendamt involviert		

Fragekategorie	T.	Mutter	Vater
Besondere Kontextvariablen/äußere Rahmenbedingungen	• instabile Familiensituation • unverwirklichte Trennungsabsichten • Gewaltpotenzial • fremduntergebrachte Schwester		
Dominantes Thema der Beziehungsregulation in der Familie	• abhängig dependente Beziehungen		
Behandlungsfokus/Themen	• Verbesserung der Selbststeuerung und Impulskontrolle • Zulassen von abgewehrten, negativen Affekten • Einsicht in Objektverlustangst		
Interventionsthemen/Themen in der Körpersprache	• Demonstration von Macht/Ohnmacht • Kontrolle/Unterwürfigkeit		

A2: Anträge einer tiefenpsychologisch fundierten Jugendlichen-Langzeittherapie in der Gruppe

Patient P.

Antrag Patient P., 18 Jahre, männlich (Chiffre: XXX)

1. Vorstellung auf Anregung der Bezugsbetreuerin, die seit dem Heimaufenthalt einen zunehmenden sozialen Rückzug, teilweise Impulsdurchbrüche in der Gruppe sowie weiter nachlassende schulische Leistungen bemerke. Der Patient selber beschreibt seit mehreren Monaten bestehende und tendenziell progrediente Ein- und Durchschlafstörung, Antriebsarmut, Freud- und Interessenlosigkeit, Traurigkeit, Einsamkeitsgefühl und Stimmungsverflachung. Konzentration und Lernen fallen ihm schwer, in sozialen Kontakten passe er sich an, helfe anderen gerne und befürchte aber immer, »dass ich ausgelacht werden könnte«.
2. P. ist das einzige Kind (Schwester –2) aus der Partnerschaft einer ungelernten Fabrikarbeiterin (+20; jetzt berentet) und eines körperlich und geistig behinderten Vaters (+24; berentet). Der Vater hätte berichtet, dass die Schwangerschaft ungewollt gewesen und ein Termin zur Abtreibung erst kurzfristig abgesagt worden sei. Der Vater sei sehr impulsiv und abwertend, konnte keiner regelmäßigen Erwerbsarbeit nachgehen. Die Mutter war 17-jährig an einer schizophrenen Psychose erkrankt mit einer Restitution mit Residualbeeinträchtigung. Vorübergehend war Erwerbstätigkeit möglich. Es gab wohl viel Streit zwischen den Eltern; der Vater habe die Mutter regelmäßig geschlagen, den Patienten gelegentlich bis zur Trennung im Alter von ca. 5 Jahren. Hernach lebte der Patient abwechselnd und phasenweise im Haushalt der Mutter, bei den Großeltern väterlicherseits und einer Tante mütterlicherseits. Kaum Kontakt zum Vater, der eine neue Partnerschaft einging bei zwei Halb- und einem Stiefgeschwister. Die häusliche Situation war dann geprägt von der rezidivierenden Erkrankung der Mutter mit wiederholten stationären Aufenthalten. Zwei Partnerschaften der Mutter werden vom Patienten ebenfalls konflikthaft beschrieben. Besonders im Alter von etwa zwölf bis 16 Jahren sei P. »viel hin und her geschoben worden«. Bei massiver Überforderung des familiären Systems kam es dann zum Eingreifen des Jugendamtes. P. kam in eine gemischte Jugendwohngruppe eines Heimes. Die schulische Entwicklung des Patienten wird mit durchgehend eher schwachen Notenleistungen beschrieben. Das erste besuchte Gymnasium sei wohl sozial problematisch mit Mobbingsituationen gewesen und führte zu einem Schulwechsel mit wohl guter sozialer Integration; nach Schulwechsel im Rahmen der Fremdunterbringung weiterhin schwache Leistungen und aktuell Wiederholung der Jahrgangsstufe 12 (G9) bei guter sozialer Integration und Unterstützung durch die Lehrkräfte. Der Patient hatte einige kurze Partnerschaften und sexuelle Kontakte; er habe einen großen Freundeskreis und kümmere sich intensiv um die Probleme anderer; kurzfristig war er in einem Leichtathletikverein, ansonsten keine Hobbys oder besondere Interessen.
3. Mutter mit rezidivierender schizophrener Psychose; Vater mit geistiger Retardierung und körperlicher Beeinträchtigung der motorischen Funktionen, vermutlich nach hypoxischem Hirnschaden sub partu. Eine psychiatrische Anbindung des Patienten besteht seit ca. drei Monaten mit einer antidepressiven Medikation mit Mirtazapin; neben einer leichten Verbesserung des Schlafes kein wesentlich stimmungsaufklarender Effekt; keine psychotherapeutischen Vorbehandlungen; keine relevanten somatischen Erkrankungen.

4. Es erscheint ein altersentsprechend modisch gekleideter, gepflegter junger Mann mit teils feminin wirkenden Zügen. Im Kontakt überangepasst, freundlich und höflich; ist mir spontan sympathisch und tut mir leid – wird teilweise aber auch anstrengend, wobei ich aggressive Impulse in der GÜ wahrnehme, die ich als konkordante Übertragung mit Wutanteilen des Patienten deute. Ferner kann ich die Schilderung der Überforderung des Patienten teilen, da es spürbar schwierig ist, das Chaos in der Herkunftsfamilie schlüssig nachvollziehen zu können. Die Grundstimmung ist spürbar reduziert, Schwingungsfähigkeit eingeschränkt, Auslenkung zum positiven Pol schwierig (teils eher fassadiert-aufgesetzt in der Beantwortung), aber nicht unmöglich; psychomotorischer Antrieb und Mimik/Gestik sind reduziert. Lebensüberdrussgedanken sind dem Patienten bekannt, distanziert; glaubhaft keine akute oder latente Suizidalität. Intellekt/kognitiv-mnestische Funktionen unauffällig; keine psychotischen Zeichen. Der Patient wehrt bevorzugt ab mit Verdrängung, Affektisolierung, Wendung gegen das Selbst und altruistischer Abtretung.
5. Siehe auch 3.; keine die Psychotherapie einschränkenden Befunde.
6. Aus der Schilderung der Lebensgeschichte ist hinreichend anzunehmen, dass die Eltern in der frühkindlichen Entwicklung zu wenig zu empathischer Spiegelung beitrugen und auch primäre Bedürfnisse im Versagen verblieben. Gute Objekte konnten somit unzureichend verinnerlicht werden; ambivalent besetzte Objekte wurden mit ihren guten wie schlechten Eigenschaften undifferenziert introjiziert. Somit konnten sich ferner wenig stabile Selbstrepräsentanzen etablieren bzw. konnten nicht ausreichend libidinös besetzt werden. Bei ungesättigter Bedürfnisspannung sind oral-kaptative Wünsche wie aggressive Antriebsmomente für den Patienten bedrohlich bezüglich Objekt- und auch Selbstverlust und lösen Angst- und Schuldgefühle bei überhöhten Über-Ich-Ansprüchen aus. Unbewusste Sehnsucht nach Verschmelzung mit idealen Objekten und regressive Sehnsüchte nach Wertschätzung und narzisstischer Zufuhr mussten permanent in den Entwicklungsphasen abgewehrt bleiben. Zur gelingenden Triangulation stand der Vater nicht ausreichend zur Verfügung, sodass eine ödipale Grundthematik beim Patienten ebenfalls anzunehmen ist. Auslöser für das aktuelle Konfliktgeschehen ist der Umzug in ein Heim. Die Abwehr- und Kompensationsmechanismen konnten somit nicht mehr eine Konfliktpseudolösung ohne Abfuhr auf der Symptomebene sichern. Bei auch offensichtlich ausreichend gesunden Ich-Anteilen des Patienten konnte die unbewusste Sehnsucht nach einer familiären Geborgenheit und Sicherheit bezüglich Versorgung und Gesundheit der Realitätsprüfung nicht mehr standhalten. Der Versorgungs- und Autarkiekonflikt, der habituell im aktiven Modus bearbeitet wird, brachte nun eine erhebliche Spannung auf, die der Patient jedoch nur durch die Versorgung von anderen statt Selbstfürsorge zu lindern weiß. Der im passiven Modus geführte depressive Grundkonflikt aktualisierte sich mangels der Fähigkeit zur autonomen libidinösen Besetzung von wertvollen Selbstbildern. Aus Angst vor Objekt- und Selbstverlust mussten jegliche Momente der Eigenständigkeit und des Narzissmus weiterhin verdrängt werden. Insbesondere die aggressiven Antriebsmomente aus der Ambivalenzspannung zu den introjizierten Primärobjektbildern sowie aus den phasengerechten Bestrebungen zur autonomen Lebensführung, Ablösung und Verselbstständigung richten sich nunmehr gegen sein Selbst und führen zu einer Ich-Abwertung und Einschränkung des Handlungsspielraums in der Versagungssituation.
7. Der Patient lebt in einer Jugendwohngruppe eines Kinderheims in einem eigenen Zimmer. Der Umzug in ein (im Hause liegendes) Jugendappartement ist im Gespräch. Die Realfaktoren des Jugendlichen erscheinen gegenwärtig durch professionelles Hilfesystem gesichert; eine Beeinflussung des Familiensystems erscheint nicht vorstellbar.

8. Mittelgradige depressive Episode (F32.1-G) bei Problemen durch negative Kindheitserlebnisse (Z61-G) und Anpassungsproblemen bei Veränderung der Lebenssituation (Z60-G) auf dem Boden einer depressiven Neurosendisposition. In der Struktur sind Defizite in der Affektsteuerung sowie der Selbstwert-Regulation erkennbar.
9. Im Setting einer Gruppentherapie im Peergroup-Ansatz soll es durch multiple Spiegelungen und Hilfs-Ich-Angebote P. möglich werden, seine unbewussten Konfliktanteile in die Bearbeitung zu stellen. Der interaktionelle Charakter der Therapie ermöglicht dabei die Darstellung der dysfunktionalen altruistischen Anteile des Patienten, begrenzt Regression und kann ihm gleichzeitig zu narzisstischer Zufuhr und Beziehungserfahrung verhelfen, wie auch im geschützten Raum stärker mit der Abfuhr von aggressiven Impulsen im Außen in Kontakt bringen und zur Triangulation beitragen. Hierfür beantrage ich eine LZT in der Gruppe von 40 Doppelsitzungen. Eine Einbeziehung der Eltern erscheint nicht geboten, wohl aber eine begleitende Beratung und psychoedukative Begleitung durch die Bezugsbetreuerin, wofür ich bis zu zehn Sitzungen vorsehe.
10. In der Probatorik erweist sich der Patient als therapiemotiviert, ausreichend introspektionsfähig und zuverlässig. Probeinterventionen, Angebote von Hilfs-Ich und Containment kann er annehmen und sucht Letzteres auch zunehmend. Für ein gruppentherapeutisches Setting zeigt er sich aufgeschlossen. Bei gesicherten Realfaktorbedingungen mit sozialer Unterstützung erscheint die Prognose der geplanten Behandlung insgesamt ausreichend günstig.

Patient S.

Antrag Patient S., 16 Jahre, männlich (Chiffre: XXX)

1. Vorstellung mit Mutter auf Wunsch des Patienten. Die Mutter erkennt die depressive Entwicklung, aber beschreibt diese wenig empathisch. Sie wünscht sich für ihren Sohn die Aufarbeitung seiner Probleme in der Schule und mit dem Vater, da er sich immer weiter zurückziehe und Konflikte nicht aushalten kann, betont jedoch deutlich ihre Erwartungen an schulische Leistungen, beruflichen Erfolg und die Erwartungen des Umfeldes. Im Einzelgespräch mit S. schildert er sehr offen seine Konzentrationsschwierigkeiten, permanente Müdigkeit, Schlafstörungen, Abgeschlagenheit und ein Gefühl der Leere, aber auch der Überflutung: »Da sind dann so viele Gefühle – Wut, traurig, Angst, ich schäme mich so … nur glücklich ist nicht dabei«, was mich sehr berührt hat. »Ich traue mir nichts zu; immer habe ich alles falsch gemacht«, »Ich hätte gerne mehr Freunde, aber es fällt mir immer schwerer, auf andere zuzugehen«, »Der Tod meiner Oma war schlimm für mich – ich habe noch Bilder im Kopf, die mir nachgehen. Ich hätte dabei so sehr meinen Vater gebraucht – aber der hat sich nicht um mich geschert.« Auch mache er sich oft Sorgen um körperliche Erkrankungen und fühle sich schuldig für die Trennung der Eltern.
2. Die elterliche Partnerschaft wurde durch die Schwangerschaft belastet, da der Vater keine weiteren Kinder wollte und eine Trennung im Raum stand. Ein Halbbruder (väterlicherseits; + 9), der bei seiner Mutter aufwuchs und aktuell im Ausland studiert, zu dem jedoch kaum Kontakt bestand und besteht. Der Vater entschied sich dann doch dafür, bei der Familie zu bleiben. Der gelernte Tischler (+ 27) wurde in S. drittem Lebensjahr (bis heute) langzeitarbeitslos und versorgte den Haushalt, während die Mutter (+ 33) als

Bankkauffrau arbeitete. Es wird über Überforderung mit Haushaltsführung und Kindererziehung des Vaters berichtet; dies bei einer massiven Angst- und Zwangsstörung. Der Vater habe sich nie richtig um ihn gekümmert, »das sei ihm immer lästig gewesen – Zeit hatte er ja genug«, was S. besonders kränkte im Vergleich zu den Vätern seiner Freunde. Teilweise musste er mit in die Kneipe gehen, wo er sich immer »gefangen gefühlt habe«. Im Alter von ca. fünf Jahren erinnert er auch, dass der Vater ihn mit einer Zigarette an der Hand verbrannte und sagte: »Heul jetzt nicht«; er fühlte sich verängstigt, bloßgestellt und traute sich nicht, sich seiner Mutter zu öffnen, um elterlichen Streit zu verhindern. Übliche Kindergartenzeit ohne Probleme, Grundschule mit Gymnasialempfehlung. In der Unterstufe Trennung der Eltern, danach drastischer Einbruch schulischer Leistung, Wiederholung von zwei Klassen und Schulwechsel. Der Kontakt zum Vater blieb sporadisch bei weiterhin mangelndem Interesse an ihm und seiner Entwicklung (»Er wusste, wenn überhaupt, auf welcher Schulform ich bin«). In dieser Zeit ebenfalls Tod der geliebten Großmutter (väterlicherseits), was ihn sehr belastet habe; insbesondere weil seither der Kontakt zum Vater weiter zurückgegangen sei bis zum vollständigen Kontaktabbruch seit Anfang diesen Jahres (»Ich hätte beim Tod meiner Oma meinen Vater so gut gebrauchen können – aber er war nicht für mich da«). Er habe ihm sinngemäß zu verstehen gegeben, dass er keinen Kontakt wolle, und sich nicht einmal zu seinem Geburtstag gemeldet. Die Kontaktversuche seitens S. blieben unbeantwortet. Seit diesem Jahr Berufskolleg in Kombination mit Praktikum, um den Hauptschulabschluss nachzuholen. Die Arbeit im Job macht ihm Freude, er sorge sich aber wegen seiner Knieprobleme, sieht darin auch keine dauerhafte Perspektive. Die Schule fällt ihm bei guten Noten leicht, er hadert aber zu Recht damit, dass das Leistungslevel sehr weit unter seinen Fähigkeiten liege.

3. Normaler Schwangerschaftsverlauf bis Frühgeburtlichkeit (–3,5 Wo.) unter Gestose. In ersten zwei Lebensjahren mehrere Infektionskrankheiten, teilweise mit Hospitalisierung; kindliches Asthma, mehrere Mutter-Kind-Kuren; in dieser Zeit auch depressive Entwicklung der Mutter mit psychotherapeutischer Behandlung. Augenscheinlich psychisch alterierter Vater mit geringem Strukturniveau, Angst- und Zwangsneurose und kritischem Alkoholkonsum bei völliger Ablehnung von Hilfsangeboten. Keine psychotherapeutische Vorbehandlung des Patienten.
4. S. ist ein freundlich-überangepasster, eher zurückhaltender, schüchterner junger Mann, gepflegt in alterstypisch eher unscheinbarer Bekleidung, der bedrückt und traurig wirkt, mir spontan sympathisch ist, mir leid tut und väterliche Gefühle in der GÜ mobilisiert. Vollständig orientiert, Intellekt/kognitiv-mnestische Funktionen normal, keine psychotischen Symptome; formales/inhaltliches Denken o. B.; glaubhaft keine Suizidalität. Psychomotorisch meist etwas reduziert, teilweise unruhig-hektisch (wenn er besorgt ist, etwas falsch gemacht zu haben). Die Grundstimmung spürbar betrübt-traurig reduziert, anfangs kaum schwingungsfähig, im Verlauf bereits auflockernd und positiv auslenkbar. Kann emotionale Zustände benennen, nach erstem Vertrauensaufbau auch zulassen (hat dann – nach Jahren erstmalig – weinen können, konnte sich selber beruhigen und auch Unterstützung annehmen), aushalten und die Erleichterung spüren sowie mit der initialen Zunahme der Einschlafstörung konstruktiv umgehen. Seither kommt er auch zunehmend mit Wutimpulsen in Kontakt. Er wehrt ab mit Affektisolierung, Verdrängung – Vermeidung sowie Wendung von aggressiven Impulsen gegen das ohnehin labile Selbst, in Anteilen auch Projektion.
5. Keine Kontraindikationen gegen Psychotherapie.
6. In der (früh-)kindlichen Entwicklung war die Mutter aufgrund der ambivalenten Position ihres Ehemanns und zahlreicher Krankheiten von S. bereits überfordert und in depressi-

ver Entwicklung; der Vater bindungsunsicher und latent (un-/vor-)bewusst (?) in ablehnender Haltung gegenüber dem Kind, teilweise auch mit Enthemmung, Abwertung und Übergriffigkeit. Somit ist anzunehmen, dass die Eltern nur unzureichend spiegeln konnten und primäre Bindungsbedürfnisse in der Versagung verblieben. Der ablehnende Vater wurde introjiziert, um die Beziehungsambivalenz aushaltbar zu machen. Eine stabile und sichere Objektkonstanz konnte sich nicht etablieren. Die Selbstrepräsentanzen verblieben somit unsicher, das Ich-Ideal wurde kompensatorisch erhöht. Der Vater stand nicht als zur gelingenden Triangulation hinreichendes Objekt zur Verfügung. Oral-kaptative Bedürfnisse verblieben in der Versagung; was ihn hilf- und wehrlos machte – die konsekutive Angst vor Objekt- und damit Selbstverlust – musste abgewehrt werden. Verbundende Frustrationsaggression und spätere Wutimpulse richteten sich zum einen gegen das fragile Selbst, zum anderen aber auch per Projektion ins Außen, sodass ihm die Welt und soziale Kontakte bedrohlich wurden. Abhängigkeits-/Autonomiekonflikt wie narzisstische Konflikte können vorrangig nur im passiven Modus geführt werden und bilden die Grundlage für den Aktualkonflikt. Die Trennung vom Vater brachte einerseits Entlastung (z. B. wurde dann auch das Asthma besser), andererseits wurde es schwierig, die Enttäuschung und Frustration abzuwehren. Nach jahrelangem Frustrationserleben in der Schule, wenig narzisstischer Zufuhr und dann dem Verlust der Großmutter und dem totalen Abbruch des Kontaktes durch den Vater wurden die Abwehr- und Kompensationsmechanismen überfordert – der Objektverlust war eingetreten und die Angst vor Selbstverlust übermächtig. Die Hoffnung aus dem unbewussten Wunsch nach väterlicher Zuwendung hielt der Realitätsprüfung nicht mehr Stand und führte zur vollständigen Manifestation des depressiven Erlebens, Angst und Schuldgefühle wurden spürbar und leiten sich auf Symptomebene ab.

7. Der Patient lebt zusammen mit seiner Mutter in gesicherten Verhältnissen. Besuch eines Berufskollegs. Der Vater ist über die Therapie mangels Kontakt nicht informiert. Die Mutter steht der Behandlung positiv gegenüber und zeigte sich sehr erleichtert, dass sich ihr Sohn auf das Setting einlassen kann und von Entlastung berichtet. Sie sieht ihren eigenen Anteil durch Überforderung und ihre Flucht in die Arbeit, sodass von einer konstruktiven Zusammenarbeit in der Elternarbeit mit ihr auszugehen ist. Mutter und Sohn sind skeptisch, ob/wann der Vater Kontakt überhaupt wieder zulassen kann – geschweige denn unter therapeutischen Vorzeichen.
8. Aktuell mittelgradige depressive Episode (F32.1-G) bei bereits längerer depressiver Entwicklung in »Teufelskreislaufentwicklung« mit Schulleistungsproblemen (Z55-G) auf der Basis elterlicher Trennung und Todesfällen in der Familie (Z61-G); erneut aktualisiert und aggraviert durch Kontaktabbruch durch den Vater (diskussionsfähig auch eine Beschreibung als Anpassungsstörung). Neurosendisposition mit gemischten Anteilen neurotisch-depressiver und ängstlich-vermeidend-selbstunsicherer Verarbeitung. Strukturelle Defizite in der Affektverarbeitung, Selbstwerthomöostase und Subjekt-Objekt-Differenzierung. Vorbekannte Lese-Rechtschreib-Schwäche, gegenwärtig nicht im primären Fokus der Behandlung.
9. Nach Vertrauensaufbau, Containing und ersten Klarifizierungen zeigt sich bereits eine erste Stabilisierung des Patienten. Spürbar wird jedoch auch eine Anklammerungstendenz an mich, der wohl eine wohlwollend-väterliche Übertragungskonstellation in Erfüllung seiner unbewussten Wünsche nach männlicher Vorbildfunktion geschuldet ist. Somit zeigt sich für mich zunehmend klarer, dass eine gruppentherapeutische Behandlung als Verfahren der Wahl anzusehen ist, um diesbezügliche Regression zu vermeiden und das Setting auch für noch anstehende Entwicklungsaufgaben im Sinne der Triangulierung zu nutzen. Durch multiple Spiegelung in der Gruppe gleichaltriger Jungen mit

ähnlichen Konfliktthemen soll S. der geschützte Raum gegeben werden, seine unterdrückten Wutimpulse zu mobilisieren, im Außen abzuführen und seine unbewussten Konflikte in die Bearbeitung zu stellen. Hierfür beantrage ich 40 Doppelsitzungen Gruppentherapie sowie zehn Stunden für die Einbeziehung von Bezugspersonen zur Psychoedukation und Klärung der äußeren Konflikte.

10. Die Realfaktoren sind soweit stabil; S. ist sehr therapiemotiviert und veränderungsbereit. Auf das therapeutische Arbeiten konnte er sich gut einlassen, Halt und Containment annehmen und für sich nutzen. Die Introspektionsfähigkeit ist recht gut entwickelt. Somit schätze ich die Prognose, die therapeutischen Ziele mit der gewählten Methodik zu erreichen, hinreichend günstig ein.

Patient T.

Antrag Patient T., 17 Jahre, männlich (Chiffre: XXX)

1. Nach Strafverfahren wegen Körperverletzung rät das Jugendamt zur Vorstellung. Im Erstkontakt Bericht über aggressiv-delinquentes Verhalten, soziale Probleme in der Schule bei guten Leistungen. Nach Wartezeit dann Erstgespräch bei mir, welches ich (nach allg. Vorbesprechung gemeinsam mit Vater) mit T. alleine führe, der ebenfalls seine »Ausraster« schildert, die sich dann – basierend auf Bagatellen – gegen Gegenstände oder Personen richten. »Ich habe Angst vor mir selber. Ich will das nicht, verstehe mich nicht … und schäme mich auch dafür.« Ferner berichtet er von Schlafstörungen, innerer Leere, Einsamkeit und Traurigkeit, Müdigkeit/Abgeschlagenheit, zunehmender Freudlosigkeit, er »lache viel, aber das ist nur Show«, und Selbstmordgedanken: »Es ging mit total Scheiße, hat aber keiner bemerkt und alle haben nur auf mir herumgehackt.«
2. Der Vater (+23) hat den Beruf des Elektrikers erlernt, ist im Beruf tätig und kümmert sich um Haushalt und Familie. Die Mutter (+21) ist gelernte Verkäuferin, später Hausfrau, die an einer Alkoholabhängigkeit leidet. Aus ihrer Biografie sind traumatische Lebensereignisse aus der Primärfamilie vage bekannt. Die Mutter sei impulsiv, dominant und beherrsche das häusliche Geschehen. Der Vater passt sich an, zeigt sich unterwürfig und coabhängig. Aus der Ehe ging ferner T.s Schwester (–2) hervor, zu der er ein inniges Verhältnis habe. Sie lebe aktuell in einem Heim in Fremdunterbringung und er sorge sich stets um sie. Im Geburtsjahr des Patienten wurde die schwangere Cousine des Vaters von ihrem Lebensgefährten im Affekt getötet. Aus der frühkindlichen Aufwachssituation wird wenig berichtet, außer dass T. ein Schreikind im ersten Lebensjahr gewesen sei. In der Grundschulzeit sei T. von Mitschülern gemobbt und von einer Lehrerin wiederholt geschlagen und abgewertet worden. In dieser Zeit habe T. öfters etwas mit der Mutter unternommen, was ihm viel bedeutet habe. Bei guter bis durchschnittlicher schulischer Leistung in den weiterführenden Schulen kam es jedoch aufgrund der Impulsdurchbrüche zu mehreren Schulwechseln. Die familiäre Situation sei zunehmend eskaliert, es habe immer Streit zwischen den Eltern gegeben bei den verbal-aggressiven Ausbrüchen der Mutter. Die Mutter habe sich auch immer mehr aus der Beziehung zu T. zurückgezogen und ihn immer mehr Ablehnung spüren lassen, je ähnlicher T. ihr wurde. In den letzten Jahren kam es auch zu körperlicher Gewalt gegen den Vater und die Schwester, die daraufhin in Obhut genommen wurde. Die geschilderten Trennungsabsichten des Vaters konnte und kann dieser nicht umsetzen. Zuletzt besuchte T. die

10. Klasse einer Hauptschule, von der er kürzlich suspendiert wurde, nachdem er seinen Klassenlehrer geschlagen hatte. Dieser Vorfall ereignete sich, nachdem die Mutter zu Hause vor T. Selbstverletzungen unter Alkoholeinfluss demonstriert hatte und dabei (erstmalig?) ihre eigene Hilflosigkeit und Bedürftigkeit auszudrücken versuchte. Weitere Hilfsangebote aus der psychiatrischen Akutklinik haben die Eltern genauso wenig genutzt wie die Angebote unseres Hauses. Die weitere Beschulung des Patienten ist in Form eines Ganzjahrespraktikums in einem Betrieb unter Begleitung von zwei Lehrern der Schule zum Erwerb des Hauptschulabschlusses geplant. Seitens des Jugendamtes werden gerade Gespräch geführt für einen Platz im Betreuten Wohnen. T. hatte eine zweijährige Beziehung, die ihm viel bedeutet habe. Aktuell seit einigen Wochen wieder ein Freundin, deren Eltern ihn zunächst abgelehnt hatten, was sich gegenwärtig im Kontakt wohl lege.

3. Keine relevanten Vorerkrankungen. Keine psychotherapeutische Vorbehandlung. Die Eltern mit strukturellen Störungen, der Vater eher im neurotisch-depressiv-abhängigen Bilde; die Mutter mit Störung der Impulskontrolle, Traumafolgestörung und Alkoholabhängigkeit.
4. T. erscheint mit seinem Vater, der hilflos, überfordert und depressiv wirkt. T. selbst ist im Kontakt angepasst freundlich, sehr höflich und intelligent. Im Gegensatz zu der äußeren Problemlage und meiner vorherigen Fantasie erscheint er zugewandt, lammfromm und brav, der in der GÜ sofort sehr sympathisch und liebenswürdig ist und in mir beschützend-versorgende Gefühle mobilisiert. Es stellt sich in mir ein Gefühl der Verunsicherung ein, wie diese unterschiedlichen Anteile vereinbar sind. Ich deute dies als Übertragungserleben einer tiefen Identitätsproblematik des Patienten. Kognitiv-mnestisch o. B., intelligent und introspektionsfähig, inhaltliches und formales Denken normal. Grundstimmung bedrückt-depressiv mit Erleben von Hilflosigkeit, Traurigkeit und Ängsten, was er im Außen hinter einer fröhlichen Fassade zu verbergen sucht. Der psychomotorische Antrieb ist leichtgradig reduziert, die Schwingungsfähigkeit erhalten, positiv affektive Auslenkung möglich, teilweise aber auch etwas aufgesetzt wirkend. Bericht über Suizidgedanken, besonders vor etwa rund einem Jahr und bei der Trennung von der Freundin; glaubhaft distanzierungsfähig, aktuell keine Suizidalität.
5. Keine die Psychotherapie einschränkenden Befunde.
6. Die ohnehin labilen Eltern mit abhängig/dependentem und depressivem Vater und traumatisierter, alkoholabhängiger Mutter mit Störung der Impulskontrolle prägten die frühkindliche Entwicklung insbesondere vor dem Hintergrund massiver Überforderung des familiären Systems durch den Totschlag an einer Familienangehörigen. Es ist anzunehmen, dass die Eltern unzureichend in der empathischen Spiegelung verblieben und dass primäre, oral-kaptative Bedürfnisse in der Versagung blieben. Eine archaische Selbstverlustangst musste bereits frühzeitig in der Abwehr verharren, gute Objektbilder und stabile Selbstrepräsentanzen konnten sich nicht hinreichend entwickeln und das Selbst nicht hinreichend libidinöse Besetzung erfahren. Die ambivalent besetzen Elternfiguren wurden introjiziert, um deren beängstigende und versagende Anteile aus der damit bedrohlichen Wahrnehmung zu halten. Aus dem inkonsistenten Erleben der elterlichen Verhaltensmuster heraus konnten sich Ich-strukturelle Funktionen ungenügend integrieren. Durch die auch unvermittelt, unvorhersehbar als abwertend, strafend und beängstigend erlebte Mutter konnte sich eine frühe Spaltung von guten und bösen Anteilen nicht phasengerecht vollständig auflösen. Der Vater stand ferner nicht als ausreichendes Triangulationsobjekt zur Bewältigung des ödipalen Konfliktkomplexes zur Verfügung. Ein persistierendes, regressiv-unbewusstes Bedürfnis nach emotionaler Sättigung und narzisstischer Zufuhr konnte hinsichtlich der Mutter in Teilen wohl erfüllt

werden, sodass eine Sicherheit in der Bindung vom Patienten erlebbar ist und es nicht im klassisch emotional-instabilen Modus vom Borderline-Typus zu Zerstörung von geliebten Objekten kommen muss. Dies auch in der Annahme, dass bei unsicher-abhängigem Vater hier auch eine destruktive Parentifizierung wirksam ist, die T. in einer Abhängig hält, ihm eine Ablösung und Abgrenzung erschwert, was sich auch in einem unbearbeiteten Loyalitätskonflikt niederschlägt, der im passiven Modus geführt wird. Hinsichtlich des Aufbaus von männlicher Identität und dem Wunsch nach väterlicher Identifikation und Bestätigung kam es zur Identifikation mit den Verhaltensanteilen der Mutter, in der Hoffnung, ihr dadurch nahe zu sein. Dies führte jedoch zu einem Rückzug aus der Beziehung zum Sohn, da es sie wiederum mit ihrer eigenen Struktur und Bedürftigkeit in Kontakt brachte. Um in Situationen, die ihn mit der Frage von Identität oder Schuld berühren, nicht in Angst zu verfallen, nutzt er, bei Überforderung seiner Struktur, das Fragment des Spaltanteils »böse Mutter« im Außen. Vordergründig könnte man meinen, dass damit ausreichend Abfuhr von aggressiver Stauung möglich sein sollte und dies ein Widerspruch zur in meinen Augen dominierenden depressiven Verarbeitung darstellt. Ich sehe dies so, dass sich in den nach außen getragenen Aggressionen Objektverlustängste entladen im Modus der Identifikation mit der Mutter. Begünstigt wird dies durch einen in die Welt projizierten Anteil früherer Versagung und Frustration, die somit für T. auch beängstigend und bedrohlich wirkt. Somit ist dieser Anteil auch über dessen Projektion die Aggression der Mutter selbst, die T. stellvertretend für ihn auslebt als »schwaches Selbst der Mutter«. Zur depressiven Dekompensation führte die Situation, dass bei zunehmender, alterstypischer Reifung die Realitätsprüfung des Elternbildes an ihre Grenzen kam (was für mich auch für ausreichend vorhandene gesunde Anteile spricht) und die Widersprüchlichkeit im elterlichen Verhalten vorbewusst wurde. Im Rahmen zunehmender häuslicher Eskalation kam es zur Fremdunterbringung der Schwester, die als haltgebendes Objekt nun nicht mehr zur Verfügung stand. Somit aktualisierte sich neben dem Loyalitätskonflikt (sowohl in Bezug auf den Vater, den er schützen wollte, und in Bezug auf die Mutter, der er helfen möchte, da er ihre Bedürftigkeit zunehmend in sich selbst spüren konnte) insbesondere die Identitätsfrage: »Was bin ich denn – gut oder böse?« Neben Objektverlustangst in der bevorstehenden adoleszenten Ablösung mobilisiert sich weiterhin Selbstverlustangst und zunehmende Aggression gegen die ambivalenten Introjekte. Dieser Anteil an Aggression wendet sich gegen sein fragiles Selbst und erklärt die depressive Entwicklung.

7. T. lebt bei psychisch alterierten Eltern, die einer Psychotherapie ihres Sohnes gegenüber aufgeschlossen sind, jedoch nicht in Kontakt mit eigener Bedürftigkeit kommen wollen. Die Umstellungsfähigkeit der Eltern erscheint begrenzt; im therapeutischen Rahmen vor dem Hintergrund der geplanten Ablösung aus dem Elternhaus erscheint die Möglichkeit, hier den familiären Rahmen in eine »erwachsenere und abgegrenztere« Form zu überführen. Der Vater erwäge eine Trennung von der Ehefrau, die er jedoch bislang nicht umsetzte; was sich nach Auszug des letzten Kindes möglicherweise ändern könnte.
8. Störung des Sozialverhaltens mit depressiver Störung (F92.0-G). Auch beschreibbar als agitierte Depression. Dies auf dem Boden einer überwiegend neurotisch-depressiven Disposition mit emotional-instabilen Anteilen im Sinne des impulsiven Typus. Defizite im Strukturniveau in den Bereichen der Selbststeuerung, Impulskontrolle, Selbstwerthomöostase, Bindungslösung und der Selbst- wie Objektwahrnehmung.
9. Nachdem es in der sicheren therapeutischen Dyade nicht gelingt, im Patienten aggressive Impulse zu mobilisieren, erscheint mir das Setting der Gruppentherapie geeignet, T. auch im therapeutischen Setting in die Konfrontation mit seinen »Ausbrüchen« zu brin-

gen. Eher strukturbezogene Arbeit unter der Nutzung multipler Spiegelung und Triangulationsobjekten sollen ihn in der Selbstwahrnehmung und Affektregulation unterstützen und die Subjekt-Objekt-Differenzierungsfähigkeit entwickeln. T. soll unterstützt werden, aggressive Impulse auszuhalten, aufzuschieben und angemessen abzuführen. Auf dieser Basis, und ohne Last von Schuldfragen, kann T. auch seinen narzisstischen, depressiven Identitätskonflikt in die Bearbeitung stellen. Die Gruppe besteht aus ca. sechs jungen Männern im Alter zwischen 16 und 19 Jahren i. S. eines Peergroup-Ansatzes und einem Schwerpunkt in Bindung/Lösung sowie Affekt- und Selbstregulation. Ich beantrage dafür 40 Doppelsitzungen sowie zehn Einzelsitzungen für die Arbeit mit Bezugspersonen. Die Modalitäten der Einbeziehung der Bezugspersonen scheinen von der Entwicklung der Realfaktoren und deren eigenen Widerständen abhängig. Zumindest psychoedukative Elemente erscheinen jedoch realistisch.

10. Nach initialen Überlegungen, ob nicht eine externale Therapiemotivation mit sekundärem Krankheitsgewinn im Vordergrund stehen könnte, gibt es dafür keinen Sachgrund. In der GÜ-Szenerie und im Kontakt werden seine Not und Bedürftigkeit spürbar und erscheinen echt. Der Patient hat einen hohen Leidensdruck, ist therapiemotiviert auch für das Gruppensetting (nach anfänglicher Skepsis) und zuverlässig. Seine Introspektionsfähigkeit ist ausreichend entwickelt und Veränderungsmotivation vorhanden. Die Realfaktoren sind gesichert. Auf das therapeutische Arbeiten kann er sich einlassen, nutzt Containment und nimmt Hilfs-Ich-Funktionen sowie Probedeutung an, ohne zu agieren. Ich schätze die Prognose der limitierten therapeutischen Ziele hinreichend günstig ein, zumindest die depressive Entwicklung zu begrenzen und ihn soweit zu stabilisieren, dass er befähigt wird, die nächste Schwellensituation zu meistern. Gegenwärtig halte ich es für unwahrscheinlich, dass der Patient damit ausbehandelt ist. Im Sinne einer nachhaltigen Therapiekonzeption wird es im weiteren Verlauf differenzialtherapeutisch zu prüfen sein, ob eine z. B. analytische Weiterbehandlung, Einzeltherapie oder langfristig-haltgebende Therapie angemessen erscheint.

A3: Vereinbarung zur Gruppentherapie

Vereinbarung zur Gruppentherapie

Wir wollen unsere Ziele erreichen.

Ich kenne meine therapeutischen Ziele, ich arbeite an diesen Zielen. Ich akzeptiere und schätze auch die Ziele der Gruppenmitglieder.

Wir vertrauen uns.

Ich vertraue in die Gruppe, die Gruppenmitglieder und den Gruppenleiter. Ich weiß, dass ich nur durch Ehrlichkeit zum Therapieerfolg beitragen kann.
Ich versichere strenge Geheimhaltung der Inhalte aus den Gruppensitzungen.
Ich versichere, dass ich keinerlei Informationen über Mitpatienten preisgeben werde, keine Arbeitsinhalte oder -ergebnisse mitnehmen werde und keinerlei Aufzeichnungen über oder aus Gruppenstunden anfertige. Entsprechende Dinge werden zur Aufbewahrung dem Therapeuten überlassen.

Wir schätzen, achten und akzeptieren die Regeln der Gruppentherapie.

Ich akzeptiere die hier genannten Regeln.
Ich arbeite an weiteren, individuell vereinbarten Gruppenregeln und -wünschen konstruktiv mit und versichere deren Einhaltung und Umsetzung nach bestem Wissen und Gewissen.
Ich weiß, dass Verstöße gegen die Gruppenregeln zum Ausschluss aus der Gruppe und zur Beendigung der Therapie führen können und dass dies ausschließlich in der Entscheidung des Therapeuten liegt.

Wir arbeiten in der Gruppentherapie gemeinsam.

Ich werde aktiv zur Gestaltung der gemeinsamen Arbeit in der Gruppe beitragen. Ich werde auch außerhalb der Gruppenstunden Aufgaben umsetzen.
Ich trage Probleme, Sorgen, Konflikte oder Nöte, die sich innerhalb oder außerhalb der Therapiegruppe ergeben, konstruktiv in die Gruppenarbeit ein.
Ich weiß, dass die gemeinsame therapeutische Arbeit innerhalb der Gruppenstunden stattfindet. Ich weiß über die Nachteile von Treffen oder Kontakten zwischen Gruppenmitgliedern außerhalb der Gruppenstunden. Sollte es solche (zufällig oder willentlich) dennoch geben, so werde ich dies in der nächsten Gruppenstunde offenlegen.

Wir achten, unterstützen und helfen uns.

Ich achte, schätze, unterstütze und schütze alle Gruppenmitglieder gleichermaßen.
Ich achte in meinem Verhalten darauf, kein Gruppenmitglied anzugreifen oder willentlich zu verletzen, zu demütigen oder zu kränken.
Ich helfe jedem Gruppenmitglied im Rahmen meiner Möglichkeiten gleichermaßen. Ich nehme Unterstützung aus der Gruppe für mich an und schätze diese Wert.
Bei auftretenden Konflikten, Missverständnissen oder Problemen in der Gruppe werde ich aktiv und offen an konstruktiven Lösung mitwirken.

Wir gestalten unsere Zukunft.

Ich versichere eine lebensbejahende Einstellung und eine auf positive Entwicklung, Fortschritt und verantwortliche Lebensführung ausgerichtete Haltung.

Ich versichere, dass ich auf Selbsttötung, selbstschädigendes Verhalten oder fremdgefährdendes Verhalten verzichten werde. Ich sichere zu, dass ich bei diesbezüglichen Problemen Hilfe unverzüglich in Anspruch nehmen werde.

Wir wünschen uns eine konstruktive und verlässliche Gruppenarbeit.

Ich schalte elektronische Medien während der Sitzungen aus.
Ich komme regelmäßig und pünktlich zu den Terminen. Bei nicht zu vermeidender Verhinderung werde ich so früh wie möglich den Therapeuten informieren.
Ich werde in den Gruppensitzungen keine Nahrungsmittel zu mir nehmen, keinen Kaugummi kauen und sonstige Störungen (z. B. vermeidbare Gänge zur Toilette oder eigenmächtige Pausen) vermeiden.
Ich behandele die Einrichtungen und Arbeitsmittel sorgsam und beteilige mich unaufgefordert an Vorbereitungen oder dem Aufräumen.
Ich halte übliche Umgangsformen und soziale Gepflogenheiten ein, dazu gehört auch eine angemessene Begrüßung und Verabschiedung.

Datum, Unterschrift

4 Gruppenpsychotherapie mit Müttern

Monika Moll unter Mitarbeit von Sabine Trautmann-Voigt und Tanja Unterberg

4.1 Einleitung

In meiner langjährigen therapeutischen Arbeit mit Kindern und Jugendlichen habe ich die Erfahrung gemacht, dass die Therapieerfolge der Kinder bzw. Veränderungen im Gesamtsystem Familie weitreichender und stabiler sind, wenn die Mütter an einer Gruppe teilnehmen.

Eine Gruppe mit Müttern weist einige Besonderheiten auf:

- Die Zielgruppe ist eingegrenzt auf Mütter, deren Kinder sich schon in psychotherapeutischer Behandlung befinden oder die erhebliche Schwierigkeiten und Probleme mit ihren Kindern haben und diese im Rahmen einer Gruppentherapie bearbeiten möchten.
- Viele Mütter sehen erst einmal die Probleme beim Kind; ein Zusammenhang mit eigenen Konflikten und Problemen ist ihnen nicht bewusst. Manche ahnen, dass die Schwierigkeiten ihres Kindes auch etwas mit ihnen selbst oder ihrem Umgang mit dem Kind zu tun haben könnten, und einige erkennen solche Zusammenhänge. Mütter, die die Lösung ihres Problems nur an professionelle Helfer delegieren wollen, nehmen das Angebot einer solchen Gruppetherapie eher nicht wahr. Aber auch Ängste und Schamgefühle können die Entscheidung, an einer solchen Gruppe teilzunehmen, erschweren.
- Ihre Motivation zur Teilnahme erwächst primär dem Wunsch nach Hilfestellung bei der Bewältigung der Schwierigkeiten mit ihrem Kind. Die Mütter möchten wissen, wie sie ihrem Kind helfen können, was sie falsch machen und wie sie es besser machen können. Sie erwarten also von einer Gruppe und der Leiterin Hinweise und Ratschläge für den Umgang mit ihren Kindern.
- Oft fühlen sich die Mütter mit den Problemen ihrer Kinder völlig überfordert und/oder alleingelassen, weil sie entweder alleinerziehend sind oder die Väter sich nicht um Erziehungsfragen kümmern; sie hoffen auf Entlastung.
- Sie fühlen sich ausgegrenzt und erleben sich als schlechte Mutter, weil sie ständig Auseinandersetzungen mit ihrem Kind haben oder ihnen im Kindergarten bzw. in der Schule vermittelt wird, dass ihr Kind in der Gruppe nicht tragbar ist, weil es sich nicht integrieren kann, die anderen stört, aggressiv ist und vieles mehr.

Die Konzeption einer speziellen Gruppentherapie mit Müttern muss diese Besonderheiten berücksichtigen. Versuche, die Müttergruppen unter rein gruppenanalytischen Gesichtspunkten zu leiten (Foulkes, 2007), erwiesen sich in der Vergangenheit als schwierig. Die Mütter nahmen aus anderen Beweggründen an einer Gruppe teil als Patientinnen, die sich aufgrund von eigenen Problemen und Konflikten für eine Gruppentherapie entschieden. In den Gruppen gaben sich die Mütter oft selbst eine Minimalstrukturierung und arbeiteten dann zu ausgewählten Themen wie z. B. Hausaufgaben, Ordnung, Zubettgehen, Taschengeld oder Umgang mit Aggressionen. Vonseiten der Gruppenleitung wurden zu diesen Themen zwar keine Ratschläge oder dergleichen gegeben, gleichwohl entwickelte sich im Rahmen einer geschützten Gruppe mit entsprechenden Regeln ein produktiver Austausch unter den Müttern. Allgemeine Wirkfaktoren von Gruppentherapie kamen zum Tragen, es bildete sich ein Beziehungsgeflecht zwischen den Müttern (»Matrix«) und sie profitierten von der Dynamik des Gruppenprozesses.

Diese Erfahrungen bilden den Hintergrund für die Entwicklung der hier vorgestellten Konzeption. Eine erste Schlussfolgerung ist, der Erwartungshaltung der Mütter nach stärkerer Strukturierung und Hilfestellung zu entsprechen – jedoch nicht in Form von Ratschlägen, z. B. wie erziehe ich mein Kind richtig. Vielmehr ist es das Ziel, die Mütter durch die Teilnahme an einer solchen Gruppe zu einer verbesserten Beziehungsgestaltung zu ihrem Kind zu befähigen. Daher wird ihnen basales Wissen über Entwicklung und Kommunikation, über die Interaktionen zwischen Mutter und Kind sowie über körpersprachliche Dialoge und Affektregulierung vermittelt. Gleichzeitig soll ein produktiver Gruppenprozess in Gang gesetzt werden bzw. im Blick bleiben.

Im Folgenden wird zunächst die Entwicklung der inhaltlichen Konzeption vorgestellt. Anschließend werden die Vorteile einer Gruppenpsychotherapie auch für diese spezielle Zielgruppe erläutert. Im nächsten Schritt wird das Programm für eine Müttergruppe mit dem Ablauf von zehn regulären Sitzungen ausführlich dargestellt und beispielhaft mit einzelnen Szenen eines Gruppenprozesses illustriert. Eine ergänzende Materialsammlung zu den zehn Gruppensitzungen findet sich im Anhang am Schluss dieses Kapitels.

4.2 Entwicklung der Konzeption

4.2.1 Das Bonner Modell der Interaktionsanalyse (BMIA)

An der Köln-Bonner Akademie für Psychotherapie (KBAP) in Bonn wurde auf der Grundlage von intensiven Beobachtungen und Analysen von Mutter-Kind-Interaktionen im ersten Lebensjahr das »Bonner Modell der Interaktionsanalyse« (BMIA) entwickelt (Trautmann-Voigt & Moll, 2011, S. 186 ff.).

Bei diesem Modell handelt es sich um einen mehrdimensionalen Beobachtungsleitfaden, mit dem sich körpersprachliches Verhalten von Interaktionspartnern auf der Ebene der drei Grunddimensionen Raum – Kraft – Zeit erfassen lässt (Trautmann-Voigt, 2017, S. 174 ff.):

»Bei der *Raum-Wahrnehmung* geht es um basale Orientierungsfunktionen sowie die Selbst- und Objektwahrnehmung in der Ausrichtung des Körpers im umgebenden Raum (anfangs noch ungerichtet, peripher, diffus, später gerichtet, fokussiert, direkt etwas in den Blick nehmend).

- Wie differenziert werden einzelne Körperteile zur Interaktion eingesetzt?

- Wie wird die Nähe-Distanz-Regulation durch Blick- und/oder Bewegungsrichtung gestaltet?
- Wie ist die Fokussierung auf das Gegenüber oder die Umgebung ausgerichtet?

Bei der *Schwerkraft-Wahrnehmung* geht es um die Art und Weise muskulärer Kontrolle, um die Intensitätsdosierung im Gegensatz zur Schwerkraft (anfangs noch Schwerkraft-bezogen, auf das Hochheben durch andere und von der muskulären Kraft anderer abhängig, später absichtsvoll nach oben gerichtet, stark, eigene muskuläre Kräfte gegen oder für etwas einsetzend).

- Wie ist die hauptsächliche Energiemobilisierung im Körper: nach unten oder nach oben gerichtet?
- Wie ist die affektive Ladung bzw. der Ausdruck von Körperimpulsen in einzelnen Körperteilen?
- Wie hoch ist der Muskeltonus?

Bei der *Wahrnehmung zeitlicher Verläufe und des Bewegungsmodus* geht es um eine zunehmend planvoller gestaltete Entscheidungsfähigkeit, wie sich rhythmisch-dynamische Passung einstellt: eher schnell und abrupt oder eher langsam und modulierend (anfangs noch unrhythmisch und wenig bezogen auf Tag und Nacht sowie andere zirkadiane Rhythmen und abrupt auf Bedürfnisbefriedigung ausgerichtet sowie abhängig von der Zeitorganisation des Umfeldes, später fähig, länger andauernde Phasen der Ruhe und der Aktivität selbst steuern zu können, warten zu können und Vergangenes vom Jetzt und Später unterscheiden zu können).

- Wie sind einzelne Handlungssequenzen miteinander verbunden und wie gestalten sich Übergänge?
- Wie gestaltet sich der Bewegungsfluss hinsichtlich Variabilität und Flexibilität?
- Wie ist das Sprechtempo im Verhältnis zum Bewegungstempo?«

Auf die Vermittlung von Grundlagen des körpersprachlichen Ausdrucks wird in Sitzung 1 (Abschn. 4.8.2 und Anhang A1) sowie in Sitzung 3 (Abschn. 4.8.4 und Anhang A3) näher eingegangen.

Seit Bowlby (2014), dem Begründer der Bindungstheorie, geht man in der Säuglingsforschung und Entwicklungspsychologie von einem primären genetisch verankerten motivationalen System, dem Bindungsbedürfnis, aus. Säuglinge verfügen von Geburt an über bestimmte Verhaltensweisen, um die Nähe zur Mutter zu suchen, herzustellen oder aufrechtzuerhalten. Sie aktivieren diese bei Trennung, Müdigkeit, Angst und Schmerz, in fremden Situationen und bei fremden Personen. Sie zeigen sich als Lächeln, Vokalisieren, Anschmiegen, Klammern, aber auch als Weinen und Schreien und im Annäherungsverhalten als Nähe herstellen, Suchen, Folgen. Das Bindungssystem hat eine überlebenssichernde Schutzfunktion.

Dem Bindungsbedürfnis steht das Explorationsbedürfnis, das Bedürfnis nach Entdeckung und Erkundung der Welt, antithetisch gegenüber; obwohl es sich um unterschiedliche Motivationssysteme handelt, sind sie eng miteinander verknüpft. Nur auf der Grundlage der sicheren Basis der Mutter kann sich der Säugling von ihr entfernen und die Welt erkunden. Die Spannung zwischen dem Bindungssystem und dem Explorationssystem muss immer wieder ausbalanciert werden (wie bei einer Wippe: in Belastungssituationen mehr Bindung und weniger Exploration, bei Sicherheit und Wohlbefinden mehr Exploration und weniger Bindung; s. Anhang A5).

Wenn die Mutter gegenüber ihrem Kind ein »feinfühliges« Verhalten zeigt, entwickelt sich ein sicheres Bindungsmuster. Feinfühlig heißt, sie nimmt die Signale ihres Kindes wahr, sie deutet sie richtig und reagiert prompt und angemessen (s. Grossmann & Grossmann, 2017). Die Bedeutung von Resonanz und Passung für die Entwicklung des Säuglings ist auch an anderer Stelle beschrieben (z. B. Dornes, 1993; Stern, 2016).

Mary Ainsworth entwickelte ein Konzept zur Beobachtung der Bindungsqualität zwischen Mutter und Kind (Fremde-Situation-Test; Ainsworth et al., 1978). Im Ergebnis ihrer Untersuchungen klassifizierte sie drei unterschiedliche Bindungsqualitäten und eine Zusatzklassifikation: sicher-gebunden (B), unsicher-vermeidend (A), unsicher-ambivalent (C) und desorgansiert.

Die an der Köln-Bonner Akademie für Psychotherapie durchgeführten Auswertungen der Fremde-Situation-Tests mithilfe des Bonner Modells der Interaktionsanalyse zeigten, dass über beobachtbare Verhaltenskategorien der Bindungstyp eines Kindes bestimmt werden kann (Trautmann-Voigt & Zander, 2007). Den drei unterschiedlichen Bindungstypen können bestimmte Bewegungs- und Interaktionsmuster zugeordnet werden. Mit dem Bonner Modell der Interaktionsanalyse lässt sich genauer beschreiben und bestimmen, wie feinfühliges Verhalten von Bezugspersonen aussieht, das zur Entwicklung eines sicheren Bindungsmuster beiträgt (Trautmann-Voigt & Moll, 2011, S. 201 ff.).

Wenn es also gelingt, Müttern zu vermitteln, welche Verhaltensweisen zur Entwicklung eines sicheren Bindungsmusters beitragen, kann dies zur Verbesserung der Bindung und der Kommunikation zwischen Mutter und Kind führen. Die meisten behandelten Kinder zeigen mehr oder weniger ausgeprägte Störungen im Bindungsverhalten (unsicher gebundene Kinder) und Schwierigkeiten im Kontakt mit Gleichaltrigen oder ihren Bezugspersonen (s. Abschn. 4.8.6, Sitzung 5).

Zur Erstellung qualitativer Aussagen über Mutter-Kind-Interaktionen sind weitere Aspekte einzubeziehen:

- Wie ist die *Impulsinitiierung* zwischen Mutter bzw. Bezugsperson und Kind verteilt, wer setzt die Impulse und wie wird geantwortet?
- Welche *Systemzustände* sind aktiviert? (s. Trautmann-Voigt & Moll, 2011; s. auch Abschn. 4.8.3 und Anhang A2)
- Beim Säugling können fünf grundsätzlich unterschiedliche Systemzustände *(States)* festgestellt werden:
  1. Die *wache oder aktive Aufmerksamkeit*. Dies ist der State für Neugier, Interesse und Exploration der Außenwelt.
  2. Die *ruhige Wachheit*. Dies ist der State für ruhige Selbstexploration und die Wahrnehmung innerer Misstöne oder Wohlspannungen.

3. Der *Schrei-Zustand.* Dies ist der State für Hinderung an Wahrnehmungen, gleich ob sie von außen oder von innen kommen. Er ist durch höchste Anspannung gekennzeichnet.
4. Der *flache Schlaf als Übergang in den Tiefschlaf oder als Aufwachstadium.* Dies ist der State für den allmählichen Übergang von der Aktivität in die Ruhe oder umgekehrt.
5. Der *tiefe oder REM-Schlaf.* Dies ist der State für Tiefenentspannung und Befriedigung und notwendiges Ausruhen von den Aktivitäten aller Wachzustände.

Diese States sind alle während des gesamten Lebens vorhanden und als *Wechsel von Energiephasen*, z. B. im Schlaf-Wach-Zyklus, erkennbar. Das Baby ist noch nicht in der Lage, selbstständig, kontrolliert und adaptiv von einem Systemzustand in einen anderen überzuwechseln. Es braucht dabei Hilfe und positiv unterstützende Fremdregulation, z. B. wenn es vom Spielen müde ist und einschlafen möchte.

Welche *Motivationssysteme* sind aktiviert (s. Trautmann-Voigt & Moll, 2011; s. auch Abschn. 4.8.5 und Anhang A4)?

Die fünf motivationalen Systeme sind:

1. Das *System zur Regulierung physiologischer Bedürfnisse.* Dazu gehören die Basisregulation von Hunger, Durst bzw. Sättigungsgefühlen, das Bedürfnis nach Sauberkeit, nach Wärme und basalem Schutz. Die körpersprachlichen Themen sind das *Geben und Nehmen*, ein anderes das *Öffnen und Schließen.*
2. Das *System zur Regulierung von Bindungsbedürfnissen.* Hierzu gehört die angeborene Neigung, sich vor Gefahr zu schützen, um das eigene Überleben zu sichern. Zu Beginn des Lebens wird eine schützende Mutterfigur benötigt. Bindung oder Attachment wird als emotionales Band zwischen dem sehr kleinen Kind und seiner Bezugsperson verstanden. Das Kind sucht ihre Nähe und reagiert auf Trennungen mit Zeichen von Schmerz und Kummer. Das körpersprachliche Thema ist die Regulation von *Nah- und Fernsein*, ein anderes ist das *Festhalten und Loslassen.*
3. Das *System zur Regulierung von Exploration und Selbstexploration.* Kleine Kinder und Affenbabys sind von allen Dingen fasziniert, die sie noch nie vorher in der Hand hatten. Ihr innerer Antrieb, sich relativ unbekannten Dingen zuzuwenden, ist ihr Bedürfnis nach Erkundung der Welt. Ein körpersprachliches Thema zu diesem Motivationskomplex ist das *Suchen und Finden*, ein anderes das *Greifen und Kräftemessen.*
4. Das *System, das aversive oder auch Rückzugsbedürfnisse reguliert.* Menschen funktionieren in einem rhythmischen Zusammenspiel von Aktivität und Ruhe, von Anspannung und Entspannung und, letztlich der Natur folgend, von Tagesaktivität und nächtlicher Ruhe. Das aversive Motivationssystem reguliert das Bedürfnis nach Ruhe und Rückzug *(passiv-aversiv)*, aber auch nach Selbstbehauptung *(aktiv-aversiv)*. Zum aversiven System gehörige körpersprachliche Themen sind etwa *Zurückziehen und Voranstreben* oder *Zuwenden und Abwenden* oder *aktiv und passiv* zu sein, *stark und schwach.*

5. Das *System, das Bedürfnisse nach sinnlichem Genuss bzw. Sexualität reguliert.* Sensuelle Stimulation ist zur Entwicklung des Tastens und von klaren Vorstellungen über die eigenen Körpergrenzen besonders wichtig. Körpersprachliche Themen sind das *Berühren und Streicheln, Halten und Tragen.*

Bei der Analyse von Interaktionsprozessen von Müttern und deren älteren Kindern fällt z. B. auf, dass beim Kind aktivierte Motivationssysteme nicht richtig erkannt werden, dass ein Kind im Schrei-State nicht beruhigt wird, sondern die Auseinandersetzung eskaliert, weil die Mutter selbst laut wird: Die Gefühle und die innere Befindlichkeit des Kindes werden nicht wahrgenommen und die Intentionen des Kindes nicht richtig verstanden.

Das Wissen um basale körpersprachliche Interaktionsprozesse soll auch für die Arbeit mit Müttern älterer Kinder nutzbar gemacht werden. Die Erkenntnisse, die mittels des Bonner Modells der Interaktionsanalyse aus der Beobachtung von Mutter-Kind-Interaktionen im ersten Lebensjahr gewonnen wurden, können auf die Arbeit mit Müttern älterer Kinder übertragen werden (s. Gruppensitzungen 2–5, Abschn. 4.8.3–4.8.6 und Anhänge A2–A5).

4.2.2 Gefühle und Affekte

Von Geburt an verfügen Menschen über bestimmte Basisaffekte, die sich im Laufe der Menschheitsgeschichte entwickelt haben (s. Abschn. 4.8.7 und Anhang A6). Sie werden als Reaktion auf eine äußere Situation oder eine psychische Vorstellung unbewusst aktiviert und dienen einer möglichst schnellen Bewertung einer Situation. Sie organisieren unterschiedliche Körperfunktionen wie z. B. Atmung, Herzschlag, Verdauungstätigkeit, die Anspannung von wichtigen Muskelgruppen, sind verbunden mit bestimmten Handlungsbereitschaften und steuern Handlungsimpulse, die der Selbstregulation des Organismus dienen (ausführlich zur Begriffsbestimmung von Affekten und Gefühlen s. Trautmann-Voigt & Voigt, 2017, S. 53 ff.).

Zu den grundlegenden *Basisaffekten* gehören Freude, Angst, Wut/Ärger, Trauer, Ekel:

- *Freude* organisiert das Annäherungsverhalten an gute Objekte (Lächeln, Lachen, sich dem guten Objekt mitteilen).
- *Angst* aktiviert die Bereitschaft zur Flucht vor einem bedrohlichen Objekt oder einer bedrohlichen Situation und dient dem eigenen Schutz (fliehen, sich in Sicherheit bringen).
- *Wut* aktiviert die Bereitschaft zum Angriff oder zur Zerstörung des bedrohlichen Objekts (angreifen, sich verteidigen, Unheil abwenden).
- *Trauer* organisiert das Abschiednehmen von einem geliebten Objekt (Weinen, Rückzug).
- *Ekel* organisiert das Ausscheiden von für den Organismus schädlichen Objekten (das Schädliche wieder loswerden).

Affektsysteme zeigen sich in einem bestimmten körpersprachlichen Ausdrucksverhalten (dieses kann über das Bonner Modell der Interaktionsanalyse erfasst werden), über den Gesichtsausdruck, die Körperhaltung und den Klang der Stimme. Bereits Säuglinge sind in der Lage, ihre Affekte auf diese Weise mitzuteilen. Sie besitzen aber noch nicht die Fähigkeit, emotionale/affektive Zustände zu unterscheiden. Sie sind darauf angewiesen, dass ihre Bezugspersonen ihre Körpersignale richtig verstehen und interpretieren, dass sie ihre Spannungszustände lösen, ihre Erregungen dämpfen, sie beruhigen und den Zustand der Unlust aufheben. So entwickelt das Kind im Laufe der Zeit in einer sicheren Bindung die Fähigkeit, verschiedene emotionale Zustände zu unterscheiden. Mütter spiegeln intuitiv über ihr körpersprachliches Ausdrucksverhalten in Gestik, Mimik und Lautierung den emotionalen Zustand des Kindes (Affektspiegelung). Dabei zeigen sie eine stark übertriebene Antwort, d. h. eine Markierung des Affektausdrucks (intuitive kulturübergreifende Babysprache; s. Papousek, 2008). Der Säugling lernt mit der Zeit, dass der markierte Affektausdruck eine Darstellung seines eigenen Affekts ist und nicht der seiner Mutter bzw. Bezugsperson, dass der dargestellte Ausdruck nicht ihrem wirklichen Zustand entspricht, nicht echt ist. Im mimischen Wechselspiel zwischen Mutter und Kind können die Affekte verändert werden (Affektregulierung durch Face-to-face-Interaktion), indem die Mutter sie entweder verstärkt oder abschwächt. Das Gesicht der Mutter wird quasi zum Spiegel der Seele des Kindes, allerdings werden die Affekte des Kindes in verarbeiteter, »verdauter« Form wiedergegeben (s. Dornes, 2006; Fonagy et al., 2015).

In der weiteren Entwicklung bildet das Kind Repräsentanzen für einzelne Affekte. Es lernt, diese bewusst wahrzunehmen und sie zu benennen. Dann sprechen wir von *Gefühlen*; d. h. Gefühle werden biografisch, kulturell und sozial vermittelt und sind von den Basisaffekten zu unterscheiden. Gefühle sind einer kognitiven Bewertung zugänglich. Bei einem gelungenen Wechselspiel von Mutter und Kind entwickelt dieses allmählich die Fähigkeit zur Mentalisierung, d. h. die Fähigkeit, sich und andere als Wesen mit mentalen Zuständen zu verstehen, hinter einem bestimmten Verhalten mentale Zustände zu vermuten (etwa mit eineinhalb Jahren). Dies ist der Beginn eines mentalen Selbst- und Weltbildes. Dazu gehört auch die Fähigkeit, die vermuteten mentalen Zustände selbst zum Zustand des Nachdenkens zu machen, also das Denken über das Denken. Diese Fähigkeit entsteht etwa mit vier Jahren.

Manchen Müttern gelingt es nicht, die Affekte ihres Kindes richtig wahrzunehmen, sie zu spiegeln und angemessen zu regulieren. Sie markieren z. B. die Affektäußerungen ihres Kindes nicht, sondern spiegeln ihm ihre eigenen Gefühle unmarkiert wie gegenüber einem anderen Erwachsenen wider. Sie agieren dann unbewusst auf dem Hintergrund ihrer eigenen negativen Erfahrungen und projizieren diese auf ihr Kind. Ihre elterliche Funktion des Containing und Holding von negativen Affekten ist eingeschränkt.

Problematisch für die Entwicklung des Kindes ist es ebenso, wenn dem Kind nicht sein erlebter Affekt, sondern ein anderer gespiegelt wird. Ist die Mentalisierungsfähigkeit der Mutter eingeschränkt und kann sie die Affekte des Kindes nicht angemessen (»markiert«) spiegeln und nicht richtig benennen (Differenzieren/Klären), so wird später die Mentalisierungsfähigkeit des Kindes ebenfalls eingeschränkt sein. Auch die Übernahme von Hilfs-Ich-Funktionen für das Kind erweist sich dann als schwierig. Eigene unbewältigte Konflikte behindern so abgestimmte Interaktionsprozesse zwischen Mutter und Kind. Dies zeigt sich insbesondere bei der Regulation von negativ bewerteten Affekten wie Angst, Wut und Trauer.

Die Erkenntnisse über Affekte und Gefühle, über Affektregulierung und Mentalisierung sollen so vermittelt werden, dass sie zur Verbesserung der Kommunikation zwischen Müttern und Kindern beitragen (s. Gruppensitzungen 6–8, Abschn. 4.8.7–4.8.9 und Anhänge A6–A8).

4.3 Ziele der Gruppenpsychotherapie für Mütter

Insgesamt soll eine Verbesserung der mütterlichen Feinfühligkeit, der mütterlichen Einfühlung in das Erleben des Kindes und eine Verbesserung in der Abstimmung von Interaktionsprozessen bewirkt werden. Die Mutter-Kind-Beziehung soll hin zu einer sicheren Bindung stabilisiert werden. Dieses Ziel kann wie folgt erreicht werden (s. Abschn. 4.10):

- verbesserte Wahrnehmung der nonverbalen, körpersprachlichen Signale des Kindes und Verstehen von körpersprachlichen Prozessen/Handlungsdialogen (Gruppensitzungen 1–3)
- verbesserte Wahrnehmung der kindlichen Bedürfnissysteme (Gruppensitzungen 4 und 5)
- Erkennen der unterschiedlichen Affekte und Verbesserung der Affektregulierung und Mentalisierungsfähigkeit (Gruppensitzungen 6 und 7)
- Verbesserung der Konfliktfähigkeit aufseiten der Mütter/aufseiten der Kinder (Gruppensitzung 8)
- Stärkung der mütterlichen Position (Gruppensitzungen 9 und 10)
- Verbesserung der Selbstwahrnehmung und Selbstfürsorge der Mütter (Gruppensitzung 10)
- Sensibilisierung für mögliche eigene Konflikte und für den Zusammenhang zwischen eigenen Problemen und den Problemen des Kindes

Mit diesem Konzept kann einerseits die Erwartungshaltung von Müttern nach Strukturierung bedient werden; gleichzeitig findet eine Aufklärung und Wissensvermittlung über kindliche Entwicklungsprozesse statt. Da es hier um das Verständnis und das Erfassen von körpersprachlicher Kommunikation bzw. von nonverbalen Austauschprozessen geht, reicht eine theoretische Wissensvermittlung allein nicht aus. Vielmehr sollen die Mütter Gelegenheit haben, im eigenen Körper zu erleben, am eigenen Leib zu erfahren, was z. B. ein gelungener körpersprachlicher Dialog, was Passung ist, wie sich die unterschiedlichen States anfühlen und welche Bedürfnissysteme gerade aktiv sind. Die Gruppe bietet einen geeigneten und sicheren Raum bzw. Rahmen, eigenen Empfindungen nachzuspüren, eigene Gefühle wahrzunehmen, zu differenzieren und sie zu benennen (Mentalisierung). Sie gibt den Teilnehmerinnen die Möglichkeit, sich auszutauschen und sich gegenseitig in den anderen zu spiegeln.

4.4 Die Vorzüge einer Gruppe

Es ist erwiesen, dass Gruppentherapie eine wirksame Form von Psychotherapie ist, die Prozesse ermöglicht, die in einer Eins-zu-eins-Beziehung nicht stattfinden können.

Yalom (2016, S. 23), ein bekannter Vertreter von Gruppenpsychotherapie, teilt das Geschehen in der Gruppentherapie in die folgenden elf Primärfaktoren ein:

1. Hoffnung wecken
2. Universalität des Leidens
3. Mitteilung von Informationen
4. Altruismus
5. korrigierende Rekapitulation des Geschehens in der primären Familie
6. Entwicklung von sozialer Kompetenz
7. Imitationsverhalten
8. interpersonales Lernen
9. Gruppenkohäsion
10. Katharsis
11. existenzielle Erfahrungen

Diese Faktoren kommen auch in einer Müttergruppe zum Tragen:

Mütter entschließen sich zur Teilnahme an einer Gruppe, weil sie auf Unterstützung und eine Verbesserung ihrer Situation hoffen *(»Hoffnung wecken«).*

Das Sprechen und der Austausch über die Probleme der Kinder stellt eine große Entlastung dar (ähnliche Erfahrungen in den Interaktionen mit den Kindern – »*Universalität des Leidens*«). Beginnt eine Mutter offener über ihre Schwierigkeiten zu sprechen, schließen sich andere schnell an und berichten auch über ihre Auseinandersetzungen und Sorgen.

Über die einzelnen Impulse vonseiten der Gruppenleiterin werden den Teilnehmerinnen verschiedene Themen angeboten. Es bleibt ihnen nun selbst überlassen, inwieweit sie in die jeweilige Thematik einsteigen, ob sie z. B. Erfahrungen aus ihrem Alltag einbringen oder nicht. Die Mütter reagieren in unterschiedlicher Weise auf die verschiedenen Rollenspiele und Übungen. Für eine ist das Thema »Zeit« z. B. ein Problem (das Kind ist immer zu langsam, sie zu ungeduldig); für eine andere steht das Thema »Raum« im Vordergrund (»meine Tochter verfolgt mich auf Schritt und Tritt, ich habe keinen Raum für mich«); eine andere kann z. B. mit den Aggressionen ihres Sohnes nicht umgehen. So zeigt sich im Gesamt der Gruppe eine Vielfalt an unterschiedlichen Problemen und Konfliktsituationen, aber auch Umgangsweisen und Lösungsmöglichkeiten. Die Mütter erfahren, dass sie Probleme haben, die für andere keine sind, und umgekehrt, dass sie Lösungen für schwierige Situationen haben, wo andere hilflos sind.

Die Mütter lernen also voneinander (Lernen am Modell, *»Interpersonales Lernen«*). Anders ausgedrückt: Es finden vielfältige Übertragungen statt und die Teilnehmerinnen spiegeln sich gegenseitig. Bekannt ist, dass auch für diejenigen, die in einer Gruppe eher zurückhaltend sind und nicht so viel von sich preisgeben, die Teilnahme einen positiven Effekt hat (sie sind verknüpft in der Matrix; Foulkes, 2007). Die Mütter untereinander sind quasi »Experten«, es findet ein Austausch auf »Augenhöhe« statt, was zur Stärkung des mütterlichen Selbstbewusstseins und der mütterlichen Kompetenz beiträgt *(»Altruismus«).*

Bei sehr engen bzw. verstrickten Mutter-Kind Beziehungen, z. B. bei alleinerziehenden oder vom Vater des Kindes getrennt lebenden Müttern, kann die Gruppe zum sogenannten »Dritten« (Triangulierung) werden, in der Beziehung von Mutter und Kind wird die Gruppe dann zum Korrektiv und repräsentiert quasi die Außenwelt bzw. die väterliche Seite.

Über das Gemeinsame – Schwierigkeiten und Probleme mit dem eigenen Kind – entwickelt sich im Austausch mit den anderen meist eine hohe Identifikation mit der Gruppe und ein Gruppenzugehörigkeitsgefühl *(»Gruppenkohäsion«).*

4.5 Die Gruppenleiterin

Die Gruppenleiterin ist zunächst einmal für den Rahmen (Ort, Zeit) und die Einhaltung der Gruppenregeln verantwortlich. Diese werden zu Beginn der ersten Gruppensitzung bekannt gegeben und erläutert (s. Anhang A1). Die Herstellung des Rahmens schafft einen sicheren Raum für die Teilnehmerinnen und für die Entfaltung eines Gruppenprozesses. So ist es z. B. wichtig, dass einzelne Teilnehmerinnen nicht abgewertet werden; die Leiterin achtet darauf, dass jede Teilnehmerin mit ihren Besonderheiten und Schwierigkeiten einen Platz in der Gruppe hat (im Vorfeld sorgfältige Auswahl von geeigneten Müttern). Die Gruppenleiterin hat dafür Sorge zu tragen, dass die Gruppenatmosphäre von Akzeptanz und Respekt geprägt ist (*»Entwicklung von sozialer Kompetenz«* wie Zuhören, Respektieren, Nachfragen).

Sie stellt ihr Wissen zur Verfügung – nicht in dem Sinne, dass sie alles besser weiß oder die »bessere Mutter« wäre; es ist mehr ein Angebot, mit dem die Mütter arbeiten können (*»Mitteilung von Informationen«* – Wissen zur Verfügung stellen). In Konfliktsituationen kann sie Hilfs-Ich-Funktionen übernehmen, d. h. »Halt gebend« und »klärend« in den Prozess eingreifen. Sie kann Hilfestellung bei der Differenzierung von Affekten geben und Impulse setzen, wie diese reguliert werden können (Mentalisierung). So wird sie für die Mütter zum Modell, zum einen für den Umgang miteinander im Rahmen der Gruppe, zum anderen für die Regulation starker Affekte bei ihren Kindern (*»Imitationsverhalten«* – Leiterin als Modell).

Die Mutter-Kind Beziehung soll stets im Vordergrund bleiben. Eine Bearbeitung eigener Konflikte kann im Rahmen der Müttergruppe nicht erfolgen; insofern hält sich die Gruppenleiterin mit Deutungen zurück. Wenn die eigenen Probleme einer Teilnehmerin überwältigend sind, kann die Gruppenleiterin zur Entlastung ein Einzelgespräch anbieten. Im Sinne eines sicheren Rahmens hat die Gruppenleiterin darauf zu achten, dass die Gruppe nicht überfordert wird und auch die einzelne Mutter geschützt bleibt. Es geht in erster Linie um die Stabilisierung der mütterlichen Position und die Aktivierung und Stärkung ihrer Ressourcen. »*Katharsis*« findet im Rahmen dieser zeitlich begrenzten und thematisch strukturierten Gruppentherapie nur in Ausnahmesituationen statt. Auch kann in diesem Setting keine »*korrigierende Rekapitulation des Geschehens in der primären Familie*« erfolgen, wohl aber ein Austausch über bestimmte Einstellungen, Gewohnheiten und Rituale in den jeweiligen Familien. »*Existenziellen Erfahrungen*« werden thematisiert, wenn es z. B. um Erkrankungen der Kinder geht.

Im Ergebnis der Teilnahme an einer solchen Gruppentherapie kann es jedoch sein, dass eine Mutter die Probleme ihres Kindes als interpersonelle erkennt, die eng im Zusammenhang mit eigenen Konflikten stehen, und sich entschließt, eine eigene Therapie zu beginnen.

Die nun vorgestellte Konzeption wurde in Zusammenarbeit mit der Kinder- und Jugendlichenpsychotherapeutin Tanja Unterberg entwickelt.

4.6 Ablauf der Gruppensitzungen

Die Gruppentherapie umfasst zehn bis zwölf Sitzungen von je 100 Minuten. Das bedeutet, sie kann im Rahmen der Richtlinientherapien als Kurzzeittherapie 1 abgerechnet werden, im Rahmen einer Kombinationsbehandlung von Einzel- und Gruppentherapie als Kurz- oder Langzeittherapie, wenn die Mutter selbst Patientin ist. Sie kann auch als begleitende Behandlung von Bezugspersonen im Rahmen einer Langzeittherapie für ein behandeltes Kind abgerechnet werden.

Jede Sitzung hat eine bestimmte Struktur:

- Begrüßen und Ankommen (Blitzlichtrunde)
- kurze Einführung der Leitung in das Thema
- Durchführung von entsprechenden Übungen oder Rollenspielen
- Auswertung des Erlebten im Hier und Jetzt
- Transfer auf den eigenen Alltag

Zu jedem Thema erhalten die Teilnehmerinnen ein entsprechendes Paper zum Nachlesen und Vertiefen (s. Anhang).

Während der erste Teil durch die Leitung strukturiert wird, hat die Gruppe im zweiten Teil genügend Zeit, sich untereinander auszutauschen; die Leitung nimmt sich zurück und achtet auf den Gruppenprozess.

In der Darstellung der einzelnen Gruppensitzungen spiegelt sich der Ansatz der Gruppenpsychotherapie wider: Zum einen werden für jede Sitzung die Inhalte mit Planung des Ablaufs vorgestellt und die jeweiligen Übungen bzw. Rollenspiele beschrieben. Die szenischen Ausschnitte aus einer durchgeführten Gruppentherapie sollen den Gruppenprozess lebendig werden lassen.

4.7 Themen der Gruppensitzungen – Überblick

1. Kennenlernen – Bekanntmachen – Wege der Kontaktaufnahme
2. Einführung in das Modell der Systemzustände des Menschen – »States«
3. Körpersprache und körpersprachliche Handlungsdialoge – die Dimensionen Kraft, Raum und Zeit
4. Die verschiedenen Bedürfnissysteme des Menschen – »Motivationssysteme«
5. Vertiefung von Bindung und Exploration
6. Basisaffekte und Gefühle
7. Angst und Trauer
8. Wut, Aggression und Konflikte
9. Stress und Stressbewältigung
10. Selbstwertgefühl und Selbstfürsorge
11. Resümee, Identifizierung eigener Themen, Abschied
12. Optional

4.8 Der Therapieprozess

Die Ausführungen zu Beginn einer Sitzung und die Papiere für die Teilnehmerinnen finden sich im Anhang A1. Die Äußerungen der Frauen stehen wegen der besseren Lesbarkeit im Indikativ.

4.8.1 Die Teilnehmerinnen – Fallbeschreibungen

Frau Doris mit Emil

- 40 Jahre; Portugiesin; geschieden; ein Sohn von 3 Jahren; Altenpflegerin; lebt allein mit ihrem Sohn und ist zzt. nicht berufstätig; große Probleme mit ihrem Ex-Mann, der aber nicht der leibliche Vater von Emil ist
- sehr belastete Kindheit; bei Großmutter aufgewachsen; sehr ambivalentes Verhältnis zur ihrer Mutter; Bindungsstörung; frühe Verantwortung für jüngere Brüder; seit 15 Jahren in Deutschland
- immer wieder sehr verstrickte Beziehungen zu Männern; Entwicklung von Wut/Hass auf sie; diese Gefühle kann sie manchmal kaum regulieren
- mangelndes Wissen über kindliche Entwicklung, dadurch teilweise überfordernd
- Schwierigkeiten, sich angemessen auf Emil einzustellen, wenn sie selbst psychisch und oft auch gesundheitlich sehr belastet ist; sie hat wenig Geduld mit ihm
- Phasen guter Abgestimmtheit mit sehr lebendigen Vitalitätskonturen wechseln mit Phasen von Erschöpfung und Depression; dann ist Emil überfordert und tröstet z. B. seine Mutter
- ist prinzipiell empathisch und versteht vieles, oft intuitiv

Diagnose: F43.2 Anpassungsstörung; F33.0 Rezidivierende depressive Störung
Einzeltherapie seit einem Jahr; **Gruppenpsychotherapie für Mütter als Kombinationsbehandlung**
Thema für Müttergruppe: Aufklärung über kindliche Entwicklung und kindliche Bedürfnisse; wie erkenne ich die Bedürfnisse meines Sohnes und wie kann ich seine Bedürfnisse

angemessen regulieren; wie reguliere ich meine Aggressionen in Überforderungssituationen in der Beziehung zu meinem Sohn

Sohn Emil, 3 Jahre

- ungewollte Schwangerschaft, zunächst kein Kontakt zum leiblichen Vater, der psychische Probleme hat
- während der Schwangerschaft Ehe mit einem anderen Mann, der als gesetzlicher Vater auftritt
- in den ersten zwei Jahren Versorgung durch die Mutter; (Stillen bis 11 Mon.)
- Emil ist ein sehr lebendiges Kind: frühes Krabbeln, Laufen; früh sauber
- Mutter wieder berufstätig; Vater soll die Versorgung von Emil übernehmen; dieser vernachlässigt Emil zunehmend, Emil isst nicht mehr ausreichend, nimmt ab, ist öfter krank und entwickelt Ängste
- die Auseinandersetzungen der Eheleute eskalieren (unter Alkoholeinfluss); als Emil Zeuge von körperlicher Gewalt gegen seine Mutter wird, verlässt diese den Ehemann und zieht ins Frauenhaus
- sie gibt ihre Arbeitsstelle auf, um sich um Emil zu kümmern; er erholt sich; der Umgang mit anderen Kindern macht ihm Freude
- Sorgen der Mutter: Emil kann sich nicht fokussieren (von einem Spielzeug zum nächsten); er hört nicht auf sie und wird aggressiv

Diagnose: F43.2 Anpassungsstörung oder F93.8 Sonstige emotionale Störung

Frau Beate mit Carolin

- 42 Jahre; verheiratet; zwei Töchter, 18 und 13 Jahre; Hausfrau
- ihre Lebensaufgabe sind ihre beiden Töchter; alles dreht sich um sie
- mit der jüngeren Tochter Probleme; sie »klammert«, verhält sich manchmal wie ein kleines Kind
- sehr ambivalente Haltung, einerseits Schwierigkeiten, sich abzugrenzen, sie erfüllt alle Wünsche der Tochter, gleichzeitig latente Aggressionen
- mit zunehmendem Alter der Kinder Gefühl von Unterforderung/Unzufriedenheit in ihrer Rolle als Mutter und Hausfrau
- wenige eigene Interessen und Bedürfnisse
- Eheprobleme – Vater kein Verständnis für die jüngere Tochter und Aggressionen gegen sie, weil sie seine Frau nur »springen« lässt; Schuldgefühle der Mutter bei Streit zwischen Vater und Tochter
- selbst soziale Probleme
- geringe Körperspannung; flache Vitalitätskonturen
- wenig Vitalität in der Familie – depressive Grundstimmung;

Gruppenpsychotherapie für Mütter als Behandlung der Bezugspersonen
Thema für Müttergruppe: Abgrenzung gegenüber Kindern; Wahrnehmung eigener Interessen/Ängste

Tochter Carolin, 13 Jahre

- unkomplizierte Schwangerschaft und schnelle Geburt
- altersgerechte Entwicklung, frühes Laufen; hinter älteren Schwester hergelaufen; Kindergartenbesuch; auf die Einschulung gefreut, sehr motiviert; im zweiten Jahr nachlassendes Interesse – wohl unterfordert; Intelligenztestung ergibt überdurchschnittlichen IQ

- aktuell Besuch der 6. Klasse Gymnasium; zwei Fremdsprachen parallel erfordern selbstständiges Arbeiten; Teilnahme an Uniangebot »Mathe für kleine Asse«
- Gitarre; tanzt Hip-Hop; keine Freundinnen, selten Verabredungen; kann sich gut allein beschäftigen; Konkurrenz zur älteren Schwester; auch sehr gute Schülerin
- im Kontakt mit Mutter sehr unselbstständig, benimmt sich wie ein kleines Kind; Mutter kann nicht konsequent sein und sich entsprechend abgrenzen

Diagnose: F93.2 Störung mit sozialer Ängstlichkeit des Kindesalters (mit psychogenen Bauchschmerzen); F93.3 Emotionale Störung mit Geschwisterrivalität; F93.8 Sonstige emotionale Störungen des Kindesalters, depressive Verstimmungen und Unglücklichsein bei familiären Konflikten
Einzeltherapie seit einem dreiviertel Jahr

Frau Susanne mit Sebastian

- 23 Jahre; ledig; allein lebend; ungewollte Schwangerschaft mit 18 Jahren; Sohn 3,6 Jahre
- Abbruch der ersten Ausbildung während der Schwangerschaft; jetzt in Ausbildung zur Bürokauffrau
- lebt seit einem Jahr getrennt vom Vater des Kindes; enttäuscht, weil er sich nicht angemessen und verlässlich um seinen Sohn kümmert; Vater hat keine Arbeit; viel TV; Drogenkonsum; große Meinungsverschiedenheiten bezgl. der Erziehung (er kommt aus Afrika – anderer Kulturkreis); viele Streitereien
- fühlt sich mit der Versorgung und Erziehung ihres Sohnes überfordert, besonders seitdem er laufen kann (schnell, expansiv)
- reagiert gereizt und oftmals unangemessen, was ihr dann leidtut
- klagt über depressive Verstimmungen und Gereiztheit; fühlt sich oft körperlich total erschöpft

Diagnose: F32.0 Depressive Störung; F43.2 Anpassungsstörung
Einzeltherapie seit 1 Jahr; **Gruppenpsychotherapie für Mütter als Kombinationsbehandlung**
Thema für die Müttergruppe: Aufklärung über kindliche Entwicklung und kindliche Bedürfnisse; Regulierung der Expansionsbedürfnisse ihres Sohnes; Nähe-Distanz-Regulierung; Rückzugsmöglichkeiten zur Entspannung

Sohn Sebastian, 3,6 Jahre

- ungewollte Schwangerschaft, aber ohne Komplikationen
- unruhiges Kind, verlangt viel Aufmerksamkeit von ihr
- kann schlecht einschlafen, sucht ihre Nähe, will bei ihr im Bett schlafen
- Probleme im Kontakt mit Gleichaltrigen, schlägt andere Kinder
- gesundheitliche Probleme (Asthma)
- Betreuung zeitweise durch Tagesmutter

Diagnose: F43.2 Anpassungsstörung

Frau Sonja mit Erik und Tina

- 32 Jahre; ledig; allein lebend; Sohn 8 Jahre, Tochter 5 Jahre; Umschulung zur Kauffrau im Gesundheitswesen
- Trennung vom Vater während der Schwangerschaft mit Erik

- älterer Sohn zeigt massive soziale und emotionale Auffälligkeiten (psychotherapeutische Betreuung); verhält sich gegenüber ihrer Tochter sehr aggressiv
- Ängste um ihre Tochter; sie kann sich nicht wehren

Gruppenpsychotherapie für Mütter als Behandlung der Bezugspersonen
Thema für die Müttergruppe: Nähe-Distanz-Regulierung; Regulierung von Aggressionen

Sohn Erik, 8 Jahre
- während der Schwangerschaft wird Heroinabhängigkeit des Vaters bekannt
- Vater zzt. in der JVA
- Schreibaby
- sprachliche Entwicklung verzögert
- ausgeprägte Trotzphase bis heute
- massives aggressives Verhalten gegenüber der Schwester Tina
- Kontaktprobleme; aggressives Verhalten gegenüber Gleichaltrigen und Erwachsenen
- vielfältige Erziehungskonflikte
- starke motorische Unruhe; Nägelkauen
- dysphorische Grundstimmung
- Ängste der Mutter, Erik wird wie sein Vater (»böse«, delinquent)

Diagnose: F92.8 Sonstige kombinierte Störung des Sozialverhaltens und der Emotionen
Einzeltherapie seit einem Jahr

Tochter Tina, 5 Jahre
- nicht geplante Schwangerschaft, da bereits Trennung vom Partner (auch Vater des ersten Kindes); unauffällige Schwangerschaft und Geburt
- die statomotorische und Sauberkeitsentwicklung ohne Auffälligkeiten; verzögerte Sprachentwicklung; logopädische Behandlung
- Ergotherapie aufgrund von Problemen in der Feinmotorik
- übermäßiges Essen in Stresssituationen und bei Traurigkeit
- weicht ihrer Mutter nicht von der Seite, klammert
- sozial angepasstes Mädchen; sucht ständig die Nähe zu ihren Erzieherinnen
- wenig konfliktfähig (zieht sich bei Konflikten zurück); wenig Selbstvertrauen
- leidet sehr unter ihrem älteren Bruder
- verschiedene Ängste, Albträume, Verlustängste; Fingernägelkauen; plötzliches Weinen ohne Grund; Rückzugsverhalten bei Konflikten mit Gleichaltrigen

Diagnose: F43.2 Anpassungsstörung; F93.8 Sonstige emotionale Störungen des Kindesalters
Einzeltherapie seit einem halben Jahr

Frau Martha mit Marie
- 41 Jahre; verheiratet; Krankenschwester; Sohn 12 Jahre, Tochter 10 Jahre, Sohn 2 Jahre
- schwierige Schwangerschaft mit Tochter; kein Wunschkind des Vaters
- Tochter im ersten Lebensjahr sehr anstrengend; nachts viel geweint
- als Tochter sieben Monate, Trennung vom Ehemann, da er sich in Kollegin verliebt; vorübergehende Trennung
- nach Klinikaufenthalt in der Psychiatrie endgültige Trennung
- als Tochter 1 ¼ Jahre, Scheidung der Eltern

- neue Partnerschaft, als Tochter 8 Jahre, dann zweite Ehe; ein Jahr später Geburt eines Jungen
- zwei ältere Stiefgeschwister; zwei Halbgeschwister aus der zweiten Ehe des Vaters

Gruppenpsychotherapie für Mütter als Behandlung der Bezugspersonen
Thema für die Müttergruppe: Nähe-Distanz-Regulierung; Balance zwischen eigenen Wünschen und Bedürfnissen und denen des Kindes

Tochter Marie, 10 Jahre

- Schwangerschaft belastet; Mutter geht es nicht gut, da Vater kein weiteres Kind möchte
- in den ersten Monaten weint Marie nachts viel
- Stillen bis siebten Monat, dann abruptes Abstillen, da Mutter wegen Erschöpfung in Klinik
- Trennung der Eltern, verbunden mit Wohnortwechsel
- Scheidung; zweite Ehe, als Marie 8 Jahre
- regelmäßiger Kontakt zum Vater (alle 14 Tage, jetzt seltener)
- Marie fühlt sich vom Vater nicht gesehen; er hat ein besseres Verhältnis zum älteren Bruder
- Marie wirkt oft belastet, unglücklich, zieht sich zurück
- häufige Konflikte zwischen Mutter und Tochter

Diagnose: F43.2 Anpassungsstörungen, mit emotionaler Beeinträchtigung
Einzeltherapie seit einem dreiviertel Jahr

Frau Marianne mit Stefan

- 31 Jahre; getrennt lebend; ein Sohn, 9 Jahre; der Ehemann ist nicht leiblicher Vater ihres Sohnes
- den Vater (erster Freund) kennt sie seit ihrem 15. Lebensjahr
- mit 18 Jahren zieht sie mit ihm zusammen; mit 22 Jahren bekommt sie ihren Sohn
- nach der Geburt des Sohnes wird er gewalttätig, schlägt sie, ist krankhaft eifersüchtig und geht selbst regelmäßig fremd
- er konsumiert Alkohol und andere Drogen, leidet dann unter Verfolgungswahn und Wahnvorstellungen; wegen einer psychotischen Störung Behandlung in einer psychiatrischen Klinik
- Frau Marianne flüchtet vor ihm (mit 24 Jahren); lebt lange Zeit in ständiger Angst, er könnte sie verfolgen und ihr Kind entführen
- mit 25 Jahren lernt sie ihren jetzigen Ehemann (Marokkaner) kennen, heiratet ihn ein Jahr später; mittlerweile hat sie sich von ihm getrennt
- ihre Ängste überträgt sie auch auf ihren Sohn; sie befürchtet ständig, dass ihm etwas Schlimmes zustößt, kontrolliert ihn, will ihn beschützen
- sehr enge Beziehung zu ihrem Sohn; kann sich nicht von ihm abgrenzen
- sie kann Aggressionen nicht zulassen/aushalten (Schuldgefühle und Ängste)

Diagnose: F.42.2 Zwangsstörung mit Zwangshandlungen und Zwangsgedanken; F41.1 Generalisierte Angststörung (auch Angst, sie werde »verrückt«/psychotisch wie ihr erster Freund)
Einzeltherapie seit 2 Jahren, **Gruppenpsychotherapie für Mütter als Kombinationsbehandlung**

Thema für die Müttergruppe: Nähe-Distanz-Regulierung; Regulierung von Ängsten und Aggressionen

Sohn Stefan, 9 Jahre

- in die ersten Lebensjahren massive Auseinandersetzungen zwischen den Eltern; sein Vater ist unberechenbar, mal liebevoll, dann sehr aggressiv; er schlägt seine Mutter, die in ständiger Angst vor ihrem Partner lebt
- er entwickelt ebenfalls Ängste: Angst, allein zu sein, bei Dunkelheit
- sehr abhängige Beziehung vonseiten der Mutter; sie kann sich nicht abgrenzen (daher oft inkonsequent)
- aufgrund von beengten Wohnverhältnissen und der Arbeitszeiten des Ehemanns schläft Stefan oft mit ihr in einem Bett
- aktuell viele Auseinandersetzungen mit dem jetzigen Ehemann, vor dem Stefan auch Angst hat
- sein leiblicher Vater wird sozialpsychiatrisch/medikamentös betreut
- Mitleid der Mutter mit Stefan wegen des kranken Vaters; Befürchtung, Stefan wird auch krank

Die Mütter haben einen unterschiedlichen Zugang zur Gruppentherapie: Die Töchter von Frau Beate, Frau Sonja und Frau Martha sind in Einzeltherapie, sie selbst nehmen ausschließlich an der Gruppentherapie teil – als *begleitende Behandlung der Bezugspersonen.*

Frau Susanne, Frau Doris und Frau Marianne sind zunächst in einzeltherapeutischer Behandlung. Dabei wird deutlich, dass sie große Probleme mit ihren Kindern haben bzw. dass ihre psychischen Störungen und persönlichen Konflikte die Beziehung zu ihren Söhnen erheblich belasten. Daher wird ihnen die Teilnahme an einer Gruppenpsychotherapie für Mütter vorgeschlagen als *Kombinationsbehandlung von Einzel- und Gruppenpsychotherapie*, in der explizit die Mutter-Kind-Beziehung im Fokus steht.

Nach Beendigung der Gruppentherapie beantragen Frau Susanne und Frau Doris zusätzlich eine Therapie für ihre Söhne.

4.8.2 Erste Gruppensitzung: Kennenlernen – Bekanntmachen – Wege der Kontaktaufnahme

1. Vorstellung der Gruppenleitung mit Erläuterung der Konzeption und der Inhalte der Gruppensitzungen (s. Anhang A1)
2. Vorstellung und Erläuterung der Regeln (s. Anhang A1)
3. Vorstellungsrunde der Teilnehmerinnen und ihre Erwartungen
4. Einführung in das Thema »Kontakt« über verschiedene Kommunikationskanäle: Hören – Sprechen – Körpersprachlicher Ausdruck – Sehen (s. Anhang A1)
5. Vertiefung über verschiedene angeleitete Übungen mit Auswertung der Erfahrungen im Hier und Jetzt
6. Was kenne ich aus meinem Alltag?
7. Fragen – Ausklang

Vorstellungsrunde der Teilnehmerinnen und ihre Erwartungen

Szene aus der Gruppe

Die einzelnen Teilnehmerinnen haben folgende Erwartungen:

Frau Marianne wünscht sich Tipps für Situationen, in denen sie sich bei Konflikten mit ihrem Sohn hilflos fühlt; sie habe oft Mitleid mit ihm, wenn sie z. B. etwas verbieten müsse.

Frau Beate wünscht sich Ideen und Anregungen für ihr eigenes Verhalten im Umgang mit ihrer Tochter.

Frau Martha möchte ihr eigenes Verhalten besser steuern können; manchmal reagiere sie recht heftig auf ihre Tochter, das tue ihr hinterher oft leid.

Frau Doris möchte ihren Sohn besser verstehen, weil sie das Gefühl habe, in Konflikten ihren Sohn zu überfordern.

Frau Sonja weiß nicht, wie sie sich verhalten soll, wenn ihre Tochter ständig klammert.

Frau Susanne fühlt sich mit der Erziehung ihres Sohnes oft überfordert, sie erlebt ihn als sehr anstrengend.

Vertiefende Übungen zum Thema Kontakt

Die Teilnehmerinnen werden aufgefordert, durch den Raum zu gehen und Kontakt aufzunehmen – zunächst über Augen, dann über Gesten und als Letztes über das Händeschütteln. Die gleiche Übung soll wiederholt werden, nun weicht der jeweilige Gegenüber dem Kontaktangebot aus.

Auswertung der Erfahrungen im Hier und Jetzt mit folgenden Fragen:

- Was habe ich empfunden, körperlich wahrgenommen?
- Über welche Wahrnehmungskanäle habe ich Kontakt aufgenommen?
- Was war leicht/was schwierig für mich?
- Welche Gefühle sind aufgetaucht?

Szene aus der Gruppe

Frau Sonja ist bei der Kontaktaufnahme über Gesten recht aktiv und tritt mit allen in Kontakt; das Händeschütteln fällt ihr schwer, nur schlaff und zögernd reicht sie anderen die Hand; in der Auswertungsrunde berichtet sie, dass sie früher sehr an ihrer Mutter gehangen hat, geklammert hat; erst in der Pubertät konnte sie sich ablösen; seitdem kann sie nur schwer Körperkontakt zulassen; bis heute mag sie kein Händeschütteln.

Frau Doris zeigt die wenigsten Hemmungen und macht die Übungen engagiert mit; in der Auswertung versetzt sie sich in die Lage ihres Sohnes und reflektiert, wie er sich fühlen muss, wenn sie auf seine Kontaktangebote nicht eingeht, wenn es ihr z. B. schlecht geht.

Frau Beate bewegt sich nur zögernd und zeigt wenig Mimik; beim Händeschütteln wird sie etwas aktiver.

Frau Susanne bewegt sich langsam, zeigt wenig Aktivität und hat einen schlaffen Händedruck.

Fazit

Während sich die Teilnehmerinnen beim ersten Teil der Aufgabe noch recht wohlfühlen, ist beim zweiten Teil ein Unbehagen zu spüren, was aber nicht angesprochen wird.

In dieser ersten Sitzung machen sich die Frauen miteinander bekannt, sind noch etwas zurückhaltend, lassen sich aber auf die vorgeschlagenen Übungen ein.

4.8.3 Zweite Gruppensitzung: Einführung in das Modell der Systemzustände des Menschen – »States«

1. Eingangsrunde mit Fragen aus der letzten Sitzung und Erfahrungen aus dem Alltag der letzten Woche, bezogen auf die verschiedenen Ebenen der Kontaktaufnahme
2. Einführung in das Thema mit kurzen Informationen über die Systemzustände des Menschen; drei aktive States: a) wache Aufmerksamkeit, b) ruhige Wachheit, c) Schreizustand; zwei Entspannungszustände I und II (s. Anhang A2)
3. Selbsterfahrungsübungen zu den einzelnen Systemzuständen (vom flachen Schlaf zum Schreizustand) mit Auswertung der Erfahrungen im Hier und Jetzt
4. Was kenne ich aus meinem Alltag
5. Fragen und Ausklang

Selbsterfahrungsübungen zu den einzelnen Systemzuständen

Vom flachen Schlaf zum Schreien

Erster Teil

Die Teilnehmerinnen werden aufgefordert, entspannt zu stehen, wenn möglich die Augen zu schließen, gleichmäßig ein- und auszuatmen, ihr Gewicht gleichmäßig auf beide Füße zu verteilen und den Schulterbereich locker zu lassen. Jetzt sollen sie sich eine morgendliche Situation vorstellen, kurz bevor der Wecker klingelt. Nun sollen sie ganz kleine Bewegungen machen, dabei gleichmäßig weiteratmen und Hände und Füße wahrnehmen. Sie werden aufgefordert, die Augen zu öffnen und langsam größere Bewegungen zu finden, z. B. sich dehnen und strecken; so können sie allmählich vom *State des flachen Schlafs* in den *State der ruhigen Wachheit* wechseln. Dieser Übergang soll langsam, allmählich, ohne zu fokussieren geschehen.

Zweiter Teil

Jetzt werden die Teilnehmerinnen aufgefordert, durch den Raum zu gehen, dabei den Fokus auf Einzelne zu richten, sie anzulächeln oder in Kontakt zu treten, indem sie mit der Annäherung verschiedener Körperteile experimentieren, z. B. mit den Händen, Schultern, Ellbogen, Füßen oder Knien. Dieser State, in dem die Welt erkundet wird, ist der *State der wachen Aufmerksamkeit*.

Dritter Teil

Jetzt werden die Teilnehmerinnen aufgefordert, auf ein plötzliches lautes Stopp-Signal zu versuchen, den ganzen Körper angespannt und fest zu halten und so durch den Raum zu gehen; dabei sollen sie beobachten, wie sich der Kontakt zu den anderen entwickelt; diese Anspannung im Körper entspricht dem *Schrei-State* des Säuglings (s. Trautmann-Voigt & Moll, 2011, S. 339 f.).

Auswertung der Erfahrungen im Hier und Jetzt:

- Was habe ich empfunden, körperlich wahrgenommen?
- Wie habe ich mich in den einzelnen States gefühlt?
- Wie hat sich die Interaktion mit den anderen in den unterschiedlichen States entwickelt?
- Was war angenehm/leicht, was schwierig/unangenehm?
- Welche Gefühle sind aufgetaucht?

Szene aus der Gruppe

Die Übungen werden von den Teilnehmerinnen angenommen, sie experimentieren mehr oder weniger; im State der wachen Aufmerksamkeit wirken sie insgesamt recht lebendig, sie lachen und es entwickeln sich kleine Spiele (z. B. sich gegenseitig mit den Füßen antippen oder sich mit den Schultern berühren). Im letzten Teil der Übung verlässt Frau Doris den Raum und weint; nach kurzer Zeit kehrt sie in den Raum zurück; sie habe plötzlich nachempfunden, wie sich ihr Sohn wohl fühlen muss, wenn sie sehr angespannt sei und ihn anschreie oder sehr ungeduldig sei; sie stehe oft »unter Strom«.

Fazit

Die Frauen erleben die unterschiedlichen States. Zu beobachten ist, dass sie im State der wachen Aufmerksamkeit gut in Kontakt treten und sich austauschen; die Atmosphäre ist aufgelockert. Beim Schrei-State ist die Spannung in der Gruppe zu spüren, insbesondere als Frau Doris den Raum verlässt.

4.8.4 Dritte Gruppensitzung: Körpersprache und körpersprachliche Handlungsdialoge – die Dimensionen Kraft, Raum und Zeit

1. Eingangsrunde mit Fragen aus der letzten Sitzung und Erfahrungen aus dem Alltag der letzten Woche, bezogen auf wahrgenommene States
2. Einführung in die Körpersprache, in das körpersprachliche Ausdrucksverhalten: die Dimensionen Kraft, Raum und Zeit (s. Anhang A3)
3. Selbsterfahrungsübungen zu den Dimensionen mit Auswertung der Erfahrungen im Hier und Jetzt
4. Was kenne ich aus meinem Alltag?
5. Fragen und Ausklang

Selbsterfahrungsübungen zu Kraft – Raum – Zeit

Die Dimension Kraft: fest/stark vs. leicht/zart

1. Übung

Die Teilnehmerinnen werden aufgefordert, mit kräftigen Schritten durch den Raum zu gehen; danach sollen sie mit weniger Kraft »leichtfüßiger« durch den Raum gehen. Nun soll die eine Hälfte der Gruppe kraftvoll durch den Raum gehen, die andere Hälfte der Gruppe eher »leichtfüßig« und dann umgekehrt. Die Teilnehmerinnen sollen dabei zunächst die Unterschiede im Krafteinsatz wahrnehmen und erspüren und dann darauf achten, wie sich der Kontakt/die Interaktion entwickelt.

2. Übung »Hände drücken«

Die Teilnehmerinnen werden aufgefordert, sich paarweise zusammenzufinden und sich dann gegenüberzustellen, die Hände gegeneinander zu halten und zu drücken, nach und nach, immer fester. Dabei sollen sie auf ihre Balance achten. Danach sollen sie nur leicht drücken. Nun sollen sie experimentieren: einer drückt stark, der andere schwach. Als Nächstes sollen sie ausprobieren, was passiert, wenn sie langsam loslassen und wenn sie plötzlich loslassen. Beide Übungen jeweils mit Rollenwechsel. So können sie erfahren, wie Krafteinsatz und Schwerkraft/Balance miteinander zusammenhängen und wie sich der Kontakt und die Interaktion jeweils verändern (s. Trautmann-Voigt & Moll, 2011, S. 347 f.).

Die Dimension Raum: eng vs. weit

1. Übung

Die Teilnehmerinnen werden aufgefordert, durch den Raum zu gehen: einmal in der Vorstellung, sie wären eine große und wichtige Person, die viel Raum für sich beansprucht (z. B. mit großen Schritten und weit ausschwingenden Armen), und dann in der Vorstellung, ganz klein zu sein und wenig Raum für sich zu benötigen (kleine Schritte, Arme enger am Körper). Hier sollen sie zunächst die unterschiedlichen Bewegungen wahrnehmen, erspüren, wie sie die Unterschiede empfinden und wie sich die Interaktion entwickelt.

2. Übung

In der nächsten Runde soll die eine Hälfte der Gruppe viel Raum beanspruchen, die andere Hälfte wenig (dann Rollenwechsel). Hier können die Teilnehmerinnen wahrnehmen, welche unterschiedlichen Gefühle die jeweilige Position in ihnen auslöst, wie sie sich am wohlsten fühlen bzw. wie viel Raum sie für sich brauchen.

Die Dimension Zeit: schnell vs. langsam

1. Übung

Die Teilnehmerinnen werden aufgefordert, durch den Raum zu gehen, zunächst ganz langsam, dann immer schneller. Auch hier geht es um die Wahrnehmung der unterschiedlichen Bewegungen, um das jeweilige Empfinden und die Gestaltung der Interaktion.

2. Übung

Die Teilnehmerinnen werden aufgefordert, sich paarweise zusammenzufinden; eine soll ihre Hände schnell, die andere ihre Hände langsam bewegen; dabei soll die Langsame versuchen, die Hände der anderen zu fangen (dann Rollenwechsel) (s. Trautmann-Voigt & Moll, 2011, S. 346).

In allen Übungen geht es darum, die Wahrnehmung der Teilnehmerinnen für die jeweiligen Dimensionen zu fördern und sie spüren zu lassen, wie Veränderungen in den Bewegungen ihre Interaktionen beeinflussen. Es soll erfahrbar werden, wie sich ein rhythmisch-dynamischer Handlungsdialog (ohne Worte) entwickelt und welche Empfindungen und Gefühle ausgelöst werden.

Besonders zu beachten ist, in welchen Polaritäten der Dialog stattfindet, ob die Polaritäten gleich oder eher gegensätzlich sind und welche Auswirkungen dies auf die Gestaltung des Dialogs hat.

Szene aus der Gruppe

Frau Beate findet das schnelle Tempo o. k., langsam geht gar nicht, das ziehe sie runter.

Frau Marianne macht das langsame Tempo aggressiv; das schnelle Tempo ist besser; mit ihrem Sohn spielt sie deshalb gern draußen, auch mal Fußball; dabei können sie Spannung abbauen.

Frau Beate bereiten die Übungen mit großem Krafteinsatz Schwierigkeiten, sie wäre beinahe umgefallen; die Kraft von Frau Marianne zu spüren bringt sie aus der Balance. Bei der Übung zum Raum merkt sie, dass keiner in ihren Raum eindringen soll. Insgesamt fällt es ihr schwer, sich auf die Übungen einzulassen; sie kann ihre Gefühle gar nicht wirklich wahrnehmen, weil ihr Kopf ständig arbeitet.

Frau Doris spürt bei der Kraftübung ihre eigene Wut, als ihr Gegenüber stark ist und sie schwächer; da spürt sie die Macht des anderen und ihre eigene Ohnmacht. Bei der Übung mit unterschiedlichem Tempo wird ihr deutlich, dass sie wenig Geduld hat und es ihr sehr schwerfällt, sich auf das langsame Tempo von Emil einzustellen, z. B. braucht er auf dem Weg zum Kindergarten viel zu viel Zeit, geht er nicht schnell genug. Sie ist besonders ungeduldig, wenn sie selbst unter Stress steht oder es ihr gesundheitlich nicht gut geht (Rückenschmerzen; Asthma). Bei der »Raum«-Übung fällt ihr ein, dass sie oft von oben herab mit ihrem Sohn schimpft; Emil kann sie gar nicht anschauen, er schaut nur auf den Boden; dabei ist sie immer oben und er ist immer unten in der Kommunikation. Das tut ihr leid. Heute versucht sie, es anders zu machen.

Frau Susanne geht es viel zu schnell, als sie die Hände der anderen fangen sollte; ihr vergeht dabei schnell die Lust und sie wird noch langsamer. Ihr Sohn ist auch immer so schnell, das ist ihr viel zu anstrengend. Dann lässt sie es oft so laufen.

Frau Martha merkt bei den Übungen mit unterschiedlichem Tempo, dass sie oft schneller ist als ihre Tochter; das langsame Tempo empfindet sie als sehr angenehm. Vielleicht muss sie egoistischer werden, sich mehr Ruhe gönnen; vielleicht auch mehr Raum. Sie glaubt, sie macht alles mit viel Einsatz, das kostet sie viel Kraft. Wohlgefühlt hat sie sich eigentlich im mittleren Bereich.

Frau Sonja bekommt bei der Kraftübung »Hände drücken« bei starkem Drücken der Partnerin direkt Angst und will am liebsten abbrechen.

Fazit

Im Austausch in der Gruppe zeigt sich, dass die Frauen bei verschiedenen Qualitäten in den drei Dimensionen sehr wohl unterschiedliche Gefühle bei sich wahrnehmen und sich auch der Kontakt zum Gegenüber verändert.

4.8.5 Vierte Gruppensitzung: Die verschiedenen Bedürfnissysteme des Menschen – »Motivationssysteme«

1. Eingangsrunde mit Fragen aus der letzten Sitzung und Erfahrungen aus dem Alltag der letzten Woche, bezogen auf die Dimensionen Kraft, Raum und Zeit
2. Vorstellung der fünf Motivationssysteme mit Beispielen (s. Anhang A4):
   - **physiologisches System** zur Regulation physiologischer Grundbedürfnisse (Inkorporation, Überleben des Individuums)
   - **Explorationssystem** zur Regulation zunehmender Autonomiebedürfnisse (Erkundung der Umwelt, Expansion mit Neugier und Interesse)
   - **Bindungssystem** zur Regulation von Bindungsbedürfnissen und zur Regulation von Ängsten vor dem Außen (Clan- und Gruppenzugehörigkeit)
   - **aversives System** zu Regulation von Selbstschutzmechanismen (Schutz vor Reizüberflutung und Gefahr, Selbstbehauptung oder Ruhe/Rückzug)
   - **sensuelles/sexuelles System** zur Regulation der Generationenfolge (Vereinigung, Fortpflanzung der Art)

4. Rollenspiele zur Vertiefung der Motivationssysteme mit Auswertung der Erfahrungen im Hier und Jetzt
5. Der Film »Schreimutter« (s. Anhang A4)
6. Was kenne ich aus meinem Alltag?
7. Fragen und Ausklang

Rollenspiele zur Vertiefung der Motivationssysteme

1. Rollenspiel

Die Teilnehmerinnen werden aufgefordert, sich folgende Szene vorzustellen: Sie sind in der Küche mit Aufräumen beschäftigt; nun kommt ihr Kind und spricht sie an. Was könnte das Kind von ihnen wollen? Paarweise sollen die Teilnehmerinnen eine kurze Sequenz spielen, die Rollen tauschen und sich kurz untereinander austauschen.

2. Rollenspiel

Die Teilnehmerinnen sollen sich nun Folgendes vorstellen:
Variante 1 – Sie sind entspannt, haben Zeit und ihr Kind sucht ihre Aufmerksamkeit; sie gehen auf die Wünsche des Kindes ein.
Variante 2 – Sie sind gerade beschäftigt, ihr Kind kommt und sucht ihre Aufmerksamkeit; sie gehen auf das Kind ein.
Variante 3 – Sie sind gerade beschäftigt, Kind kommt, sie gehen nicht darauf ein und weisen ihr Kind ab.
Paarweise sollen die Teilnehmerinnen diese Varianten kurz spielen, die Rollen tauschen und sich dann untereinander austauschen.

Szene aus der Gruppe

Bei der Auswertungsrunde des ersten Rollenspiels zeigt sich, dass die Kinder aus ganz unterschiedlichen Gründen zur Mutter kommen: Ein Kind möchte etwas trinken, ein anderes Kind bittet um Hilfe bei einem Spiel, ein Kind beschwert sich über ein Geschwister, ein Kind möchte der Mutter helfen, ein anderes möchte auf den Arm. Die jeweiligen Wünsche der Kinder werden dann den entsprechenden Motivationssystemen zugeordnet. So erfahren die Mütter über ihre eigenen praktischen Beispiele, wie sich die einzelnen Motivationssysteme unterscheiden.

Frau Martha ist sehr betroffen bei Variante 3 im zweiten Rollenspiel beim Rollentausch – sie ist das Kind, das abgewiesen wird: »Jetzt weiß ich, wie meine Tochter sich fühlen muss, wenn ich sie zurückweise. Aber ich brauche ja auch mal meine Ruhe!« Diesen Konflikt will sie sich weiter genauer anschauen, um für sich und ihre Tochter eine Lösung zu finden.

Frau Sonja fällt auf, dass ihr keine Beispiele einfallen, wo ihr Sohn ihre Aufmerksamkeit sucht und sie darauf eingehen müsste, ganz im Gegensatz zu ihrer Tochter.

Der Film »Schreimutter«

Szene aus der Gruppe

Frau Doris beginnt zögernd; der Film hat sie sehr betroffen gemacht; sie wird manchmal auch laut; sie hätte nicht gedacht, dass Schreien ein Kind so durcheinanderbringen kann. Tröstend ist für sie, dass es der Mutter im Film gelingt, ihr Kind wieder »zusammenzusetzen« und sie es am Ende um Entschuldigung bittet.

Frau Susanne wirkt ebenfalls sehr betroffen; sie wird manchmal auch laut, aber sie kann sich nicht entschuldigen.

Frau Marianne leidet mit dem kleinen Pinguin, wie er so zerteilt und getrennt von seiner Mutter immer schneller rennt; sie hat jetzt gerade ein schlechtes Gewissen gegenüber ihrem Sohn, sie wird ja auch mal laut.

Frau Beate merkt an, dass jede Mutter wohl mal laut wird. Gut ist, wenn man wieder auf das Kind zugehen kann.

Frau Martha verwundert, dass der kleine Pinguin so ruhig rede; ihm sei ja eigentlich etwas ganz Schlimmes passiert. Sie berührt, wie er so allein in der Welt und ohne Orientierung umherirrt. Aber »Schreimutter« ist dann am Ende ja die fürsorgliche Mutter, die dem Kind hilft und es um Entschuldigung bittet. Das ist sehr tröstend – für das Kind und auch für sie als Mutter.

Frau Sonja kann zunächst mit dem Film nicht viel anfangen; durch die Beiträge der anderen wird ihr erst klar, dass der Film nicht einfach nur ein Zeichentrickfilm ist; sie würde ja interessieren, warum die Mutter so schreit.

Fazit

Das Medium Film ermöglicht den Müttern eine Identifizierung mit der Schreimutter; sie räumen ein, dass sie ihr Kind auch gelegentlich anschreien. Durch die Art der Darstellung und der unaufgeregten Stimme des Pinguins und die versöhnliche Szene am Ende hat der Film eine gewisse Leichtigkeit. Das Schreien kann vorkommen, aber die Mutter kann es wieder gutmachen. Mit diesem Film findet eine erste Annäherung an das Thema Aggression/Aversion statt.

4.8.6 Fünfte Gruppensitzung: Vertiefung von Bindung und Exploration

1. Eingangsrunde mit Fragen aus der letzten Sitzung und Erfahrungen aus dem Alltag der letzten Woche, bezogen auf die verschiedenen Motivationssysteme
2. Einführung in das Thema, die grundlegenden Bedürfnissysteme Bindung und Exploration (s. Anhang A5)
3. Vorstellung von kurzen Videobeispielen mit feinfühligem Verhalten und Passung (Wechselspiel von Bindung und Exploration) und misslungenen Dialogen
4. Entwicklung eines sicheren Bindungsmusters und seine Bedeutung im späteren Leben
5. Was kenne ich aus meinem Alltag?
6. Fragen und Ausklang

Vorstellung von Videobeispielen

- In der **1. Videosequenz** wird zunächst eine Szene gezeigt, wo eine Mutter ihr Kind (etwa 1 Jahr alt) beim Spielen beobachtet; sie lächelt ihm zu und reagiert auf seinen Blickkontakt mit Kopfnicken, Lächeln oder verbal anerkennend etc. Wenn das Kind die Mutter zum Mitspielen auffordert, macht sie mit. Zwischendurch streichelt sie ihrem Kind kurz über den Kopf, ohne das Spiel zu stören.
- In der **2. Videosequenz** möchte das Kind auf den Arm der Mutter; die Mutter zeigt auf ein Spielzeug und versucht, das Kind zum Spiel aufzufordern. Es fängt an zu quengeln, die Mutter bleibt beim Spielzeug und äußert etwas ärgerlich, warum ihr Kind nicht spielen wolle.
- In der **3. Videosequenz** ist das Kind mit einem Spiel beschäftigt, die Mutter unterbricht das Spiel und nimmt ihr Kind auf den Arm; dieses fängt an zu weinen.

Die Unterschiede in den Dialogen zwischen Mutter und Kind sind in den einzelnen Videosequenzen deutlich erkennbar; die Teilnehmerinnen werden aufgefordert, zu schildern, was sie wahrgenommen haben, welche Empfindungen sie beim Zuschauen hatten und welche Gefühle aufgetaucht sind.

Szene aus der Gruppe

Zum 1. Video

Das Ansehen des 1. Videos wird von allen als sehr angenehm empfunden: Es ist schön, das Spiel des Kindes anzuschauen; das Zusammenspiel von Mutter und Kind wirkt sehr harmonisch.
Frau Doris wünscht sich, ihre Mutter hätte einmal so mit ihr gespielt.
Frau Susanne äußert, sie glaubt nicht, dass ihre Mutter sich so um sie gekümmert hat, sie hat machen können, was sie wollte.
Frau Martha hätte sich ein solches Spielen mit Marie gewünscht; sie bedauert heute noch, dass es ihr damals so schlecht ging und sie sich nicht auf Marie so einstellen konnte.
Frau Beate erinnert sich gern an diese Zeit mit Carolin, sie hat sie genossen; da war alles noch einfacher.

Zum 2. Video

Frau Sonja äußert, sie hat sich wahrscheinlich auch so verhalten wie die Mutter im Video; sie nimmt ihre Tochter auch nicht ständig auf den Arm; sie kann sich besser auf Tina einstellen, wenn sie etwas aktiv mit ihr unternimmt.
Frau Marianne würde ihr Kind auf den Arm nehmen, wenn es das möchte.
Frau Martha bereitet die Videoszene Unbehagen, weil die Mutter nicht auf das Kind eingeht; es ist doch offensichtlich, dass es nicht spielen will.

Zum 3. Video

Frau Doris wird ärgerlich; sie versteht nicht, wieso die Mutter ihr Kind nicht in Ruhe spielen lässt; sie ist froh, wenn ihr Sohn sich mal allein beschäftigt.

Frau Susanne stimmt dem zu.

Frau Beate räumt ein, dass sie ihre Tochter früher immer beschützen wollte und ihr vielleicht zu wenig Raum für eigene Erkundungen gelassen hat.

Frau Marianne äußert, dass es ihr schwerfällt, ihren Sohn loszulassen, aber es ist ja wohl wichtig.

Frau Martha fasst für sich zusammen, dass sie an den Beispielen jetzt gut nachvollziehen kann, wie Erkundung und Bindung zusammenhängen; wenn die Mutter im 2. Beispiel ihr Kind kurz auf den Arm genommen hätte, hätte das ja schon gereicht und das Kind hätte dann vielleicht ohne zu quengeln weitergespielt.

Frau Susanne stellt fest, dass sie vermutlich mehr Nähe zulassen muss.

Frau Doris versteht das Ganze jetzt so, dass ihr Kind ja nur dann unabhängiger werden kann, wenn sie seine Bedürfnisse nach Nähe und Kuscheln usw. auch zulässt.

Frau Beate fragt sich, ob ihre Tochter wirklich unsicher ist, wenn sie so klammert, oder ob es vielleicht an ihr liegt, weil sie Ängste um ihre Tochter hat.

Frau Marianne schließt sich an; sie hat immer Angst um ihren Sohn, vielleicht weil sie immer noch Angst hat, ihr Sohn könnte entführt werden.

Fazit

In den Äußerungen der einzelnen Teilnehmerinnen zeigt sich, dass sie sich einmal mit der Mutterrolle identifizieren, ein anderes Mal in der Rolle des Kindes sehen. Die Nähe-Distanz-Thematik entfaltet sich in den unterschiedlichen Facetten und es werden ansatzweise Bezüge zu den eigenen Problemen hergestellt.

Das Bild der »Wippe« von Bindung und Exploration (s. Anhang A5) erleichtert den Teilnehmerinnen das Verständnis über den Zusammenhang der beiden Bedürfnissysteme.

4.8.7 Sechste Gruppensitzung: Basisaffekte und Gefühle

1. Eingangsrunde mit Fragen aus der letzten Sitzung und Erfahrungen aus dem Alltag der letzten Woche, bezogen auf das Thema Bindung und Exploration
2. Eingangsrunde: Welche Gefühle kenne ich?
3. Einführung in das Thema Affekte/Gefühle; die fünf grundlegenden Basisaffekte Freude – Angst – Wut – Trauer – Ekel und ihre Funktion (s. Anhang A6)
4. Rollenspiele mit Darstellung der unterschiedlichen Affekte
5. Regulation von Gefühlen im Alltag
6. Was ist Mentalisieren?

Rollenspiele zu den unterschiedlichen Affekten

1. Rollenspiel

Für dieses Spiel wird ein Satz Karten mit Gesichtern, die die unterschiedlichen Affekte darstellen, benötigt. Eine Teilnehmerin zieht eine Karte und stellt das dargestellte Gefühl dar, die anderen müssen es erraten. Jede Teilnehmerin soll dabei einmal an der Reihe sein.

2. Rollenspiel

In diesem Rollenspiel werden die Teilnehmerinnen aufgefordert, sich paarweise zusammenzufinden; eine Partnerin soll nun den Affekt *Angst* mit ihrem Körper und mit Bewegungen darstellen, die andere soll die Haltung und Bewegungen nachahmen und sich einfühlen. Mit anschließendem Rollenwechsel werden sie nun gebeten, körpersprachlich *Freude* auszudrücken; dabei sollen die Teilnehmerinnen nachspüren, wie körperlicher Ausdruck und Affekterleben zusammenhängen. In der Auswertung kann Bezug auf die unterschiedlichen Dimensionen des körpersprachlichen Ausdrucksverhaltens genommen werden.

Szene aus der Gruppe

Nach anfänglichem Zögern und der Ermutigung, ein bisschen zu übertreiben, experimentieren die Mütter zunächst mit ihrer Gesichtsmimik.

Die Darstellung von *Angst* beginnt zögernd.

Frau Martha hält ihre Hände nah an ihrem Körper abwehrend gegenüber Frau Doris; diese weicht zurück und schlingt ihre Arme um sich selbst; schließlich setzt sie sich auf den Boden, macht sich klein und senkt den Kopf.

Frau Beate und Frau Marianne weichen mit ihren Oberkörpern zurück und halten ihre Hände abwehrend gegenüber dem anderen.

Frau Sonja schaut Frau Susanne ängstlich an, wendet sich dann ab und geht weg.

Frau Doris hat auf einmal wirklich Angst; sie erinnert sich an die tätlichen Angriffe ihres Mannes.

Frau Sonja will das Gefühl nicht so an sich ranlassen und geht weg.

Alle äußern übereinstimmend, dass sie sich nicht wohlgefühlt haben. Es war anstrengend für sie. Die Leiterin regt die Teilnehmerinnen nun an, einfach durch den Raum zu gehen und die Arme locker pendeln zu lassen. Dann folgt die nächste Sequenz.

Bei der Darstellung von *Freude* sind die Frauen zunächst noch ein wenig gehemmt.

Frau Doris zeigt ein freudiges Gesicht und beginnt sich im Kreis zu drehen. Frau Martha erwidert ihr Lächeln und beginnt auch sich langsam zu bewegen; sie fassen sich schließlich an den Händen und tanzen zusammen.

Frau Beate und Frau Marianne lachen und schlenkern ein bisschen mit den Armen.

Frau Sonja und Frau Susanne lachen ebenfalls und gehen lächelnd umeinander herum.

Die Leiterin fragt nun nach ihrem Erleben und ob sie einen Bezug zu den Dimensionen Raum, Kraft und Zeit herstellen können.

Frau Doris macht es Spaß; für sie ist Freude mit Bewegung und Tanzen verbunden; es fühlt sich für sie gut an, dass Frau Martha die Bewegungen mitmacht; es strengt sie nicht sehr an, das Tempo ist für sie angemessen; wenn der Raum größer wäre, könnte sie sich noch besser bewegen.

Frau Martha wird von Frau Doris mit ihren Bewegungen angesteckt; es fühlt sich für sie gut an; ihr fällt auf, dass sie sich freier im Raum bewegt als sonst; zu Beginn ist sie noch ein wenig steif, wird dann aber lockerer.

Frau Beate weiß nicht so recht, wie sie Freude ausdrücken soll; sie kann das nicht auf Kommando; sie beneidet Frau Doris und Frau Martha ein wenig, weil sie so aus sich herausgehen können.

Frau Marianne fühlt sich ein wenig gehemmt, aber das mit dem Arme schlenkern ist gut, Kinder machen das auch manchmal.

Frau Sonja gefällt es; sie würde jetzt Frau Susanne nicht anfassen wollen, aber so umeinander herum ist es gut; so hat sie genug Raum.

Frau Susanne findet es so auch in Ordnung; es ist auch das richtige Tempo.

Fazit

Beim Thema »Angst« zeigt sich eine deutliche Abwehr, ganz im Gegensatz zum Thema »Freude«, wo sich die Spannung der Gruppe auflöst.

4.8.8 Siebte Gruppensitzung: Angst und Trauer

- Eingangsrunde mit Fragen aus der letzten Sitzung und Erfahrungen aus dem Alltag der letzten Woche, bezogen auf eigene Gefühlen und Gefühle der Kinder
- Vertiefung des Themas Angst (s. Anhang A7)
- Austausch über eigene Erfahrungen der Teilnehmerinnen mit den Ängsten ihrer Kinder und ihre Möglichkeiten der Regulation von Angst
- Vertiefung des Themas Trauer mit kurzer Bewegungssequenz
- die Geschichte »Wie der kleine rosa Elefant einmal traurig war …«; Austausch über die Geschichte (s. Anhang A7)
- Austausch über eigene Erfahrungen der Teilnehmerinnen mit der Trauer ihrer Kinder

Erfahrungsaustausch über die Ängste ihrer Kinder

Anknüpfend an die letzte Sitzung und nach einer kurzen Einführung über normale entwicklungsbedingte Ängste, die in bestimmten Entwicklungsphasen auftreten (s. Anhang A7), werden die Teilnehmerinnen angeregt, über die Ängste ihrer Kinder zu sprechen, die sie selbst als schwierig und belastend erleben.

Szene aus der Gruppe

Frau Martha findet es schwierig, wenn ihr Kind Angst vor einem Lehrer hat.

Frau Marianne findet es ganz schlimm, wenn ihr Kind Angst vor den Hänseleien von anderen Kindern hat.

Frau Beate findet es belastend, dass ihre Tochter Angst vor ihrem Vater hat, vor seinen Bemerkungen, seiner schlechten Laune.

Frau Doris findet es gut, dass Beates Tochter in der Lage ist, darüber zu reden. Sie fühlt sich oft hilflos, weil sie spürt, dass ihr Sohn Angst vor seinem Vater hat, er ihr aber nicht sagen kann, warum und was der Vater macht.

Frau Susanne glaubt, ihr Sohn hat auch Angst vor seinem Vater, wenn sie mit ihm streitet.

Frau Sonja belastet sehr, dass ihre Tochter große Angst vor ihrem Bruder hat, weil er sie oft ärgert und sehr aggressiv ist; sie kann die beiden nicht allein lassen.

Vertiefung zum Thema Trauer

Ähnlich wie in der letzten Sitzung werden die Teilnehmerinnen gebeten, sich im Raum zu bewegen und dabei Trauer in Bewegung und Mimik auszudrücken.

Szene aus der Gruppe

Frau Doris geht mit schweren Schritten und gesenktem Kopf.

Frau Beate senkt den Kopf, lässt ihre Arme schlaff hängen und bewegt sich nur langsam hin und her.

Frau Sonja bleibt stehen, lässt die Arme hängen.

Frau Martha setzt sich auf einen Stuhl und schlingt die Arme um ihren Oberkörper.

Frau Susanne geht langsam ohne Körperspannung, zeigt wenig Mimik.

Frau Marianne geht auch langsam durch den Raum und beobachtet die anderen mit ernster Mimik.

Die Geschichte vom kleinen rosa Elefanten

Nun liest die Gruppenleiterin die Geschichte vom rosa Elefanten vor; anschließend fragt sie die Teilnehmerinnen, welche Empfindungen und Gefühle beim Zuhören aufgetaucht sind, welche Erfahrungen sie mit ihrem Kind gemacht haben, was sie z. B. machen, wenn ihr Kind traurig aussieht.

Szene aus der Gruppe

Die Teilnehmerinnen hören sich die Geschichte aufmerksam an. Sie sind offensichtlich angerührt von ihr. Frau Sonja wirkt fast wie erstarrt. Auf Nachfrage, ob sie etwas sagen möchte, schüttelt sie nur den Kopf. Die anderen tauschen sich nun aus.

Frau Doris findet diese einfache kleine Geschichte sehr hilfreich.

Frau Beate fällt es schwer, mit anzusehen, wenn ihre Tochter traurig ist und sie die Situation nicht ändern kann, z. B. als die Freundin ihrer Tochter weggezogen ist oder sie nicht zu der Geburtstagsfeier einer Mitschülerin eingeladen worden war.

Frau Marianne kann auch nur schwer ertragen, wenn ihr Sohn traurig ist; sie versucht, ihn abzulenken, schnell ein anderes Thema zu suchen oder ihn mit einem Geschenk zu trösten oder etwas Schönes mit ihm zu machen.

Frau Susanne bemerkt, dass man als Mutter seinem Kind am liebsten doch alle negativen Erfahrungen und Gefühle ersparen möchte.

Frau Doris gefällt diese Geschichte, weil Kinder sie sicher gut verstehen können, selbst Ältere können wahrscheinlich etwas damit anfangen.

Frau Martha berichtet, dass sie den Hamster ihrer Tochter im Garten begraben haben – in einem kleinen Karton – und anschließend eine kleine Blume daneben gepflanzt haben.

Frau Sonja gefällt die Geschichte gut, weil sie sich nun vorstellen kann, wie sie ihrer Tochter helfen kann. Wenn sie z. B. traurig ist, weil sie ihr ein Spielzeug nicht kauft, hat sie eher weniger Verständnis, sie erklärt ihr dann, dass sie schon genug Spielzeug hat. Vielleicht müsste sie da verständnisvoller sein.

Frau Martha fragt nach dem Grund, wenn sie sieht, dass ihre Tochter traurig ist. Als das Nachbarmädchen z. B. nicht mehr mit ihr spielen wollte, konnte sie das gut verstehen und das sagt und zeigt sie ihr auch, sie tröstet sie dann.

Frau Beate schließt sich an; als ihre Tochter traurig war, weil die Jungen in ihrer Klasse sie gehänselt hatten, konnte sie das sehr gut verstehen; sie hat ihr geraten, sie solle sich das nicht so zu Herzen nehmen. Aber gleichzeitig wurde sie selbst traurig und leidet mit ihrer Tochter.

Fazit

In dieser Sitzung bekommen die konkreten Konflikte der Mütter mit ihren Kindern mehr Raum und können sich in der Gruppe entfalten.

4.8.9 Achte Gruppensitzung: Wut, Aggression und Konflikte

1. Eingangsrunde mit Fragen aus der letzten Sitzung und Erfahrungen aus dem Alltag der letzten Woche, bezogen auf eigene Gefühle von Angst und Trauer und auf die Gefühle der Kinder
2. Übung zum aversiven System
3. Film »Sientje«; Austausch über den Film (s. Anhang A8)
4. Austausch über eigene Erfahrungen der Teilnehmerinnen mit Aggressionen ihrer Kinder (s. Anhang A8)
5. Beispiele für andere Konfliktsituationen aus der Gruppe der Teilnehmerinnen; Benennen der Konflikte (ggf. über körpersprachliche Übungen oder Rollenspiele); Suchen nach Konfliktlösungen

Übung zum aversiven System

Zur Vertiefung des aversiven Systems wird den Teilnehmerinnen zunächst die »Komm-Stopp-Geh«-Übung vorgeschlagen (s. Trautmann-Voigt & Moll, 2011, S. 350).

»Komm – Stopp – Geh«

Paarweise stehen sich die Teilnehmerinnen gegenüber. Die aktive Partnerin gibt in nicht bekannter Reihenfolge und Geschwindigkeit Befehle wie folgt: »Komm!«, »Stopp!«, »Geh!«, »Stopp!« Die andere folgt diesen Aufforderungen möglichst genau; dann findet ein Rollenwechsel statt.
Die Teilnehmerinnen können hier ausloten, welche Nähe/Distanz ihnen angenehm ist, wie sie sich fühlen, wenn der andere sehr nahe kommt oder weit entfernt ist. Zum anderen können sie Zurückweisung erleben (Kommando »Geh«).
Im zweiten Teil wird die Übung verändert: Die aktive Partnerin gibt die gleichen Befehle; die andere folgt diesen Befehlen jetzt nicht mehr, sondern widersetzt sich (aversiv). Hier können die Teilnehmerinnen die Erfahrung machen, welche Affekte ausgelöst werden, wenn ihnen jemand gegen ihren Willen zu nahe kommt, in ihre Kinesphäre eindringt oder sich zu weit entfernt – lediglich durch Veränderung der Entfernungsvariable, die hier offensichtlich mit dem aversiven Motivationssystem verknüpft ist.

Szene aus der Gruppe

Die Teilnehmerinnen lassen sich darauf ein und experimentieren paarweise. Nach Rollenwechsel und paarweisem Austausch findet sich die Gruppe zusammen; es werden zunächst die aktuellen Gefühle im Hier und Jetzt gesammelt.

Frau Beate fällt es leichter, die Anweisung zu befolgen als sie zu geben; im zweiten Teil der Übung fühlt sie sich bedrängt, wenn ihre Partnerin Frau Marianne ihr zu nahe kommt; die größere Entfernung kann sie besser aushalten.

Frau Marianne ist von der Zurückweisung der Partnerin »Geh« komisch berührt; wenn der Abstand zu groß ist, fühlt sie sich verloren; wenn sie selbst das Kommando gibt, fühlt sich »Komm« für sie besser an.

Frau Sonja fühlt sich beim »Komm«-Kommando ihrer Partnerin Frau Martha unwohl, weil ihr dies am Ende zu nahe ist; als ihre Partnerin das »Geh«-Kommando nicht befolgt, ist ihr dies ähnlich unangenehm.

Frau Martha berührt ihre Zurückweisung mit »Geh« eher negativ; »Komm« oder »Stopp« zu sagen fällt ihr leichter; insgesamt hat sie das Gefühl, ihre Partnerin hat sie sehr auf Distanz gehalten.

Frau Doris macht es Spaß, zu experimentieren und auszuprobieren, wie nah ihr jemand kommen darf, als sie selbst bestimmen kann; als ihr »Stopp«-Kommando missachtet wird, fühlt sie sich bedrängt.

Frau Susanne findet es besser, die Anweisungen zu geben als auf die Anweisungen zu reagieren, weil sie dann den Abstand bestimmen kann; die Missachtung ihres »Stopp«-Kommandos bei »Komm« erlebt sie ebenfalls als unangenehm, allerdings ist ihre Partnerin spielerisch damit umgegangen, was ihr gefallen hat.

Fazit

Insgesamt fällt auf, dass die Teilnehmerinnen eher Hemmungen haben, sich den Kommandos ihres Gegenübers zu widersetzen. Übereinstimmend erleben alle eine zu große Nähe bzw. Missachtung ihres Raumes als unangenehm, ebenso wie die Zurückweisung. Die Gruppenleiterin verdeutlicht nach dieser Übung nochmals den Zusammenhang zwischen der Dimension Raum und dem aversiven Motivationssystem.

Der Film »Sientje«

Nach dem Kurzfilm »Sientje« werden die Teilnehmerinnen gebeten, sich über ihre erlebten Empfindungen und Gefühle auszutauschen.

Zunächst wirken alle betroffen.

Frau Martha findet es beruhigend, dass das Mädchen am Ende hüpfend in die Arme seiner Mutter läuft und noch ihren Teddy holt.

Frau Marianne ist total erschrocken, wie das kleine Mädchen alles zerstört; das macht ihr Angst.

Frau Sonja findet den Wutausbruch des Mädchens auch beängstigend, vor allem die Zerstörungswut, die sich da zeigt. Das kennt sie von ihrem Sohn; wenn er so wütend ist, kann sie ihn nicht mehr erreichen.

Frau Doris ist berührt davon, wie Sientje nach ihrem Ausbruch wie ein verängstigtes Häufchen Elend dasitzt; die schimpfenden Erwachsenen sind so übermächtig, fast lebensbedrohlich; sie glaubt, das Mädchen hatte Schuldgefühle, nachdem es alles zerstört hat. Sie ist jetzt etwas verwirrt, sie hat Herzklopfen. Sie kennt auch diese Wut, wenn sie sich ohnmächtig fühlt – insbesondere gegenüber Männern.

Frau Beate fühlt sich nicht wohl; sie hat auch Herzklopfen und ist beim Zuschauen total angespannt. Zum Glück entspannt die letzte Szene das Ganze.

Frau Susanne ist auch erschrocken; sie fragt sich, was sie machen würde, wenn ihr Sohn einmal so »ausrasten« würde; jetzt ist er ja noch klein, aber wenn er größer ist.

Die Leiterin fragt nach, welchen Grund das Mädchen haben könnte, so wütend zu werden, und regt an, sich mit Beispielen aus ihrem Alltag über ihre persönlichen Erfahrungen mit Aggressionen und Wut ihrer Kinder auszutauschen.

Frau Sonja schildert, dass es sie nervt, wenn Tina immer wieder aufsteht, wenn sie schlafen soll; sie muss sie dann mehrmals ins Bett zurückschicken; sie lässt sie nicht in Ruhe. Viel schlimmer ist es allerdings, wenn ihr Sohn wütend wird; sie weiß dann nicht, was sie machen soll.

Frau Susanne ist genervt, wenn Sebastian immer bei ihr im Bett schlafen will; er ist so unruhig und sie kann dann auch nicht schlafen. Sie ist dann oft erschöpft, sie braucht auch mal Ruhe und Abstand von ihm; manchmal wird ihr das alles zu viel.

Frau Martha findet es lästig, wenn Marie immer dann etwas von ihr will, wenn sie sich gerade ausruhen möchte; sie weist sie dann oft verärgert ab. Sie hat darüber schon nachgedacht; vielleicht rührt das daher, dass die erste Zeit mit ihr so anstrengend und belastend war und sie sogar kurzzeitig in eine Klinik zur psychiatrischen Behandlung musste. Sie reagiert manchmal etwas unangemessen schroff; das bedauert sie und möchte es gern ändern.

Frau Beate stört bei ihrer Tochter, dass jeden Tag das gleiche Spiel abläuft; vom Kopf her weiß sie, dass sie verkehrt reagiert, aber sie lässt sich immer wieder darauf ein. Manchmal weckt sie Carolin morgens fünfmal, am Ende sind sie beide verärgert. Wenn sie abends ins Bett gehen soll, ist es das gleiche Theater; wie ein kleines Kind steht sie dann zigmal auf oder ruft nach ihr. Dann ist auch ihr Mann völlig entnervt und verärgert.

Frau Doris räumt ein, dass die Kinder vielleicht Angst haben. Sie ärgert, wenn ihr Sohn nicht auf sie hört; er ignoriert sie, wenn sie ihm etwas sagt, manchmal haut er sie sogar. Damit kann sie nur schwer umgehen; sie fühlt sich dann persönlich getroffen.

Frau Susanne kennt das von ihrem Sohn auch; sie versucht dann, ihm zu erklären, dass er ihr damit auch weh tut; aber das kommt nicht richtig bei ihm an; dann fühlt sie sich unsicher und etwas hilflos.

Frau Marianne ist total erschrocken, wenn ihr Sohn wütend wird; er schreit dann rum, knallt die Türen und sagt »ich hasse dich«; dann hat sie Angst, er kommt auf die schiefe Bahn.

Fazit

Die Gruppenleiterin fasst zusammen, dass in allen Konflikten der Wunsch nach Nähe/Bindung mit dem Bedürfnis nach Rückzug/Aversion im Widerstreit steht und daher die Auseinandersetzungen entstehen. Sie betont nochmals, dass der Wunsch nach Rückzug und auch Aggressionen zu den menschlichen Bedürfnissen zählen, also »normal« sind. Entscheidend ist, wie diese Bedürfnisse reguliert werden können – aufseiten der Mutter, wenn sie verärgert ist, und aufseiten des Kindes, wenn es sehr wütend ist. Diese aversiven Gefühle dürfen sein; sie haben sogar eine Schutzfunktion (Verteidigung, Schutz vor Reizüberflutung). Wichtig ist, ihre Funktion im Kontext zu erschließen und angemessene Möglichkeiten zur Bewältigung des Konflikts zu suchen, ohne die Beziehung zu belasten und falsche Zuschreibungen zu verfestigen.

Konfliktsituationen im Rollenspiel

Nun haben die Teilnehmerinnen Gelegenheit, jeweils eine von ihnen ausgewählte Konfliktsituation mit ihrem Kind in der Gruppe zu bearbeiten. Dabei soll der Konflikt möglichst konkret benannt werden. Wenn die Teilnehmerin bereit ist, kann die Situation in einem Rollenspiel dargestellt werden.

Eine Teilnehmerin sucht sich eine Mitspielerin, die ihr Kind spielt, dann werden die Rollen getauscht. So kann die jeweilige Teilnehmerin zunächst ihren eigenen Bedürfnissen und Gefühlen in diesem Konflikt nachspüren und diese wahrnehmen; mit dem Rollenwechsel kann sie versuchen, den Konflikt aus Sicht des Kindes zu erleben (was will mein Kind, was fühlt es, worum geht es ihm). Wenn sich die Partnerinnen darüber ausgetauscht haben, können sie nach einer Lösung suchen.
Diese Schritte können auch ohne Rollenspiel erarbeitet werden; im Spiel sind sie jedoch eindrücklicher. Deutlich werden soll, dass bei Konflikten gegensätzliche Interessen aufeinanderstoßen und Wut und Aggression entstehen können.

Frau Martha erklärt sich bereit, ihre Situation in einem Rollenspiel darzustellen. Sie möchte zunächst das Kind spielen (Kind möchte mit der Mutter Hausaufgaben machen, als sie sich gerade hingelegt hat). Ihre Partnerin in der Rolle als Mutter weist sie ab (»immer willst du was von mir, wenn ich mich gerade ausruhen will«). Beim Rollenwechsel geht Frau Martha schon anders auf ihre Tochter ein. Sie antwortet in einem anderen Tonfall, sehr viel freundlicher und empathischer, und handelt mit ihr aus, wann sie sich Zeit für sie nehmen kann.

Aus Zeitgründen kann nur ein Rollenspiel durchgeführt werden – mit Ausblick auf die nächste Sitzung, wo noch Gelegenheit besteht, einen weiteren Konflikt zu bearbeiten.

4.8.10 Neunte Gruppensitzung: Stress und Stressbewältigung

1. Eingangsrunde mit Fragen aus der letzten Sitzung und Erfahrungen aus dem Alltag in der Woche, bezogen auf Konflikte und Konfliktlösungen
2. Einführung in das Stress-Modell: Stressoren – Persönliche Stressverstärker – Stressreaktionen – Stressbewältigung (s. Anhang A9)
3. Erfahrungsaustausch der Teilnehmerinnen unter folgenden Fragestellungen (s. auch Anhang A9):
   - »Ich gerate in Stress, wenn …« – Welche äußeren Faktoren bereiten Stress?
   - »Ich setze mich selbst unter Stress, indem …« – Welches sind meine persönlichen Stressverstärker? Wie setze ich mich selbst insbesondere über meine Gedanken, Bewertungen und Einstellungen (innere Faktoren) unter Stress?
   - »Wenn ich im Stress bin, dann …« – Wie reagiere ich auf Stress, körperlich, auf der Ebene des Verhaltens, in Interaktion mit anderen, mental und emotional?
4. Erfahrungsaustausch der Teilnehmerinnen unter der Fragestellung »Welche Möglichkeiten der Stressbewältigung gibt es?« (s. auch Anhang A9)
   - Veränderung der *Stressoren* – Welche Veränderungen sind möglich auf der Ebene der äußeren Faktoren? »*Anforderungen aktiv begegnen*«
   - Veränderung der persönlichen *Stressverstärker* – Welche stressverstärkenden Gedanken, Bewertungen und Einstellungen können verändert werden? »*Förderliche Gedanken und Einstellungen entwickeln*«

- Veränderung der *Stressreaktion* – Welche langfristig wirksamen förderlichen Stressreaktionen können entwickelt werden und welche kurzfristig wirksamen Strategien zur Stressbewältigung sind möglich? »*Entspannen, erholen, Ausgleich schaffen*«

Stressoren, stressverstärkende Gedanken und Stressreaktionen

Konflikte mit Kindern stellen oft einen Stressfaktor dar. Die Teilnehmerinnen werden gebeten, jede für sich Folgendes aufzuschreiben: Stressoren – stressverstärkende Gedanken – Stressreaktionen. Diese werden dann in der Gruppe gesammelt und auf einem Flipchart aufgeschrieben.

Stressoren: Termin einhalten – Kind trödelt; pünktlich zur Schule kommen – Kind steht nicht auf; für eine Klassenarbeit üben; ins Bett bringen; Zimmer aufräumen; Kind hat Hunger – Essen rechtzeitig fertig haben; Anruf aus der Schule, wenn Kind aggressiv war; selbst Kopf- oder Rückenschmerzen haben; Streit mit Partner; Krankheit des Kindes

Stressverstärkende Gedanken: ich bekomme nichts geregelt, bin unorganisiert; es fällt ein schlechtes Licht auf mich, wenn mein Kind im Kindergarten bzw. in der Schule auffällt; wenn mein Kind schreit, denken andere, ich bin eine schlechte Mutter; wenn mein Sohn aggressiv wird, denken andere, ich kann ihn nicht richtig erziehen; ich muss alles schaffen; immer bleibt alles an mir hängen; ich schaffe das nicht, es reicht nicht, was ich mache

Stressreaktionen: nervös werden; hektisch, fahrig werden; ungeduldig; lauter reden; manchmal Herzklopfen oder Kopfschmerzen; Übelkeit; verstärktes Rauchen oder Essen; Gefühle von Hilflosigkeit, Unsicherheit und Angst; Ärger

Möglichkeiten der Stressbewältigung

Jetzt werden die Teilnehmerinnen gebeten, sich über Möglichkeiten der Stressbewältigung auszutauschen; dabei sollen sie die verschiedenen Ansatzpunkte für mögliche Veränderungen berücksichtigen.

- **Stressbewältigung**
  - *Veränderung der Umwelt:* Plan erstellen; Erledigungen aufschreiben; regelmäßig essen; Arbeit in kleine Einheiten einteilen; Zeitplan ändern; regelmäßig Sport machen; Aufgaben an den Vater des Kindes delegieren; Aufgaben ablehnen; Mutter oder Freundinnen um Hilfe bitten
  - *Veränderung von stressverstärkenden Bewertungen:* ich bin nicht für alles verantwortlich; ich kann meinem Kind mehr zutrauen/mehr zumuten; ich darf auch an mich denken; es muss nicht alles perfekt sein; ich kann mein Kind nicht immer beschützen; ich darf mir Hilfe holen; es darf auch mal unordentlich/nicht blitzblank sauber sein; mit dem Kind spielen oder mit einer Freundin treffen ist wichtiger als Hausputz/Bügeln

- **Stressreaktionen zur Förderung von Entspannung und Entlastung**
  - *bei aktueller Belastung:* Spaziergang machen, mit dem Hund nach draußen gehen; mit einer Freundin telefonieren; laut Musik hören; in Ruhe eine Tasse Kaffee/Tee trinken; Pause machen
  - *langfristig:* sich wieder regelmäßig mit Freundinnen treffen; sich Zeit für ein Hobby nehmen; sich Zeit für seinen Partner nehmen/etwas mit ihm allein unternehmen (Essen gehen, Kino, Feiern etc.) ohne Kinder; Sport treiben

Fazit

Die Mütter sammeln viele Ideen; sie profitieren untereinander von den Vorschlägen der anderen. Hier zeigt sich einmal mehr der Vorteil einer Gruppe.

4.8.11 Zehnte Gruppensitzung: Selbstwertgefühl und Selbstfürsorge

1. Eingangsrunde mit Fragen aus der letzten Sitzung und Erfahrungen aus dem Alltag in der letzten Woche, bezogen auf Stressbewältigung
2. Einführung Entwicklung eines positiven Selbstwertgefühls (s. Anhang A10)
3. Übung: Verbalisieren von positiven Eigenschaften; positives Feedback geben und annehmen
4. Genießen und Genuss (s. Anhang A10)

Positives Feedback

Nach Ausführungen über die Bedeutung von positiven und einfühlsamen Spiegelungsprozessen im ersten Lebensjahr für die Entwicklung eines positiven Selbstwertgefühls werden die Teilnehmerinnen aufgefordert, sich gegenseitig eine positive Rückmeldung zu geben.

Zum Einstieg soll jede Teilnehmerin in der Gruppe eine positive Seite von sich selbst benennen. Anschließend soll nun jede Teilnehmerin eine positive Rückmeldung von den übrigen Teilnehmerinnen erhalten (diejenige kann in der Mitte des Stuhlkreises sitzen). Dann werden die Teilnehmerinnen gebeten, sich über das Erlebte auszutauschen:
Was habe ich empfunden/wie habe ich mich gefühlt, als ich etwas Positives über mich gesagt habe bzw. eine positive Rückmeldung erhalten habe? Woran hat mich das erinnert? War es angenehm/unangenehm? Wie war es für mich, ein positives Feedback zu geben? War es angenehm/unangenehm?

Szene aus der Gruppe

Es fällt den Frauen sichtlich schwer, eine positive Seite von sich zu benennen. Es ist sehr ungewohnt, etwas Gutes über sich zu sagen. Darüber haben sie sich eigentlich wenige Gedanken gemacht. Man will sich auch nicht selbst loben (»Eigenlob stinkt«).

Frau Doris singt gern mit ihrem Sohn.

Frau Marianne kann auf ihrer Arbeitsstelle gut organisieren.

Frau Martha kann gut zuhören.

Frau Sonja achtet sehr darauf, dass ihre Tochter (draußen) viel Bewegung hat.

Frau Beate kann gut kochen und bereitet immer ein warmes Essen für ihre Familie zu.

Frau Susanne geht mit ihrem Sohn viel an die frische Luft und achtet sehr auf seine Gesundheit.

Auch bei den gegenseitigen positiven Rückmeldungen zögern die Frauen und beziehen sich zunächst auf äußere Merkmale: »Deine Haare sind heute schön.« »Der Pullover steht dir gut!« Aber auch: »Ich kann dir gut zuhören.«

Frau Beate findet es gut, wie Frau Susanne als alleinerziehende Mutter das alles schafft und sich so für ihren Sohn einsetzt.

Frau Martha ist beeindruckt, dass Frau Doris trotz ihrer eigenen gesundheitlichen und sonstigen Probleme Zeit findet, mit ihrem Sohn zu singen und fröhlich zu sein.

Frau Marianne ist beeindruckt von Frau Sonja, dass sie noch nicht resigniert hat, und fragt sich, wie sie die Aggressionen ihres Sohnes aushält.

Frau Doris bemerkt, dass sie sich letztlich doch alle ein wenig auf die Schulter klopfen können, weil sie ja schließlich an dieser Gruppe teilnehmen und versuchen, die Beziehung zu ihren Kindern zu verbessern.

Genießen und Genuss

Im Anschluss an diese Übung sollen die Teilnehmerinnen überlegen, welche genussvollen und entspannenden Momente sie aus ihrem Alltag kennen: Was macht mir Freude? Was tut mir gut? Wann fühle ich mich wohl? Wann bin ich entspannt? Wie kann ich mich selbst belohnen? Dabei sollen sie sich vergegenwärtigen, dass sie mit ihren fünf Sinnen genießen können: Sehen – Hören – Schmecken – Riechen – Fühlen.

Szene aus der Gruppe

Hier benennen die Mütter zunächst einige Aspekte, die ihnen das Genießen erschweren: Wer kümmert sich um die Kinder, wenn sie etwas für sich unternehmen möchten?

Für die alleinerziehenden Mütter Frau Susanne, Frau Sonja, Frau Doris ist das ein großes Problem, weil die Väter der Kinder nicht verlässlich oder ganz abwesend sind.

Frau Beate führt an, dass sie zuerst immer an die Kinder und die Familie denkt und fast ein schlechtes Gewissen hat, wenn sie etwas für sich tut, vor allem weil ihr Ehemann wenig Verständnis zeigt.

Frau Martha weiß heute, wie wichtig es ist, auch auf die eigenen Bedürfnisse zu achten.

Frau Doris singt und tanzt gern; sie möchte jetzt auch Gitarrespielen lernen.

Zum Thema »Genießen und Genuss« tragen die Teilnehmerinnen dann doch einiges zusammen: in Ruhe eine Zeitschrift oder ein Buch lesen; ein ausgiebiges Bad nehmen; Schwimmen gehen; einen Spaziergang machen; ein schönes Essen kochen; stricken; in Ruhe eine Tasse Kaffee oder Tee trinken; eine Serie anschauen; Musik hören; Tanzen; Singen.

4.8.12 Elfte Gruppensitzung: Resümee, Identifizierung eigener Themen, Abschied

1. Eingangsrunde mit Fragen aus der letzten Sitzung und Erfahrungen aus dem Alltag in der letzten Woche, bezogen auf Genuss und Genießen
2. Rückblick auf die Gruppensitzungen
3. Übung »Ich gestalte meinen Raum«
4. Abschied

Rückblick auf die Gruppensitzungen

Gesprächsrunde über die Erfahrungen mit der Gruppe: Mit welchen Erwartungen habe ich teilgenommen? Wurden meine Erwartungen erfüllt? Welche Sitzung war besonders wichtig für mich? Gibt es schöne Erinnerungen/belastende Erfahrungen? Was hat mir gefallen, was weniger? Welches Thema ist für mich das Wichtigste? Welche Veränderungen habe ich wahrgenommen bei mir, bei meinem Kind, in der Kommunikation miteinander?

Ein kurzer Ausschnitt aus der Gesprächsrunde

Frau Beate: Zu Beginn der Gruppentherapie war ich sehr skeptisch und konnte mich nicht gut einlassen. Ich hatte Probleme, in die Rollenspiele einzusteigen, habe aber im Laufe der Sitzungen gemerkt, dass sie tatsächlich etwas bewirken. Mit dem Kopf war mir vorher schon vieles klar. Jetzt hat sich meine Wahrnehmung verändert. Ich achte mehr auf meine Gefühle, kann sie offener zeigen. Ich lasse mich nicht mehr auf jede Diskussion und Auseinandersetzung mit Carolin ein, lasse ihr mehr Raum; das ist entspannter. Etwas ist in Bewegung geraten.

Frau Susanne: Die Gruppe hat mir viel gebracht; ich verstehe jetzt vieles besser. Ich habe mich in der Gruppe verstanden gefühlt, weil die anderen Mütter ähnliche Probleme haben; meine Freundinnen verstehen mich oft nicht. Das hat mir gutgetan. Trotzdem bleibt es für mich schwer, als alleinerziehende Mutter alles allein regeln zu müssen. Das ist so anstrengend und manchmal kann ich mich nicht auf Sebastian einstellen. Wenn ich dann ungeduldig oder laut werde, tut es mir hinterher oft leid. Dann wünsche ich mir Entlastung von einem Partner.

Frau Sonja: Ich habe in meinem Leben noch nie so viel über mich selbst geredet; das war anstrengend, aber auch entlastend. Ich weiß jetzt, dass ich nicht allein Schwierigkeiten mit meinen Kindern habe. Als alleinerziehende Mutter fühlt man sich ja manchmal minderwertig. Da ist so ein Druck von außen: »Wenn du einen Mann hättest, wäre alles besser.« Jetzt habe ich gesehen, dass das nicht stimmt. Das macht mich sicherer. Meine Tochter wollte mich schon mit verschiedenen Männern verkuppeln. Sie wünscht sich wohl einen Papa. Das Thema Aggression war für mich das wichtigste. Ich wollte damit nichts zu tun haben; Erik ist für mich so weit entfernt, wenn er aggressiv wird. Hier habe ich erfahren, dass Aggressionen zum Menschen dazugehören. Es ist aber schwer, das zu akzeptieren und damit umzugehen.

Frau Marianne: Für mich war das Thema Aggression auch sehr wichtig. Wenn mein Sohn wütend wurde, habe ich gleich gedacht, er kommt mal auf die schiefe Bahn. Das sehe ich jetzt etwas gelassener, aber ich klammere noch oft, möchte ihn vor allem beschützen und habe immer Angst, ihm stößt etwas Schlimmes zu. Vielleicht habe ich auch die Erfahrungen mit seinem Vater noch nicht verarbeitet. Ich hatte lange Angst, er könnte meinen Sohn entführen.

Frau Martha: Für mich war die Gruppe gut. Obwohl ich schon eine Idee über die Ursachen meiner Probleme hatte, ist mir hier vieles deutlicher geworden. Nach den Bewegungsübungen ist mir bewusst geworden, wie Ablehnung und Zurückweisung ohne Worte vermittelt werden. Meine Angst vor Vereinnahmung und die Angst, wieder in eine Klinik zu müssen, haben wohl zu meinem abweisenden Verhalten gegenüber Marie geführt. Das war mir so nicht bewusst. Ich bemühe mich nun, auf die Wünsche meiner Tochter einzugehen, sie nicht gleich abzulehnen oder ärgerlich zu reagieren. Das klappt schon recht gut; ich achte auch auf mich, auf meine Auszeiten. Aber wir können das jetzt besser aushandeln. Marie wirkt auch ausgeglichener. Das Thema Stress und Stressbewältigung war für mich gut.

Frau Doris: Ich habe hier einiges über die kindliche Entwicklung erfahren. Ich habe meinen Sohn wohl oft überfordert und Dinge von ihm erwartet, die er noch gar nicht konnte. Mir fehlt ja hier ein Vorbild – meine Mutter ist kein Vorbild. Für mich ist es schwierig, mit meiner Wut auf Männer umzugehen; ich möchte sie nicht auf meinen Sohn übertragen. Es gibt viele innige Momente mit ihm, wenn wir z. B. miteinander singen; darüber bin ich sehr glücklich.

Übung »Ich gestalte meinen Raum«

Die Teilnehmerinnen werden aufgefordert, sich »ihren Raum« zu gestalten, ihn mit Gegenständen einzurichten wie Kissen, Decken oder anderen Gegenständen, sodass sie sich dort wohlfühlen (s. Trautmann-Voigt & Voigt, 2012, S. 265).

Szene aus der Gruppe

Frau Beate sitzt auf dem Sofa mit einer Decke und einem Buch.

Frau Susanne sitzt auf einem Sitzsack und blättert in einem Kinderbuch.

Frau Doris sitzt auf einem Ball und bewegt sich langsam hin und her, dabei schlägt sie rhythmisch mit einer Rassel.

Frau Marianne sitzt in einem Sessel und beschäftigt sich mit dem Stofftier »Das Krokodil, das Angst hat«.

Frau Martha sitzt auf einem bequemen Stuhl und beschäftigt sich mit einem Kartenspiel.

Frau Sonja sitzt auf dem Boden und hat es sich mit Decken und Kissen bequem gemacht; sie spielt mit dem Stofftier »Wolf im Schafspelz«. Dann sagt sie: »Bitte keine anstrengenden Fragen mehr, ich könnte jetzt eine Tasse Kaffee gebrauchen.«

Daraufhin serviert die Leiterin allen Teilnehmerinnen eine Tasse Kaffee. Jetzt werden einmal die Mütter versorgt. Die Leiterin gibt ihnen zum Abschluss eine positive Rückmeldung über den Prozess, den alle durchlaufen haben, dankt für die engagierte Teilnahme und dass es ihr Freude gemacht hat, mit der Gruppe zu arbeiten.

4.9 Resümee des Gruppenprozesses

Zusammenfassend ist zunächst festzustellen, dass alle Frauen von der Teilnahme an der Gruppentherapie profitiert haben. Alle Mütter äußern, dass sie nun ein besseres Verständnis für ihre Kinder haben, dass sie die Entstehung von Konflikten besser verstehen und dass sich die Beziehung zu ihren Kindern positiv verändert hat.

Die verschiedenen Motivationssysteme, die Elemente von Körpersprache, den Zusammenhang von Körpersprache und Affekten, die Bedeutung von Gefühle und die Entstehung von Konfliktsituationen konnten die Mütter über die körperbezogenen Übungen und Rollenspiele in der Interaktion mit den anderen am eigenen Körper erfahren und erleben. Die unterschiedlichen Medien (Buch, Film, Videosequenz) waren eine sinnvolle Ergänzung. So konnten sich die Frauen (mehr oder weniger) basales Wissen über kindliche Entwicklung aneignen, was auf rein sprachlicher Ebene in Form von Ratschlägen, Erklärungen oder Vorträgen sicher nicht gelungen wäre, und es hat ein nachhaltiger Lernprozess (weil erlebt) stattgefunden, ein Selbsterfahrungsprozess.

Haben zu Beginn der Gruppentherapie die Mütter das Problem mehr oder weniger allein dem Problemkind zugeschrieben (meine Tochter klammert; meine Tochter verhält sich wie ein kleines Kind; mein Sohn ist aggressiv), haben sie am Ende der Gruppentherapie eine Vorstellung, wie sich Konflikte und Probleme letztlich im Dialog entwickeln. Dabei haben sie Erkenntnisse über ihre eigenen Anteile gewonnen, Bezüge zur eigenen Biografie hergestellt und zum Teil ihre eigenen Probleme erkannt (so Frau Beate, Frau Marianne, Frau Martha). Denjenigen Frauen, die schon in Einzeltherapie waren, ist deutlicher geworden, wie ihre eigenen Probleme die Beziehung zu ihrem Kind beeinflussen.

Beispiel Frau Beate mit Tochter Carolin

Zu Beginn der Gruppe ist Frau Beate sehr skeptisch, wirkt kraftlos mit wenig Muskelspannung, blockiert in ihren Bewegungen. Es zeigen sich Hinweise auf depressive Verstimmungen. Sie argumentiert vor allem auf kognitiver Ebene. Über die Übungen kann sie sich im

Verlauf des Gruppenprozesses mehr aktivieren (das Schnelle ist besser als das Langsame) und gegenüber der Gruppe weiter öffnen. Es kristallisiert sich zunehmend heraus, dass sie ein Problem mit dem Thema Festhalten – Loslassen hat. Die Zuschreibung, dass ihre Tochter Carolin unreif, regressiv und anstrengend ist, verändert sich. Sie erkennt ihre eigenen Anteile an dem als belastend erlebten Interaktionsgeschehen zwischen sich und ihrer Tochter. Anders ausgedrückt: Sie erkennt, dass sie das Verhalten ihrer Tochter verstärkt, indem sie immer wieder auf sie eingeht. Ihr wird bewusst, dass es *ihr* schwerfällt, loszulassen. Solange ihre Tochter klein ist, hat sie eine Aufgabe. Das übermäßige Eingehen auf die Wünsche von Carolin führt allerdings immer wieder zu Konflikten mit ihrem Ehemann. Gerade in den letzten Sitzungen wird ihr allmählich deutlich, dass sie ihre Tochter loslassen darf/kann, weil diese immer selbstständiger wird und sie für sich selbst eine Perspektive entwickeln muss. Sie lernt, sich besser abzugrenzen.
Eine entsprechende Entwicklung zeigt sich bei Carolin. Zu Beginn der Therapie klagt sie viel, beschwert sich über die Mitschüler, ihre Körperhaltung wirkt kraftlos und sie bewegt sich schwerfällig (Hänseleien der Mitschüler, »trampelt wie ein Elefant«); sie begibt sich selbst in diese Rolle. Im Verlauf der Therapie wird sie aktiver, grenzt sich mehr von ihren Eltern ab und verabredet sich immer öfter mit Freundinnen. Sie geht z. B. regelmäßig schwimmen und Schlittschuhlaufen, was ihr viel Spaß macht. Am Ende der Therapie wirkt sie sehr viel zufriedener; sie ist autonomer (Interpretation: sie muss nicht mehr die Leere ihrer Mutter füllen, sondern kann sich ihren eigenen Interessen widmen).
Beide, Mutter und Tochter, bewegen sich fließender und kraftvoller; ihre Mimik ist entspannter und ihre Bewegungen sind weniger zur Schwerkraft hingerichtet, sie wirken »leichter«. Frau Beate zeigt sich zugewandter, weicher, weniger blockiert. Die Spannungen mit ihrem Ehemann sind deutlich reduziert, seitdem sie weniger Konflikte mit Carolin hat.
Die Teilnahme der Mutter an der Gruppenpsychotherapie, ergänzend zur Einzeltherapie der Tochter, hat deren Therapieerfolg beschleunigt und gefestigt. Die Erfahrungen und Erkenntnisse aus der Gruppenpsychotherapie hätten in ergänzenden Einzelgesprächen mit der Mutter/den Eltern nicht vermittelt werden können. Die Gruppe hatte hier eine wichtige Funktion.

Die Frauen haben sich gut in der Gruppe verknüpft, sich gespiegelt und unterstützt. Ihre Motivation war sehr hoch, da alle bereits in einen therapeutischen Prozess eingebunden waren.

Einen besonderen Stellenwert hatten die Themen Bindung – Autonomie/Nähe – Distanz (5. Gruppensitzung) und das Thema des aversiven Motivationssystems (8. Gruppensitzung).

Alle Mütter hatten Probleme in der Nähe-Distanz-Regulation (Klammern aufseiten des Kindes bei Frau Sonja und Frau Beate; Klammern aufseiten der Mutter bei Frau Marianne; ambivalente Haltung bei Frau Doris und Frau Susanne, ansatzweise bei Frau Martha).

Das aversive Motivationssystem war bei allen mit negativen Vorstellungen und Bewertungen verbunden. Insbesondere Frau Sonja und Frau Marianne assoziierten Aggression und Wut vor allem mit Gewalt und Verbrechen/Krankheit – sicherlich nachvollziehbar auf dem Hintergrund ihrer Erfahrungen mit den Vätern ihrer Söhne.

An dieser Stelle ist anzumerken, dass das Thema Väter nur peripher zur Sprache kam. Es ist sicher denkbar und vermutlich für die Frauen auch hilfreich, einige Sitzungen ausschließlich zu diesem Thema zu gestalten; dann müsste allerdings die Zahl der Gruppensitzungen erhöht werden. Hier hätte es den Rahmen gesprengt. Teilweise haben die Frauen ihre (Gewalt-)Erfahrungen mit Männern in der Einzeltherapie bearbeitet (Frau Doris, Frau Marianne).

4.10 Beispiel Erik, Sohn von Frau Sonja

In dem nun folgenden Fallbeispiel soll exemplarisch ausführlicher gezeigt werden, wie sich Gruppentherapie der Mutter und Einzeltherapie der Kinder in Kombination ergänzt haben.

Fallbeispiel Erik
Diagnose nach ICD 10: F92.8 Sonstige kombinierte Störung des Sozialverhaltens und der Emotionen; depressive Entwicklung mit aggressiver Kompensierung mit dem Risiko auf Entwicklung einer emotional-instabilen Neurosenstruktur
Einzeltherapie als Langzeittherapie mit begleitenden Elterngesprächen und im Verlauf mit Mutter-Kind-Sitzungen
Teilnahme der Mutter an der Gruppentherapie als begleitende Behandlung der Bezugsperson

Vorstellungsgrund
Der achtjährige Erik hat seit Eintritt in den Kindergarten Kontaktprobleme. Er hat keine festen Freunde und gerät schnell in Auseinandersetzungen, welche er aggressiv löst. Insgesamt ist er ein Einzelgänger und wird von den anderen Kindern ausgegrenzt. Seit Eintritt in die Schule haben sich die Kontaktprobleme verschärft und Erik hat Konzentrationsschwierigkeiten. Zudem kaut er an den Nägeln, ist motorisch sehr unruhig und wirkt immer angespannt und bedrückt. Die Mutter benennt große Unsicherheiten im Umgang mit ihrem Sohn. Zu Hause ist er erzieherisch nur schwer zu erreichen. Er lügt viel und zeigt sich sehr aggressiv gegenüber seiner drei Jahre jüngeren Schwester. Die Mutter fühlt sich sehr belastet und erschöpft. Sie benennt große Ängste, Erik könne so »böse« werden wie sein Vater.

Biografische Anamnese
Die Mutter berichtet, dass Erik als Wunschkind gezeugt wurde. Während der Schwangerschaft erfährt sie, dass der Vater heroinabhängig ist. Erik schreit von Geburt an sehr viel. Die Mutter kann ihn oft nicht beruhigen, was sie als Ablehnung empfindet. Er hat große Einschlafprobleme. Der Vater von Erik ist aufgrund der Heroinabhängigkeit sehr unzuverlässig, aber Erik ist dennoch sehr bezogen auf ihn. Erik kann bereits früh laufen und ist früh trocken. In der Sprachentwicklung gibt es, nachdem er mit zehn Monaten bereits die ersten Worte sprechen kann, eine deutliche Verzögerung der weiteren Entwicklung. Erst mit zweieinhalb Jahren spricht er die ersten Zwei-Wort-Sätze und erhält eine logopädische Förderung. Die Trotzphase erlebt die Mutter bei Erik sehr ausgeprägt und sie »hält noch heute an«. Zeitgleich mit dem Eintritt in den Kindergarten wird die Schwester geboren. Dieser begegnet Erik von deren Geburt an aggressiv, sodass die Mutter die beiden Kinder nicht allein in einem Raum lassen kann. Zudem bricht die Mutter nach langem Hin und Her kurz darauf die Beziehung zum Vater endgültig ab. Der Vater sitzt bis dahin bereits wiederholt in der JVA ein und befindet sich zu diesem Zeitpunkt wieder dort. Erik wird

altersgerecht mit sechs Jahren eingeschult, seither verstärkt sich sein Problemverhalten weiter.

Mutter-Kind-Interaktion zu Beginn der Behandlung
Erik ist für sein Alter eher klein. Sein Äußeres wirkt ungepflegt. Hängende Schultern, ein gebeugter Rücken und ein schleichender Gang strahlen eine große Unsicherheit und Bedrücktheit aus. Er versteckt sich und seine leuchtend roten Haare unter der Kapuze und weicht dem direkten Blickkontakt aus. Indirekt beäugt er misstrauisch seine Umgebung, sodass sich die Therapeutin von ihm beobachtet fühlt. Er achtet darauf, hinter der Mutter und nicht neben ihr zu laufen, sucht aktiv Distanz zu ihr. Die Mutter ist eine gepflegte, große Frau mit hypotoner Körperhaltung. Sie begrüßt die Therapeutin mit einem sehr kraftlosen Handschlag und mechanischem Lächeln. Während Erik auf dem Stuhl kauert, schildert die Mutter scheinbar endlos die Verhaltensschwierigkeiten ihres Sohnes. Insgesamt wirkt sie wenig empathisch, emotional sehr schwingungsarm, mimisch beinahe starr mit wenig Emotionsausdruck. Erik lässt die Klagen seiner Mutter wortlos über sich ergehen. Er blickt nur einmal auf, als die Therapeutin die Mutter begrenzen will. Mimisch drückt er aber zunehmend mehr Wut aus.

Fokus der Einzeltherapie
Im Mittelpunkt der Einzeltherapie steht die Aufgabe, Erik in seinem inneren Spannungsfeld zwischen Nähe-Wunsch und Nähe-Angst als verlässliches Gegenüber zur Seite zu stehen. Seine tiefe Angst vor Verlassenheit und Ohnmacht und die gewaltige Wut über die Enttäuschung des nicht versorgenden frühen Umfeldes müssen vom Gegenüber ausgehalten werden, um ihm Halt und Geborgenheit zu geben. Immer wieder testet er die therapeutische Beziehung hinsichtlich ihrer Verlässlichkeit. Durch empathisches Spiegeln seiner Bedürfnisse und Gefühle baut Erik zunehmend ein Gefühl für sich selbst und Vertrauen in die therapeutische Beziehung auf. Gerade beim Aushalten negativer Affekte ist Erik auf die interpersonelle Affektregulation angewiesen, da sein fragiles Selbst und sein geringes Selbstwertgefühl sehr schnell massiv bedroht sind. Durch Wertschätzung und Anerkennung seiner Fähigkeiten kann das einseitige negative Selbstkonzept »ich bin böse, ich kann nichts« nach und nach positiven Selbstaspekten weichen. Im Verlauf der Therapie gelingt es Erik immer mehr, seine Angst vor Nähe zu verlieren. Dadurch kann er seine aggressive Kompensierung aufgeben und seine emotionale Bedürftigkeit ausdrücken.
Auf symbolischer Ebene lässt er sich im regressiven Rollenspiel versorgen. Trotz der für die frühen Störungsanteile erstaunlichen Entwicklung der Beziehungskompetenzen gelingt es nicht, diese Fortschritte in sein häusliches Umfeld zu übertragen.
Daher ist es wichtig, intensiver den emotionalen Austausch zwischen Mutter und Kind zu fördern und zu unterstützen. In gemeinsamen Mutter-Kind-Sitzungen wird daran gearbeitet, wie die Mutter emotional mehr in Kontakt mit ihrem Sohn kommen kann. Ziel ist es, dass sie ihm auch bei negativen Affekten unterstützend zur Seite stehen kann und nicht immer aus dem Kontakt gehen muss. Gerade hinsichtlich des anstehenden Therapieendes ist es sehr wichtig, die Real-Mutter mehr als Halt gebende Bezugsperson zu stabilisieren, sodass eine Ablösung aus der therapeutischen Beziehung erleichtert werden kann.

Fokus der Elternarbeit, Mutter-Kind-Arbeit, Einfluss der Müttergruppe
Die Mutter zeigt sich sehr unsicher und distanziert im Kontakt mit ihrem Sohn. Emotional selbst kaum schwingungsfähig und depressiv anmutend, gelingt es ihr nicht, Erik empathisch zu spiegeln und ihm eine wertschätzende und Halt gebende Resonanz zu bieten. Kindliche Impulse der Kontaktaufnahme und Rückversicherung bleiben unbeantwortet. Wut und Aggression von Erik lösen bei der Mutter dagegen große Ängste aus, Erik könne

ebenso kriminell werden wie sein Vater. Daher bricht sie, quasi starr vor Angst, abrupt den Kontakt gänzlich ab. Hauptaufgabe in der Elternarbeit mit der Mutter ist es, die vom Vater auf den Sohn projizierten negativen Zuschreibungen und die damit verbundenen Ängste aufzulösen. Erst so wird eine positive Spiegelung von Erik überhaupt möglich. Die Mutter muss darin angeleitet werden, wie sie die Beziehungsimpulse und -wünsche ihres Sohnes besser erkennen und mehr darauf eingehen kann. Um Erik in seiner Affektregulation zu helfen und ihn unterstützen zu können, seine Beziehungsängste zu verlieren, muss die Mutter in ihrer elterlichen Feinfühligkeit gestärkt werden. Da es der Mutter weiter schwerfällt, die Impulse aus den Gesprächssitzungen zu Hause umzusetzen, werden gemeinsame Mutter-Kind-Sitzungen vereinbart; begleitend ergänzt die Teilnahme an der Müttergruppe den Behandlungsprozess.
Gerade das Erleben am eigenen Körper durch die Interaktionsübungen in der Müttergruppe löst bei der Mutter ein größeres Verständnis für ihre eigenen Gefühle und den emotionalen Austausch zwischen sich und ihrem Sohn aus. Sie erkennt, dass sie (körperliche) Nähe auf dem Hintergrund ihrer eigenen Biografie ablehnt, da sie damit eine zu große Vereinnahmung und Bedrängnis durch ihre eigene Mutter verbindet (Sitzungen 1 und 3). Das Kennenlernen der verschiedenen Wege der Kontaktaufnahme, die Notwendigkeit eines dialogischen Wechsels zwischen Beziehungsimpulsinitiierung und -beantwortung für das Erleben eines echten »Wir-Gefühls«, das verbindet, helfen der Mutter sehr. In den gemeinsamen Mutter-Kind-Sitzungen im Rahmen von Spiel- und Bastelsituationen probiert sie dieses ermutigt aus. Es entsteht wieder ein gemeinsames Lachen und die Mutter erfährt wieder Freude am Miteinander mit ihrem Sohn. Das gewonnene und vor allem selbst gespürte Verständnis der verschiedenen Bedürfnisse (Motivationssysteme) und Systemzustände sensibilisieren sie in ihrer Wahrnehmung und sie lernt, genauer hinzuschauen, was Erik emotional gerade von ihr braucht (Sitzungen 2, 4 und 5). Natürlich fällt es ihr aufgrund der eigenen geringen emotionalen Kompetenzen nicht leicht, dies immer zu erspüren. Aber allein das Bemühen anstelle des Wegschauens und des Kontaktabbruchs führt bei Erik dazu, sich mehr unterstützt zu fühlen. Eine entscheidende Erkenntnis für die Mutter ist schließlich, dass hinter der Aggression bei Erik nicht etwa etwas »Böses und Gefährliches« steckt, sondern dass sich hinter Aggression auch immer Angst und Trauer verbergen können. Bei aversiven Reaktionen fragt sie sich zunehmend: »Was braucht mein Kind gerade?« (Sitzungen 6 und 7). Dies führt auch dazu, dass die Mutter ihre Angst vor der aggressiven Kompensierung Eriks bei Konflikten etwas aufgeben kann und mehr versucht, ihm Halt gebend zur Seite zu stehen. Als ihm z. B. beim Basteln etwas nicht gelingt und er wütend ausflippt, hilft sie ihm nun durch ermutigendes Zureden und Hilfestellung, das Problem zu lösen anstelle wie sonst vor Angst zu erstarren und aus der Situation zu gehen (Sitzung 8). Durch den wertschätzenden Austausch der anderen Mütter in der Gruppe kann sie mehr Verständnis für sich selbst und ihre Überforderung aufbauen. Es gelingt ihr, eigene Schuldgefühle abzubauen, und sie entwickelt mehr Selbstvertrauen, über ihre Unsicherheiten und Probleme zu reden. Der Austausch in der Gruppe über die Bedeutung einer guten Selbstfürsorge ermutigt sie, neue Ressourcen für sich zu finden, Selbstfürsorge verstanden als Beitrag, für ihre Kinder gut sorgen zu können (Sitzungen 9 und 10).

Mutter-Kind-Interaktion am Ende der Behandlung
Erik und seine Mutter basteln über mehrere gemeinsame Stunden einen großen Weihnachtsbaum aus Papier und planen eine Weihnachts-Abschiedsstunde. Mit seiner Mutter und der jüngeren Schwester kommt er schließlich zu dieser Stunde. Mit geradem Gang und Lächeln im Gesicht geht Erik vorweg und begrüßt die Therapeutin fröhlich und aufgeregt. Die gemeinsamen Spiele sind immer wieder begleitet durch gemeinsames Lachen.

In Frustrationsmomenten entsteht immer noch schnell eine große Anspannung, aber es gelingt der Mutter, verbal in Kontakt zu bleiben und Erik dadurch Halt zu geben, sodass er diese Momente aushält. Die Mutter zeigt deutlich mehr Resonanz auf den Gefühlsausdruck ihrer Kinder und wirkt selbst lebendiger. Es entsteht ein sehr schönes Miteinander. Abschließend wünscht sich Erik ein gemeinsames Familienfoto vor dem Weihnachtsbaum. Die Mutter merkt ganz gerührt an, dass dies das erste Familienbild ist, auf dem sich Erik nicht abwendet. Der Abschied von der Therapeutin gestaltet sich sehr emotional. Die Mutter äußert Sorgen, ob sie den weiteren erzieherischen Aufgaben gewachsen ist; sie muss noch einmal beruhigt werden; weitere Unterstützung durch eine Familienhilfe ist möglich. Erik benennt Stolz und Traurigkeit; er wiederholt mehrfach die Worte der Therapeutin: »Ein besonderes Geschenk für ein besonderes Kind und eine besondere gemeinsame Zeit.« Trotz dieser harmonischen Abschiedsstunde, in der die positiven Veränderungen in der Mutter-Kind-Beziehung zu sehen sind, wird es noch ein weiter Weg sein, diese Fortschritte in den häuslichen Alltag zu übertragen und zu verfestigen. Der Schutzraum Therapie hat Halt gegeben, im häuslichen Rahmen fehlen häufig noch stabile Strukturen. Die Mutter muss weiter durch eine ambulante Familienhilfe unterstützt und in ihren Erziehungs- und Beziehungskompetenzen gestärkt werden.

Reflexion: Nutzen der Kombinationsbehandlung für den Behandlungserfolg
Die parallele Teilnahme an der Müttergruppe hat den enormen Vorteil, dass die Mutter nicht nur an einem rationalen Verständnis der Beziehungsprobleme zu ihrem Kind arbeiten kann, sondern tatsächlich durch die körperbezogenen Interaktionsübungen erlebt, wie sich der Dialog zwischen ihr und ihrem Sohn entwickelt. Diese Selbsterfahrung ermöglicht ihr ein tieferes Beziehungsverständnis, ein stärkeres Einfühlen und hilft ihr, die Beziehung zu ihm anders zu regulieren. Ihre Eigenanteile werden so schneller deutlich. Zudem kann sich die Mutter durch das wertschätzende Feedback der anderen Mütter selbst mehr stabilisieren und eigene Schuld- und Schamgefühle abbauen, wodurch mehr Energie für das Finden neuer Lösungsansätze freigesetzt wird.
Die intensivere Integration der Mutter in die Einzeltherapie durch gemeinsame Mutter-Kind-Sitzungen führt zu einem besseren Transfer der Entwicklungsfortschritte von Erik aus der therapeutischen Beziehung in seine Real-Beziehungen und erleichtert damit die Herauslösung aus der therapeutischen Beziehung zum Ende der Behandlung.

4.11 Zusammenfassung

Die einzelnen Sitzungen sind inhaltlich verknüpft und thematisch aufeinander abgestimmt. Gleichwohl kann die Reihenfolge ggf. abgeändert und auf die Bedürfnisse der jeweiligen Gruppe zugeschnitten werden; so können sich auch Übergänge von der einen in die nächste Sitzung ergeben. Es handelt sich also nicht um ein klassisches Manual, das streng zu befolgen ist, sondern es lässt der Gruppenleiterin durchaus Spielräume. Entscheidend ist, dass die Mütter Zusammenhänge erkennen und einen Bezug zu ihren Problemen herstellen können.

Es gibt mittlerweile eine ganze Reihe von Therapieansätzen und Programmen zur Stärkung der frühen Mutter-Kind-Beziehung (s. Brisch, 2014, 2017a, b; Cierpka, 2015; Marvin et al., 2003; Papousek et al., 2004; Stern, 2006), nicht zuletzt die »Frühen Hilfen«, die auch an der Köln-Bonner Akademie für Psychotherapie entwickelt und ein Teil des Therapieangebotes sind. Die Erfahrungen mit diesem Gruppentherapiekonzept haben gezeigt, dass es sinnvoll ist, auch für Mütter älterer Kinder ein solches Programm anzubieten.

Die weitere Anwendung in der Praxis kann durchaus noch zu Veränderungen führen. Dieses Konzept ist ausgerichtet für Mütter, weil die Mütter in den meisten Fällen die ersten Bezugspersonen der Kinder sind.

Die Konzeption für eine Elterngruppe wird sicherlich anders aussehen, weil in einer solchen Gruppe die Paardynamik in die Gruppe getragen wird. Bei der Auswahl der Eltern muss die Beziehung der Eltern untereinander berücksichtigt werden (bei Gewalterfahrungen der Mütter wäre ein Gruppenprozess wie dargestellt nicht möglich).

Auch eine gemischte Gruppe von Müttern und Vätern hat eine eigene, andere Dynamik, die in einem Gruppentherapiekonzept beachtet werden muss.

Literatur

Ainsworth, M.D.S., Blehar, M.C., Waters, E. & Walli, S. (1978). Patterns of Attachement: A Psychological Study of the Strange Situation. Hillsdale, NJ: Erlbaum.

Bauer, J. (2017). Schreimutter. Weinheim: Beltz & Gelberg.

Bowlby, J. (2014). Bindung als sichere Basis. Grundlagen und Anwendung der Bindungstheorie. München: Ernst Reinhardt.

Brisch, K.H. (2014). Säuglings- und Kleinkindalter. Stuttgart: Klett-Cotta.

Brisch, K.H. (2017a). Bindungsstörungen. Von der Bindungstheorie zur Therapie. Stuttgart: Klett-Cotta.

Brisch, K.H. (2017b). SAFE Sichere Ausbildung für Eltern. Stuttgart: Klett-Cotta.

Cierpka, M. (Hrsg) (2015). Regulationsstörungen. Beratung und Psychotherapie für Eltern mit kleinen Kindern. Berlin, Heidelberg: Springer.

Dornes, M. (1993). Der kompetente Säugling. Die präverbale Entwicklung des Menschen. Frankfurt a.M.: Fischer.

Dornes, M. (2000). Die emotionale Welt des Kindes. Frankfurt a.M.: Fischer.

Dornes, M. (2006). Die Seele des Kindes. Entstehung und Entwicklung. Frankfurt a.M.: Fischer.

Fonagy, F., Gegerly, G., Jurist, E.L. & Target, M. (2015). Affektregulierung, Mentalisierung und die Entwicklung des Selbst. Stuttgart: Klett-Cotta.

Foulkes, S.H. (2007). Gruppenanalytische Psychotherapie. Eschborn: Dietmar Klotz.

Franz, M. (2009). PALME Präventives Elterntraining für alleinerziehende Mütter geleitet von Erzieherinnen und Erziehern. 2. ergänzte Aufl. Göttingen: Vandenhoeck & Ruprecht.

Grossmann, K. & Grossmann, K.E. (2017). Bindungen – das Gefüge psychischer Sicherheit. 7. Aufl. Stuttgart: Klett-Cotta.

Kaluza, G. (2015). Gelassen und sicher im Stress. Stress erkennen, verstehen, bewältigen. Heidelberg: Springer.

Kaluza, G. (2018). Stressbewältigung – Trainingsmanual zur psychologischen Gesundheitsförderung. Heidelberg: Springer.

Lichtenberg, J. (1998). Modellszenen und Motivationssysteme – mit besonderer Berücksichtigung körperlicher Erfahrungen. In: Trautmann-Voigt, S. & Voigt, B. (Hrsg). Bewegung ins Unbewusste. Beiträge zur Säuglingsforschung und analytischen Körper-Psychotherapie. Frankfurt a.M.: Brandes & Apsel; 110–28.

Lichtenberg, J., Lachmann, F. & Fosshage, J. (2000). Das Selbst und die motivationalen Systeme. Frankfurt a.M.: Brandes & Apsel.

Marvin, B., Cooper, G., Hoffman, K. & Powell, B. (2003). Das Projekt »Kreis der Sicherheit«: Bindungsgeleitete Intervention bei Eltern-Kind-Dyaden im Vorschulalter. In: Scheuerer-English, H., Suess, G. J. & Pfeifer, W. (Hrsg). Wege zur Sicherheit. Gießen: Psychosozial-Verlag.

Papousek, M. (2008). Vom ersten Schrei zum ersten Wort. Anfänge der Sprachentwicklung in der vorsprachlichen Kommunikation. Bern: Huber.

Papousek, M., Schieche, M. & Wurmser, H. (2004). Regulationsstörungen der frühen Kindheit. Frühe Risiken und Hilfen im Entwicklungskontext der Eltern-Kind-Beziehungen. Bern: Huber.

Powell, B., Cooper, G., Hoffmann, K. & Marvin, B. (2015). Der Kreis der Sicherheit. Die klinische Nutzung der Bindungstheorie. Paderborn: Probst.

Shahar-Levy, Y. (2001). The function oft he human motor system in process of storing and retrieving preverbal, primal experience. Psychoanal Inquiry; 21: 3.

Stern, D. (2005). Der Gegenwartsmoment. Frankfurt a. M.: Brandes & Apsel.

Stern, D. (2006). Die Mutterschaftskonstellation. Eine vergleichende Darstellung verschiedener Formen der Mutter-Kind-Psychotherapie. Stuttgart: Klett-Cotta.

Stern, D. (2016). Die Lebenserfahrung des Säuglings. Stuttgart: Klett-Cotta.

Trautmann-Voigt, S. (2017). Body Movement Mind Analysis – ein Vorschlag zur der OPD-2-Beziehungsachse. In: Trautmann-Voigt, S. & Voigt, B. (Hrsg). Psychodynamische Psychotherapie und Verhaltenstherapie. Ein integratives Praxishandbuch. Stuttgart: Schattauer; 174–77.

Trautmann-Voigt, S. & Moll, M. (2011). Bindung in Bewegung. Gießen: Psychosozial-Verlag.

Trautmann-Voigt, S. & Voigt, B. (2012). Grammatik der Körpersprache. Stuttgart: Schattauer.

Trautmann-Voigt, S. & Voigt, B. (2014). Entwicklung – Abstimmung – Regulation. Tiefenpsychologisch fundierte Psychotherapie im rhythmisch-dynamischen Handlungsdialog. In: Wöller, W. & Kruse, J. (Hrsg). Tiefenpsychologisch fundierte Psychotherapie. Basisbuch und Praxisleitfaden. Stuttgart: Schattauer; 276–89.

Trautmann-Voigt, S. & Voigt, B. (2017). Psychodynamische Psychotherapie und Verhaltenstherapie. Ein integratives Praxishandbuch. Stuttgart: Schattauer.

Trautmann-Voigt, S. & Zander, D. (2007). Interaktionsanalyse des Körperverhaltens – Entwicklung eines Instruments sowie eine erste bewegungsanalytische Studie zum Passungsverhalten von Müttern mit ihren Säuglingen im Verlauf des ersten Lebensjahres. In: Trautmann-Voigt, S. & Voigt, B. (Hrsg). Körper und Kunst in der Psychotraumatologie. Stuttgart: Schattauer; 189–219.

Yalom, I. D. (2016). Theorie und Praxis der Gruppentherapie. Ein Lehrbuch. Stuttgart: Klett-Cotta.

Weitze, M. & Battut, E. (2008). Wie der kleine rosa Elefant einmal traurig war und wie es ihm wieder gut ging. 6. Aufl. Zürich: Bohem Press.

Anhang Kapitel 4

A1: Material 1. Sitzung – Kennenlernen und Kontakt

Wie verstehe ich mein Kind besser?

- Mein Kind reagiert nicht und verweigert sich!
- Mein Kind ist so ängstlich und zurückhaltend!
- Mein Kind reagiert wütend und aggressiv!
- Mein Kind hat immer Streit mit anderen Kindern!
- Ich finde keinen Kontakt zu meinem Kind!
- Ich fühle mich abgelehnt durch mein Kind!
- Ich werde selbst sehr schnell laut und wütend!
- Ich fühle mich hilflos und überfordert!

Solche oder ähnliche Gedanken kennen viele Eltern und lassen sie verzweifeln.

Wir möchten Ihnen in den zehn aufeinander aufbauenden Sitzungen ein basales Verständnis für die Bedürfnisse und das Verhalten Ihres Kindes vermitteln. Die Beziehungsgestaltung zu Ihrem Kind wird dabei im Mittelpunkt stehen. Denn eine gute Beziehung zwischen Eltern und Kind ist der beste Schutz vor langfristigen psychischen Problemen und hilft ihrem Kind, Krisen und Probleme in der Entwicklung zu bewältigen. Wir möchten Sie in Ihren mütterlichen Kompetenzen stärken, damit Sie die Bedürfnisse Ihres Kindes (auch hinter dem Problemverhalten) sensibel wahrnehmen können, sie besser verstehen und angemessen darauf reagieren können. Kinder sind mit der Regulation ihrer Gefühle und Bedürfnisse noch schnell überfordert; sie benötigen daher häufig noch die Hilfe von einem Gegenüber. Wie Sie Ihrem Kind helfen können, werden wir gemeinsam in der Gruppe durch eine Kombination aus kleinen Theoriebausteinen, Praxisbeispielen und Übungen erarbeiten. Besonderes Augenmerk legen wir dabei auf die nonverbalen körpersprachlichen Austauschprozesse zwischen Mutter und Kind, da die körpersprachliche Kommunikation Basis jeder Beziehungsgestaltung ist. In der Bedürfnisabstimmung zwischen Mutter und Säugling, die vor allem auf körpersprachlicher Ebene stattfindet, bildet sich zwischen Ihnen ein grundlegendes Beziehungsmuster. So entwickelt sich der Bindungsstil eines Kindes bereits im ersten Lebensjahr, bevor das Kind überhaupt sprechen lernt. Gerade die Übereinstimmung von Gesagtem und körpersprachlichem Ausdruck der Eltern ist für die Kinder eine wichtige emotionale Hilfe. Ist z. B. ein freundliches Wort der Eltern mit einer aggressiven Geste verbunden, so führt dies zu großer Verwirrung und emotionaler Überforderung des Kindes; es weiß dann nicht, wie es darauf reagieren soll. Mit lebendigen, kleinen Übungen wollen wir Ihnen die Wahrnehmung der Gefühlswelt Ihres Kindes in der Gruppe näher bringen.

In den letzten Sitzungen stehen Ihre eigenen Bedürfnisse und Wünsche im Vordergrund. Hier haben Sie Gelegenheit, herauszufinden, was für Sie Stress bedeutet und wie Sie mit Stress besser umgehen können. Eine gute Selbstfürsorge stärkt letztlich auch die Beziehung zu ihrem Kind.

Gruppenregeln

Für die Arbeit in der Gruppe gelten folgende Regeln

Regelmäßige und pünktliche Teilnahme Es ist wichtig, dass Sie regelmäßig an den Sitzungen teilnehmen und pünktlich erscheinen. Wenn Sie aus Krankheitsgründen ausnahmsweise verhindert sein sollten, geben Sie bitte der Gruppenleiterin rechtzeitig Bescheid.

Schweigepflicht Um eine vertrauensvolle Atmosphäre zu schaffen, ist es notwendig, dass Sie alles, was Sie in der Gruppe über die anderen Teilnehmerinnen erfahren, für sich behalten und nicht an Dritte weitergeben.

Offenheit Sie können in der Gruppe offen reden. Alle Teilnehmerinnen der Gruppe haben – wenn auch unterschiedliche – Probleme mit ihren Kindern. Sie bestimmen selbst, was Sie der Gruppe mitteilen möchten und was nicht. Achten Sie darauf, was Ihnen guttut und wann es Ihnen vielleicht zu viel wird.

Eigene Grenzen Wir werden Ihnen kleine Übungen vorschlagen. Wenn möglich, lassen Sie sich zunächst auf die Übungen ein und sprechen Sie erst danach darüber. Aber führen Sie diese nur soweit durch, wie es Ihren eigenen Bedürfnissen und Gefühlen entspricht. Teilen Sie uns mit, wenn es Ihnen nicht gut damit geht. Sie haben die Möglichkeit, die Übungen jederzeit selbstbestimmt zu beenden.

Wie trete ich mit meinem Kind in Kontakt?

Kontakt bedeutet, zwei Menschen begegnen sich und kommunizieren über verschiedene Sinnesebenen miteinander. Je mehr Wahrnehmungskanäle (sehen, hören, fühlen) gleichzeitig angesprochen werden, desto aufmerksamer, bewusster und intensiver sind sie im Kontakt (Abb. 4-1). Im Stress des Alltags passiert es jedoch nicht selten, dass Eltern sich ihrem Kind nicht bewusst zuwenden, d. h. sie nehmen Kontaktimpulse ihres Kindes nicht wahr und reagieren nicht abgestimmt auf seine Wünsche; das Kind fühlt sich in seinen Beziehungsbedürfnissen nicht gesehen und verstanden.

Ein Beispiel: Ihr Kind kommt zu Ihnen und möchte Ihnen sein gemaltes Bild zeigen. Sie sind aber gerade mit Kochen beschäftigt, reagieren zwar verbal: »Schön gemacht!«, wenden sich Ihrem Kind aber nicht zu, nehmen keinen Blick- oder Körperkontakt auf, drücken also körpersprachlich keine Freude oder Stolz aus, da Sie mit Ihrer Aufmerksamkeit beim Kochen sind. Der Wunsch des Kindes nach Mitteilung und Anerkennung wird so nur mäßig erfüllt. Eine höhere

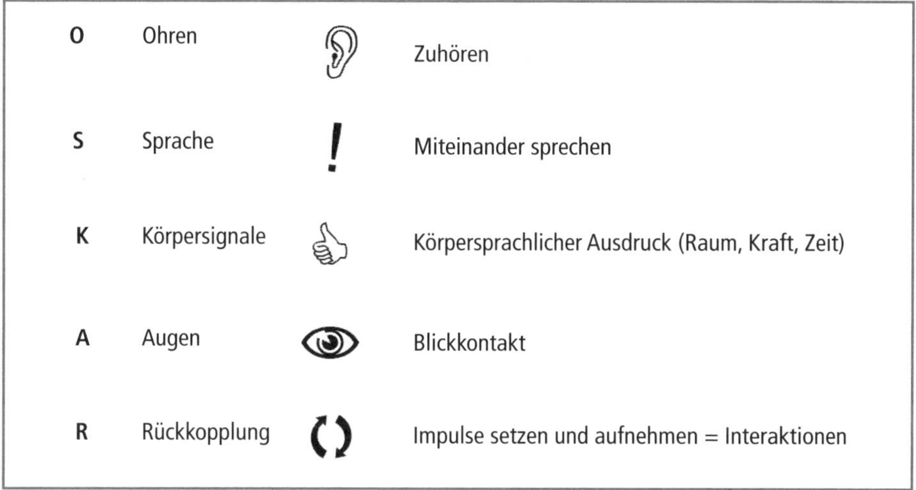

Abb. 4-1 Wege der Kontaktaufnahme

Gefühlsintensität entsteht, wenn Sie sich dem Kind zuwenden, Blickkontakt und vielleicht auch Körperkontakt (Schulterklopfen, Streicheln) herstellen, es anlächeln; so drücken Sie Freude aus und zeigen Anerkennung.

Dies ist natürlich der Idealzustand, der im alltäglichen Leben nicht immer erreichbar ist. Zudem spielen auch persönliche Charaktermerkmale bei der Kontaktgestaltung eine Rolle. So gehen manche Mütter öfter in Körperkontakt, andere hingegen kommunizieren mehr auf verbaler Ebene.

Dennoch ist es hilfreich, sich Folgendes zu fragen:

- Wie oft trete ich bewusst und intensiv mit meinem Kind in Kontakt?
- Über welche und wie viele Wahrnehmungskanäle trete ich in Kontakt?
- Nehme ich die von meinem Kind gesetzten Beziehungsimpulse ausreichend wahr?
- Gehe ich ausreichend auf die Beziehungsimpulse meines Kindes ein?

Gelingt es, die Impulse des Kindes aufzunehmen und bezogen darauf zu antworten, dann entsteht eine gelungene *Interaktion*, d.h. ein wechselseitiger Prozess des Aufeinander-bezogen-Seins. Nur in einem wechselseitigen Austauschprozess kann es zu einer Bedürfnisabstimmung und -befriedigung kommen. Hierbei wird aus dem Ich und dem Du ein Wir; es entsteht ein Gefühl von Verbundenheit und Nähe zwischen der Bezugsperson und dem Kind.

Erinnern Sie sich noch einmal an das erste Lebensjahr Ihres Kindes. Gerade in dieser Zeit ist ein intensives »Sich-aufeinander-Abstimmen« wichtig, weil Babys darauf angewiesen sind, dass Eltern ihre kindlichen Bedürfnisse wahrnehmen und angemessen darauf eingehen. So entwickelt das Kind schon früh ein bestimmtes *Beziehungsmuster*, das in seinem Körpergedächtnis abgespeichert wird, d.h. es entsteht ein überdauerndes Gefühl darüber, wie die Interaktion zwischen Mutter und Kind sein kann. Wenn eine Mutter also sagt: »Ich habe eine gute

Beziehung zu meinem Kind«, heißt dies vor allem, dass Mutter und Kind aufeinander bezogen sind und sich gut aufeinander abstimmen können.

Kinder verinnerlichen die Beziehungsqualität, die sie zu ihren Bezugspersonen haben. Wenn ein Kind immer wieder erlebt, dass eine Bezugsperson seine Bedürfnisse verlässlich und sensibel wahrnimmt und sie angemessen beantwortet, entwickelt sich eine sichere *Bindung*. Diese Bindung ist ein wesentlicher Schutzfaktor für die weitere Entwicklung des Kindes, fördert sein Selbstbewusstsein und seine Selbstständigkeit.

Das »Sich-aufeinander-Abstimmen« ist jedoch kein einfacher Prozess und kann durch vielfältige Störfaktoren erschwert werden. Hierbei spielen das Temperament des Kindes und der Bezugsperson, psychische und körperliche Krankheiten, Geschwister, Ehekonflikte, finanzielle Belastungen, Verlusterfahrungen und vieles andere mehr eine Rolle.

Wie es gelingen kann, sich gut auf die Bedürfnisse Ihres Kindes einzustellen, werden wir in den nächsten Sitzungen vertiefen.

A2: Material 2. Sitzung – Menschliche Systemzustände

Die Regulation früher Systemzustände

(gekürzt nach Trautmann-Voigt & Moll, 2011, S. 118 ff.)

Zum besseren Verständnis von unterschiedlichen »Stimmungen« soll hier das *Modell der angeborenen Systemzustände* vorgestellt werden, die biologisch vorprogrammiert sind und sich selbst regulieren. Beim Säugling muss die Mutter diese Regulation noch unterstützen bzw. übernehmen. Müttern hilft diese Modellbildung oft sehr, um *wechselnde »Stimmungen«* ihrer Säuglinge besser einordnen zu können. Eltern verstehen dann eher, dass ihre Kinder nicht »feindselig« oder »böse« zu ihnen sind, sondern dass sie sich in gewissen Zuständen noch nicht allein regulieren können.

Der Mensch kommt mit abwechselnd auftauchenden Systemzuständen zur Welt. Ein Systemzustand kann am Gesichtsausdruck, der Lautierung, später durch die Sprechweise und den Inhalt des Gesagten erkannt werden, aber auch am Grad der Selbstwahrnehmung, der allgemeinen Aufmerksamkeit, am Einfühlungsvermögen und an kommunikativen Eigenschaften.

Das heißt, in einem Systemzustand fließen sehr viele Informationen zusammen. Dies kann mit der *Atmosphäre in einem Theaterstück* verglichen werden, wenn Sonnenwetter plötzlich in einen Gewittersturm umschlägt, womit ein dramatischer Spannungsbogen verstärkt werden kann. Aber auch in der Musik gibt es unterschiedliche Systemzustände, wenn Rhythmus- und Harmoniewechsel, Tonart- oder Klangvariationen, z. B. in einer Symphonie, Stimmungswechsel produzieren.

Menschen verfügen mehr unbewusst als bewusst ständig über bestimmte aktivierte Systemzustände. Der natürliche Lebensfluss kann nur künstlich in *States*, also in Momentaufnahmen von Systemzuständen, eingeteilt werden.

Beim Säugling wurden fünf grundsätzlich unterschiedliche Systemzustände (States) festgestellt:

- *State 1 Die wache oder aktive Aufmerksamkeit.* Dies ist der State für Neugier, Interesse und Exploration der Außenwelt.
- *State 2 Die ruhige Wachheit.* Dies ist der State für ruhige Selbstexploration und die Wahrnehmung innerer Misstöne oder Wohlspannungen.
- *State 3 Der Schrei-Zustand.* Dies ist der State für Hinderung an Wahrnehmungen, gleich, ob sie von außen oder von innen herkommen. Er ist durch höchste Anspannung gekennzeichnet.
- *State 4 Der flache Schlaf als Übergang in den Tiefschlaf oder als Aufwachstadium.* Dies ist der State für den allmählichen Übergang von der Aktivität in die Ruhe oder umgekehrt.
- *State 5 Der tiefe oder REM-Schlaf.* Dies ist der State für Tiefenentspannung, Befriedigung und notwendiges Ausruhen von den Aktivitäten aller Wachzustände.

Diese States sind alle während des gesamten Lebens vorhanden und sind als *Wechsel von Energiephasen*, z. B. im Schlaf-Wach-Zyklus, erkennbar. Das Baby ist noch nicht in der Lage, selbstständig, kontrolliert und adaptiv von einem Systemzustand in einen anderen überzuwechseln. Es braucht dabei Hilfe und positiv unterstützende Fremdregulation, z. B. wenn es vom Spielen müde ist und einschlafen möchte.

Ein angeborenes Intersubjektivitätssystem wird ständig aktiviert, wenn der Säugling an seine Mutter oder andere appelliert, um eine Regulationsunterstützung zu erhalten, meist um in den angenehmeren Zustand der ruhigen oder aktiven Wachheit zu gelangen.

Auch für gestresste Erwachsene ist es z. B. schwierig, in den Systemzustand ruhiger Wachheit bzw. ruhiger Aufmerksamkeit zu gelangen, wenn sie sich in Höchstspannung, d. h. physiologisch betrachtet, in einem permanenten *Schrei-Zustand* befinden. Ähnlich einem Schreizustand beim Baby sind hektische oder ständig unter Strom stehende Erwachsene nicht in der Lage, sich herunterzuregulieren und ihr hohes Anspannungsniveau zu verlassen. Sie benötigen beruhigende Worte oder Gesten eines anderen, im schlechtesten Fall gelingt eine Regulation in Richtung Entspannung nur mit Alkohol oder Drogen.

Es geht bei der frühen Systemregulation (= State-Regulation) darum, dass Übergänge zwischen den verschiedenen Systemzuständen von außen unterstützt werden, damit die Bedürfnisse, die mit der unterschiedlichen State-Aktivierung zusammenhängen, befriedigt werden können. Diese Übergänge werden über nonverbale Kodierungen hergestellt.

Hierzu ein **Beispiel:**
Wenn ein Säugling von einem Systemzustand in einen anderen wechselt, z. B. noch im Zustand eines oberflächlichen Schlafes ist, sich jedoch kurz vor dem Erwachen befindet, dann wird die Mutter im Idealfall intuitiv versuchen, sich in die Qualität dieses Systemzustandes (State 4) einzufühlen, um einen allmählichen Übergang von hier aus in einen neuen Zustand, den sie noch nicht kennen kann, zu unterstützen. Vermutlich wird es der Zustand 2, die ruhige Wachheit sein. Dieser wird möglicherweise den Übergang in Richtung wache Aufmerksamkeit (State 1) darstellen. Und vielleicht kommt es so vom allmählichen Aufwachen zu einer aktiven Spielphase. Wie gelingt das einer einfühlsamen Mutter auf der Ebene des körpersprachlichen Austauschs? Vielleicht beginnt sie, beruhigend zu summen. Oder sie nimmt ihr Baby langsam und vorsichtig auf den Arm, sie streichelt es langsam oder wiegt es hin und her und beschleunigt dann möglicherweise das Tempo, bis es die Augen ganz aufschlägt und vielleicht nach ihren Augen sucht oder versucht, nach ihrem Gesicht zu greifen.

Das Interaktionssystem funktioniert mit dem Ziel, den Rhythmus zwischen Aktivierung und Entspannung beim Säugling herstellen zu helfen. Der Säugling kann noch nicht dem Tag-Nacht-Rhythmus folgend seine Bedürfnisse autonom befriedigen, aber er kann jederzeit signalisieren und ausdrücken und appellieren, was er braucht. Das Interaktionssystem stellt sich in rhythmisch-dynamischen Handlungsdialogen zwischen Säugling und Bezugspersonen dar.

A3: Material 3. Sitzung – Grunddeterminanten Raum – Kraft – Zeit

Beobachtungsdimensionen sind Grunddeterminanten allen leiblichen Seins: Raum – Schwerkraft – Zeit

(nach Trautmann-Voigt, 2017, S. 174 f.)

Der *Raum*, zunächst verstanden als der »frühe, den kleinen Menschen umgebende Lebensraum«, ist zu Beginn des Lebens klar umgrenzt. Enge, umfassende Formen halten und umschließen das Baby. Auf seine visuellen, auditiven, haptischen, taktilen und kinästhetischen Wahrnehmungen und frühen Bewegungen wirken die Eltern in Form eines »parental envelope« ein: Hände und Arme sowie der Körper der (viel größeren) Bezugspersonen schließen das kleine Kind ein, drücken es an sich usw., es kann sich selbst noch kaum weit in den umgebenden Raum hinein ausdehnen. Die Fähigkeit zur eigenen Fortbewegung entwickelt sich erst im Verlaufe des ersten Lebensjahres.

In den ersten sechs Lebensmonaten braucht das Kind kaum eigene *Kraft* gegenüber der *Schwerkraft* aufzubringen. Später, wenn es sich dreht, robbt, krabbelt und läuft, wird die eigene muskuläre Aktivität zunehmend wichtiger: Zunächst aber kann nur das Köpfchen gehoben werden, die Finger können schon bald absichtsvoll zupacken und festhalten oder loslassen. Mit der zaghaften Aufrichtung zum Sitzen und Stehen ist dann die Schwerkraft beinahe überwunden, die Vertikale wird entdeckt. Shahar-Levy (2001) bezeichnet die Vertikale zutreffend als »Motivationsachse«, weil die körperliche Aneignung der senkrechten Achse zu einem (positiv-narzisstischen) Hochgefühl führt: Dies ist die Erfahrung von »Gegenüber« im Gegensatz zur Wahrnehmung des umgebenden Raumes aus einer horizontalen, liegenden Position, der Perspektive von unten nach oben.

Der Umgang mit der *Zeit* und ihren Eigenschaften Dauer, Richtung und Kausalität ist jedoch mit der Aneignung der Kraftachse noch nicht erfassbar: Erst wenn das Kind aktiv wegkrabbeln oder weggehen und wiederkommen kann, wenn es selbst im eigenen Rhythmus bestimmt, wann es wo sein will, und anfängt, das »Hier und Jetzt« zwischen der Vergangenheit von, »dort und damals« und der Zukunft »dahin und dann« zu erfassen, dann beginnt es allmählich zu lernen, wo es wann und wie sein will und damit auch zunehmend mehr, eigene Entscheidungen zu treffen. Die drei Dimensionen Raum, Kraft und Zeit sind es also, die die nonverbale Interaktion genauso determinieren wie die Anatomie, die Biomechanik und die Physiologie des menschlichen Körpers.

Diese drei Grunddimensionen/Determinanten unseres leiblichen »In-der-Welt-Seins« sind mit psychologischen Grundfähigkeiten verknüpft, die wiederum miteinander vernetzt sind und sich im Gehirn lokalisieren lassen:

- Bei der *Raum-Wahrnehmung* geht es um basale Orientierungsfunktionen sowie die Selbst- und Objektwahrnehmung in der Ausrichtung des Körpers im umgebenden Raum (anfangs noch ungerichtet, peripher, diffus; später gerichtet, fokussiert, direkt etwas in den Blick nehmend).

  - Wie differenziert werden einzelne Körperteile zur Interaktion eingesetzt?
  - Wie wird die Nähe-Distanz-Regulation durch Blick- und oder Bewegungsrichtung gestaltet?
  - Wie ist die Fokussierung auf das Gegenüber oder die Umgebung ausgerichtet?
- Bei der *Schwerkraft-Wahrnehmung* geht es um die Art und Weise muskulärer Kontrolle, um die Intensitätsdosierung im Gegensatz zur Schwerkraft (anfangs noch Schwerkraft-bezogen, auf das Hochheben durch andere und von der muskulären Kraft anderer abhängig; später absichtsvoll nach oben gerichtet, stark, eigene muskuläre Kräfte gegen oder für etwas einsetzend).
  - Wie ist die hauptsächliche Energiemobilisierung im Körper: nach unten oder nach oben gerichtet?
  - Wie ist die affektive Ladung bzw. der Ausdruck von Körperimpulsen in einzelnen Körperteilen?
  - Wie hoch ist der Muskeltonus?
- Bei der *Wahrnehmung zeitlicher Verläufe und des Bewegungsmodus* geht es um eine zunehmend planvoller gestaltete Entscheidungsfähigkeit, wie sich rhythmisch-dynamische Passung einstellt: eher schnell und abrupt oder eher langsam und modulierend (anfangs noch unrhythmisch und wenig bezogen auf Tag und Nacht und andere zirkadiane Rhythmen und abrupt auf Bedürfnisbefriedigung ausgerichtet sowie abhängig von der Zeitorganisation des Umfeldes; später fähig, länger andauernde Phasen der Ruhe und der Aktivität selbst steuern zu können, warten zu können und Vergangenes vom Jetzt und Später unterscheiden zu können).
  - Wie sind einzelne Handlungssequenzen miteinander verbunden und wie gestalten sich Übergänge?
  - Wie gestaltet sich der Bewegungsfluss hinsichtlich Variabilität und Flexibilität?
  - Wie ist das Sprechtempo im Verhältnis zum Bewegungstempo?

A4: Material 4. Sitzung – Menschliche Motivationssysteme

Frühe Interaktion durch motivationale Regulation

(gekürzt nach Trautmann-Voigt & Moll, 2011, S. 110 ff.)

Lichtenberg hat fünf angeborene Systeme beschrieben, wobei jedes für sich eine psychologische Einheit mit neurophysiologischen Korrelaten darstellt (Lichtenberg, 1998; Lichtenberg et al., 2000) (► Tab. 4-1). Geht man von dieser Annahme aus, so heißt das: Der Säugling entwickelt sich im Austausch mit seinen Bezugspersonen, die diese fünf motivationalen Systeme regulieren. Es ist davon auszugehen, dass es ein primäres Bedürfnis nach physischer und psychischer Regulierung beim Säugling gibt. Von Anfang an ist er jedoch auch motiviert, diese Bedürfnisse selbstständig zu steuern bzw. zu regulieren. Das findet ebenfalls auf der Ebene präverbalen Austausches statt. Stern (2005) hat darauf hingewiesen, dass das ursprünglichste angeborene Motivationssystem das sechste, d.h. das *Intersubjektivitätssystem*, ist.

Die fünf motivationalen Systeme sind:

1. *Das System zur Regulierung physiologischer Bedürfnisse:* Dazu gehört die Basisregulation von Hunger, Durst bzw. Sättigungsgefühlen, das Bedürfnis nach Sauberkeit, nach Wärme und basalem Schutz. Ein hierher gehöriges körpersprachliches Thema ist das *Geben und Nehmen*, ein anderes das *Öffnen und Schließen*.
2. *Das System, das Neugierbedürfnisse bzw. Bedürfnisse nach Selbstexploration und Selbstbehauptung reguliert:* Kleine Kinder und Affenbabys sind von allen Dingen fasziniert, die sie noch nie vorher in der Hand hatten. Ihr innerer Antrieb, sich relativ unbekannten Dingen zuzuwenden, ist ein inneres Motivbündel, das nichts mit unmittelbaren physiologischen Bedürfnissen zu tun hat. Wir sind mehr als nur ein sich selbst regulierendes System, das sich zwischen Nahrungsaufnahme und Entleerung hin und her bewegt. In unseren biologischen Rhythmen entstehen immer wieder Erregungszustände, die eine Spannung evozieren, die nicht unbedingt durch Nahrungsaufnahme (oder Sexualität) abgebaut werden kann. Ein körpersprachliches Thema zu diesem Motivationskomplex ist das *Suchen und Finden*, ein anderes das *Greifen und Kräftemessen* und noch ein anderes das *Balancieren*. Neugier ist auch der Antrieb für ein etwa neun Monate altes Kind, jeden erreichbaren Winkel in einem Raum zu erforschen. Dieses motivationale System stellt auch den Basisantrieb für Wissenschaftler dar und treibt Entdecker und Abenteurer an. Experimente zur sensorischen Deprivation belegen auf der anderen Seite, dass stundenlange Ruhe in einer isolierten monotonen Behausung Versuchspersonen dafür sensibilisiert, jede erreichbare Stimulation anzunehmen.
   Stimuliert zu werden und dem Explorationsdrang folgen zu dürfen sind wichtige innere Antriebe, die von Beginn des Lebens an aktiv sind und reguliert werden müssen. Ohne Stimulation fühlen sich auch kleine Babys gelangweilt und suchen nach Möglichkeiten, die innere Erregung auf ein optimales Niveau hochzuschrauben. Ist die Stimulation jedoch zu stark, entsteht Stress und das

Baby versucht, seine innere Erregung zu senken. Wichtige zugehörige körpersprachliche Themen sind Suchen und Finden, Greifen, Kräftemessen sowie das Balancieren.

3. *Das System zur Regulierung von Bindungsbedürfnissen:* Hierzu gehört die angeborene Neigung, sich vor Gefahr zu schützen, um das eigene Überleben zu sichern. Hierfür wird zu Beginn des Lebens eine schützende Mutterfigur benötigt. Bindung oder Attachment wird als emotionales Band zwischen dem sehr kleinen Kind und seiner Bezugsperson verstanden. Das Kind sucht ihre Nähe und reagiert auf Trennungen mit Zeichen von Schmerz und Kummer. Das körpersprachliche Thema ist die Regulation von *Nah- und Fernsein*, ein anderes ist das *Festhalten und Loslassen.*
   Babys entwickeln über körpersprachliche Regulationen bestimmte Bindungen an ihre Eltern, die weich und warm sind, die es auf den Armen wiegen, füttern und streicheln. Eine sichere Bindung zu haben bedeutet, einen sicheren Hafen zu haben, von dem aus man die Umgebung erforschen kann. Die frühesten körpersprachlichen Themen sind das Geben und Nehmen, Öffnen und Schließen, Nah- und Fernsein und das Festhalten und Loslassen.
4. *Das System, das aversive oder auch Rückzugsbedürfnisse reguliert:* Menschen funktionieren in einem rhythmischen Zusammenspiel von Aktivität und Ruhe, von Anspannung und Entspannung, letztlich der Natur folgend, von Tagesaktivität und nächtlicher Ruhe, also in gewissen zirkadianen Rhythmen. Das aversive Motivationssystem stellt sicher, dass der Säugling signalisiert, wann er Ruhe und Rückzug braucht. Das *Passiv-aversiv-Sein* zeigt sich in deutlich sichtbarer Erschlaffung im Muskeltonus, Schläfrigkeit und einem geringen explorativen Drang. Das Kind wendet sich von Quellen der Stimulation ab und zieht sich rein körperlich in sich zusammen oder zurück. *Aktiv aversiv* kann das Kind auf Stressoren reagieren, zum Beispiel durch anhaltendes Gebrüll, und damit versuchen, sich dem Stressfaktor zu entziehen. Diese Form der Aversion ist mit hohem Kraftaufwand, starker Überspannung und beim Säugling häufig mit einer (unbequemen) Überstreckung und erhöhtem Muskeltonus verbunden. Der aktiv-aversive Zustand strebt danach, aufgestaute Energie abzuführen, was aufgrund einer hohen inneren Anspannung, die nicht aufgegeben werden kann, oft aber nicht möglich ist. Der entspannende Beugezustand, der nicht allein gefunden wird, muss von außen unterstützend eingeleitet werden. Dann hat das Baby eine Chance, sich wieder zu entspannen. Zum aversiven System gehörige körpersprachliche Themen sind etwa *Zurückziehen und Voranstreben* oder *Zuwenden und Abwenden* oder *aktiv und passiv* zu sein, *stark und schwach.*
   Aversive Reaktionen sind nicht grundsätzlich mit der Bereitschaft zur Aggression oder Gewalt gleichzusetzen. Es ist wichtig, aversives Reagieren immer im Kontext zu verstehen, nämlich als Reaktion auf etwas, das zu viel oder zu wenig Stimulation bezüglich explorativer Bedürfnisse oder bezogen auf Bindungsbedürfnisse gebracht hat. Wichtige zugehörige körpersprachliche Themen sind Zurückweichen und Voranstreben, Zuwenden und Abwenden, aktiv oder passiv zu sein, viel Spannung oder wenig Spannung bzw. Krafteinsatz.

Tab. 4-1 Motivationssysteme und ihre Auswirkungen auf die Körpersprache (s. Trautmann-Voigt & Moll, 2011, S. 115)

a System	b Kontext	c Thema	d Energierichtung zur Bedürfnisbefriedigung	e Frühe Bewegungsthemen	f Spätere Gewohnheiten	g Beispiele für körpersprachliche (Interventions-)Themen
1. Physiologisches System	• Nahrungsaufnahme • Reinigung • Temperaturregulation • Wickeln/Stillen	• Regulation der physiologischen Bedürfnisse • **Inkorporation** • **Überleben der Art**	• nach innen gerichtet	• atmen • saugen • lecken • greifen • Kopf seitwärts drehen	• Ess- und Trinkgewohnheiten • Pflege • vereinnahmen oder verausgaben	• **heben und senken** • **öffnen und schließen** • **geben und nehmen** • innen und außen, zupacken • greifen, einwickeln • abreiben
2. Explorationssystem	• Spielen	• Erkundung der Umwelt • **Expansion** • Neugier und Interesse	• nach außen gerichtet	• greifen • tasten • schaukeln • krabbeln • blicken • heben	• Spiel- und Freizeitgewohnheiten • Initiative • Kreativität • Lebenslust • Vitalität	• **aufrichten und fallen lassen** • **suchen und finden** • tasten/greifen • **schwingen/schaukeln** • mediale Stimulation/kreative Improvisationen • **Kräfte messen/balancieren**

3. Bindungssystem	• Sicherheit	• Definition von **Clan- und Gruppenzugehörigkeit**	• zwischen Innen und außen	• tragen • halten • Hautkontakt • streicheln	• Nähe-Distanz-Regulation • Beziehungsgestaltung • zulassen von menschlichen Kontakten	• **festhalten und loslassen** • Körperkontakt • **nah und fern regulieren** • **geben und nehmen** • öffnen und schließen • **führen und folgen** • Handkontakt
4. Aversives System	• Rückzug oder Angriff • Widerstand	• Schutz vor Reizüberflutung oder Reizmangel • **Selbstbehauptung oder Ruhe**	• nach innen oder nach außen gerichtet	• abstemmen • schreien • schlafen • träumen • treten • hauen • spucken • wegdrehen	• allein sein können • sich lösen können • sich wehren können • sich schützen können • kämpfen können • Stopp sagen können	• **zurückziehen und voranstreben** • **zuwenden und abwenden** • allein oder mit anderen • ziehen und schieben • drücken/treten • **aktiv und passiv** • Kraft einsetzen können • entspannen können

Tab. 4-1 *Fortsetzung*

a System	b Kontext	c Thema	d Energierichtung zur Bedürfnisbefriedigung	e Frühe Bewegungsthemen	f Spätere Gewohnheiten	g Beispiele für körpersprachliche (Interventions-)Themen
5. Sensuelles/ Sexuelles System	• Zärtlichkeit • Liebe	• Vereinigung • **Fortpflanzung der Art**	• nach innen und außen gerichtet	• taktile Stimulation • Sinne anregen • berühren	• körperliche Lust erleben können • sinnlicher Genuss • Sexualität genießen können	• **zuwenden vs. isolieren** • **berühren und streicheln vs. schlagen/ stoßen** • Umgang mit Medien • hart und weich umarmen • zart und kraftvoll halten

5. *Das System, das Bedürfnisse nach sinnlichem Genuss bzw. Sexualität reguliert:* Sensuelle Stimulation ist zur Entwicklung des Tastens und zur Entwicklung von klaren Vorstellungen über die eigenen Grenzen besonders wichtig. Liebevolle Berührung führt zum Absinken des Herzschlags, sensuelle positive Stimulation beruhigt also und ist eine Möglichkeit, aversiven Rückzugstendenzen beim Baby zu begegnen. Körpersprachliche Themen sind das *Berühren und Streicheln, Halten und Tragen.*
   Es gibt keine gesunde und befriedigende Sexualität im späteren Leben ohne die Entwicklung eines guten Gespürs für die eigenen Grenzen.

Die *körpersprachlichen Themen* sind *Berührung versus Isolation.*
Die Motivationssysteme funktionieren einerseits unabhängig von den anderen, sind jedoch gleichzeitig auch mit den anderen Systemen verbunden, vernetzt und manchmal gleichzeitig aktiviert. Jedes Motivationsbündel kann sowohl von innen als auch von außen stimuliert bzw. aktiviert werden. Insofern benötigt der Säugling von Beginn seines Lebens an antwortende, aber auch anregende Bezugspersonen. Affekte spielen hierbei eine große Rolle, doch sind sie nicht mit den Motivationssystemen identisch. So wird beispielsweise das System, das Neugier und Selbstbehauptung reguliert, *das explorative System*, beim Säugling schon früh durch die Wahrnehmung eines menschlichen Gesichts aktiviert, wodurch bestimmte funktionale Aktivitäten wie Hinschauen oder Betasten ausgelöst werden können. Diese Aktivierung wird normalerweise auch von Freude und Interesse begleitet, aber nicht zwangsläufig. Mit anderen Worten: Affekte verstärken die ausgelösten Motivationsbündel, die mit funktionalen Aktivitäten einhergehen, Affekte verursachen sie jedoch nicht.

Zum motivationalen System der *Bindung* gehört ein bestimmtes Wahrnehmungs- und Handlungsrepertoire, beispielsweise das Anklammern bei Angst sowie eine sichtbare Präferenz für die mütterliche Stimme. Wird diese erkannt, so erwacht beim Säugling das Bindungsmotivationssystem. Es wird gleichzeitig durch die mitaktivierten Affekte Interesse und Freude verstärkt.

Die moderne Säuglingsbeobachtung legt nahe, dass menschliches Leben nicht durch einige wenige Grundtriebe oder Instinkte gesteuert wird, sondern sich durch vielfältige körperliche Erfahrungen in regulierenden Beziehungen entwickelt. Dabei etablieren sich *Handlungsthemen.* Hierauf wird in späteren Entwicklungsphasen aufgebaut und hieran knüpfen sich spätere symbolische und verbale Fähigkeiten.

Der Film »Schreimutter«

»Schreimutter« ist ein vierminütiger Animationsfilm (Deutschland 2000; Regie: Kathrin Magnitz, Buch: Jutta Bauer, Vertrieb: www.filmwerk.de) nach dem gleichnamigen Bilderbuch von Jutta Bauer(2017).

»Schreimutter«

»Schreimutter« ist eine Pinguin-Mutter, die ihr Kind so laut anschreit, dass der kleine Pinguin in viele Stücke zerspringt, die quer über den Erdball verstreut sind. Sein Kopf, seine Flügel, sein Schnabel und sein Po schwirren umher, während seine Füße rennen. Er kann nicht mehr sehen, nicht schreien und nicht flattern. Er selbst kann sich nicht zusammennehmen oder wieder zusammensetzen. Die Schreimutter macht sich mit dem Schiff auf den Weg, sammelt alle Einzelteile ein und näht sie wieder zusammen. Am Ende entschuldigt sie sich bei ihrem Kind und alles ist wieder gut. Dabei nimmt der Film konsequent die Perspektive des Kindes ein.

A5: Material 5. Sitzung – Bindung und Exploration

Seit Bowlby, dem Begründer der Bindungstheorie, geht man in der Säuglingsforschung und Entwicklungspsychologie von einem primären genetisch verankerten motivationalen System, dem Bindungsbedürfnis, aus. Säuglinge verfügen von Geburt an über bestimmte Verhaltensweisen, um die Nähe zur Mutter zu suchen, herzustellen oder aufrechtzuerhalten. Zu ihrem eigenen Schutz aktivieren sie diese in belastenden Situationen wie bei Trennung, Müdigkeit, Angst und Schmerz, in fremden Situationen und bei fremden Personen. Sie zeigen sich als Lächeln, Vokalisieren, Anschmiegen, Klammern, aber auch als Weinen und Schreien (Signalverhaltensweisen) und im Annäherungsverhalten als Nähe herstellen, Suchen, Folgen. Beide Verhaltensgruppen haben eine überlebenssichernde Schutzfunktion. Ergänzend zum aktivierten Bindungssystem des Kindes aktiviert die Mutter/Pflegeperson das Pflegeverhaltenssystem; sie füttert, spielt und stellt körperliche Nähe her (auf den Arm nehmen, tragen etc.).

Dem Bindungsbedürfnis steht das Explorationsbedürfnis, das Bedürfnis nach Entdeckung und Erkundung der Welt, gegenüber; obwohl es sich um unterschiedliche Motivationssysteme handelt, sind sie eng miteinander verknüpft. Nur auf der Grundlage der sicheren Basis der Mutter/Bindungsperson kann der Säugling sich von ihr entfernen und die Welt erkunden (Exploration). Fühlt sich das Kind wohl und sicher, erkundet es neugierig und mit Freude seine Umwelt. Bei Gefahr kehrt es in den sicheren Hafen zur Mutter zurück. Die Spannung zwischen dem Bindungssystem und dem Explorationssystem muss immer wieder ausbalanciert werden. Das Bild einer Wippe (Abb. 4-2) verdeutlich dies: In Belastungssituationen zeigen sich mehr Bindung und weniger Exploration, bei Sicherheit und Wohlbefinden zeigen sich mehr Exploration und weniger Bindung (s. Powell et al., 2015, S. 54).

Wenn die Mutter gegenüber ihrem Kind ein »feinfühliges« Verhalten zeigt, entwickelt sich ein sicheres Bindungsmuster. Feinfühlig heißt, sie nimmt die Signale ihres Kindes wahr, sie deutet sie richtig und sie reagiert prompt und angemessen.

Die Forscherin Mary Ainsworth entwickelte ein Konzept zur Beobachtung der Bindungsqualität zwischen Mutter und Kind (Fremde-Situation-Test; Ainsworth et al., 1978). Im Ergebnis ihrer Untersuchungen klassifizierte sie drei unterschiedliche Bindungsqualitäten und eine Zusatzklassifikation: sicher-gebunden (B), unsicher-vermeidend (A) und unsicher-ambivalent (C) und desorgansiert.

Kinder mit einem sicheren Bindungsmuster werden schneller selbstständig; sie sind nicht ständig bei der Mutter oder klammern. Sie verlassen sie als sichere Basis zur Erkundung der Welt, wissen aber, dass sie jederzeit Nähe und Schutz bei ihr finden.

Welche Verhaltensweisen tragen zur Entwicklung eines sicheren Bindungsmuster bei?

Das *Explorationsbedürfnis* kann gefördert werden, indem die Bindungsperson

- das Spiel des Kindes mit Aufmerksamkeit verfolgt und Interesse zeigt.

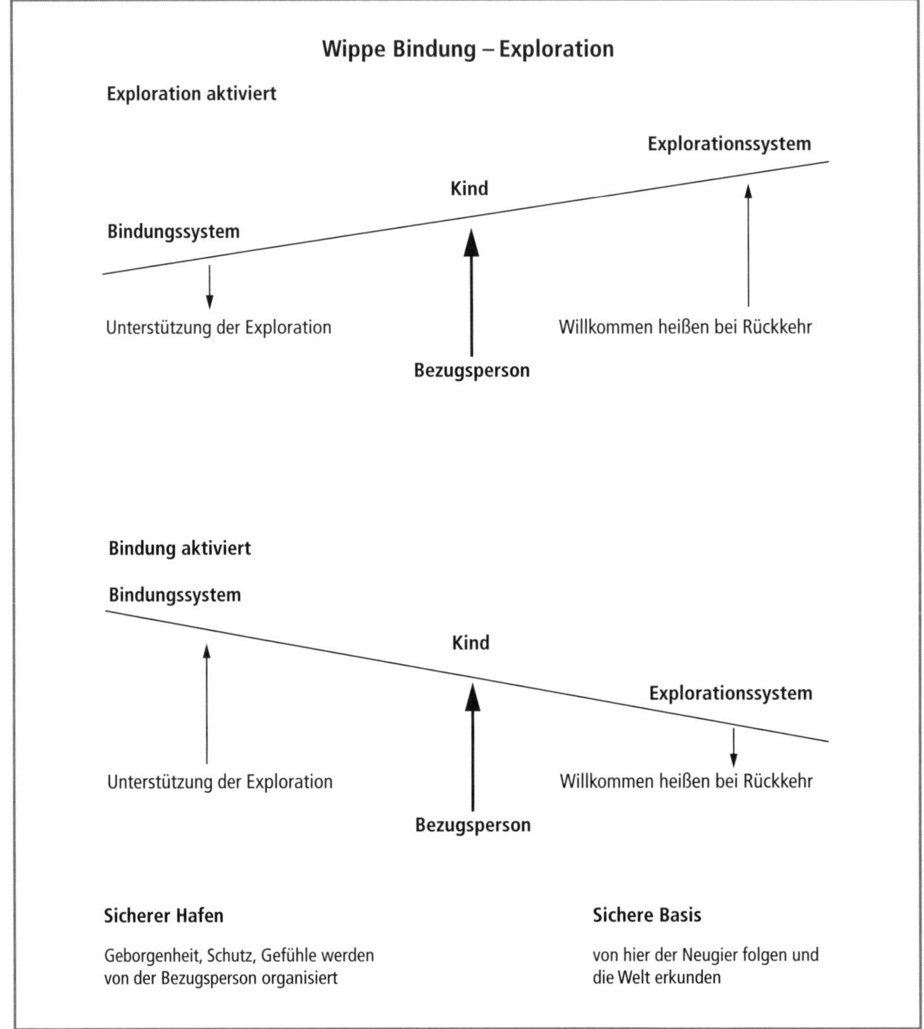

Abb. 4-2 Das Bild einer Wippe: Bindung – Exploration (nach Powell et al., 2015, S. 54)

- die Erkundungen des Kindes beobachtet für den Fall, dass das Kind Hilfe und Schutz braucht.
- dem Kind bei Bedarf hilft, wenn es Dinge noch nicht allein bewältigen kann.
- sich gemeinsam mit dem Kind an seinen Aktivitäten und neuen Entdeckungen erfreut.

Ist das *Bindungsbedürfnis* des Kindes aktiviert, kann die Bezugsperson angemessen antworten, indem sie

- das Kind bei seiner Rückkehr willkommen heißt.
- es beschützt, tröstet und seine Unterstützung anbietet.

- ihm hilft, seine Gefühle zu regulieren, wenn es an die Grenzen seiner Fähigkeiten gestoßen ist (z. B. wenn es erschrocken, traurig, wütend oder ängstlich ist).

Beide Verhaltenssysteme, »Erkunden«/Exploration und »Bindung«/Nähe suchen, dienen der Entwicklung einer selbstständigen und beziehungsfähigen Persönlichkeit.

Von der sicheren Basis aus kann das Kind die Welt erkunden, bei »Gefahr« kann es in den sicheren Hafen zurückkehren und Schutz finden.

Fühlt sich das Kind sicher, wird die Bezugsperson eher die Exploration fördern.

Exploriert das Kind seine Umwelt, hält sich die Bezugsperson eher zurück und steht als sicherer Hafen zur Verfügung (s. Powell et al., 2015).

A6: Material 6. Sitzung – Basisaffekte und Gefühle

Basisaffekte

Von Geburt an verfügen Menschen über bestimmte Basisaffekte, die sich im Laufe der Menschheitsgeschichte entwickelt haben. Sie werden in wichtigen Situationen unbewusst, d. h. automatisch, aktiviert und dienen einer möglichst schnellen Bewertung einer Situation. Sie organisieren unterschiedliche Körperfunktionen wie z. B. Atmung, Herzschlag, Verdauungstätigkeit, die Anspannung von wichtigen Muskelgruppen, sind verbunden mit bestimmten Handlungsbereitschaften und steuern Handlungsimpulse, bestimmen also das Verhalten und die Begegnung mit anderen.

Zu den grundlegenden Basisaffekten gehören Freude, Angst, Wut/Ärger, Trauer, Ekel (Abb. 4-3).

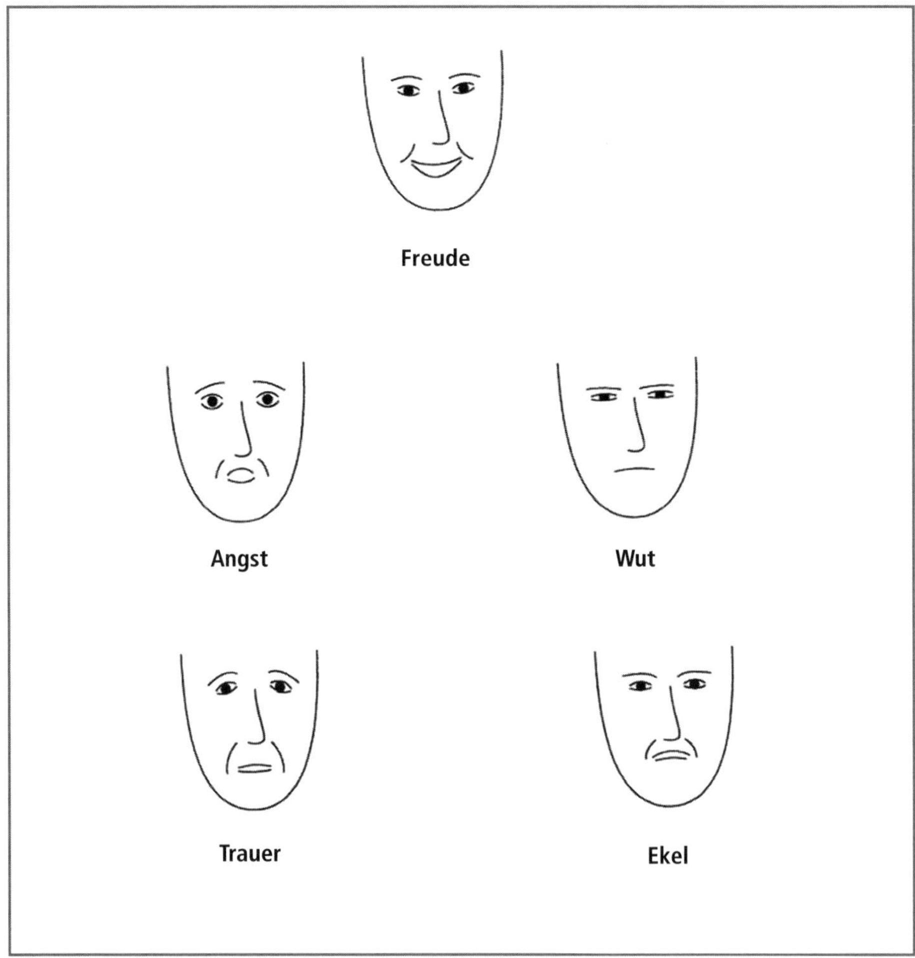

Abb. 4-3 Die Basisaffekte Freude, Angst, Wut/Ärger, Trauer, Ekel

- *Freude* organisiert das Annäherungsverhalten an gute Objekte (Lächeln, Lachen, sich dem guten Objekt mitteilen).
- *Angst* aktiviert die Bereitschaft zur Flucht vor einem bedrohlichen Objekt/ einer bedrohlichen Situation, dient dem eigenen Schutz (fliehen, sich in Sicherheit bringen).
- *Wut* aktiviert die Bereitschaft zum Angriff oder zur Zerstörung des bedrohlichen Objekts (angreifen, sich verteidigen; Unheil abwenden).
- *Trauer* organisiert das Abschiednehmen von einem geliebten Objekt (Weinen, Rückzug).
- *Ekel* organisiert das Ausscheiden von für den Organismus schädlichen Objekten (das Schädliche wieder loswerden).

Affektspiegelung

Die Affekte zeigen sich in einem bestimmten körpersprachlichen Ausdrucksverhalten, über den Gesichtsausdruck, die Körperhaltung und den Klang der Stimme. Bereits Säuglinge sind in der Lage, ihre Affekte so mitzuteilen. Sie besitzen aber noch nicht die Fähigkeit, emotionale/affektive Zustände zu unterscheiden. Sie sind darauf angewiesen, dass ihre Bezugspersonen ihre Körpersignale richtig verstehen und interpretieren, dass sie ihre Spannungszustände lösen, ihre Erregungen dämpfen, sie beruhigen und den Zustand der Unlust aufheben. So entwickelt das Kind im Laufe der Zeit (in einer sicheren Bindung) die Fähigkeit, verschiedene emotionale Zustände zu unterscheiden. Mütter spiegeln intuitiv über ihr körpersprachliches Ausdrucksverhalten in Gestik, Mimik und Lautierung den emotionalen Zustand des Kindes (Affektspiegelung). Dabei zeigen sie eine stark übertriebene Antwort, d. h. eine Markierung des Affektausdrucks. Der Säugling lernt mit der Zeit, dass der markierte Affektausdruck eine Darstellung seines eigenen Affekts ist und nicht der seiner Mutter bzw. Bezugsperson, dass der dargestellte Ausdruck nicht ihrem wirklichen Zustand entspricht, nicht echt ist. Im mimischen Wechselspiel zwischen Mutter und Kind können die Affekte verändert werden, indem die Mutter sie entweder verstärkt oder abschwächt. Das Gesicht der Mutter wird quasi zum Spiegel der Seele des Kindes, allerdings werden die Affekte des Kindes in verarbeiteter, »verdauter« Form wiedergegeben (s. Dornes, 2006, S. 166 ff.; Fonagy et al., 2015). In der weiteren Entwicklung bildet das Kind Repräsentanzen für einzelne Affekte, es lernt, diese bewusst wahrzunehmen und sie zu benennen. Dann spricht man von Gefühlen; d. h. Gefühle werden biografisch, kulturell und sozial vermittelt und sind von den Basisaffekten zu unterscheiden. Bei einem gelungenen Wechselspiel von Mutter und Kind entwickelt dieses allmählich die Fähigkeit zur Mentalisierung.

Mentalisierung ist die Fähigkeit, sich und andere als Wesen mit mentalen Zuständen zu verstehen, d. h. hinter einem bestimmten Verhalten mentale Zustände zu vermuten (etwa mit eineinhalb Jahren); dies ist der Beginn eines mentalen Selbst- und Weltbildes. Dazu gehört auch die Fähigkeit, die vermuteten mentalen Zustände selbst zum Zustand des Nachdenkens zu machen, das Denken über das Denken; sie entsteht etwa mit vier Jahren.

A7: Material 7. Sitzung – Angst und Trauer

Emotionale Entwicklung

Die emotionale Entwicklung eines Kindes ist von großer Bedeutung für sein weiteres Leben. Emotionale Kompetenz erwirbt das Kind in der Interaktion mit seinen Bezugspersonen. Mütter bzw. Eltern können die emotionale Entwicklung ihres Kindes fördern, indem sie

- die Gefühle des Kindes wahrnehmen und anerkennen.
- die Gefühle benennen und über sie reden.
- das Kind bei belastenden Gefühlen unterstützen, damit umzugehen.
- Strategien zur Regulation von Gefühlen anbieten.
- ein Klima schaffen, das einen offenen Austausch über Gefühle erleichtert.

Weniger hilfreich ist es,

- belastende Gefühle schnell zu beenden.
- von Gefühlen abzulenken.
- bestimmte Gefühle zu bestrafen, zu ignorieren oder zu leugnen.
- das Kind mit der Problemlösung alleinzulassen.
- ein Klima zu schaffen, in dem nicht offen über Gefühle gesprochen wird und insbesondere die Kommunikation über negative Gefühle vermieden wird (Franz, 2009).

Gerade der Umgang mit negativen Gefühlen wie Angst, Trauer und Wut ist oft schwierig und belastend für Mütter/Eltern.

Angst

Es gibt Ängste, die zur normalen Entwicklung eines Kindes gehören und entwicklungs- und reifungsbedingt sind. Kinder erleben in jeder Entwicklungsphase viel Neues und immer wieder unbekannte und ungewohnte Situationen, die Angst erzeugen können. Im Säuglingsalter können Ursachen von Angst z. B. intensive sensorische Reize, der Verlust von Zuwendung oder laute Geräusche sein. Im ersten Lebensjahr tritt die Angst vor Fremden auf, später die Trennungsangst, im Vorschulalter z. B. die Angst vor Dunkelheit, vor Monstern und Einbrechern, zu Schulbeginn die Angst vor Naturkatastrophen wie Feuer, Überschwemmung, vor Krankheit, Verletzungen und Tod, im Schulalter die Angst vor schlechten Leistungen, vor Aggressionen von anderen (Mobbing) etc.

Die Angst des Kindes ist zu erkennen an:

- der Mimik: Augenbrauen hochgezogen, weit geöffnete Augen, geöffneter Mund, zurückgezogene Lippen
- der Körpersprache: Zurücklehnen des Oberkörpers, Abwehrbewegungen mit Händen/Armen, Zurückgehen, angespannte/hochgezogene Schultern, Erstarren, hoher Krafteinsatz mit hoher Muskelspannung
- im Verhalten: Flucht, Verstecken, Anklammern

Wie kann die Bezugsperson angemessen mit der Angst des Kindes umgehen?
- Die Angst des Kindes wahrnehmen, ernst nehmen und akzeptieren (nicht ignorieren oder beschwichtigen)
- Diffuse Ängste klären, nach dem Grund fragen, Angst einen symbolischen Ausdruck verleihen
- Verständnis zeigen und die Kinder begleiten
- Selbstvertrauen der Kinder stärken durch Vertrauen, dass das Kind die Angst bewältigen wird

Kinder benötigen also Verständnis und Schutz, wenn sie Angst haben.

Trauer

Im Leben eines Kindes gibt es viele Situationen, in denen es traurig wird. Für Eltern ist es nicht leicht, die Trauer ihres Kindes auszuhalten. Sie geraten in Sorge und werden selbst traurig.

Die Trauer des Kindes ist zu erkennen an:
- der Mimik: Augenbrauen nach oben und innen gebogen, Mundwinkel nach unten, Kinnmuskel hochgeschoben
- der Körpersprache: gekrümmter Rücken, hängende Schultern, wenig Krafteinsatz mit wenig Muskelspannung
- im Verhalten: Weinen, Rückzug

Wie kann die Bezugsperson angemessen mit der Trauer des Kindes umgehen?
- Gefühl von Trauer anerkennen
- Verständnis und Anteilnahme zeigen
- Trösten
- Weniger hilfreich für den Trauerprozess des Kindes sind Ablenkung, unterdrücken des Gefühls, herabspielen der Bedeutung des Gefühls oder Vermeidung des Themas

Die Geschichte »Wie der kleine rosa Elefant einmal traurig war und wie es ihm wieder gut ging«

In der Geschichte vom kleinen rosa Elefanten finden sich drei hilfreiche Hinweise, wie Kinder mit Trauer umgehen können:
1. Gefühle offen ausdrücken und weinen
2. die Nähe zu einer vertrauten Person suchen, den Kummer mitteilen und Trost suchen
3. trotz der Trauer dem Vermissten/dem Verlorengegangenen einen festen Platz in seinem Leben geben

»Wie der kleine rosa Elefant einmal traurig war und wie es ihm wieder gut ging«

(Weitze & Battut, 2008)

Zusammenfassung der Geschichte

Hier wird die Geschichte von Benno, dem kleinen rosa Elefanten, erzählt, der mit seiner großen Elefantenherde in Afrika lebt. Sein bester Freund Freddi zieht eines Tages mit seiner Herde weiter und die beiden müssen Abschied voneinander nehmen. Der kleine rosa Elefant wird sehr traurig; er spielt nicht mehr, er isst nicht mehr; alles erscheint ihm grau. Auch ist er wütend auf Freddis Mutter. Nun bekommt er verschiedene Ratschläge: »spiel was Schönes, dann denkst du nicht mehr dran«, »reiß dich zusammen«, »ist nicht so schlimm«, »such dir einen neuen Freund«. Benno versucht alles, aber nichts hilft und er wird immer trauriger. Dann geht er zur Eule Heureka, um sich Rat zu holen. Diese sagt ihm, er könne drei Dinge tun: Wenn er traurig sei, solle er weinen; er solle einem Menschen, den er lieb hat, von seinem Kummer erzählen und seinem Freund einen Platz in seinem Herzen geben. Daraufhin geht Benno nach Hause, weint einige Tage, erzählt seiner Mutter ausführlich von seinem Kummer, weil er Freddi so vermisst, und sucht schließlich einen Platz für seinen besten Freund Freddi in seinem Herzen. Danach geht es ihm wieder gut.

A8: Material 8. Sitzung – Wut, Aggression und Konflikte

Wut, Aggression, Konflikte

Der Umgang mit Wut stellt Mütter und Bezugspersonen vor große Herausforderungen. Es ist nicht leicht, kindliche Wut zu akzeptieren. Hilfreich kann es sein, sich zu vergegenwärtigen, dass Wut oft Ausdruck von Hilflosigkeit, Angst oder Überforderung ist. Kindliche Wut akzeptieren heißt nun nicht, alles zuzulassen. Das Gefühl der Wut ist erlaubt, aber nicht alle Handlungen wie schlagen, treten oder beißen.

Die Wut des Kindes ist zu erkennen an

- der Mimik: Zusammenziehen der Augenbrauen, Zornesfalte, in Falten gelegte Stirn, zusammengekniffener Mund
- der Körpersprache: Fäuste ballen, mit den Füßen aufstampfen, nach vorn streben, hoher Krafteinsatz mit hoher Muskelspannung
- dem Verhalten: schreien, Drohgebärden, zerstören, treten, schlagen, beißen

Wie kann die Bezugsperson angemessen mit dieser Wut umgehen?

- Gefühl von Wut anerkennen und Aggressionshandlungen verhindern
- Klare Grenzen setzen (sich selbst und andere nicht verletzen; keine Gegenstände zerstören)
- Das Kind und andere vor destruktiven Verhaltensweisen schützen und ihm Zeit zur Beruhigung geben
- Nach der Beruhigung mit dem Kind ein Gespräch suchen und nach den Ursachen der Wut fragen
- Die eigene Wut kontrollieren und evtl. kurz Distanz zwischen sich und dem Kind schaffen
- Später mit dem Kind Möglichkeiten entwickeln, wie es mit seiner Wut in einem geschützten Rahmen umgehen kann (Franz, 2009)

Wichtig ist also, als Bezugsperson das Kind zu begrenzen und ihm einen Rahmen zu bieten. Ist die Bezugsperson in der Lage, dem Kind zu zeigen, dass sie seine Aggressionen aushalten kann und nicht selbst von seiner Wut angesteckt oder überwältigt wird, vermittelt das dem Kind Sicherheit (s. unten, Film »Sientje«). So schützt die Bezugsperson das Kind vor sich selbst und unterstützt die Regulierung seines Gefühls. Wird die Bezugsperson selbst wütend (beide im »Schrei-State«), eskaliert die Situation. Bei einer solchen Eskalation können sich destruktive Handlungen entwickeln (schreien, schlagen auf beiden Seiten), die später zu Schuldgefühlen führen. Wut wird dann in der Konsequenz nur noch negativ bewertet als ein Gefühl, was nicht sein darf.

Liegt ein Konflikt vor, ist dieser von dem Erwachsenen zunächst als solcher wahrzunehmen, anzuerkennen und zu benennen bzw. zu analysieren. Hilfreich ist es, sich als Erwachsener in die Lage des Kindes zu versetzen, sich aber auch die eigenen Bedürfnisse und Gefühle bewusst zu machen. Wenn in einem Gespräch zwischen Erwachsenem und Kind beide ihre Positionen dargelegt haben, können von beiden entsprechende Lösungsmöglichkeiten entwickelt werden. Im Idealfall kommt es zu einer Einigung und entsprechenden Vereinbarung, die für beide Seiten gilt.

Der Film »Sientje«

(Animationsfilm, 5 Min., Niederlande 1997, Regie, Drehbuch und Zeichnung: Christa Moesker, Produktion: Niederländisches Institut für Animationsfilm, Tilburg)

Dieser Zeichentrickfilm zeigt den Wutausbruch des kleinen Mädchens »Sientje« in all seinen Facetten.
Nach einem Streit (unverständlich hinter verschlossener Tür) tritt Sientje ins Bild – mit bösem, grimmigem Gesicht: Sie schreit, schlägt um sich, trampelt und stampft mit Händen und Füßen, platzt schließlich vor Wut. Dann zerstört sie ihre Zimmereinrichtung (ihr Bett), trampelt auf ihrem Teddybär herum und wirft ihn in eine Ecke. Mit einem dicken schwarzen Pinsel malt sie zunächst ein Ungeheuer, dann alles schwarz. In ihren Fantasien erscheinen nun Erwachsene, die von oben herab mit drohenden Fingern auf sie einreden (unverständlich) und immer größer werden; sie weicht zurück, kauert sich zusammen. Dann steht sie auf; sie wird immer größer und die Erwachsenen immer kleiner; sie verstummen und fliehen vor den Tritten von Sientje, die jetzt riesengroß ist. Dann entspannt sie sich, wird kleiner und kauert sich zusammen und sieht sehr traurig aus. Es klopft an der Tür, sie öffnet sich und eine Frau erscheint im Türrahmen. Sientje läuft auf sie und ruft »Mama«. Diese drückt sie an sich; sie verlassen das Zimmer. Dann öffnet sich die Tür erneut, Sientje holt ihren Teddybär, wirft ihn fröhlich hüpfend in die Luft und verlässt das Zimmer wieder.

A9: Material 9. Sitzung – Stress und Stressbewältigung

Ich gerate in Stress, wenn … – Stressoren

(nach Kaluza, 2015, 2018)

Stressoren wirken von außen auf den Menschen ein und können unterschiedlicher Art sein:

- Umweltstressoren (Lärm, Hitze, Kälte, Nässe)
- körperliche Stressoren (Verletzung, Schmerz, Hunger, Behinderung)
- Leistungsstressoren (Zeitdruck, Überforderung, Unterforderung, Prüfungen)
- zwischenmenschliche Stressoren (Konflikte, Trennungen, Konkurrenz, Vereinsamung)

Ich setze mich selbst unter Stress, indem … – Persönliche Stressverstärker

Motive, Einstellungen und Bewertungen, mit denen ein Mensch an mögliche belastende Situationen herangeht; von diesen ist es abhängig, ob eine bestimmte Situation überhaupt als Stress empfunden wird. Hier geht es um den inneren Anteil des Stressgeschehens. Stressverstärkende Einstellungen sind z. B.:

- Ungeduld
- Perfektionismus
- Wunsch, alles zu kontrollieren
- Einzelkämpfertum
- eigene Leistungsgrenzen nicht akzeptieren

Wenn ich im Stress bin, dann … – Stressreaktionen

Stressreaktionen sind unbewusste Antworten auf die belastenden Situationen (Stressoren). Sie zeigen sich auf verschiedenen Ebenen:

- auf *körperliche Ebene* als verstärkter Herzschlag, beschleunigte Atmung, erhöhte Muskelanspannung; die verstärkte Aktivierung von Energie kann kurzfristig hilfreich sein, langfristig führt sie zu Erschöpfungszuständen mit negativen gesundheitlichen Folgen wie Kopf- und Rückenschmerzen, Schlafstörungen, Muskelverspannungen etc.
- auf der *Verhaltensebene* als hastiges, ungeduldiges oder aggressives Verhalten, übermäßiges Essen, Rauchen, erhöhten Alkoholkonsum oder Medikamenteneinnahme, als unkonzentriertes und unkoordiniertes Arbeitsverhalten
- auf der *Ebene der Emotionen* als innere Unruhe, Nervosität, Ärger, Unzufriedenheit, Angst
- auf der *Ebene der Kognitionen* als Selbstvorwürfe, Grübeleien, fehlende Konzentration

Stressbewältigung

Stressoren als Ansatzpunkt

Hier geht es um mögliche Veränderung der äußeren Bedingungen:
- Veränderung von Zeitplanung
- Aufgaben delegieren
- Unterstützung und Hilfe suchen (soziales Netzwerk)
- »Nein« sagen
- Informationen einholen
- Aufteilung von Arbeitsaufgaben

Stressverstärker als Ansatzpunkt

Hier geht es um die Veränderung von stressverstärkenden Gedanken, Einstellungen und Bewertungen:
- eigene Leistungsansprüche überprüfen
- Grenzen der eigenen Leistungsfähigkeit akzeptieren
- Schwierigkeiten als Herausforderung, nicht als Bedrohung sehen
- Abstand zu Alltagsverpflichtungen aufbauen
- entscheiden, was wichtig und was unwichtig ist; Prioritäten setzen
- Erfreuliches bewusst wahrnehmen; Gedanken auf Positives und Gelungenes richten
- starre Vorstellungen über sich selbst und andere abbauen, sich der Realität stellen und sie akzeptieren

Stressreaktionen als Ansatzpunkt

Hier geht um die Förderung von Entspannung und die Milderung von Stressreaktionen wie Angst, Ärger, Schuld, Neid und Kränkungsgefühlen, die oft mit Spannungszuständen einhergehen.

Beispiele für *kurzfristig wirksame Strategien:*
- abreagieren durch körperliche Aktivität
- ablenken von der Situation
- Entlastung durch Gespräche (angemessene Äußerung eigener Gefühle)
- etwas für sich Angenehmes tun

Beispiele für *langfristig wirksame Strategien:*
- regelmäßige Entspannung
- ein Hobby betreiben
- regelmäßig Sport machen
- Freundschaften pflegen

Jeder muss für sich ein persönliches Anti-Stress-Programm entwickeln. Dazu ist es notwendig, die eigenen Stressbereiche und Stressbelastungen herauszufinden.

A10: Material 10. Sitzung – Selbstwertgefühl, Selbstfürsorge, Genießen und Genuss

Selbstwertgefühl

Der Umgang mit sich selbst ist abhängig vom eigenen Selbstwertgefühl. Es kann eher positiv oder negativ sein, eher sicher oder unsicher.

Menschen mit einer positiven Einstellung sich selbst gegenüber gehen liebevoll und wertschätzend mit sich um. Misserfolge oder Kritik können ihr positives und sicheres Selbstwertgefühl nicht (nachhaltig) erschüttern.

Menschen mit einer negativen Einstellung zu sich selbst trauen sich weniger zu und sind schneller unzufrieden. Bei Misserfolgen und Kritik sind sie leicht verletzt, fühlen sich minderwertig und wertlos. Sie haben ein unsicheres und negatives Selbstwertgefühl.

Das Selbstwertgefühl des Menschen entwickelt sich in der frühen Kindheit in den frühen Beziehungserfahrungen mit wichtigen Bezugspersonen. Über empathisches und abgestimmtes Verhalten der Bezugspersonen (Passung), in dem die Bedürfnisse des Kindes erkannt und angemessen erfüllt werden, und über angemessene Spiegelung seiner Affekte entwickelt das Kind ein sicheres Bindungsmuster, was Grundlage für ein gesundes Selbstvertrauen und ein positives Selbstwertgefühl ist.

Diese frühen Erfahrungen bleiben in der Regel ein ganzes Leben bedeutsam. Es gibt allerdings Spielräume zur Veränderung; es ist möglich, auch im Erwachsenenalter ein positiveres Selbstwertgefühl und mehr Selbstvertrauen aufzubauen. Dabei ist es zunächst wichtig, sich die eigenen Stärken und Ressourcen bewusst zu machen, also die positiven Fähigkeiten hervorzuheben, z. B. sich selbst zu loben und stolz auf sich zu sein.

Selbstfürsorge

Zu einem guten Selbstwertgefühl gehört auch eine gute Selbstfürsorge. Sie fördert ein positives Selbstwertgefühl.

Selbstfürsorge bedeutet:

- wahr- und ernst nehmen der eigenen Bedürfnisse und Gefühle
- Akzeptanz des bei sich Wahrgenommenen
- einen achtsamen, bewussten und wertschätzenden (nicht wertenden) Umgang mit sich selbst

Neben diesem eher nach innen gerichteten Blick sind auch ein entsprechendes selbstfürsorglichen Handeln und Gestalten wichtig:

- Vermeidung von Stress
- Pflege von guten Beziehungen
- Zeit für Genuss und Genießen

Genießen und Genuss

Positive genussvolle Erlebnisse gehören zum normalen Alltag. Sie sind eine wichtige Kraftquelle zur Bewältigung der vielen alltäglichen Anforderungen. In Zeiten von sehr großer Belastung vernachlässigen viele Menschen oft Erholung, Entspannung und ihre Freizeitaktivitäten. Auf Dauer kann dies zu erhöhtem Stress führen. Daher ist es wichtig, sich bewusst Raum und Zeit für Dinge zu nehmen, die der Entspannung und Regeneration dienen.

Genießen will gelernt sein:

- Genießen ist erlaubt. Es ist nicht egoistisch, für sich etwas Gutes zu tun.
- Genießen heißt, sich Zeit zu nehmen, das können auch kurze Momente sein.
- Genießen heißt, sich mit voller Aufmerksamkeit auf das genussvolle Erleben zu konzentrieren.
- Genießen mit allen Sinnen: sehen – hören – riechen – schmecken – fühlen.
- Nicht die Menge, sondern die Qualität des Genusses ist entscheidend.
- Genuss muss geplant werden (Zeit dafür einräumen/planen/Vorfreude schaffen).
- Genuss ist auch in kleinen alltäglichen Dingen zu entdecken.
- Genuss bedeutet für jeden etwas anderes. Durch Ausprobieren ist herauszufinden, was einem persönlich guttut und wann es einem guttut (Kaluza, 2018).

5 Zur Kombination von Einzel- und Gruppentherapie im tiefenpsychologischen Setting

Ergebnisse und Anregungen für Kombinationsbehandlungen nach der neuen Psychotherapie-Richtlinie

Sabine Trautmann und Voigt Bernd Voigt

5.1 Zweckmäßigkeit der Kombinationen von Einzel- und Gruppentherapie nach der neuen Psychotherapie-Richtlinie

Rückmeldungen von Patienten ergeben eine hohe Akzeptanz und Bevorzugung der Kombinationsbehandlung Einzel- und Gruppentherapie. Wir beziehen uns auf 30 Jahre klinische Erfahrung und durchgängige Evaluationen nach erfolgter Behandlung. Es werden 138 abgeschlossene und systematisch erhobene Patientenbefragungen aus der Zeit zwischen 1998 und 2011 dargestellt (s. Abschn. 5.3). Die Kombinationsbehandlungen erfolgten vor Einführung der neuen Psychotherapie-Richtlinie und wurden in einer ambulanten Psychotherapie-Praxis durchgeführt. Die Patienten waren in regulärer Einzelpsychotherapie und besuchten parallel über viele Jahre hinweg einmal wöchentlich eine halboffene Gruppe auf Selbstzahlerbasis. Dies ist heute nicht mehr nötig, da Gruppen- und Einzelpsychotherapie in der Richtlinienbehandlung frei kombiniert werden können.

Folgende *Aussagen von Patienten* sprechen *für diese Behandlungsform:*

- die Möglichkeit, von anderen Betroffenen zu lernen und dies im Einzelgespräch zu reflektieren
- die Erfahrung, mit den eigenen Problemen nicht allein zu sein und dadurch Entlastung zu erfahren, was im Einzelgespräch vertieft und auf die eigene Lebensgeschichte bezogen werden könne
- die Akzeptanz und die Sicherheit in einer Gruppe zu erleben und gleichzeitig den Therapeuten »manchmal auch für sich zu haben«
- ein soziales Eingebundensein zu erleben, was im »Leben draußen« häufig fehle, und dabei das Vertrauen zu haben, dass der Therapeut auf jeden Einzelnen und auf die Gruppe »aufpasse«
- die wirklich »intimen« Themen nicht unbedingt in der Gruppe ansprechen zu müssen, aber manchmal »Trittbrett fahren zu können«, was sehr hilfreich sei, und dann das »Persönliche in den Einzelstunden zu erarbeiten«
- zunehmend mehr Mut zu erlangen, sich in der Gruppe zu öffnen, wenn dies z. B. im Einzelgespräch vorbereitet werden könne

Aus *Therapeutensicht* ist Folgendes hervorzuheben:

Die Arbeit an bewussten und unbewussten Konflikten muss verkoppelt werden. Dies kann durch eine gezielte Kombination aus Gruppen- und Einzelpsychotherapie gut geleistet werden.

Ich-strukturell gestörte Patienten, ebenso wie neurotische Patienten, die aktuell unter Stress leiden bzw. Traumatisierungen verarbeiten müssen, geraten schon an Grenzen ihrer Belastbarkeit durch bewusste Konflikte. Es geht nicht selten um reale Bewältigungsmöglichkeiten (z. B. existenzielle Fragen rund ums Geld, Kindererziehung). Deshalb entwickelten sich in der tiefenpsychologisch fundierten Gruppenarbeit Parallelen zu sozialpsychologischen und verhaltensorientierten Gruppenmodellen: Die Psychoedukation als strukturierende Methodik ist vorrangig auf manifeste Normen gerichtet. Gruppenteilnehmer sollen ihr teilweise maladaptives Verhalten erkennen und Regeln der Kommunikation akzeptieren lernen (beispielsweise Pünktlichkeit, Zuverlässigkeit, Kontinuität, Verantwortlichkeiten oder Hierarchieaspekte). Pathologien im Bereich des Ich-Ideals und des Über-Ichs stehen im Vordergrund. Über-Ich-Übertragungen und andere Außenübertragungen gilt es zu bearbeiten (z. B. Wie kann mit dem Bestrafungs- bzw. Entlassungswunsch einer Krankenschwester umgegangen werden, die ein Patient wütend bei seinem Therapeuten anklagte, weil diese ihn aufgefordert hatte, ein Bild eines Neonazis von seiner Zimmerwand zu entfernen?).

Für diese Arbeit ist es notwendig, in Kleinstgruppen die Überflutungsmöglichkeit durch zu viele (unstrukturierte) Kommentare anderer Patienten auszuschalten. Die Arbeit auf dieser Ebene ist in einer Gruppe ab drei bis vier Personen mit Aufarbeitungsmöglichkeiten im Einzelsetting sinnvoll und nun auch im Rahmen der Richtlinienpsychotherapie möglich.

In der tiefenpsychologisch fundierten Arbeit in der Gruppe entsteht durch ein aktives Therapeutenverhalten relativ wenig Regression. Übertragungsbedingte Verzerrungen des Therapeuten werden nicht als Zuschreibungen angenommen, die auf Erinnerungen und Konflikte bezogen werden, sondern in der aktuellen Interaktion direkt bearbeitet: Der Therapeut ist ein reales und wohlwollendes *Beziehungsobjekt*. Bei geringer innerer Konfliktfähigkeit und bei Impulsdurchbrüchen der Patienten gibt es meistens auch heftige interpersonelle Konflikte. So kommen Idealisierungen oder Entwertungen vor. Spaltung und projektive Identifikation liegen häufig vor, überstrenge Über-Ich-Anforderungen wechseln sich mit Impulsdurchbrüchen ab. Eine Bearbeitung der oft unerreichbaren Normen führt meist zu einer Entlastung.

Da (vor allem) strukturell schwache oder traumatisierte Patienten häufig nicht die Perspektive des die Interaktion beobachtenden Dritten einnehmen können, müssen Therapeuten über ein gesichertes theoretisches und Erlebens-Wissen zu primitiven Abwehrmechanismen (Spaltung, primitive Idealisierung und Entwertung, projektive Identifikation) verfügen, da sie »gesunde« Ich-Funktionen übernehmen und gleichzeitig die primitiven Abwehrmechanismen erst einmal aushalten müssen! Dieser Anforderung ist am ehesten im Einzelsetting zu entsprechen.

Zuwendung und das Setzen klarer Grenzen müssen gleichzeitig erfolgen! Man muss die Perspektive des Opfers (der Patient früher) einnehmen, obwohl der Patient einen häufig so behandelt, wie es der Täter früher mit ihm getan hat und man gerne mit den eigenen »gesunden« (eher aggressiven) Anteilen antworten würde. Der Patient würde dadurch retraumatisiert! Eine starke Belastbarkeit und die ausgeglichene Persönlichkeit des Therapeuten spielen daher eine sehr große Rolle.

In der Gruppe ist dieses Therapeutenverhalten für den Therapeuten besser auszuhalten und im Rahmen der therapeutischen Ich-Spaltung besser zu reflektieren, weil die eigene Präsenz und die beobachtende, reflektierende Haltung abwechseln können. Die Gruppe selbst ist ein Anreiz für den Patienten, dyadisch fixierte Interaktionsmuster zu überwinden. Dieses wiederum kann und sollte in der gezielten Einzelarbeit besprochen werden.

Indikationsspezifisch bietet sich für dieses Setting eine fokussierte, themenzentrierte und aktivierende psychodynamische Perspektive an, nach Psychotherapie-Richtlinie also besonders das tiefenpsychologische Setting.

Die tiefenpsychologische Psychotherapie eignet sich aufgrund ihrer aktiveren Vorgehensweise, ihrer Begrenzung der Regression und ihrer flexiblen Umgangsweise mit der Szene (Übertragung und Gegenübertragung) für die hier dargestellte Kombinationsbehandlung. Zudem versteht sie sich zunehmend als ein integratives Verfahren, das kreativtherapeutische, körperpsychotherapeutische und systemische Sichtweisen auf der Basis von analytischen Grundkonzepten (wie aktive Arbeit mit Übertragung und Gegenübertragung) auf der methodischen Ebene einbezieht (s. Trautmann-Voigt & Voigt, 2017).

Besonders indiziert ist die Möglichkeit der tiefenpsychologisch fundierten Gruppenpsychotherapie, auch in Kombination mit Einzelbehandlungen, für viele Abhängigkeitserkrankungen und Persönlichkeitsstörungen, weil dort chronifizierte Symptome als Ich-synton erlebt werden und Deutungen im analytischen Verständnis zunächst nicht weiterhelfen. Die allmähliche Konfrontation mit einem Anderen oder dann mit zwei Anderen kann aber zur Aufweichung erstarrter Selbst- und Objekt-Bilder führen. Anregungen zur Interaktion bzw. zu experimentellen Handlungsdialogen und zu Rollenspielen mit dem Ziel, die Mentalisierungsfähigkeit aktiv anzuregen, können erfolgen. Bei eingeschränkten Ich-Funktionen fehlt die Fähigkeit zur Antizipation, zum differenzierten Wahrnehmen von Affekten, die Fähigkeit, das Bild eines anderen Menschen in sich zu tragen bzw. ängstigende Situationen zu ertragen, sodass auch der Therapeut ständig damit konfrontiert ist, dass diese Patienten eine sehr geringe Frustrationstoleranz haben. Sie reagieren schnell mit selbstschädigendem und/oder aggressivem Verhalten. Die tiefenpsychologisch fundierte Psychotherapie in einem flexiblen Umgang mit Einzelsitzungen und als Gruppenpsychotherapie ist geeignet, diese Einschränkungen der Ich-Funktionen in den sozialen Bezugnahmen in einer Gruppe schnell zu begreifen, taktvoll zu ergänzen oder aufzufangen und den Patienten so anzuregen, von den anderen zu lernen.

Bei vorwiegend unbewusster Konfliktdynamik wird die tiefenpsychologisch fundierte Gruppenpsychotherapie in ihrem vollen Umfang – spiegelnd, klarifizierend, deutend, konfrontierend – eingesetzt. Auch hier ist eine Vertiefung von interaktionell Erprobtem im deutenden Einzelsetting dringend anzuraten, um Verfestigungen von neuen Interaktionsrepräsentanzen zu ermöglichen und den Sinn von innovativen (aber auch ängstigenden) Kommunikationsweisen zu durchdringen.

Eine wirkliche *Kontraindikation* der Kombinationsbehandlung im klassischen Sinne ist nicht bekannt, im Gegenteil: In stationären Settings ist diese Behandlungsform seit Jahrzehnten das Mittel der Wahl (z. B. Janssen & Sachs, 2018).

Vor allem im deutschsprachigen Raum entwickelten sich bereits nach dem Zweiten Weltkrieg stationäre Einrichtungen, die sich zunächst einer psychoanalytischen Behandlung von Patienten mit schweren neurotischen und psychosomatischen Störungen widmeten. Diese Kliniken können auch als »Einrichtungen des Forschens und Experimentierens in der Anwendung der tiefenpsychologisch fundierten Psychotherapie betrachtet werden« (Hayne, 2012). In diesen Kliniken wurde von Anbeginn eine Kombination von klassischer analytischer Beziehungsarbeit mit der Erprobung aktueller Beziehungsgestaltungen durchgeführt. Dabei kamen von Anfang an Kombinationen mit Körper- und kreativtherapeutischen Ansätzen zum Einsatz sowie der Einbezug von wichtigen Familienmitgliedern bzw. Bezugspersonen. Es wurde schließlich sogar empfohlen, den Patienten zu ermutigen, sich im Zusammenhang mit dem gesamten Klinik-Apparat zu reflektieren. Janssen (1987) arbeitete die wichtigen Ergebnisse dieses Vorgehens in einer Studie aus. Er wies schon vor 25 Jahren darauf hin, Gruppen- und Einzeltherapie gezielt zu verknüpfen.

In dieser Entwicklung lässt sich das Prinzip erkennen, das Kontakt- und Kommunikationsverhalten von Patienten mit einem oder mehreren Interaktionspartnern, sofern dieses in einem strukturierten und geplanten Therapiekontext stattfinden kann, durch Einzel- und Gruppenerfahrungen in verschiedensten Kombinationen zu schulen. Solche Kombinationen werden auch gegenwärtig von Patienten gewürdigt (Olbrich, 2007).

Diese Erfahrungen gilt es nun in den kommenden Jahren vermehrt auf die ambulante psychotherapeutische Arbeit im Rahmen der tiefenpsychologisch fundierten Psychotherapie zu übertragen, denn die Anerkennung, dass es sich hier um wirksame, zweckmäßige Behandlungen handelt, ist seit 2017 ausgesprochen. Beide Kombinationen – nämlich *primär Gruppentherapie, flankierend Einzeltherapie* und *primär Einzeltherapie, flankierend Gruppentherapie* – sind jetzt möglich, werden allerdings bisher eher wenig für ambulante Psychotherapien beantragt. Unser Appell wäre, eine Kombination von Einzel- und Gruppentherapie *grundsätzlich* in Erwägung zu ziehen. Dabei müssen die beantragten Einzelstunden das in der Gruppe entfaltete Material nochmals strukturieren und fokussieren und individuell einordbar machen. Das heißt auch, es ist immer im Einzelfall zu entscheiden, ob mehr Einzeltherapie oder mehr Gruppentherapie erforderlich ist.

Die Frequenz der Einzelsitzungen kann, je nach individueller Notwendigkeit, den Bedürfnissen des Patienten angepasst werden – auch während der laufenden Behandlung – und muss somit keiner vorherigen Festlegung im Antrag an die Krankenkasse bzw. an den Gutachter unterliegen. Es ist begrüßenswert, dass diese Reform der Psychotherapie-Richtlinie, die am 01. 04. 2017 in Kraft trat, eine Gleichstellung der psychodynamischen Verfahren mit der Verhaltenstherapie gebracht hat.

5.2 Resümee unserer Erfahrungen

Grundsätzlich durchlaufen Patienten bei uns im Medizinischen Versorgungszentrum für Psychotherapie, Psychiatrie und Psychosomatik in Bonn eine ausführliche Anamneseerhebung. Nach der ersten Sprechstunde erfolgt eine ebensolche ausführliche elektronisch gestützte Testdiagnostik, die in der zweiten Sprechstunde mit dem Patienten gemeinsam ausgewertet wird. Danach erfolgt die Indikationsstellung für Akutbehandlung, Kurzzeittherapie, Langzeittherapie oder eben Kombinationsbehandlung. In unserer Klinik arbeiten die Psychotherapeuten sowohl verhaltenstherapeutisch als auch tiefenpsychologisch fundiert (www.mvzpsyche.de/Evaluation). Nach etwa fünf bis sechs Stunden Einzelgesprächen (ursprüngliche Probatorik vor der Reform der Psychotherapie-Richtlinie) erfolgt normalerweise der Eintritt in eine Gruppe, sofern Kombinationsbehandlungen angeraten erscheinen.

Es gab zu den von uns über viele Jahre durchgeführten Gruppen keine anerkannte empirische, vielmehr nur eine klinische Evidenz oder, wie Bernhard Strauß formulierte, eine gewisse »Eminenzbasierung« (Strauß, 2017; s. auch Strauß et al., 2016).

5.2.1 Modell 1

Auf unsere klinischen Erfahrungen bezogen können wir Folgendes feststellen: Bei uns war die Verweildauer im Durchschnitt eineinhalb bis zwei Jahre bei ca. 40–43 Doppelstunden pro Jahr Gruppentherapie. Im Schnitt gab es nach jeder vierten bis fünften Gruppenstunde eine Einzelstunde. Die Patienten hatten eine genehmigte Einzeltherapie und erhielten für ein bis zwei Jahre gleichzeitig und zusätzlich die Gruppentherapie, was häufig dazu führte, dass die Einzeltherapiestunden nicht mehr einmal pro Woche, sondern nur noch ca. zweimal monatlich oder sogar nur alle drei Wochen in Anspruch genommen wurden (s. auch Abschn. 5.2.4).

5.2.2 Modell 2

Im Rahmen eines Integrierten Versorgungsprojekts (s. Abschn. 5.3) gab es ein festes finanzielles Kontingent. Der Therapeut konnte völlig frei entscheiden, wie viele Gruppen- und Einzelsitzungen er anbieten wollte.

5.2.3 Gruppengröße

Wir gingen von jeher mit der Anzahl der Teilnehmer flexibel um: je mehr strukturell gestörte Patienten, desto weniger Personen in der Gruppe. Je nach Störung des Patienten kann eine Kleingruppe ab drei Personen indiziert sein. Nach wie vor kann bis auf neun Personen aufgestockt werden; bei dem Konzept einer halboffenen Gruppe kann es sich ergeben, dass zu verschiedenen Zeiten die Gruppengröße variiert, allerdings mit dem Ziel, möglichst über einen längeren Zeitraum eine stabile Gruppengröße zu erhalten.

5.2.4 Setting des Modells 1

Das Setting des Modells 1 stellte sich folgendermaßen dar (Gruppen- und Einzeltherapie 1998–2011).

Eine tiefenpsychologisch fundierte Einzelpsychotherapie, die von der Krankenkasse genehmigt worden war, hatte grundsätzlich vorher begonnen, sodass die Einzelgespräche ganz normal abgerechnet werden konnten. Die tiefenpsychologisch fundierte Gruppenpsychotherapie im Umfang von 100 Minuten/Woche lief über den Modus als Selbstzahler, die Gruppe wurde halboffen geführt mit einer Maximalanzahl von neun Teilnehmern. Alle Teilnehmer hatten entweder bei dem einen oder dem anderen der beiden Gruppenleiter ihre Einzeltherapie, es wurden also keine externen Gruppenteilnehmer aufgenommen. Die durchschnittliche Verweildauer in der Gruppe betrug eineinhalb bis zwei Jahre bei 40 bis 43 Einheiten in der Gruppe pro Jahr.

Die nachfolgenden Übersichten zeigen eine Einschätzung zu diesem Setting unter den Aspekten

- des Nutzens des Angebots im Allgemeinen,
- des Nutzens der Einzelgespräche im Rahmen dieses Settings.

Dabei wurde deutlich, dass die überwiegende Mehrzahl der Patienten dieses Angebot als sehr hilfreich oder hilfreich erlebte; dies war bei Männern und Frauen gleichermaßen der Fall (► Abb. 5-1 und 5-2).

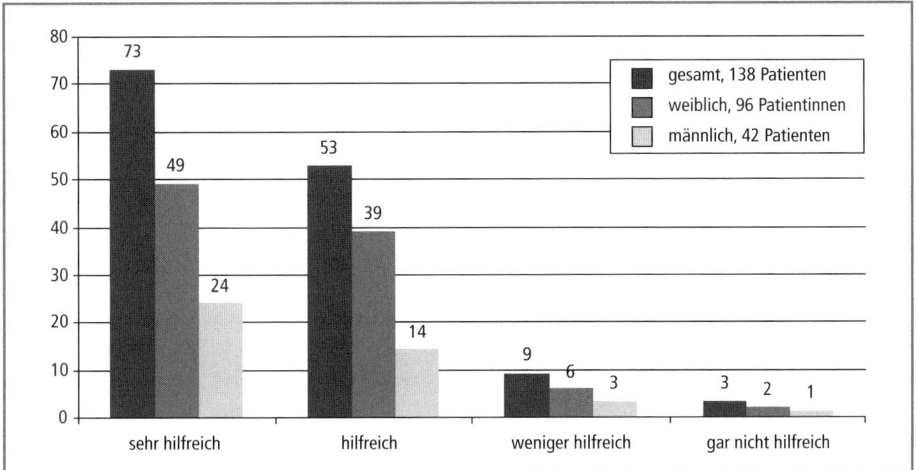

Abb. 5-1 Wie hilfreich fanden Sie die Kombination aus Gruppen- und Einzelpsychotherapie? – nach Geschlecht

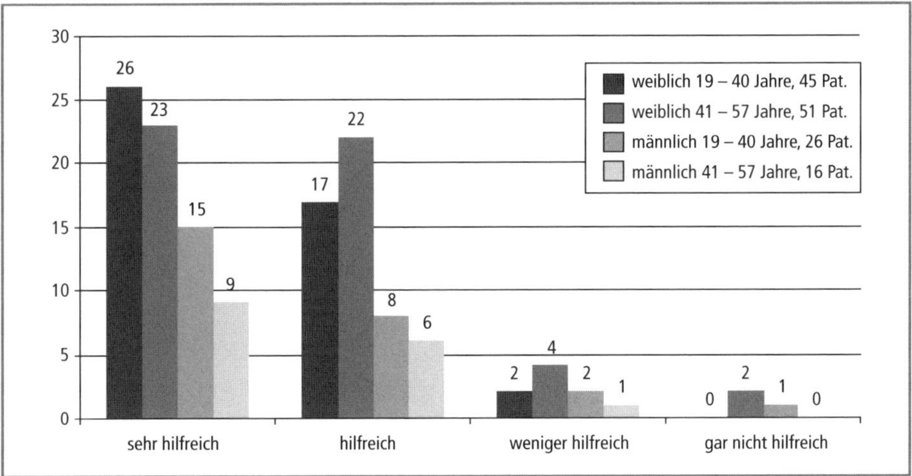

Abb. 5-2 Wie hilfreich fanden Sie die Kombination aus Gruppen- und Einzelpsychotherapie? – nach Alter und Geschlecht

Auch bei der Frage nach der Nützlichkeit der begleitenden Einzelgespräche ergab sich eine hohe Akzeptanz dieser Möglichkeit, ebenfalls bei Frauen und Männern (▶ Abb. 5-3 und 5-4).

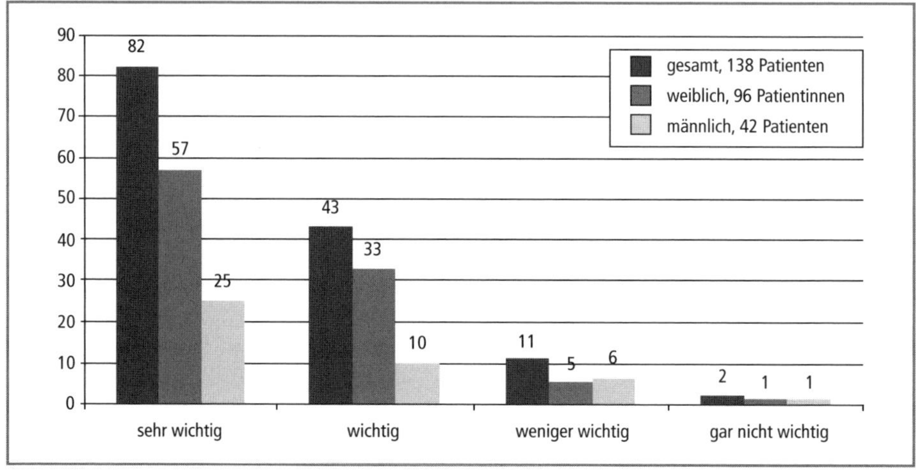

Abb. 5-3 War es wichtig für Sie, bestimmte Themen, die in der Gruppe gesprochen wurden, in der/den Einzelsitzung/-en noch einmal durchzusprechen? – nach Geschlecht

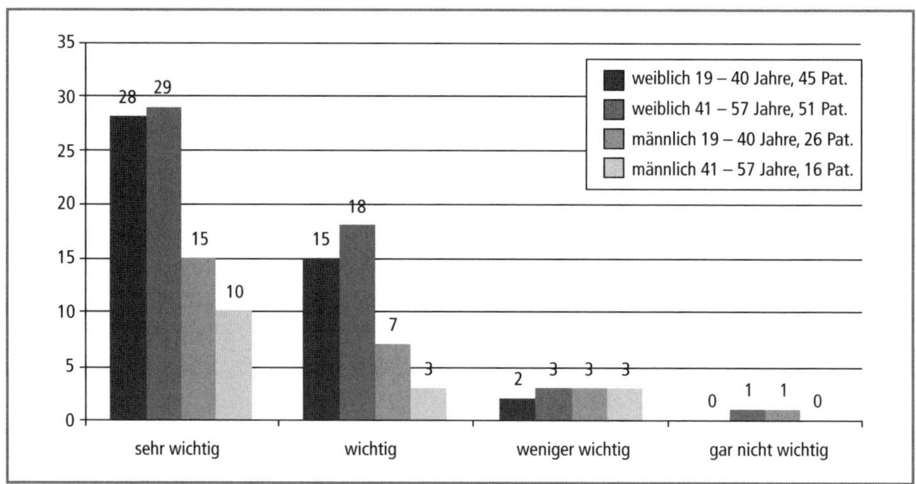

Abb. 5-4 War es wichtig für Sie, bestimmte Themen, die in der Gruppe gesprochen wurden, in der/den Einzelsitzung/-en noch einmal durchzusprechen? – nach Alter und Geschlecht

Die Gegenfrage, ob eine »reine« Einzeltherapie diesem Angebot vorzuziehen wäre, wurde erwartungsgemäß mehrheitlich so beantwortet, dass dies »eher nicht« oder sogar »auf keinen Fall« gewünscht wurde (▶ Abb. 5-5 und 5-6).

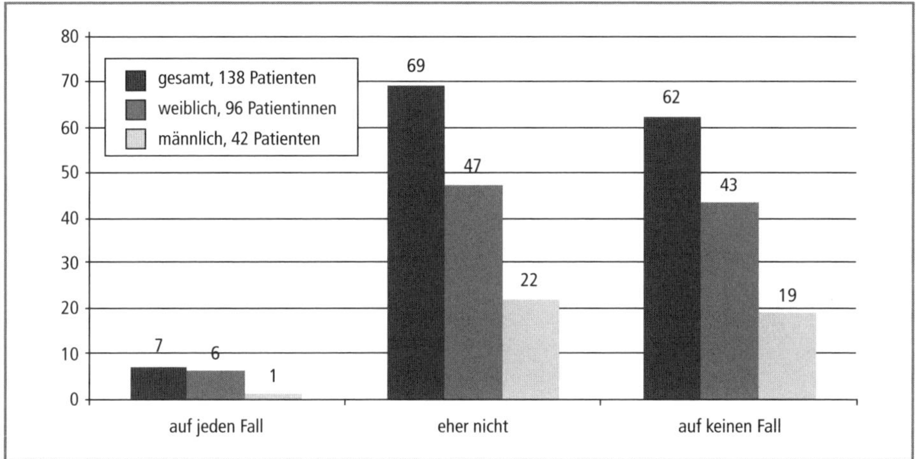

Abb. 5-5 Würden Sie eine »reine« Einzelpsychotherapie dieser Kombination aus Gruppen- und Einzelpsychotherapie vorziehen? – nach Geschlecht

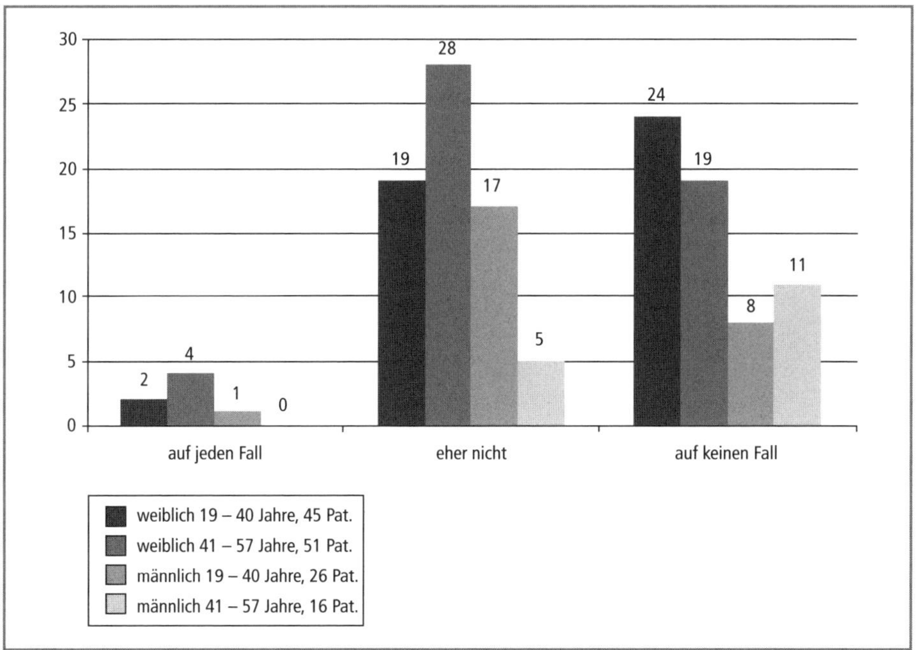

Abb. 5-6 Würden Sie eine »reine« Einzelpsychotherapie dieser Kombination aus Gruppen- und Einzelpsychotherapie vorziehen? – nach Alter und Geschlecht

Ebenso wurde eine »reine Gruppenpsychotherapie« als nicht so erstrebenswert gesehen wie dieses Kombinationsangebot (► Abb. 5-7 und 5-8).

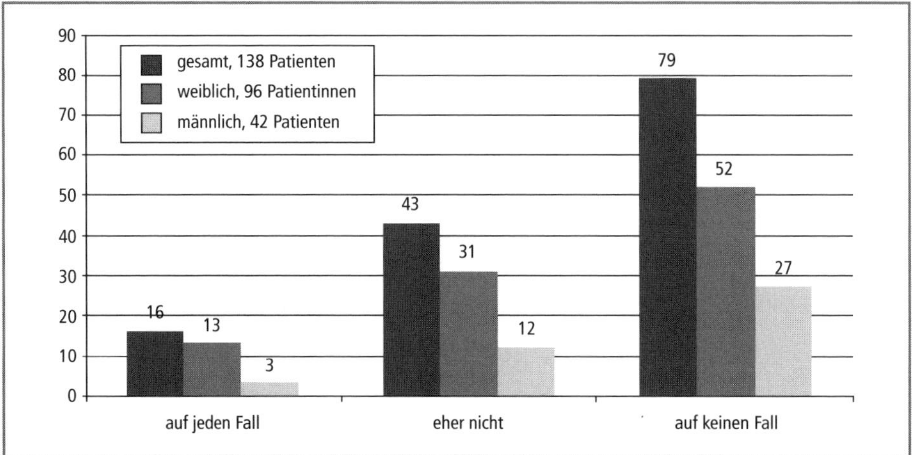

Abb. 5-7 Würden Sie eine »reine« Gruppenpsychotherapie dieser Kombination aus Gruppen- und Einzelpsychotherapie vorziehen? – nach Geschlecht

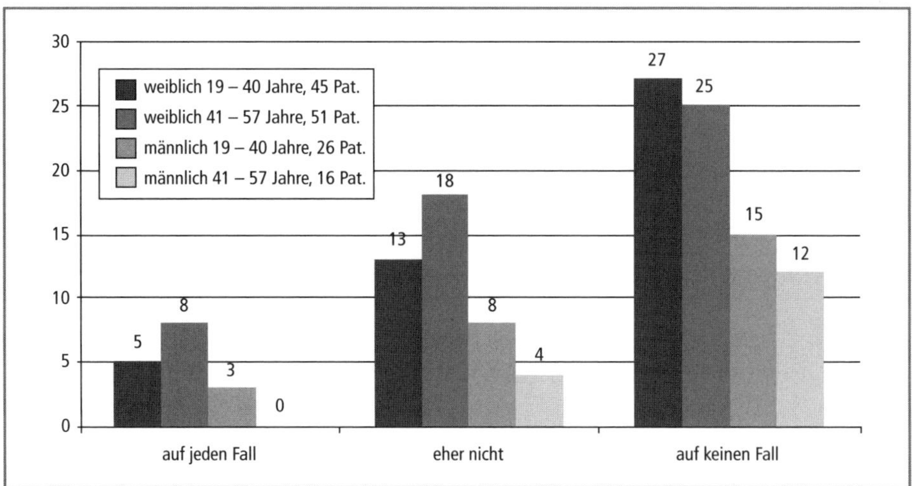

Abb. 5-8 Würden Sie eine »reine« Gruppenpsychotherapie dieser Kombination aus Gruppen- und Einzelpsychotherapie vorziehen? – nach Alter und Geschlecht

Diese Übersichten (► Abb. 5-1 bis 5-8) lagen dem Gemeinsamen Bundesausschuss (2012/2013; s. Trautmann-Voigt & Voigt, unveröffentlicht) zur Bewertung vor – mangels anderer Studien aus dem ambulanten Bereich. Es kann also den Patienten, die sich damals für unsere Befragungen bereit erklärten, im Nachhinein nicht genug gedankt werden! Sie waren die einzigen Datengeber in dieser Phase der Richtlinienentwicklung vor 2014. Wie bereits in den einleitenden Ausführungen (s. Abschn. 5.1) beklagt, ist hier erhöhter Handlungsbedarf zu sehen, da diese Art der Kombinationsbehandlung nach vier Jahren wiederum auf Nützlichkeit, Zweckmäßigkeit und Wirtschaftlichkeit überprüft werden soll!

5.3 Ein Projekt der Integrierten Versorgung als Kombination von Einzel- und Gruppenbehandlung bei depressiven Patienten mit dem Ziel der schnellen Wiederherstellung der Arbeitsfähigkeit

Für einen sehr begrenzten Zeitraum von etwas mehr als drei Jahren gab es an unserem Medizinischen Versorgungszentrum für Psychotherapie, Psychosomatik und Psychiatrie in Bonn (MVZ) ein Projekt der Integrierten Versorgung in Kooperation mit einer großen Krankenkasse. Es sollte um die Versorgung von Patienten im Bonner Raum und im Rhein-Sieg-Kreis mit den Diagnosen einer Depression im Rahmen der Integrierten Versorgung nach § 140 SGB III gehen. Das Controlling und die Gesamtevaluation oblag dem MVZ.

Leider kam es durch eine sehr abrupte und für uns nicht nachvollziehbare Kündigung vonseiten der Krankenkasse nach etwa drei Jahren nicht zu einer – eigentlich geplanten – Evaluation und Würdigung der Ergebnisse, nicht einmal zu einer Abschlussbesprechung oder gar zu einer gemeinsamen statistisch umfangreichen Auswertung. Diese führten wir im Anschluss an dieses Projekt in vorliegenden kleinen Rahmen selbst durch.

Auch hier war die Motivation, dem Gemeinsamen Bundesausschuss ein tatsächlich durchgeführtes und zumindest unter einigen Aspekten evaluiertes Kombinationsangebot aus Gruppen- und Einzeltherapie für die Bewertung der Sinnhaftigkeit von Kombinationsbehandlungen zur Verfügung zu stellen, das Aktualität für sich beanspruchen konnte, da es aus den Jahren 2010–2013 stammte und aus unserer Sicht mit gutem Erfolg hätte weitergeführt werden können!

5.3.1 Darstellung des Programms

Es handelte sich bei allen Patienten um mindestens sechs Wochen arbeitsunfähig geschriebene Patienten, in Festanstellung befindlich und mit der Diagnose einer affektiven Störung (Depression) mit Therapieeignung. Die Patienten mussten eine ausreichende Motivation für dieses Programm zeigen und den Willen bekunden, schnellstmöglich arbeitsfähig werden zu wollen. Bei den meisten Patienten gab es in der längeren Vorgeschichte psychiatrische Vorstellungen oder sogar Klinikaufenthalte, aktuell aber keine Anbindung an eine ambulante psychotherapeutische Einrichtung.

Allerdings bestand auch die Möglichkeit zur Teilnahme an diesem Programm, wenn schon seit Längerem eine psychiatrische Anbindung des Patienten in einer Ambulanz oder Praxis bestand.

Die Aufnahme in das Programm erfolgte grundsätzlich über die Krankenkasse, nachdem eine Empfehlung durch uns nach einem »Lotsengespräch« gegeben worden war. Dieses Erstgespräch dauerte mindestens 30 Minuten, im Normalfall jedoch 50 Minuten, weil dies den gewohnten Abläufen in unserem Medizinischen Versorgungszentrum für Psychotherapie, Psychiatrie und Psychosomatik in Bonn (MVZ) entspricht. Anschließend erfolgte die umfangreiche Testdiagnostik, die in unserem Haus Standard ist. Eine Besonderheit bei der Vermittlung der Patienten war die Sicherheit, nicht lange auf einen Therapieplatz warten zu müssen: Das Lotsengespräch fand maximal zwei Wochen nach dem telefonischen Erstkontakt statt. Darin erfolgte die Aufklärung über das Programm: eine Kombinationsbehandlung aus Gruppen- und Einzeltherapie. Laut Vertrag konnten dabei maximal 22 Einzeltherapiesitzungen abgerechnet werden. Eine Verlängerung war allerdings nicht geplant. Ziel war die schnelle Wiedereingliederung in den Arbeitsprozess. Die Zusammenstellung der Gruppe sowie die Inhalte der Gruppenarbeit oblagen dem Therapeuten. Es wurde nicht verlangt, eine genaue Strukturierung der Stunden vorzunehmen, was für uns im Übrigen ein Hinderungsgrund gewesen wäre, an diesem Projekt mitzuwirken, da wir eine eigene Gestaltungsfreiheit beansprucht haben. Pro Patient waren ca. 20 Gruppen- und zehn Einzelsitzungen vorgesehen. Wurde die Maßnahme z. B. durch eine Reha-Maßnahme oder einen Klinikaufenthalt unterbrochen, so konnte nach der Beendigung des Aufenthalts die Maßnahme sofort weitergeführt werden. Krankschreibungen, Wiedereingliederungsmaßnahmen nach dem Hamburger Modell, medikamentöse Mitbehandlungen und offene Sprechstunden zur Krisenintervention konnten im Haus mit angeboten werden. Bei Abbruch erfolgte eine erneute Testung. Eine reguläre Beendigung der Maßnahme wurde durch ein Abschlussgespräch dokumentiert. Wenn nach Erschöpfung des Kontingents eine Weiterbehandlung sinnvoll erschien, so konnte im Haus eine Richtlinienpsychotherapie vermittelt werden. Dennoch erfolgte auch in diesen Fällen eine Abschlusstestung nach Beendigung des Programms.

5.3.2 Auswertung

Zum Zeitpunkt unserer Stichprobe befanden sich 140 Patienten in Therapie bzw. hatten diese abgeschlossen. Der Status stellt sich wie folgt dar (▸ Abb. 5-9):

- 56 Patienten haben ihre Therapie regulär beendet.
- 42 Patienten haben von sich aus die Therapie abgebrochen bzw. sind nicht mehr zu vereinbarten Terminen erschienen.
- 13 Patienten sind nach dem Lotsengespräch ausgeschieden bzw. sind zum Lotsengespräch nicht erschienen.
- 28 Patienten befanden sich zum o. g. Zeitpunkt in Therapie.
- Ein Patient schied nach Absprache mit dem Lotsen als dem Therapeuten, der das Erstgespräch führte, aus.

Zum Arbeitsstatus können wir folgende Aussagen treffen (▸ Abb. 5-10):

- 50 Patienten befinden sich nach Abschluss der Kombinationsbehandlung wieder in Arbeit.

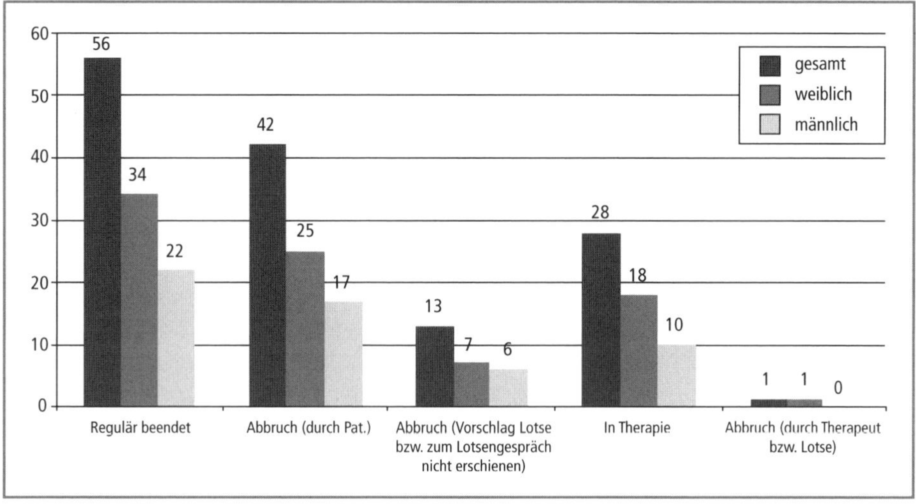

Abb. 5-9 Projekt der Integrierten Versorgung als Kombination von Einzel- und Gruppenbehandlung bei depressiven Patienten – Status der Patienten zum Zeitpunkt der Stichprobe

- 51 Patienten sind weiterhin nicht arbeitsfähig, zum Teil wegen somatischer Beschwerden.
- Vier Patienten befinden sich in Reha (müssten zum nicht arbeitsfähigen Personenkreis hinzuaddiert werden).
- Vier Patienten sind während bzw. zum Ende der Therapie in Rente gegangen.
- Ein Patient ist arbeitsuchend (müsste zum arbeitsfähigen Personenkreis hinzuaddiert werden).
- Ein Patient befand sich zum o. g. Zeitpunkt in einer Umschulungsmaßnahme (könnte also auch zu den arbeitsfähigen Personen gerechnet werden).
- 29 Patienten erläutern wir anhand der Abbildung 5-11.

Zu Therapieabbrüchen (► Abb. 5-11) können folgende Aussagen getroffen werden:
- Zu 29 Therapieabbrüchen (von insgesamt 55) kann von unserer Seite leider keine Aussage getroffen werden.
- 17 Patienten, die die Therapie von sich aus abgebrochen haben, konnten wir – trotz mehrmaliger Versuche – nicht mehr erreichen; so wissen wir nicht, ob sie zum Zeitpunkt des Abbruchs arbeitsfähig oder -unfähig waren, Rente beantragt haben oder in Reha gegangen sind.
- Zwölf Patienten sind nach dem Lotsengespräch ausgeschieden (hier ergibt sich die Erklärung von selbst).

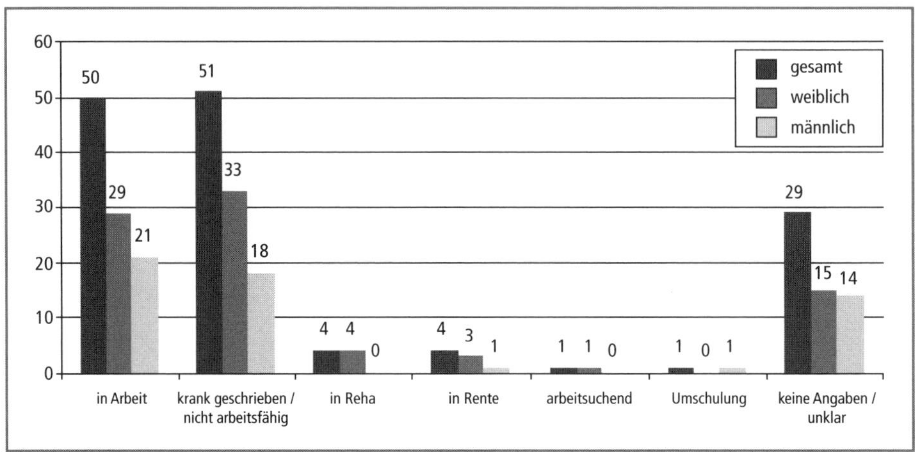

Abb. 5-10 Projekt der Integrierten Versorgung als Kombination von Einzel- und Gruppenbehandlung bei depressiven Patienten – Arbeitsstatus nach Abschluss der Kombinationsbehandlung

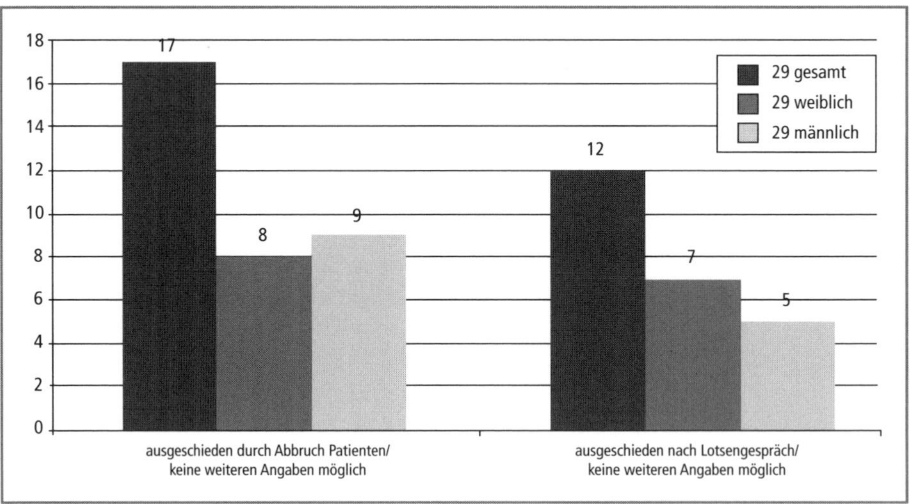

Abb. 5-11 Projekt der Integrierten Versorgung als Kombination von Einzel- und Gruppenbehandlung bei depressiven Patienten – Sonstige Therapieabbrüche ohne Nachweis der Arbeitsfähigkeit

5.3.3 Therapieabbrüche durch Patienten

Einige Patienten haben auf eigenen Wunsch die Therapie abgebrochen. Die Gründe dafür sind sicherlich unterschiedlich, aber von etlichen wissen wir, dass sie wieder in Arbeit sind (alte Arbeitsstelle bzw. Wechsel des Arbeitsplatzes) und daher die Therapie nicht fortsetzen mochten (▸ Abb. 5-12).

- Zu den »unklaren Angaben« haben wir eben schon Stellung bezogen.
- Von 42 Patienten, welche die Therapie abgebrochen haben, sind 13 in Arbeit, elf nicht arbeitsfähig, einer in Umschulung, bei 17 sind die Angaben unklar.

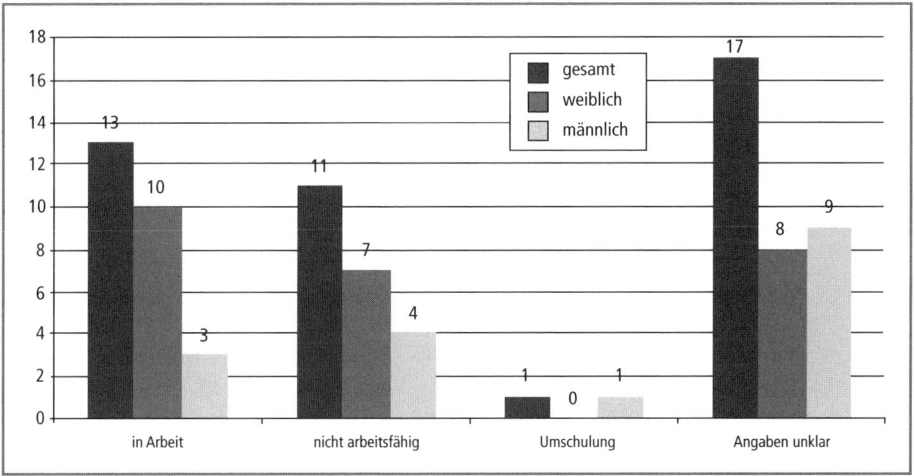

Abb. 5-12 Projekt der Integrierten Versorgung als Kombination von Einzel- und Gruppenbehandlung bei depressiven Patienten – Therapieabbrüche durch Patienten mit Nachweis der Arbeitsfähigkeit

Von 28 Patienten, die sich zum Stichtag 10.10.2013 in Therapie befanden (▸ Abb. 5-13), sind

- 24 Patienten nicht arbeitsfähig.
- drei Patienten schon oder noch in Arbeit.
- ein Patient in Reha.

Von den 56 Patienten, die ihre Therapie in unserem Haus regulär beendet haben (▸ Abb. 5-14), können wir erfreulicherweise Folgendes feststellen:

- 35 Patienten sind wieder arbeitsfähig, davon 34 in Arbeit und ein Patient arbeitsuchend; das sind über 62,5 %.
- Sieben Patienten sind in Rente bzw. zum Zeitpunkt der Beendigung in Reha; das sind 12,5 %.
- Nur 14 Patienten sind nach Beendigung der Therapie noch nicht arbeitsfähig; das entspricht 25 %.

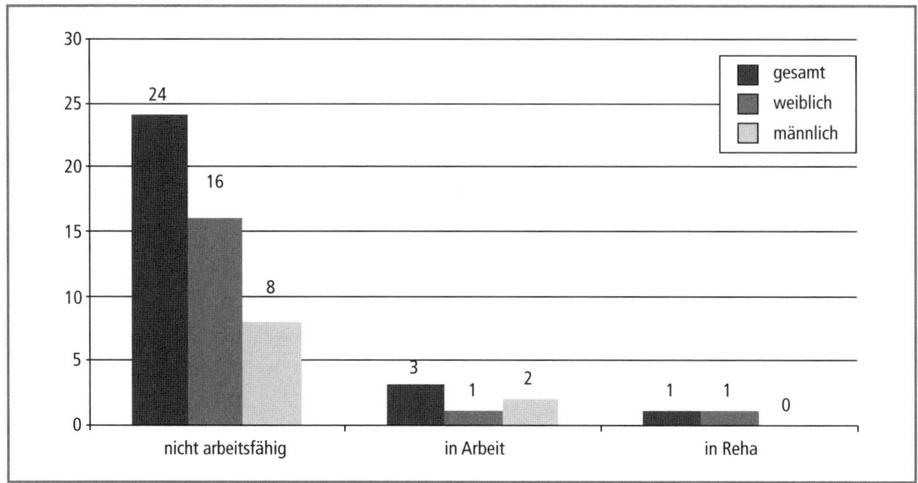

Abb. 5-13 Projekt der Integrierten Versorgung als Kombination von Einzel- und Gruppenbehandlung bei depressiven Patienten – Nachweis der Arbeitsfähigkeit per 10. 10. 2013

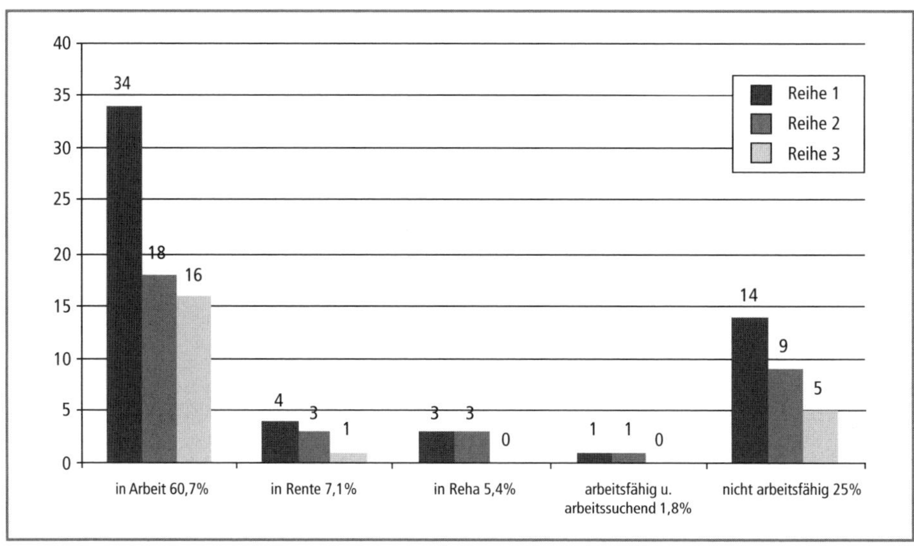

Abb. 5-14 Projekt der Integrierten Versorgung als Kombination von Einzel- und Gruppenbehandlung bei depressiven Patienten – Nachweis der Arbeitsfähigkeit bei regulärem Therapieende

5.3.4 Symptomreduktion nach der Behandlung mit dem Kombinationsangebot im Rahmen der Integrierten Versorgung

Zwischen zwei Testzeitpunkten T1 (vor der Therapie) und T2 (nach der Therapie) ergaben sich die folgenden Unterschiede in den Skalen »Dissociative Experience Scale« (DES) II, »Impact of Event Scale« (IES), »Hamburger Module zur Erfassung allgemeiner Aspekte psychosozialer Gesundheit für die therapeutische Praxis« (HEALTH-79) und »Verhaltensdiagnostik-System« (VDS) 30, VDS90:

Die Erhebung dissoziativer Erfahrungen (▸ Abb. 5-15) über die Skalen des DES II basiert auf den Selbsteinschätzungen (Ratings) der Patienten auf einer Skala von 0–100 %. Zwischen den Testzeitpunkten ergaben sich keine signifikanten Unterschiede. Bezüglich der hier untersuchten Stichprobe ist davon auszugehen, dass keine bedeutsamen Unterschiede in den Patientenratings vor und nach der Behandlung bestehen.

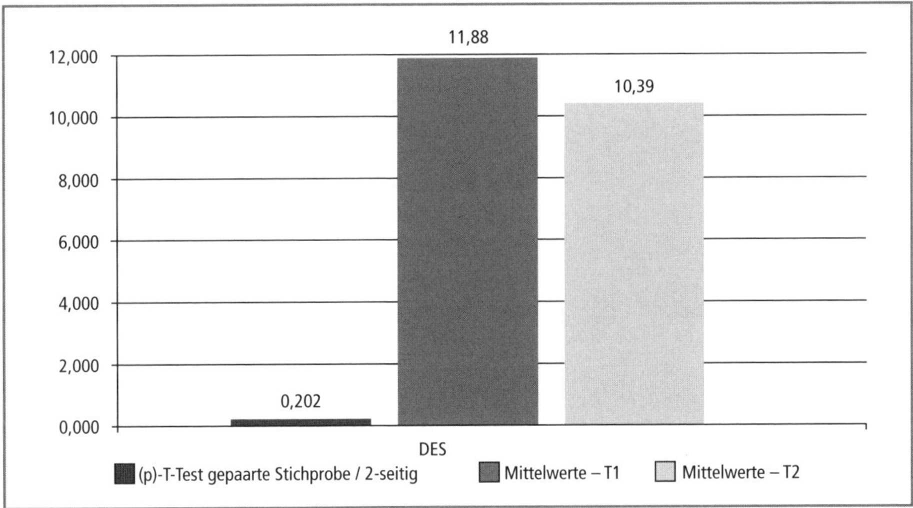

Abb. 5-15 Erhebung dissoziativer Erfahrungen

Die Erhebung der Auswirkungen erlebter traumatischer Ereignisse (▸ Abb.5-16) über die Skalen des IES basiert auf den Ratings von 15 Items auf einer Skala mit den Werten 0, 1, 3, 5. Der Gesamtscore kann zwischen 0–45 variieren. Zwischen den Testzeitpunkten ergaben sich auf der Subskala zum Intrusionserleben (IES-Intrusion) sowie im Gesamtscore (IES-Gesamt) signifikante Mittelwertunterschiede. Die Vermeidungsskala (IES-Vermeidung) ergab nichtsignifikante Unterschiede.

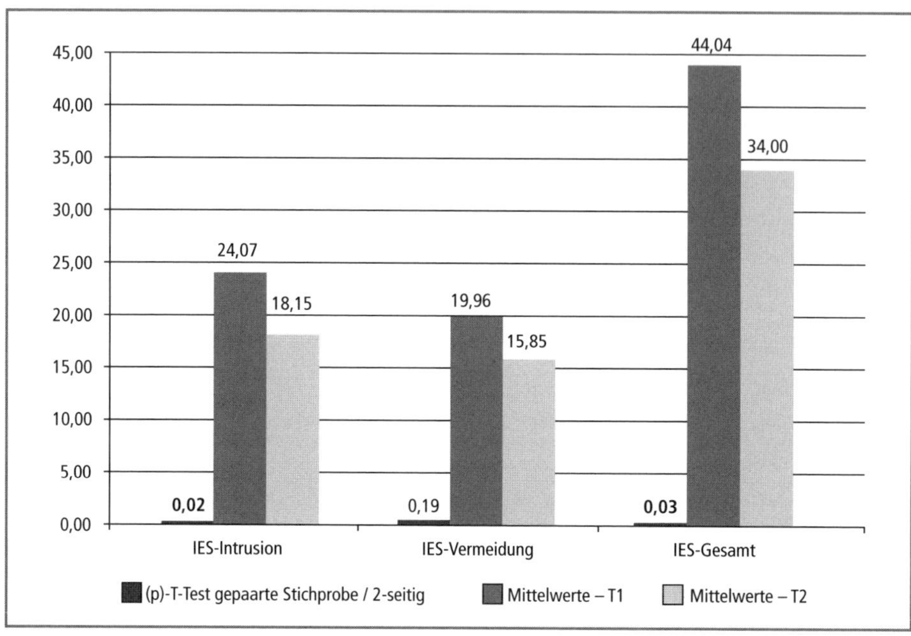

Abb. 5-16 Erhebung der Auswirkungen erlebter traumatischer Ereignisse

Der Erhebung zur psychosozialen Gesundheit (► Abb. 5-17) über die Skalen des HEALTH liegen 79 Ratings zugrunde, die zwischen 0 und 4 variieren konnten. Da höhere Skalenwerte eine höhere Beeinträchtigung kodieren, mussten die Items der Skalen »Psychisches Wohlbefinden«, »Selbstwirksamkeit« und »Soziale Unterstützung« vor der Auswertung umgepolt werden, sodass gilt: 0 = 4, 1 = 3, 2 = 2, 3 = 1, 4 = 0. Zwischen den Testzeitpunkten ergaben sich lediglich auf den Subskalen »Soziale Unterstützung« und »Soziale Belastung« im Durchschnitt nichtsignifikante Unterschiede. Die restlichen Mittelwertunterschiede der Aspekte psychosozialer Gesundheit erwiesen sich zwischen den Testzeitpunkten als signifikant verschieden.

Im Durchschnitt ergab die Erhebung dysfunktionaler Persönlichkeitseigenschaften (VDS30) (► Abb. 5-18) nach der Behandlung geringere Mittelwerte als vor der Behandlung. Die Unterschiede zwischen den Testzeitpunkten auf den Subskalen Zwanghaftigkeit (ZW), Schizoide (SC), Emotionale Instabilität-Borderline (BO) und Neurotizismus (NEU) erwiesen sich als signifikant verschieden.

Die Auswertung der Symptomskalen (► Abb. 5-19) des VDS90 ergab in dieser Stichprobe signifikante Unterschiede. Diese äußerten sich in einem durchschnittlich geringeren Mittelwert nach der Behandlung als vorher. Der Gesamtscore als auch die Subskalen zur Angst, Depression, Schizophrenie, Neurasthenie, Schlafstörung, Aggression, Zwang, Posttraumatische Belastung sind zwischen den Testzeitpunkten signifikant voneinander verschieden ausgefallen.

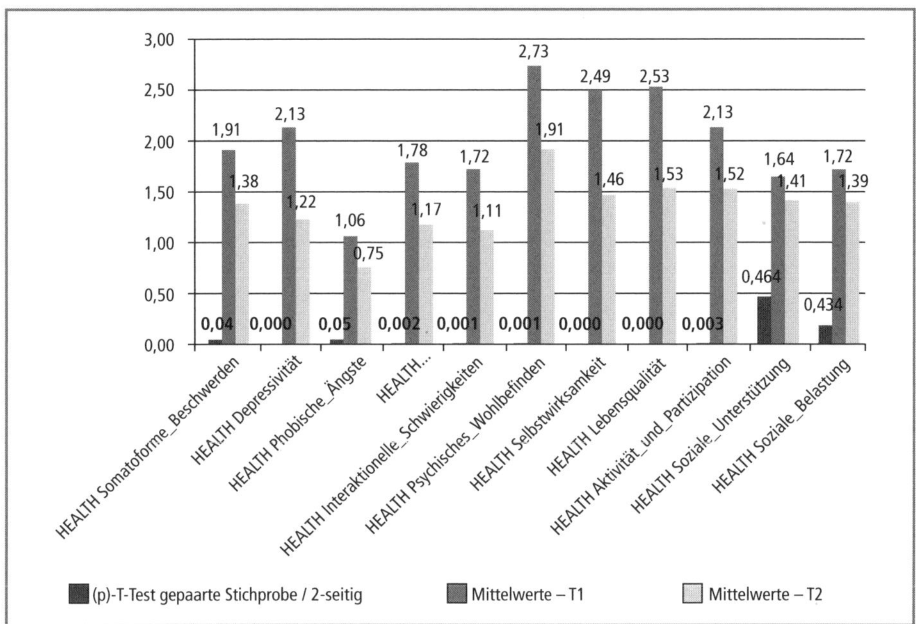

Abb. 5-17 Erhebung zur psychosozialen Gesundheit

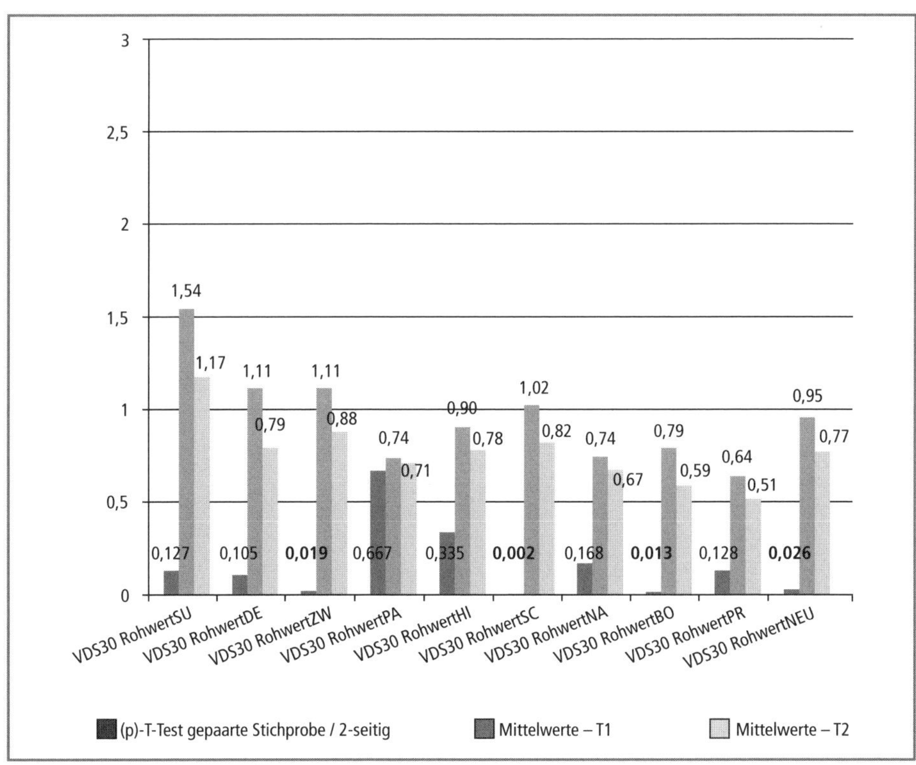

Abb. 5-18 Erhebung dysfunktionaler Persönlichkeitseigenschaften

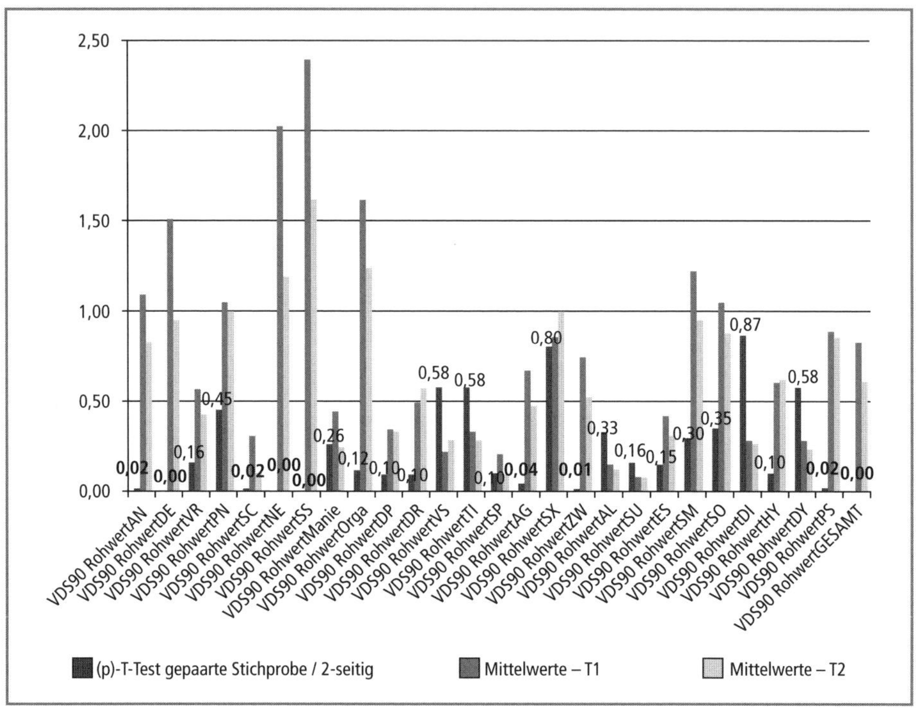

Abb. 5-19 Auswertung der Symptomskalen

5.4 Zusammenfassung

Wir möchten zusammenfassend auf einige Aspekte, die dieses Projekt kennzeichneten, hinweisen, die für eigene Kombinationsbehandlungen von Bedeutung sein könnten.

Bei einer größeren Anzahl von Patienten hatte dieses Programm eine motivierende Wirkung und es wurde in der Tat eine Richtlinientherapie angeschlossen. Dies meist im Gruppensetting!

Es handelte sich gehäuft um Menschen mit Mehrfachdiagnosen, die ansonsten niemals in eine Therapie gekommen wären! Dieses einfache Angebot, der schnelle Zugang in Notsituationen wirkte wie ein Türöffner, das eigene Leben in die Hand zu nehmen. Die Krankenkassen sollten solche Angebote vermehrt initiieren und finanziell attraktiver gestalten.

Ausfallstunden konnten nicht in Rechnung gestellt werden, was für die Durchführung mit zumeist sehr gering strukturierten Patienten eine große Hürde für die Abrechnung der Leistungen darstellte, weil unser finanzieller Ausfall nie geltend gemacht werden konnte. Auch dass die Krankenkasse die Abrechnung monatlich durchführen wollte, stellte unsere Verwaltung vor einen erheblichen Mehraufwand.

Da es in diesem Projekt vorrangig um die schnelle Wiederherstellung der

Arbeitsfähigkeit ging, wurde die oben dargestellte Auswertung vor allem unter diesem Fokus geführt. Alle Patienten hatten viele Angebote durch ihre Krankenkasse im Vorfeld erhalten: Psychoedukation, Stressmanagement-Programme, Angebote zur Einzeltherapie, sogar Reha- und Kuraufenthalte wurden in Anspruch genommen. Die Anamnesen ergaben, dass viele Patienten mehrfach in ihrem Leben arbeitsunfähig geschrieben worden waren. Man hätte auf viele dieser Angebote verzichten können, wenn stattdessen sofort eine ausführliche fachspezifische Anamnese und Psychodiagnostik nach »Lotsengespräch« erstellt worden wäre!

Die Testungen ergaben hohe Anzahlen von Komorbiditäten sowie Traumafolgestörungen. Aus unserer fachlichen Einschätzung heraus war das Projekt zwar erfolgreich, denn Symptome konnten sogar in der Kürze der Zeit gelindert werden und es wurden Menschen zur Veränderung ihres Erlebens und Verhaltens motiviert. Aber der plötzliche Abbruch des gerade gut angelaufenen Projekts verhinderte die Evaluierung von Langzeitwirkungen – ebenfalls etwas, das im ambulanten Versorgungsbereich zukünftig erfolgen sollte.

Wissenschaftliche Langzeitstudien von neuen Behandlungsformen sollten automatisch bei deren Einführung in die ambulante Versorgung implementiert werden und nicht der Freiwilligkeit von Einzelnen überlassen bleiben. Die akademischen Institutionen sollten motiviert und in die Pflicht genommen werden, sich vermehrt mit der realen Versorgungspraxis zu konfrontieren und weniger störungsspezifisch bzw. methodenbezogen zu evaluieren, stattdessen (oder wenigsten zusätzlich) kontrollierte, naturalistische Feldstudien zu forcieren, die die Probleme der Menschen und deren Lösungsansätze in der ambulanten Versorgung in den Fokus nehmen.

Literatur

Abbas, A., Hancock J. T., Henderson, J. & Kiseley, S. (2006). Short-term psychodynamic psychotherapies for common mental disorders. Cochrane Database Syst Rev (4): CD004687.

Balint, M. (1998) Regression. Therapeutische Aspekte und die Theorie der Grundstörung. 3. Aufl. Stuttgart: Klett- Cotta.

Bond, M. (2006). Psychodynamic psychotherapy in the treatment of mood disorders. Curr Opin Psychiatry 19: 40–3.

Bowlby, J. (2008). Bindung als sichere Basis. Grundlagen und Anwendung der Bindungstheorie. München: Ernst Reinhardt.

Brockmann, J, Schlüter T. & Eckert, J. (2006). Langzeitwirkungen psychoanalytischer und verhaltenstherapeutischer Langzeitpsychotherapien. Psychotherapeut 51: 15–25.

Cohn, RC. (1992) Von der Psychoanalyse zur Themenzentrierten Interaktion. 11. Aufl. Stuttgart: Klett-Cotta.

Dornes, M. (2011). Der kompetente Säugling: Die präverbale Entwicklung des Menschen. 13. Aufl. Frankfurt a. M.: Fischer TB.

Ferenczi, S. (1921). Weiterer Ausbau der aktiven Technik in der Psychoanalyse. Int Z Psychoanal 7(3): 233–51.

Fonagy, P., Gergely, G., Jurist, E. L. & Target, M. (2011): Affektregulierung, Mentalisierung und die Entwicklung des Selbst. 4. Aufl. Stuttgart: Klett-Cotta.

Geiser, F., Trautmann-Voigt, S., Hofmann, P., Voigt, B. & Liedtke, R. (2009). Bonner Evaluationsstudie ambulanter Tiefenpsychologischer Psychotherapie. Vorstellung und erste Ergebnisse. Psychodyn Psychother 8: 47–53.

Gemeinsamer Bundesausschuss (G-BA) (2009). Richtlinie des gemeinsamen Bundesausschusses über die Bedarfsplanung sowie die Maßstäbe zur Feststellung von Überversorgung und Unterversorgung in der vertragsärztlichen Versorgung (Bedarfsplanungs-Richtlinie). Bundesanzeiger 70: 1655.

Gemeinsamer Bundesausschuss (G-BA) (2011). Verfahrensordnung. Bundesanzeiger 115: 2754.

Grande, T., Dilg, R., Jakobsen, T. H., Keller, W., Krawietz, B., Langer, M., Oberbracht, C., Stehle, S., Stennes, M. & Rudolf, G. (2006). Differential effects of two forms of psychoanalytic therapy: results of the Heidelberg-Berlin study. Psychother Res 16: 470–85.

Grawe, K. (1999). Gründe und Vorschläge für eine Allgemeine Psychotherapie. Psychotherapeut 44: 350–9.

Grawe, K., Donati, R. & Bernauer, F. (1994). Psychotherapie im Wandel. Von der Konfession zur Profession. Göttingen: Hogrefe.

Hayne, M. (2012): Bisher nicht veröffentlichtes Statement vom 06. 08. 2012.

Heigl-Evers, A. & Ott, J. (1994). Die psychoanalytisch-interaktionelle Methode. Göttingen: Vandenhoeck & Ruprecht.

Heigl-Evers, A., Heigl, F., Ott, J. & Rüger, U. (1997). Lehrbuch der Psychotherapie. Lübeck: Gustav Fischer.

Huber, D. & Klug, G. (2005). Munich Psychotherapy Study (MPS): Preliminary results on process and outcome of psychoanalytic psychotherapy – A prospective psychotherapy study with depressed patients. Psychother Psychosom Med Psychol 55: 101.

Jaeggi, E., Gödde, G., Hegener, W. & Möller, H. (2009). Tiefenpsychologie lehren – Tiefenpsychologie lernen. 2. Aufl. Stuttgart: Klett-Cotta.

Jakobsen, T., Rudolf, G., Brockmann, J., Eckert, J., Huber, D., Klug, G., Grande, T., Keller, W., Staats, H. & Leichsenring, F. (2007). Ergebnisse analytischer Langzeittherapien bei spezifischen psychischen Störungen: Verbesserung in der Symptomatik und in interpersonellen Beziehungen. Z Psychosom Med Psychother 53: 87–110.

Janssen, P. (1987). Psychoanalytische Therapie in der Klinik. Stuttgart: Klett-Cotta.

Janssen, P. & Sachs, G. (2018). Psychodynamische Gruppenpsychotherapie. Theorie, Setting, und Praxis. Stuttgart: Schattauer.

Kernberg, O. (1999). Psychoanalyse, psychoanalytische Psychotherapie und supportive Psychotherapie: Aktuelle Kontroversen. Psychother Psychosom Med Psychol 49: 90–9.

Knekt, P., Lindfors, O., Härkänen, T., Välikoski, M., Virtala E., Laaksonen, M. A., Marttunen, M., Kaipainen, M. & Renlund, C. (2008). Helsinki Psychotherapy Study Group. Randomized trial on the effectiveness of long- and short-term psychodynamic psychotherapy and solution-focused therapy on psychiatric symptoms during a 3-year follow-up. Psychol Med 38: 689–703.

Krischer, M., Trautmann-Voigt, S., Kaspers, S., Voigt, B., Flechtner, H. H. & Lehmkuhl, G. (2013). Tiefenpsychologisch fundierte Psychotherapie bei Kindern- und Jugendlichen. Ergebnisse einer Pilot-Studie. Z Kinder Jugendpsychiatrie Psychother 41: 87–97.

Leichsenring, F. (2001) Comparative effects of short-term psychodynamic psychotherapy and cognitive-behavioral therapy in depression: a meta-analytic approach. Clin Psychol Rev 21: 401–19.

Leichsenring, F. (2002). Zur Wirksamkeit Psychodynamischer Therapie. Ein Überblick unter Berücksichtigung von Kriterien der Evidence-based Medicine. Z Psychosom Med Psychother 48: 139–62.

Leichsenring, F. (2005). Are psychodynamic and psychoanalytic therapies effective? A review of empirical data. Int J Psychoanal 86: 841–68.

Leichsenring, F. & Leibing, E. (2003). The effectiveness of psychodynamic therapy and cognitive behavior therapy in the treatment of personality disorders: a meta-analysis. Am J Psychiatry 160: 1223–32.
Leichsenring, F. & Rabung, S. (2008). Effectiveness of long-term psychodynamic psychotherapy. A Meta-Analysis. J Am Med Assoc 300: 1551–65.
Leichsenring, F., Rabung, S. & Leibing, E. (2004). The efficacy of short-term psychodynamic psychotherapy in specific psychiatric disorders: a meta-analysis. Arch Gen Psychiatry 61: 1208–16.
Leichsenring, F., Biskup, J., Kreische, R. & Staats, H. (2005). The effectiveness of psychoanalytic therapy. First results of the »Göttingen study of psychoanalytic and psychodynamic therapy«. Int J Psychoanal 86: 433–55.
Leutzinger-Bohleber, M., Stuhr, U., Rüger, B. & Beutel, M. (2001). Langzeitwirkungen von Psychoanalyse und Psychotherapien: Eine multiperspektivische, repräsentative Katamnesestudie. Psyche 55: 193–276.
Lewis, A.J., Dennerstein, M. & Gibbs, P.M. (2008). Short-term psychodynamic psychotherapy: review of recent process and outcome studies. Aust N Z J Psychiatry 42: 445–55.
Maina, G., Corner, F. & Bogetto, F. (2005). Randomized controlled trial comparing brief dynamic and supportive therapy with waiting list condition in minor depressive disorders. Psychother Psychosom 74: 43–50.
Olbrich, D. (2007). Kreativtherapien – Psychotherapeutische Königswege oder brotlose Kunst. In: Trautmann-Voigt S, Voigt B. (Hrsg). Körper in Kunst in der Psychotraumatologie. Methodenintegrative Therapie. Stuttgart: Schattauer; 155–63.
Reddemann, L. (2012). Imagination als heilsame Kraft. 16. Aufl. Stuttgart: Klett-Cotta.
Reimer, C. & Rüger, U. (2006). Psychodynamische Psychotherapien. Lehrbuch tiefenpsychologisch orientierter Psychotherapien. 3. Aufl. Heidelberg: Springer.
Richter, R. (2002). Kontrollierte Wirksamkeitsstudien zur Psychodynamischen Psychotherapie. Psychodyn Psychother 1: 19–37.
Rief, W. & Hoffmann, S.G. (2009). Die Psychoanalyse soll gerettet werden – Mit allen Mitteln? Nervenarzt 89: 593–7.
Rudolf, G. (2006). Strukturbezogene Psychotherapie. 2. Aufl. Stuttgart, New York: Schattauer.
Rudolf, G. & Henningsen, P. (Hrsg) (2008). Psychotherapeutische Medizin und Psychosomatik. 6. Aufl. Stuttgart, New York: Thieme.
Sachsse, U. (2004). Traumazentrierte Psychotherapie. Theorie, Klinik und Praxis. Stuttgart, New York: Schattauer.
Salminen, J.K., Karlsson, H., Hietala, J., Kajander, J., Aalto, S., Markkula, J., Rasi-Hakala, H. & Tikka, T. (2008). Short-term psychodynamic psychotherapy and fluoxetine in major depressive disorder: a randomizd comparative study. Psychother Psychosom 77: 351–7.
Sandell, R., Blomberg, J., Lazar, A., Schubert, J., Carlsson, J. & Broberg, J. (1999). Wie die Zeit vergeht. Langzeitergebnisse von Psychoanalyse und analytischen Psychotherapien. Forum Psychoanal 15: 327–47.
Stern, D. (2010). Die Lebenserfahrung des Säuglings. 10. Aufl. Stuttgart: Klett-Cotta.
Strauß, B. (2017). Psychodynamische Gruppenpsychotherapie – Wirkungen und Nebenwirkungen. PDP Psychodyn Psychother 2: 73–84.
Strauß, B., Barnow, S., Brähler, E., Fegert, J., Fliegel, S., Freyberger H. J., Goldbeck, L., Leuzinger-Bohleber, M. & Willutztki, U. (2009). Forschungsgutachten zur Ausbildung von psychologischen PsychotherapeutInnen und Kinder- und JugendlichenpsychotherapeutInnen. www.bundesgesundheitsministerium.de.
Strauß, B., Barkowski, S., Schwartze, D. & Rosendahl, J. (2016). Aktueller Stand der Gruppenpsychotherapieforschung. Befunde der Ergebnis- und Prozessforschung. Psychotherapeut (61): 364–75.

Svartberg, M., Stiles, T.C. & Seltzer, M.H. (2004). Randomized, controlled trial of the effectiveness of short-term dynamic psychotherapy and cognitive therapy for cluster C personality disorders. Am J Psychiatry 161: 810–7.
Trautmann-Voigt, S. & Moll, M. (2011). Bindung in Bewegung. Konzept und Leitlinien für eine Psychodynamisch fundierte Eltern-Säuglings-Kleinkind-Psychotherapie. Gießen: Psychosozial-Verlag.
Trautmann-Voigt, S. & Voigt, B. (2010). Gruppenpsychotherapie im Rhythmisch-Dynamischen Handlungsdialog. Mentalisierung im Spiegel der Bewegung. In: Hirsch, M. (Hrsg). Die Gruppe als Container. 2. Aufl. Göttingen: Vandenhoeck & Ruprecht.
Trautmann-Voigt, S. & Voigt, B. (2017). Psychodynamische Psychotherapie und Verhaltenstherapie. Ein Integratives Praxishandbuch. Stuttgart: Schattauer.
Trautmann-Voigt, S., Voigt, B. (unveröffentlicht). Evaluation des Therapieerfolgs im Rahmen eines ambulanten Projekts zur Integrierten Versorgung als Kombinationsbehandlung im Einzel- und im Gruppensetting mit depressiven Patienten (bisher unveröff. Darstellung beim G-BA anlässlich der Anerkennungsgespräche zur neuen PT-Richtlinie, 2012 und 2013).
Westen, D. & Morrison, K. (2001). A multidimensional meta-analysis of treatments for depression, panic, and generalized anxiety disorder: An empirical examination of the status of empirically supported therapies. J Consult Clin Psychol 60: 875–99.
Winnicott, D. (1992). Kind, Familie und Umwelt. 5. unveränd. Aufl. München, Basel: Reinhardt.
Wöller, W. & Kruse, J. (2017). Tiefenpsychologisch fundierte Psychotherapie. Basisbuch und Praxisleitfaden. 5. Aufl. Stuttgart: Schattauer.

Sachverzeichnis

A

B

P

R

S

T

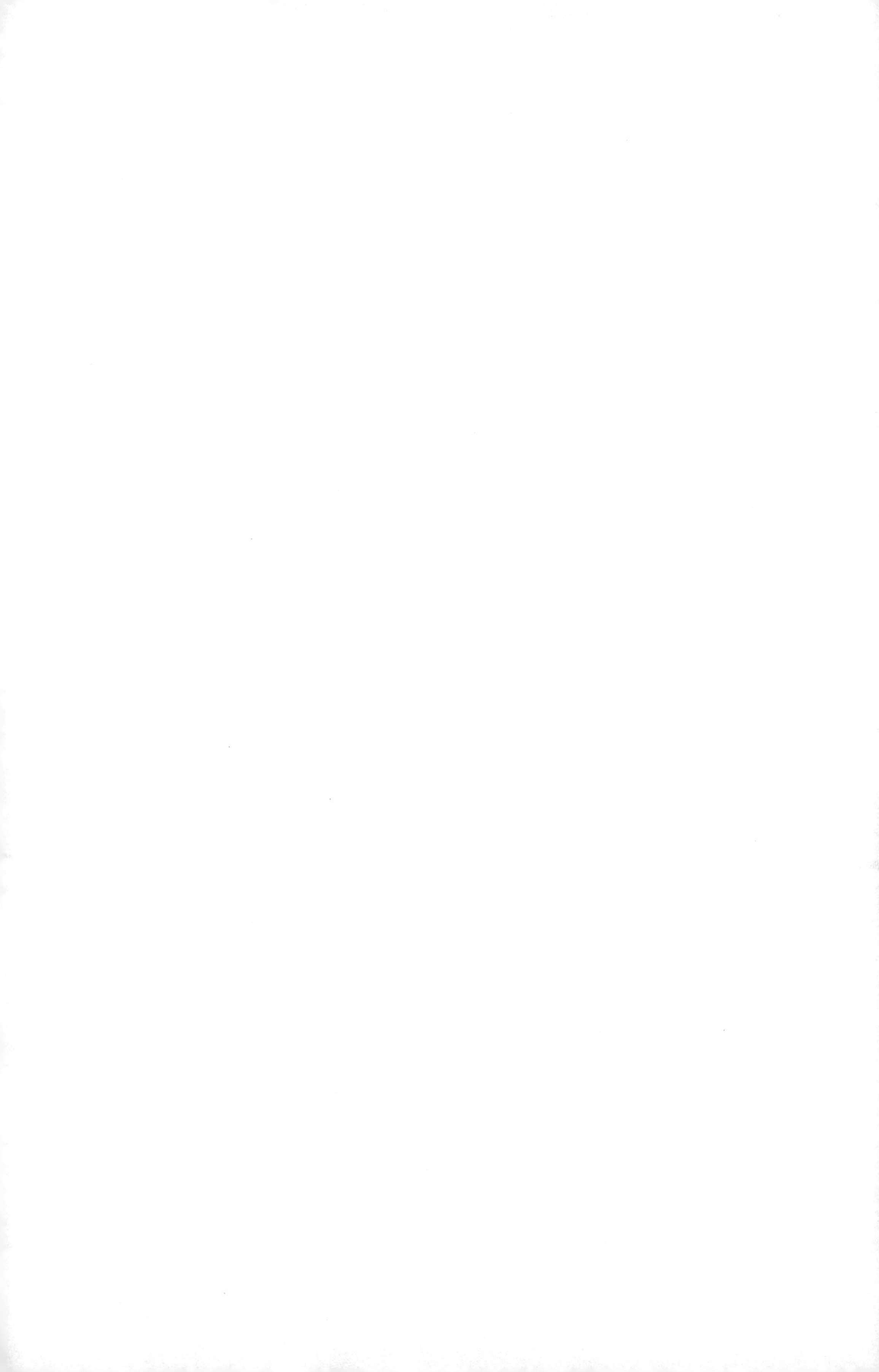